아동을 위한 시각주의력 이론과 활동

VISUAL ATTENTION IN CHILDREN

Theories and Activities

VISUAL ATTENTION IN CHILDREN

Theories and Activities

아동을 위한 시각주의력

이론과 활동

VISUAL ATTENTION IN CHILDREN

Theories and Activities

Kenneth A. Lane, OD
Lane Learning Center
Lewisville, Texas

■ **옮긴이** (가나다 순)

김 덕주 서라벌대학교 작업치료과 교수
양 영애 인제대학교 작업치료학과 교수
유 찬욱 한려대학교 작업치료학과 교수
정 재엽 경북과학대학교 작업치료과 교수
조 미림 경북보건대학교 작업치료과 교수

Visual Attention in Children: Theories and Activities
by Kenneth A. Lane

이 단행본에서 설명된 과정과 실행들은 각각의 세부적인 상황에 적용할 때에는 전문가적으로 표준화된 방법 안에서 실행하여야만 합니다. 제공된 정보의 정확성을 확인시키고 일반적으로 인정된 실행들을 명확하게 관련시키기 위해 매번 노력해 왔습니다. 저자, 편집자, 출판사는 오류나 누락 또는 여기에서 제공하는 자료의 결과에 대해 책임을 질수 없습니다. 전달하는 이 단행본이나 정보에 대해 명시적 도는 묵시적인 보증은 없습니다. 약물선택시 참고했고 복용량은 현재 승인된/권고된 실행에 따랐다. 비인가 약물 사용을 검토하였다. 지속적인 연구, 정부정책과 규제의 변화, 약물반응과 상호작용의 다양한 효과들로 인해 독자는 각각의 약물에 제공된 모든 자료와 문헌 특히, 새롭거나 자주 사용하지 않는 약물에 대해서 조심스럽게 검토해야 합니다. 이 단행본에 있는 특정 약물이나 장비들은 FDA의 규정된 엄격한 연구절차에서 사용에 대해 승인받았습니다. 각각의 전문가들은 실행에 사용하기 이전에 어떠한 약물이나 장비에 대한 FDA 상황에 따라야 합니다. 특정 회사나 상품에 대한 검토나 언급은 저자나 편집자가 보증하지 않습니다.

아동을 위한 시각주의력

2015년 7월 14일 초판인쇄
2015년 7월 21일 초판발행

지은이 : Kenneth A. Lane, OD
옮긴이 : 양 영 애 외
발행인 : 박 병 조
발행처 : 도서출판 영문출판사
등 록 : 1987년 12월 21일 제2-419호
주 소 : 서울시 강남구 삼성동 69-1
전 화 : (02) 514-5590, 776-5590
팩 스 : (02) 756-8943
홈페이지 : www.ymsbook.net
E-mail : yeongmunsa@empal.com
정 가 : 25,000원
ISBN 978-89-7224-359-5 93510

※ 파본은 교환해 드립니다.

헌정
(DEDICATION)

이 책을 나의 아내와 가장 친한 친구인 Janet에게 바칩니다.

목차
(CONTENTS)

감사의 글
(ACKNOWLEDGMENTS)

이 단행본은 다음 사람들의 도움으로 인해 완성되었습니다.

- 이 책에 헌선을 다한 SLACK사의 Brien Cummings
- 원고를 읽어주고 책 구성에 큰 공을 들인 Vicki Neville
- 모든 도판과 삽화를 해준 Randy Webb
- 책의 체계를 구성한 Jo Beth Coyle
- Dallas에서 근무하는 Kim Solari, OT와 Jennifer Suggs, OT
- 교정을 도와준 능력있는 작업치료사들
- 논문검색을 제공한 미국검안협회 도서관
- 2년 넘게 매우 어지럽힌 나의 방을 참아준 나의 아내 Janet

저자의 말
(ABOUT THE AUTHOR)

Kenneth A. Lane, OD는 안경광학의 박사이며 대학에서 시각분야를 연구하는 검안사이다. 그의 첫 번째 저서인 *Reversal Errors: 이론과 치료과정* (1998) 이후 Dr. Lane은 *Developing your Child for Success*, *Developing Ocular Motor and Visual Perceptual Skills*, 눈 추적과 지각을 다루는 여러 편의 워크북을 출판하였다. 그는 1980년에 Lane Learning Center를 열어 학습장애아동을 도와주기 시작했다. *Visual Attention in Children: Theories and Activities*은 3년간의 연구 결과물이다. Dr. Lane은 북쪽 텍사스에서 Janet인 아내와 함께 살고 뉴멕시코의 Ruidoso에서 여가생활을 보내곤 한다.

머리말
(PREFACE)

이 책의 핵심은 관찰 후에 드는 의문사항들이다. 수년간 나는 시각 치료를 받는 아이들의 각각의 재평가에서 우리가 특별한 시운동 기술을 훈련을 하지 않는데도 불구하고, 시운동 기술이 거의 항상 극적인 향상을 보여주고 있다는 것을 인지했다. 7살 아이가 시각운동 통합의 발달 검사 (Developmental Test of Visual–Motor Integration)에서 그려진 것으로 보여지는 그림 A를 한 예로 들수 있다.

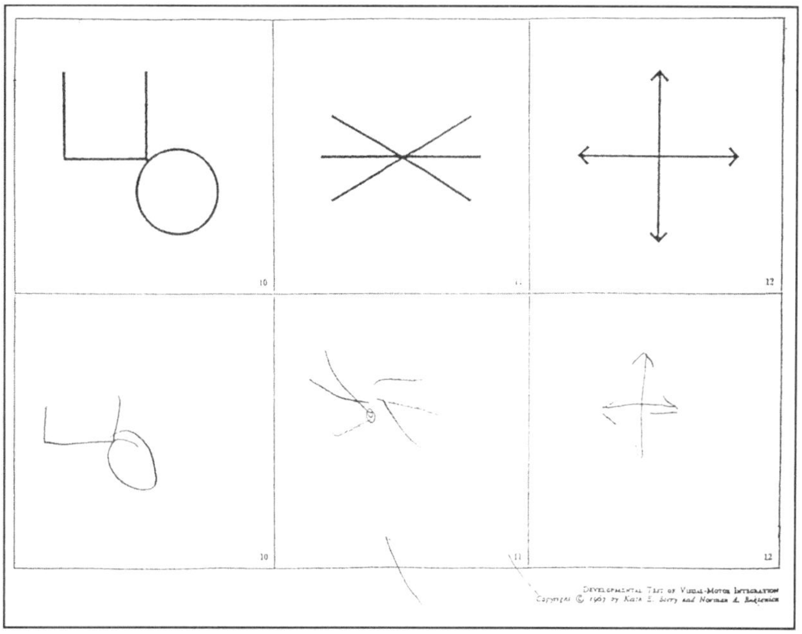

그림 A. 7살 아이의 그림 *(Beery–Buktenica Development Test of Visual–Motor Integration, Fifth Edition [The Beery VMI].* Copyright ⓒ 1967, 1982, 1997, 1989, 1997, 2004 Keith E. Beery and Natasha A. Beery. Reproduced with permission of the publisher NCS Pearson, Inc. All rights reserved.)

그림 B는 6달 후 그린 같은 그림

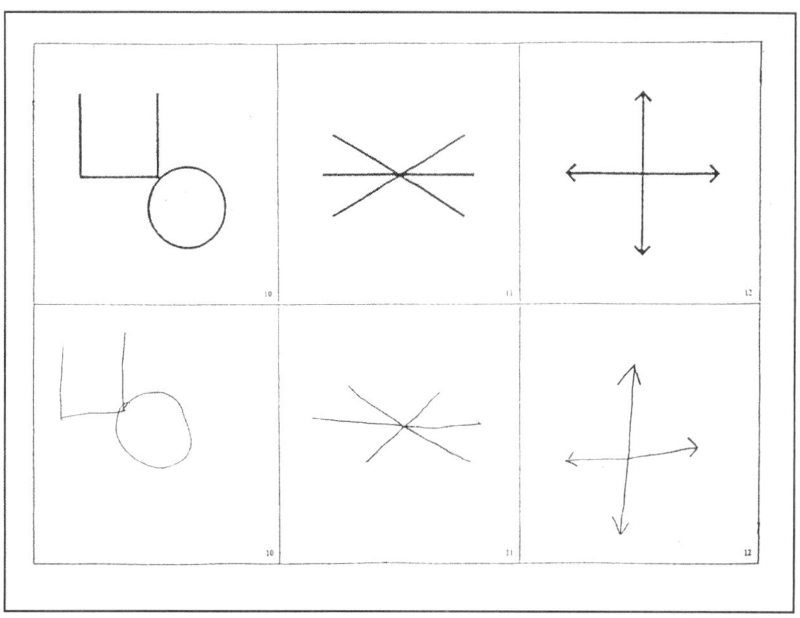

그림 B. 그림 A을 그린 같은 아이의 시각 치료 6개월 후 그림

그림 C는 2학년의 학생이 그린 그림이며 그림 D는 같은 학생이 4개월 후에 그린 그림이다.

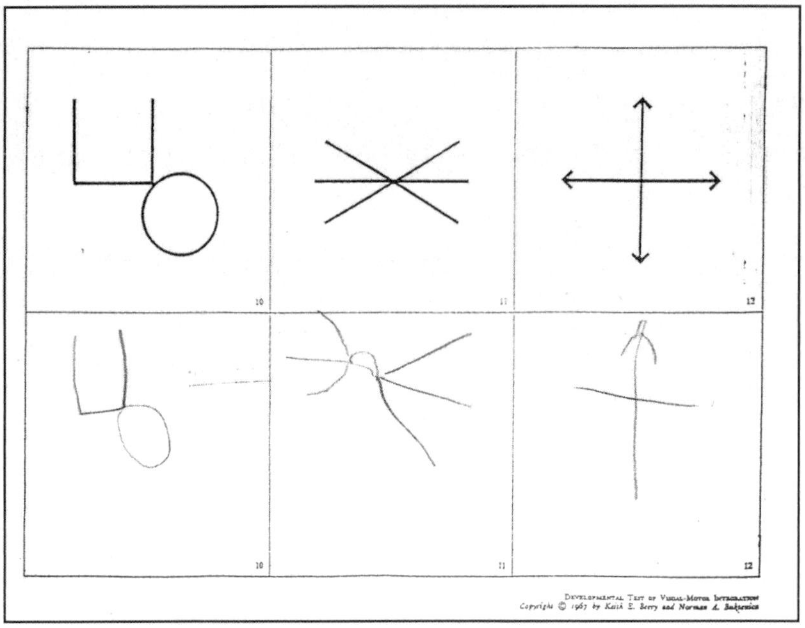

그림 C. 2학년 학생의 그림 *(Beery-Buktenica Development Test of Visual-Motor Integration, Fifth Edition [The Beery VMI].* Copyright © 1967, 1982, 1997, 1989, 1997, 2004 Keith E. Beery and Natasha A. Beery. Reproduced with permission of the publisher NCS Pearson, Inc. All rights reserved.)

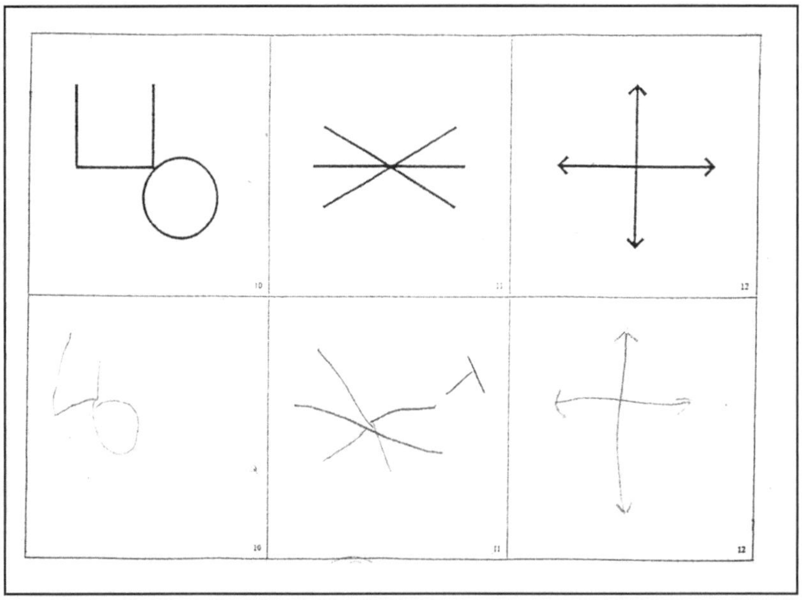

그림 D. 그림 C를 그린 같은 아이의 시각 치료 4개월 후 그림

이런 결과로 인해 나는 시공간 기술을 다루는 뇌의 어떤 영역과 뇌 영역이 조절하는 다른 어떤 영역을 조사하기로 결정했다.

기하학적 모양 복사하기는 소운동 과제뿐만 아니라 공간분석과 운동 계획이기도 하다. 이런 모든 것은 주의력이 요구된다. 공간 주의력과 운동 계획의 기능들은 대체로 뒤쪽 마루엽에 의해 조절된다. 마루엽의 다른 기능들에는 분리 시각주의력, 도약과 추적 안구 움직임, 손 투시 움직임을 포함한다. 그러므로 마루엽은 주의력과 공간적 조직력과 관련 있으며 이마엽와 함께 눈-손과 눈의 움직임을 실행한다.

이 정보가 나에게 보여주는 것은 부드러운 눈의 추격(smooth pursuit)와 단속성 눈 움직임의 고정(saccadic fixation)과 같은 시각 훈련을 포함하는 많은 영역들이 시각주의력과 운동 계획을 조절하는 마루엽에 의해 조절되어지는 것이다. 그래서 시각 훈련이 주의력을 훈련할 수 있을 것이다.

시각 훈련 원리는 안구운동, 한점 모으기, 시각적 고정과 같은 눈 움직임, 공간개념, 시각체계의 통합의 발달에 맞추어져 있다. 어떻게 되든지 많은 기술들은 마루엽에 의해 영향을 받는다. 시각훈련이 마루엽에 영향을 받는 기술들을 향상시킨다면, 이것은 아이들의 시각운동기술이 향상되는 이유를 설명할 수 있을 것이다. 시각 훈련이 시선고정 훈련을 동반한 단속성 운동과 부드러운 눈 추격 움직임을 자극하기 때문에 시각주의력과 운동 계획, 더 나은 시각 운동 수행을 역시 향상시킨다.

이 이론을 시험하기 위한 한 방법은 시각 치료 프로그램을 경험한 아이들과 경험하지 않은 아이들의 시각주의력을 평가하고 결과들을 비교하는 것이다. Test of Variables of Attention Continuous Performance (TOVA)는 시각주의력 검사이다. 이것은 특히 5개의 영역에서 주의력과 중추돌기 충동을 평가하기 위해 설계되었다 : 주의력 결핍/과잉행동 장애(AD/HD)의 부주의(생략), 충동억제(수행), 반응 시간, 반응 시간 변동성, 누적 측정. 이 검사는 23분동안 컴퓨터로 과제를 수행할 수 있는 아이에게 적합하다. 검사동안 2개의 자극 중 하나는 매 2초마다 10분의 1초 간격으로 제공된다. 과제는 가능한 적절한 목표에 반응하는 아이에게 적절하다. 아이는 목표가 스크린 절반 아래가 아닌 절반 위로 나타났을 때 마이크로스위치를 누른다. 목표-비목표 비율이 다양하게 나타나기 때문에 프로그램은 부주의와 충동에 관한 달라지는 반응 요구의 효과를 검사한다. 충동은 목표 제시를 증가시키고 아이를 반응에 억제함으로써 검사의 후반을 측정한다. 이전 연구에서 AD/HD가 나이와 성별 조절된 평균값으로부터 표준편차 1.5 범위로 정의될 때 AD/HD 아이들의 80%가 정확하게 TOVA 검사를 사용해서 확인되었다.

그런 후 TOVA 반응은 같은 나이대에 있는 다른 아이들과 비교하였다. 이 검사는 6-9세 아이들의 정상범위이었고 결과의 신뢰도에 영향을 주지 않고 여러 번 줄 수 있다. 그러므로 약물의 효과를 검사하는 데 도움이 된다. 그러나 검사는 단순하다. 단순하고 변화가 다양하지 않다는 것을 알고 난 후 제공되는 아이의 TOVA 결과는 저조하다.

주의력 장애는 뒤쪽 마루 피질과 연결되어 있기 때문에 시각 치료 절차는 뒤쪽 마루 피질에 맞추어 안구운동 기능을 강화시키고 주의력을 증진시킬 수 있는 가설을 세웠다.

이 가설을 증명하기 위해 선행연구가 실시되었다. 시각 훈련 프로그램(실험군 9명)에 동참한 7-11세의 남자, 여자 아이는 동참하지 않은 대조군 (대조군 5명)과 함께 TOVA를 진행하였다. 시각훈련 프로그램이 끝난 후 대조군에서 6달 후에 모든 아이들 대상으로 TOVA로 재검사를 하였다. 실험군은 대조군과 비교하였다.

두 그룹의 TOVA 점수는 거의 6달 후 비교하였다. 실험군의 대상자는 규정된 시각훈련 프로그램을 끝냈고 대조군의 대상자는 보통 프로그램을 따랐다. 실험군은 반응 시간을 제외하고 모든 항목에서 통계적으로 향상되었다. 대조군은 처음 검사와 통계적으로 달라진 것을 발견되지 않았다.

이 미발표 연구는 시각훈련을 받은 아이들에게 시각주의력이 향상되었고 몇몇의 사례에서는 극적인 향상된 것을 보여준다. 이 연구에서 많은 대상자로 이루어지지 않았지만, 결과들은 시각훈련이 실험군의 시각주의력을 향상시킨 것을 보여준다.

참고문헌(REFERENCES)

Forbes, G. B. (1998). Clinical utility of the test of variables of attention (TOVA) in the diagnosis of attention deficit disorder/hyperactivity disorder. *Journal of Clinical Psychology, 54*(4), 461-476.

Mirsky, A. (1991). Analysis of the attention function upon the excitability of the light-sensitive neurons of the posterior parietal cortex. *The Journal of Neuroscience, 1*(11), 1218-1235.

Robinson, D. L., Goldberg, M. E., & Stanton, G. B. (1978). Parietal association cortex in the primate: sensory mechanisms and behavioral modulations. *Journal of Neurophysiology, 41*(4), 910-932.

Steinman, B. A., Steinman S. B., & Lehmkuhle S. (1995). Visual attention mechanisms show a center surround organization. *Vision Research, 35*(13), 1859-1869.

소개
(INTRODUCTION)

아이들의 시각주의력: 이론과 활동은 작업치료사, 발달 검안사, 선생님, 아이들을 대상으로 일하는 다른 이들을 위해 집필되었다. 이 단행본은 시각과 주의력간의 관계를 보여주기 위해 만들어졌다. 텍스트북이 아닌 텍스트북과 워크북의 조합으로 이루어져 있다. 이 단행본 (아이들의 시각주의력: 이론과 활동)의 치료 활동 모두 시각과 주의력 이론에 기초되어 있다.

이 단행본의 목표는 아이들을 대상으로 일하는 사람들에게 아이들의 시각주의력을 향상시키는 현존하는 프로그램에 추가될 수 있는 활동들을 발전시키는 지식을 주기 위함이다. 이런 활동들은 교체될 대상이 아니라 현존하는 프로그램에 추가되어야 한다.

주의력은 학습에 있어 아이의 성공에 필수적인 요소이다. 아이들을 대상으로 일하는 사람들은 주의력의 중요성을 알고 있다. 만약 아이들이 시각주의력이 향샹된다면 학교생활과 삶이 좋아질 것이다.

이 단행본은 9개의 장과 주의력 활동들로 구성되어 있다.

- 1장 : 시각과 주의력 – 이 장에서는 어떻게 뇌가 빛과 시력과 시야의 개념을 처리하는지를 설명한다. 어린 아이들의 시각을 설명할 뿐만 아니라 시각 문제를 감지할 수 있는 검사를 설명한다. 주의력과 시각을 색깔과 시력과 함께 논의한다. 또한 주변 시력, 무력, 변화 맹시, 약시에 대해 논의한다. 팁과 훈련 제시로 마무리한다.
- 2장 : 주의력 – 이 장은 주의력에 관한 이론을 설명한다. 두 이론들 (전운동, 세부 특징 통합)을 상세하게 논의한다. 주의력의 영역을 검토한다. 여기에는 집중, 지속, 선택, 분리, 변화 주의력을 포함한다. 어린 아이들의 주의력은 결합과 연합의 지각적 영역과 함께 논의된다.
- 3장 : 기억력 – 이 장은 주의력과 기억력에 설명하고 어떻게 그들이 분리될 수 없는지를 강조한다. 장기기억과 단기기억을 설명하고 비교한다. 작업기억과 특히 집행기능이 상세하게 논의한다. 다른 장과 같이 3장은 작업기억을 도와주는 특별한 활동과 함께 훈련과 주의력의 팁으로 마무리 한다.
- 4장 : 주의력 결핍/과잉행동 장애 – 이 장에서는 주의력 장애의 역사를 검토하고 주의력과 관련한 뇌의 영역을 보여준다. 태아기 알콜 증후군을 포함해서 AD/HD의 병인을 통계적으로 설명한다. 4장에서 역시 TV의 역할과 어린 아이들의 주의력을 강조한다.
- 5장 : 자폐증 – 5장은 자폐증 병인과 자폐증 같은 아이들을 구분하기 위한 진단기준을 검토한다.
  아스퍼거 신드롬은 주의력과 자폐증과 함께 설명한다. 동향 프리즘에 관한 설명으로 끝난다.
- 6장 : 읽기 장애 – 6장은 시각훈련 활동으로 읽기 능력이 크게 향상된 세 아이들의 병력으로 시작한다.
  읽기 장애와 거대세포설의 난독증이라고 불리는 난독증의 시각 이론의 정의를 설명한다.
- 7장 : 가소성 – 이 장은 어른과 아이의 뇌를 설명하고 그것들이 어떻게 영향받는지를 실험으로 보여준다.
  주의력은 가소성의 중요한 부분이고 TV는 어린 뇌에 매우 지장을 줄 수 있다.
- 8장 : 뇌혈관 장애와 외상성 뇌손상 – 뇌혈관성 장애와 외상성 뇌손상은 후천성 뇌 손상과 함께 연구된다.
  뇌 영역에 따른 경고 징후를 상세하게 알아본다.
- 9장 : 훈련 프로그램 – 이 장은 훈련프로그램을 설명하고 주의력 향상을 휘한 활동의 섹션으로 구성된다.

역자서문

작업치료가 우리나라에 뿌리내리면서 다양한 영역으로 확대되고 있으며 인지와 지각의 중요성이 날로 부각되고 있습니다. 특히 학습은 시각, 지각 및 인지 세 영역의 조화를 통해 이루어지므로 학습기에 있는 아이들에게 시지각 훈련하는 교육이 꼭 필요하다고 생각됩니다.

그럼에도 불구하고 실질적으로 시지각에 문제를 경험하고 있는 학령기 아이들을 위한 이론과 훈련법을 겸비하고 있는 교재가 부족한 실정입니다. 본 교재는 전문적이면서도 쉽게 활용할 수 있는 실질적인 중재방법에 초점을 맞추어 치료 지침을 제시할 수 있는 교재라 판단하여 기쁜 마음으로 소개하고자 합니다.

본 교재는 총 9장으로 되어 있으며 1-3장은 시지각과 주의력, 기억력에 관한 내용을, 4-8장은 시각주의력 문제를 동반하는 질환 및 증상에 대해 설명하고 있습니다. 마지막으로, 9장은 임상현장에서 아동들에게 적용할 수 있는 프로그램이 구성되어 있어 현장에서 근무하고 있는 치료사들에게 좋은 지침서가 될 것이라고 생각됩니다.

본 교재의 역자들은 「VISUAL ATTENTION IN CHILDREN」의 내용을 충실히 해석하고자 노력하였으며, 나아가 작업치료 학문 발전과 임상현장에서 좋은 지침서로 활용되기를 기원합니다. 본 교재를 위해 수고하고 노력해 주신 교수님께 감사의 말씀을 전하고 아울러 작업치료서적 출판에 심혈을 기울이고 항상 도와주시는 영문출판사 박병조 사장님과 직원분들에게도 감사의 인사를 드립니다.

2015년 3월 16일

역자 대표 양 영 애

1

시각과 주의력 (Vision and Attention)

인간의 눈은 놀랄만하다. 인간의 눈은 매우 예민하며 1인치 높이에서 완두콩이 떨어지는 역학적 에너지로 인하여 (만약 가시광선으로 바뀌었을 때) 빛이 있는 곳에서 살았던 모든 사람이 빛의 희미한 인상을 받기에는 충분할 것이다. 다음은 눈에 관한 다른 몇몇의 사실들에 관한 것이다.

- 각각의 눈에는 1억 2000만 개의 간상세포(rod cells)가 (밤에도 볼 수 있도록 망막 주변에 있는) 있다.
- 각각의 눈에는 원추세포(cone cells)가 (색과 세밀한 시각을 위한) 6백만 개가 있다.
- 눈에서 나가는 시각 신경에는 백만 개의 신경섬유가 있고 뇌까지 이어져 있다.
- TV 화면에서 25만 개의 독립적 요소 대 두 눈에서는 2억 5천만 개의 수용기세포(receptor cells)가 있다.
- 간상세포는 원추세포 보다 약 500배는 더 민감하다.
- 눈으로부터 물체까지의 거리인 깊이 지각 : 10인치에서 1천 5백 피트

빛이 처음으로 눈에 닿았을 때, 빛은 각막에 부딪친다. 이 부분은 당신의 눈에서 깨끗한 부분이며 빛의 파장을 굴곡 시키는 역할을 한다. 그리고는 빛은 당신의 수정체를 통해 지나가고 눈의 뒤쪽 부분에 망막이라고 불리는 곳에 모이는 것을 돕는다. 당신의 각막이나 수정체가 고르지 못한 굴곡을 가졌다면, 난시를 가지게 되고, 다른 방향에서 들어오는 빛은 고르지 않은 표면에 부딪치고 초점은 눈의 뒤쪽에 고르지 않게 모이게 될 것이다. 당신의 눈이 매우 길어서 빛의 초점이 망막의 앞쪽에 모이게 되면, 근시를 가지게 된다. 만약 당신의 눈이 매우 짧다면, 빛은 망막의 뒤쪽에 모으게 되고 당신은 원시를 가지게 된다. 태어났을 때에는 안구가 비교적 짧아서 빛의 줄기가 망막의 뒤쪽에 모이게 되고 원시를 만들어낸다. 그리고 3세가 되어 안구가 5mm 자라난 다음에는 14세가 될 때까지 약 1.5mm까지 자라나고 성인이 되었을 때는 24~25mm의 크기를 가지게 된다 (Trobe, 2001). 빛이 망막의 중심와 (fovea)에 모이게 되면(그림 1-1), 이것을 정시안 (emmetropia)이라고 부르고, 안경을 쓸 필요가 없다. 성인의 약 30%는 정시안을 가졌고 남은 70%는 안경을 필요로 한다.

빛이 망막에 부딪쳤을 때, 전기적 활동의 결과로 간상세포와 원추세포의 색소가 분해되면서 망막의 10개층 시스템의 6번째와 8번째 층에서 이극신경세포와 신경절세포에서 통합된다. 이러한 화학적 변화의 결과로 신경

Lane, K. A. *Visual Attention in Children: Theories and Activities* (pp. 1-34).

학적 에너지는 머리의 뒤쪽에서 6인치 떨어진 뇌의 시각적 영역으로 눈의 뒤쪽에서부터 복잡하고 길고 짧은 이동을 시작한다. 망막에 거의 1억 2000만 개의 빛을 감지하는 세포로부터의(신경학적 전달이 시작되는) 자극은 100배 이상으로 솎아질 것이다; 이 자극이 시신경에 도달했을 때, 거의 백만 개의 신경로로 구성된다 (Smith, 1994). 사실 자극들의 본성은 뇌의 뒤쪽으로 지나가는 것으로 빛의 자극이 그러하듯이 우리들의 개념과는 매우 다르다. 우리 몸 안의 모든 신경은 오직 한 가지 종류의 신호를 전달하도록 제한되어 있어서 그것이 흥분되던지 아니면 흥분되지 않던지 둘 중 하나이다. 이것은 이러한 흥분의 조직이 우리에게 시각을 준다. 신경자극들은 우리가 대부분 생각하는 것처럼 빛의 속도가 아니며 느리다. 신경자극들은 한 시간에 200마일정도 이동한다. 신경자극들은 뇌의 뒤쪽에 시각적 영역에 도달하기 전에 중계소라고 불리는 외측슬상체(LGB)를 지난다. 우리의 이해를 돕기 위해 대단히 중요한 것은 오직 적은 수의 자극들이 눈에서부터 LGB로 들어온다. 신체의 다른 부분으로부터 오는 나머지 자극은 뇌의 시각적 중추를 포함하고 아래쪽 뇌의 영역은 운동과 균형과 같은 일차적인 기능을 다룬다. 이러한 모든 것들은 뇌로 신호를 보내는데 영향을 미친다. LGB는 아마도 시각적 피질로 정보를 보내기 전에 관련 없는 시각적 정보로부터 적절한 정보를 걸러낸다. 눈의 망막의 중심와 부분은 망막 표면의 10%보다 적은 부분을 차지하고 LGB의 50% 표면 부분에 투사된다. 이 "배율 상수 (magnification factor)"는 크기와 망막와 투사의 중요성 모두를 나타내지만 이 망막와 부분의 확대율은 시각적 피질에서 끊임없이 계속되고 뇌의 크기에 더 많은 부분을 차지한다. 자극은 계속해서 선조피질(striate cortex)로 불리는 일차 시각적 피질(V1)로 가고, 그런 다음 시각적 영역 V2에서 V5로 보낸다. 망막에서 뇌의 시각적 영역으로의 전달은 세 가지 원칙이 있다.

1. 망막위상적 지도: 시각적 공간에서 각각의 지점은 망막의 특수한 지형적 부분과, 특수한 망막피질의 축삭 다발, V1, V2, V3의 특수한 부분에 신경학적으로 나타난다.
2. 병렬 처리과정: 망막에서 시작되는 색과 공간적 정보의 분리된 처리는 다른 경로에서 수행된다. 공간적 경로는 녹내장, 약시, 난독증에서 선택적으로 손상 받을 것이다. 이것은 아마도 왜 난독증 환자들이 시각적 공간 기술이 떨어지는지 설명할 수 있을 것이다.
3. 수직적 처리과정: 부호화 되지 않은 시각적 정보는 일차적인 것에서 더욱 복잡한 단계로 진행한다. 망막의 수용기는 다른 빛의 강도를 점의 배열로 부호화하고 망막의 신경절 세포는 대조되는 경계선을 증가시키고 스펙트럼 정보로 부호화 하고 선분의 방향으로 일차 시각적 피질에 부호화된다.

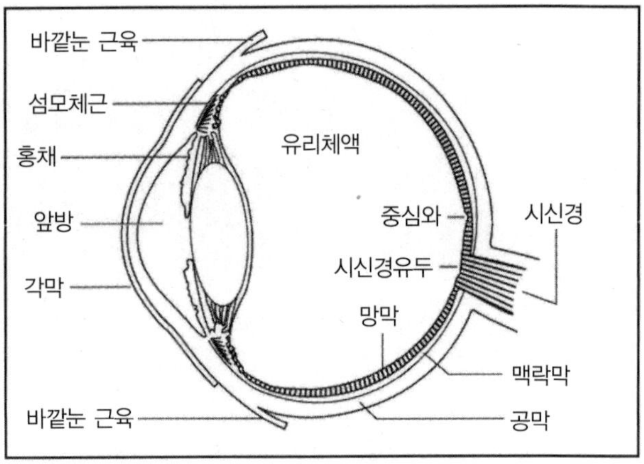

그림 1-1. 1.5 mm 배율의 눈의 중심와

이러한 모든 과정이 의미하는 것은 눈은 창문이 아니고 뇌는 그것을 통해서 보는 것이 아니라는 것이다. 우리가 무엇을 보는지 뿐만 아니라 보는 것에 대한 우리의 신념이 뇌에서 만들어진다.

시간의 작은 단위는 1000분의 1초이며 일반적으로 줄여서 msec.로 표현한다. 1 msec.는 1초의 1000분의 1이다. 10 msec.는 카메라 셔터의 시간으로 필름에 이미지가 남을 수 있도록 요구되는 시간이다. 이것은 또한 뇌가 하나의 지각적 경험을 형성하기 위한 시간이다. 이것은 뇌가 지각적 판단을 만들어 내는 것 보다 눈에서 뇌로 신경학적 자극을 전달하기 위해 더 많은 시간이 필요하다. 50 msec는 뇌가 어느 것이든 하나를 기억하기 위해 모든 정보들을 위한 충분한 시간이다. 이것은 50 msec가 흘낏 본 것의 모든 것을 알아보기 위해 적절한 시간을 의미하는 것은 아니다. 예를 들어, 당신은 1초보다 더 적은 시간에 프린트 된 한 장의 페이지를 보고 그 안에 있는 모든 단어들을 알 수는 없다. 그러나 50 msec는 단일한 고정에서 얻어지는 시각적 정보를 위해서는 충분한 시간이다 (Smith, 1994). 당신이 글을 읽다가 잠시 멈출 때 시각적 고정은 평균 250 msec가 소요되고 단어는 처음 50 msec에 알 수 있다. 나머지 시간 (200 msec)은 다음의 시각적 고정을 언제 어디로 할지를 결정하기 위해 쓰인다. 이것은 눈을 뜨고 있을 때 오직 사용가능한 정보만을 알아낸다는 것을 의미한다. 따라서 당신이 본 것들 중 더욱 친숙한 것은 더 쉽게 알 수 있다. 이것은 시각적 정보의 근원이 50 또는 250 msec 뒤에 제거된다면 차이를 만들지 않을 것이다; 더 이상 보이는 것이 없다. 무작위로 k, y, b, e, o, u와 같은 글자들을 봤다면, 아마도 4개나 5개의 글자를 기억할 것이다. 그러나 글자들이 단어의 형태를 가진다면 그 시간에 2개 또는 3개의 단어를 알아볼 것이다. 단어들이 문장으로 나열된다면 같은 50msec에 25개 글자 이상 또는 4개에서 5개 단어를 알아볼 것이다(Smith, 1994). 뇌의 시각적 정보의 양에 이러한 제한이 생기는 이유는 처리과정 때문이며 한 사람당 평균 1분에 약 250개의 단어를 읽을 수 있다 (1초에 약 4개의 단어를 읽음).

우리의 눈은 높은 시력을 가지더라도 모든 시야를 볼 수는 없다. 깨끗한 시각을 위해 각각의 눈으로부터 들어온 빛이 모이는 망막의 중심와는 오직 지름의 1.5 mm이다 (그림 1-1).

이것은 망막의 한 부분으로 좋은 시력을 위한 원추세포들을 가진다. 높은 시력과 원추세포의 집중을 위한 전체 시야에서 망막의 중심와는 부가적인 신경 섬유를 위한 충분한 공간을 제공하기 위해 200배 더 큰 단면을 가질 것이다. 대신에, 낮은 시력 주변에 의해 둘러싸인 고품질의 작은 영역으로 발달되었다. 높은 시력의 이 좁은 "서치라이트 (searchlight)" 빔은 눈의 근육에 의해 흥미 있는 시각적 물체에 고정하고 응시한다.

작업치료사 (OTs)는 시각과 관련된 증상들을 알아야 할 필요가 있다. 아동은 모든 시각적 기능을 평가받는 시각 검사를 했다고 해서 추정해서는 안 된다. 최적의 시력 측정 의사와 안과 의사들은 굴절 상태와 눈의 건강에 주로 관심을 가진다 (안경). 그들은 종종 검사를 위해 충분히 중요한 다른 영역들의 검사를 믿지 않거나 그러한 검사를 위한 시간을 가지지 않는다. 시각과 학업성취에 관한 의학계의 다른 생각의 예로, 미국소아과학회는 4세나 4세미만인 아동에게서 20/40(0.5)의 시력은 그런대로 괜찮은 시력이라고 생각하고 매우 심각한 문제들이 없는 것에 주목하지 않는다고 말하고 있다. 그들은 20/30의 시력은 5세의 어린이나 그 이상의 어린이에게도 나타난다고 말한다. 나는 당신에게 소아과 의사가 시력이 20/30이라고 말했을 때 아동은 아마도 20/50의 시력을 가지며 아동이 글자가 두 줄이 되도록 눈을 가늘게 뜨는 능력을 지닌다고 말하고 싶다.

또한 보건교사의 시력 검사에도 문제가 있다. 예를 들어, 텍사스 주 아동 건강 상태의 보건부는 대부분의 아동의 시각적 문제가 거리 검사로 발견된다고 말한다. 이것은 그들이 읽는 거리에 따른 어떤 시각적 기술도 거의 완전히 무시한다는 것을 의미한다. 이것은 걱정스럽다. 왜냐하면 시각적 문제들은 20 피트가 아니라 글을 읽을 때 16인치 안에서 발생하기 때문이다. 아동이 원시를 가졌다면, 아동은 학교에서 실시하는 시각 검사를 통과할 것이다. 왜냐하면 아동은 먼 거리 차트의 글자를 볼 수 있기 때문이다. 또한 이것은 말도 안 된다. 만약 그렇다 하더라도, 두 눈으로 보는 기술과 안구운동 기술 (눈의 추적)을 검사해야한다. 이 두 가지 영역은 아동의 학업성취에 크게 영향을 미친다. 따라서 작업치료사들은 이러한 것을 알고 있어야 한다. 첫 번째로 아동의 증상을 기록해야 한다. 다음은 증상의 리스트로 시각적인 것과 관련되고 괄호는 가장 요구되는 것을 말한다.

1. 칠판이나 본문을 보고 따라 쓰는데 실수를 함 (안구운동 또는 두 눈의 기술)
2. 아동이 그들이 읽어야 할 부분을 잃어버리거나 글을 읽기 위해 손가락으로 표시를 함 (안구운동)
3. 움직이거나 달리면서 글을 읽을 때 어려움 호소 (두 눈의 기술)
4. 엉성하거나 불규칙적인 인쇄물 또는 손 글씨 (시각적 운동, 안구운동)
5. 단어나 글자가 과도하게 뒤집혀 있음 (시각적 운동, 시각적 기억)
6. 단어의 흔들림을 호소 (수렴)
7. 긴 글을 읽을 후 두통 호소 (두 눈의 기술)
8. 원거리 시력의 흔들림 (안경 필요, 굴절 이상)
9. 글을 읽을 때 반복적으로 단어를 빠트림 (안구운동, 두 눈의 기술)
10. 다음 단락이나 문장에서 같은 단어를 인식하지 못함 (작업 기억)

11. 특히 글을 읽을 때 과도하게 눈을 깜박거림
(두 눈의 기술, 굴절 이상)
12. 계속해서 글을 읽을 때 이해력이 감소
(굴절 이상, 두 눈의 기술, 안구운동)
13. 글을 읽을 때 한쪽 눈을 감음 (두 눈의 기술)
14. 글을 읽을 때 머리를 움직임 (안구운동)
15. 책을 매우 가까이 잡고 있음 (굴절 이상)
16. 겹쳐 보임을 호소 (두 눈의 기술)
17. 매우 천천히 글을 읽음 (이해의 문제, 안구운동)

위의 증상들 중 오직 4개의 문제는 일반적으로 안경으로 교정이 된다 (8, 11, 12, 15). 발달과 관련된 안과의사에 의한 시각적 훈련(VT)을 통해 나머지는 치료가 된다. 작업치료사 또한 몇몇의 증상들을 치료할 수 있는 능력이 있다 (1, 2, 4, 5, 9, 10, 12, 14, 17). 많은 시각 치료 증상들은 또한 작업치료의 증상과 같다. 당신에게 대동작 운동 능력, 균형 또는 시각적 운동 능력이 저하된 아동이 있다면, 아동은 또한 대부분 안구운동 기능에 문제를 가질 것이다. 작업치료사가 그들이 알고 있는 시각적 문제를 가진 아동을 만났을 때 가장 중요한 문제는 아동을 어디로 보낼지 결정하는 것이다. 아동이 그들의 시각을 검사했던 마지막 사람에게로 돌아간다면 아동은 "잘못된 것은 없습니다."라고 다시 듣게 될 것이다. 그렇다면 당신은 어떻게 하시겠습니까? 부모는 발달과 행동에 관련된 안과의사에게 의뢰할 것이다. 이 사람은 아동과 성인의 학습 장애와 두 눈의 시각에 특별한 관심을 가지는 안과의사이다. 아동은 사무실에서 일반적으로 제공되는 시각 치료와 여기에서 다른 지속적인 교육이 이루어진다. 불행하게도 아동들은 발달과 관련된 안과의사가 그들을 치료하기에 적합하다는 것을 의미하는 것은 아니라고 주장한다. 안과의사는 단지 프리즘 안경이나 집에서 할 수 있는 치료 프로그램을 처방하는 사람이다. 단지 집에서 하는 치료나 시각 치료로 감각 통합 훈련에서 좋은 결과를 얻기는 어렵다. 또한 빠른 치료를 기대하기는 어렵다. 색 렌즈나 프리즘을 끼운 안경 하나가 좋은 치료 프로그램을 대신할 수는 없다. 이상적인 상황은 주의 깊은 관찰에 의한 지식을 가지고 검사를 하는 안과 의사를 찾는 것이다. 이것은 College of Optometrists in Vision Development(COVD)를 통해 연구하는 안과 의사를 말한다. 연구원이 되기 위해 안과의사는 사례보고서를 제출하여 능력을 보여주고 문서와 구두시험을 통과해야 한다. 안과의사는 또한 매년 평생교육 코스를 이수해야 하고, 게다가 코스는 안과의사의 자격증을 필요로 한다. 모든 안과의사가 COVD의 연구원이 되는 것은 아니다. 어느 누구나 가입할 수 있고 COVD 회원이 될 수 있다. 이것은 연구원이 아니거나 또는 상주하는 안과의사가 아동을 검사하기 위한 자격이 없다는 것을 의미하는 것은 아니다; 그러나 당신은 아마도 COVD의 연구원이 더 나은 결과를 내릴 것이라고 여길 것이다.

작업치료사가 고려해야 할 필요가 있는 영역은 안구운동 영역이다. 내가 이전에 언급했듯이, 아동이 낮은 시각운동 기술을 가졌다면, 아동은 아마도 안구운동 문제도 가질 것이다. 아동의 안구운동 시스템을 검사하기 위해 당신이 할 수 있는 빠르고 간단한 두 가지 검사 방법이 있다. 고려해야 할 두 영역은 부드럽게 추적하는 움직임(smooth pursuit movement)과 빠른 눈 움직임 기능(saccadic functions)이다. 이 영역은 책을 읽을 때 아주 많이 사용된다; 그러나 부드럽게 추적하는 움직임은 움직이는 물체를 따라가는 능력이다. 나는 이 능력이 거의 전적으로 시각적 집중과 관련이 있다고 느낀다. 이것을 검사하기 위해 아동은 당신의 맞은 편에 앉고 아동의 한쪽 눈을 가릴 수 있는 도구를 사용한다. 추적 검사를 위해 한 번에 한쪽 눈을 검사해야 한다 (그림 1-2).

약 16인치 정도 환자의 앞에서 천천히 연필을 왼쪽에서 오른쪽으로 수평 방향으로 움직인다. 아동이 고정을 하지 못한다면, 가려지지 않은 눈으로 연필을 볼 것이다. 아동은 또한 그의 머리나 몸을 움직일 것이며 이것은 분리된 대동작과 소동작 운동 기술이 어렵다는 것을 나타낸다. 또한, 당신이 아동의 중심선을 지나갈 때 중심선에서 어떠한 떨림이 있었다면 지켜봐야 한다. 낮은 눈의 움직임 또는 중심선에서의 떨림은 낮은 안구운동 기술을 나타낸다. 두 번째 영역인 빠른 눈 고정(saccadic fixation)은 고정된 물체로 정확하게 눈을 움직이는 능력을 말한다. 이것은 아동이 글을 읽기 위해 프린트의 줄을 따라 눈을 움직일 것이다. 이것을 검사하기 위한 방법 중 하나는 Developmental Eye Movement (DEM) Fixation Test로 10분 보다 더 적은 시간에 등급이 매겨진다. 만약 당신이 어떠한 향상을 검증하기 위해 이것은 재-평가에

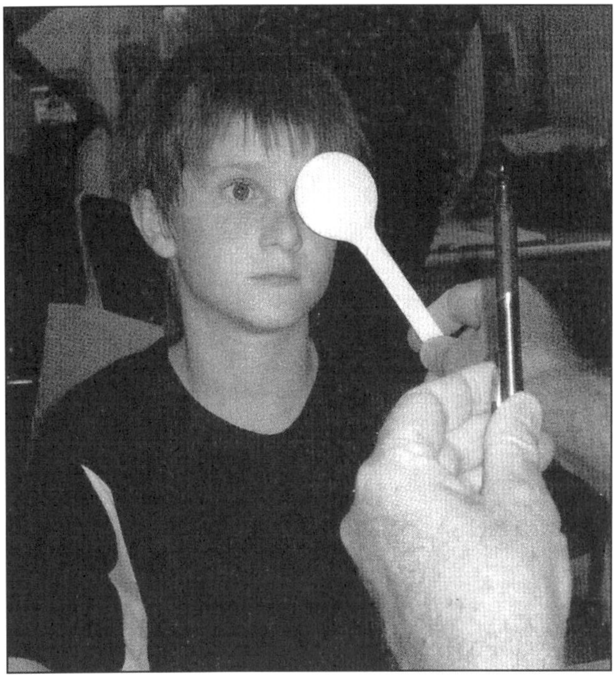

그림 1-2. 아동이 시각추적 검사를 하고 있다.

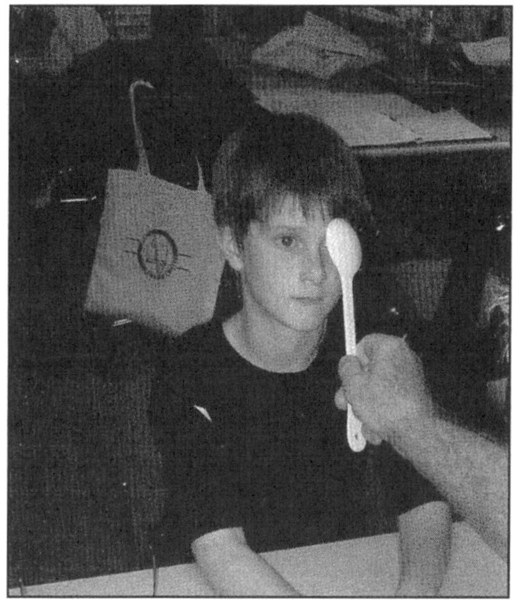

그림 1-3A. 사시 검사

사용되고 백분위 목록을 만들 것이다.

나는 당신이 안과의사를 대신한다고 예상하지 않는데 반해, 하나의 다른 영역에서는 안과의사와 비슷할 필요가 있다. 이것은 두 눈의 시각 그리고 부적절한 수렴 (convergence insufficiency: CI)이라고 불린다. 대부분의 안과의사들은 CI가 학교생활과 읽기에 방해를 준다는 것에 동의한다. CI의 의미는 아동이 먼 곳에서 가까운 곳으로 볼 때, 아동의 눈은 "안쪽 (in)" 대신에 "바깥쪽 (out)"으로 움직이는 경향을 보인다. 읽는 거리에서 정상적인 수렴은 수렴거리와 비교하여 약간 "안쪽 (in)"에 있다. CI에서 가까운 거리의 수렴은 수렴 거리와 비교하여 약간 "바깥쪽 (out)"에 있다. 당신은 빠른 가림검사 (cover test)를 수행하고 아동이 CI를 가지고 있다면 그것을 확정할 수 있다. 당신이 추적 검사를 했던 것처럼 아동을 당신 앞에 앉힌다 (그림 1-3A).

당신이 가려지지 않은 눈을 보는 동안 천천히 움직이면서 아동의 다른 눈을 가려라. 가려지지 않은 눈은 움직이면 안 된다. 만약 움직인다면, 이것은 다른 눈이 가려졌을 때 결코 바로 검사를 할 수 없다는 것을 의미한다. 이것은 사시이며 알아보아야 한다. 이제 가리개를 다른 눈으로 옮기고, 가려지지 않은 눈을 보아라 (그림 1-3B).

가리개를 어느 방향으로 얼마나 멀리 이동하는가? 눈이 가려졌을 때, 눈은 "바깥쪽 (out)"으로 천천히 휴식 시 위치로 갈 것이다. 따라서 눈은 가리개의 방향을 따라 움직일 것이다. 만약 눈이 가리개의 반대방향으로 움직인다면, 이것은 과도한 수렴 (overconvergence)이며 독서용 안경으로 도움을 받을 수 있다. 좋은 생각은 이 검사를 두 가지 방법으로 하는 것으로 한번은 아동이 방을 가로질러 보게 하고, 한번은 아동의 앞에서 16인치 떨어진 지점에서 연필을 보게 하는 것이다. 만약 20 피트와 비교했을 때 16인치를 볼 때 더 크게 따라오는 움직임을 보인다면, 이것은 바로 가까이에서 무언가를 보았을 때 아동의 눈이 움직이는 CI를 의미한다. 당신은 이것을 주목할 필요가 있을 것이다. 당신은 또한 연필을 천천히 아동의 코 쪽으로 가져가고 (그림 1-4) 아동의 한쪽 눈이 "바깥쪽 (out)"으로 움직이기 전에 연필을 얼마나 가까이에 가져가야 하는지 보아라.

눈이 밖으로 움직이기 전에 아동의 코 앞 약 6인치가 정상적인 상황이다. 아동의 눈이 그들의 코에서부터 6인치보다 더 멀리서 밖으로 움직인다면, 이것은 CI의 문제를 나타내고 고려되어야 할 것이다.

수년 간, 나는 많은 수의 아동이 학습장애 또는 집중력 결핍/과잉 행동 장애(AD/HD) 그리고 CI를 자기는 것을 알고 있었다. 한 연구에서는 AD/HD 아동의 16%가 CI를 가진다고 보고하였다. 이것은 당신이 예상했던 것

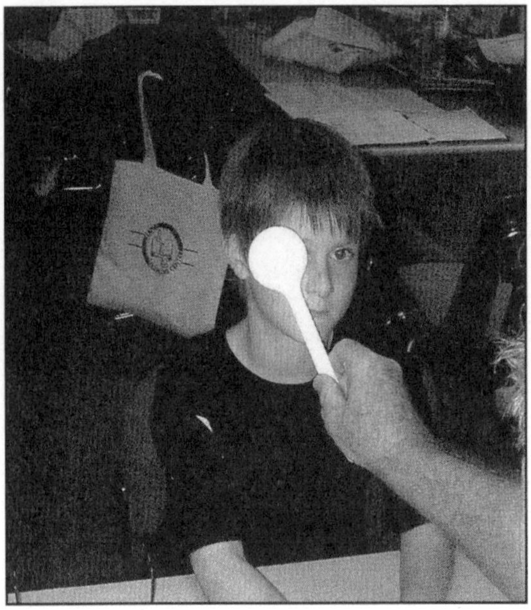

그림 1-3B. 수렴 검사

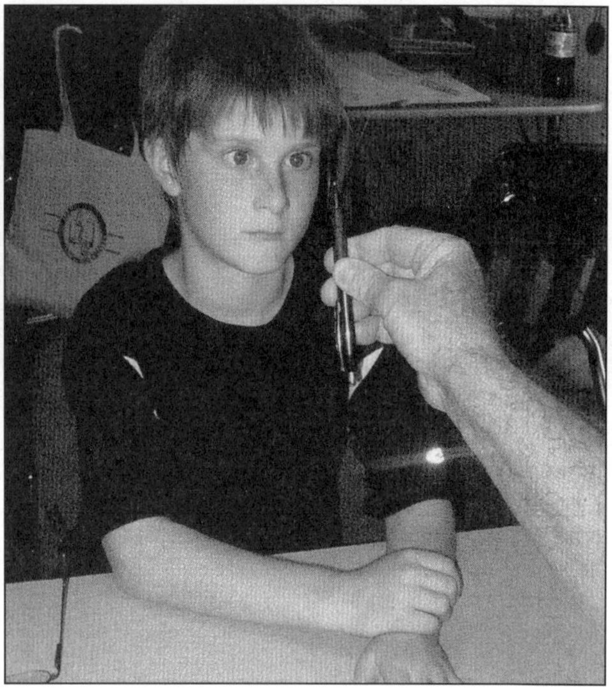

그림 1-4. 연필을 코 쪽으로 천천히 움직이면서 수렴 부적절 검사를 한다.

보다 더 많은 수이다 (ScienceDaily, 2000). CI는 성인의 15%와 정상 아동의 1%에서 발생한다고 알려져 왔다; 그러나, 아동의 7% 만큼 높다 (Ciuffreda, 2002; Cooper, 2000). AD/HD 아동과 학습장애 아동들을 검사하면서 나의 경험으로는 16%보다 높고 거의 30%가까이 또는 더 많이 있었다. 질문은, 왜 더 많은 수의 CI 사례가 있는 가이다. 이것은 낮은 시각적 집중과 두 안구의 비공동성 움직임을 다루기 위한 뇌의 영역 사이의 상관관계에 있다. 안구운동 문제, AD/HD, 학습 장애에게 동일한 문제라고 할 수 있다. 나는 읽기 장애와 낮은 눈 움직임, 집중 사이에 매우 높은 상관관계가 있는 것을 보았다. 시각적 공간 집중을 다루고 또한 안구의 움직임을 다루는 뇌의 영역이 안구 운동과 두 안구의 비공동성 운동을 포함하고 눈 움직임을 향상시킬 가능성이 있는가? 또한 공간적 시각 집중 네트워크도 향상될 수 있는가? 나는 그 대답이 아마도 될 것이라고 느낀다; 그러나 그 상관관계를 입증한 연구가 없다는 것을 알고 있다. 공간적 집중과 눈의 움직임 모두를 책임지는 뇌의 영역은 오른쪽 마루엽이며 특히 영장류에서 7번 영역이다. 영장류의 아래쪽 마루엽 피질의 7번 영역은 시각적 추적과 추적 눈 움직임을 포함하는 공간적 움직임과 공간적 지각, 직접적인 시각적 집중의 신경학적 조절을 위해 중요한 센터라고 제안되어왔다 (Dillon-Crunly, 1991). 7번 영역은 또한 위쪽 시상피질 투사와 망막-구 시스템을 통해 전달된 신경학적 신호를 처리하고 받는다. 이 신호는 물체의 공간적 위치에 대한 정보를 제공한다고 생각한다. 또한 응시의 고정과 집중의 방향에서 역할, 함께 연결된 피질과 피질하 구조인 이 영역을 알리기 위한 많은 증거들이 있다. 마루엽의 7번 영역에서 신경세포의 몇몇 등급이 있다. 다음을 포함한다:

- 규정되지 않는 세포 (31%)
- 고정과 고정-억제 세포
- 빛에 민감한 세포 (10%)
- 재 고정 신경세포
- 추적 신경세포
- 두 안구의 비공동성 운동 신경세포 (Motter & Mountcastle, 1981)
- 시각과 안구 위치 신경세포
- 체성감각과 reach-related 세포 (Zipser & Andersen, 1988)

마루엽은 이 책에서 종종 언급된다. 마루엽은 아동의 시각적 집중을 향상시키기 위한 우리의 훈련 프로그램의 주된 목표가 될 것이다.

빛과 소리 사이에는 중요한 차이가 있다. 다른 표면으로부터(다른 곳으로부터 나오는 빛) 반사되는 빛은 상호작용 또는 간섭 없이 특별히 한 장소의 지점에 집중된다. 상호작용하는 반대되는, 다른 곳에서부터 오는 음파는; 합쳐지고 복합적인 파형을 만든다. 시각적 집중은 망막에서 공간적으로 이미 분리된다; 귀에서의 소리는 그렇지 않다. 시각적 정보의 처리는 본질적으로 공간에 관한 것이다; 공간의 방향은 청각적 정보의 계산될 수 있는 것에 불과하다. 들을 수 있는 곳에서 원하는 정보는 다른 곳으로부터 오는 원하지 않는 정보로부터 얻어지지는 않는다. 시각에서는 집중의 잠재적 목표가 잘 정의되고 이 위치에서 선택된다. 주요한 문제는 전체 시야에서 비슷한 사건 가운데 선택의 문제이다. 하나의 사건을 선택하는 것은 영향을 받지 않은 다른 것을 버린다는 것이다. 이것은 시각에서 집중의 선택을 위한 발전에 의해 선택되는 해결방법이다 (Heijden, 1992).

시각은 100년 동안 사람들에게 흥미로운 일이었다. 고대 그리스인은 물체를 선택해서 보기 위해 눈에서 광선을 내보낸다고 생각했다 (Cave & Bichot, 1999). 오늘날 시각을 생각할 때, 우리의 대부분은 우리의 주위나 환경속의 물체를 보거나 시각적 지각과 읽기를 생각한다. 시각은 의식적인 지각보다 더 많고 발달하는 장면에서 새로운 것과 관련되어 나타나는 기능이 있다. 동물에서 발달된 시각은 그들의 움직임을 안내하는 것을 돕는다. 사실, 대부분의 동물에서 시각적 시스템은 그들이 살고 있는 꽤 제한된 세상을 재구성하기 위한 일반적인 목적보다 운동 출력의 특별한 등급의 시각적 조절을 위한 책임이 있는 각각의 독립적인 입출력 또는 시각운동 "구성요소 (modules)"와 관련된 것 대신으로 구성된다. 더욱 유연한 조절을 위한 필요는 발달하는 뇌에서 요구하는 것 중 하나이고, 다른 것은 중요성과 인과관계를 이해하고 행동을 계획하고 다른 종과의 의사소통을 하고 다른 것의 물체를 정의하기 위해 요구되는 관련성이다. 즉, 복합적인 사회적 행동과 인지적 시스템의 발생은 시각적 시스템의 생성과 시각에서 요구되는 새로운 것 모두를 만들어낸다. 이 인지적 시스템은 기억력, 의미, 공간 추론, 계획, 의사소통을 포함한다. 높은 인지 시스템이 목표의 형성을 허용하고 특별한 운동 출력을 위한 정보 없이 특정한 활동에 참여하기 위한 결정을 하더라도, 활동의 실제 수행은 시각 운동 구성요소에 의해 중재되기는 할 것이다. 인간에게서 시각은 동물의 기능과 상호관계를 가지지만 두 가지 뚜렷이 다른 점이 있다: (1) 인지적 삶의 기초를 제공하는 물체의 지각과 그것의 관계 (2) 물체를 향한 (또는 물체에 대한) 행동의 조절, 운동 출력의 특별함은 프로그램 되고 안내되어 진다는 것이다 (Goodale & Humphrey, 1998).

눈과 시각적 시스템은 조절된 행동을 위해 발달된다. 이 놀라운 시스템은 세포의 한 가지를 제거하면서 시작되었다. 이것은 5억 4천 4백만에서 5억 3천 9백만 년 전 캄브리아기 동안 빛의 표면과 관련해 그들 스스로의 위치와 적절히 위치를 알기 위한 그들의 능력을 향상시키기 위해 바다에 동물의 표면 뒤에 발달된 신경세포와 관련된 빛을 감지하는 세포를 제거했다고 믿는다 (Fischler, 1987). 이것이 첫 번째 원시적 단계의 눈이다. 안쪽으로 접히고 주름진 것에 의해 이 신경세포 제거의 첫 번째 형태는 관으로 된 신경이었고 결국 척추에 의해 구분되는 척수로 발달하게 되었다 (Fischler, 1987). 눈을 포함하고 있는 첫 번째 화석은 삼엽충이었고 5억 4천 3백만 년 전에 살았다. 이것은 아마도 캄브리아기에 세 가지 동물의 종에서 오늘날 존재하는 38종으로부터 폭발적으로 발달되었을 것이다.

보이는 것 대 시각 (SIGHT VERSUS VISION)

보이는 것 대 시각은 부모와 선생님과 같은 전문가에게도 혼란스러운 주제 가운데 하나이다. 대부분의 사람들이 정상시력(20/20)으로 보이는 것과 안경을 필요로 하는 시각을 동일시 한다. 그들은 정상시력(20/20)이 시각이 아니고 보이는 것(시력) 이라는 것을 깨닫지 못한다. 이것은 시각이라고 불리는 모든 것들 중 아주 작은 부분일 뿐이다. 시각은 보이는 것에 더해 안구운동, 두 눈의 시각, 눈의 조절(집중), 지각을 포함한다.

눈의 상태는 시야의 선택적 영역으로 뇌가 한 번에 이용 가능한 시각적 정보 모두를 처리하지 않기 때문에 발달되었다고 알려져 있다. 이것은 원추세포에 의해 와라고 불리는 작은 영역에서 색깔과 세부적 분석을 위해 사용된다.

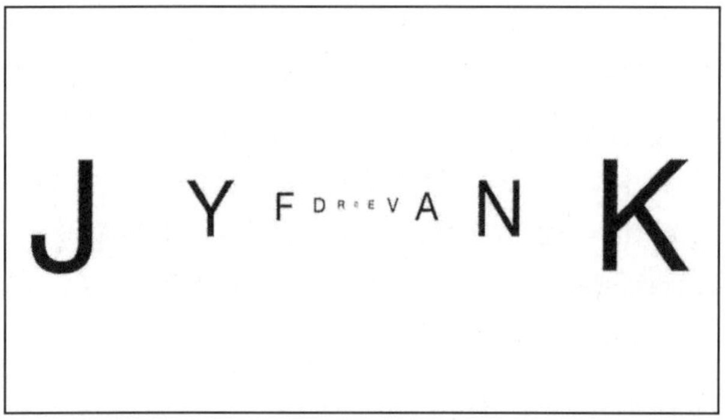

그림 1-5. 주변시야.

망막 시력은 눈이 해결할 수 있는 최소한 구분의 용어로 정의된다. 상호간의 시각은 수단으로써 단지 해결할 수 있는 자극을 사용함으로 이루어진다 (Heijden, 1992). 당신은 이 정의를 기억할 필요가 없다. 당신이 알아야 할 필요가 있는 것은 20/20 시력이 평균적인 시각을 의미한다는 사실이다. 이것은 20/20의 시력을 가졌다면, 20피트에서 평균적으로 사람들이 볼 수 있는 것을 의미한다. 20/200의 시력을 가졌다면, 이것은 평균적으로 사람들이 200피트에서 볼 수 있는 것을 당신은 20피트에서 볼 수 있다는 것을 의미한다. 그래서 20/20의 시력은 완전한 시각은 아니며 이것은 그냥 평균을 의미한다. 20/20의 시력보다 더 나은 시력을 가진 사람들도 많이 있으며 결코 20/20을 볼 수 없는 사람들도 많이 있다. 시각적 시스템의 주된 기능은 같은 시간에 양쪽 눈의 이 작은 영역에 집중되어 들어오는 빛을 확실히 하는 기능이다. 인쇄물의 페이지에서 네 개의 글자에서 시력의 각도를 생각해보아라. 당신의 시력은 0.5와 1.5 사이로 최대로 보이는 것의 절반으로 떨어진다 (그림 1-5).

그림 1-5는 각각의 글자들이 끌어당겨졌고 작은 글자에서 10배 높은 역치로 만들어졌다. 각각의 글자는 그림의 중심에 고정했을 때 동등하게 알아보기 쉬울 것이다. 당신은 이 페이지의 글자를 보면서 당신의 시력이 얼마나 줄어드는지 볼 수 있고 여전히 글자들을 보면서 얼마나 먼 주변시야까지 볼 수 있는지 알 수 있다. 시력은 때때로 하드웨어의 용어를 가장 잘 설명한다 (예로, 신경세포와 그것들의 연결). 첫 번째로, 망막의 중심와에서 시각 시스템의 햇빛 수용기 – 원추세포가 – 매우 빽빽히 함께 모여있다. 그 숫자들은 망막의 주변으로 갈수록 매우 빠른 속도로 줄어든다. 두 번째로 눈으로부터 나오는 망막 신경절 세포의 축색돌기의 묶음에서는 높은 수용기의 밀도를 가지는 망막의 중심와 부위에서 오는 정보를 전달한다. 세 번째로, 또한 시야의 정도를 나타내는 신경학적 조직의 선조피질(V1)은 망막의 중심와로부터 단조롭게 감소한다 (heijden, 1992). 시각적 시스템의 모든 영역은 각각의 눈에서 망막와로 선명하게 빛이 집중되도록 모으는 것 뿐 아니라 각각의 눈의 망막와로부터 보내진 시각적 정보를 해석하는 일을 한다. 적절한 기능을 위한 시각적 시스템을 위한 모든 요소들은 함께 일해야만 한다. 시각적 시스템의 첫 번째 일은 관심있는 물체로 눈을 움직이는 것이다. 이것은 빠른 (saccadic) 눈 움직임에 의해 이루어지고 우리의 주변 시야를 통해 발견된다. 만약 물체가 움직인다면, 추적 눈 움직임을 통해 움직이는 물체를 따라간다. 비슷한 목표물을 바라보는 양쪽 눈은 중요하다. 이것은 두 안구의 비공동성 운동이라고 불리는 눈의 움직임에 의해 이루어진다. 우리는 가까이 있는 물체를 보기 위해 집중되고 더 먼 거리에 있는 물체를 보기 위해 분리된다. 이러한 활동은 머리나 몸의 자세에 상관없이 정확히 같은 시간에 같은 물체를 응시하면서 이루어져야 한다. 일단 양쪽 눈 (두 안구의 시각)에 의해 목표물에 고정이 되면 물체는 선명하게 각각의 망막와에 집중되어야 한다. 이것은 눈의 수정체의 적응 시스템에 의해 이루어진다. 확실한 결과에 의해 단일 상은 정의되어 뇌로 보내진다. 눈의 정확한 기능 수행으로 눈을 유지하기 위한 시각적 시스템에서 어떠한 문제가 발생하면 압박이나 흐릿함, 복시를 야기한다.

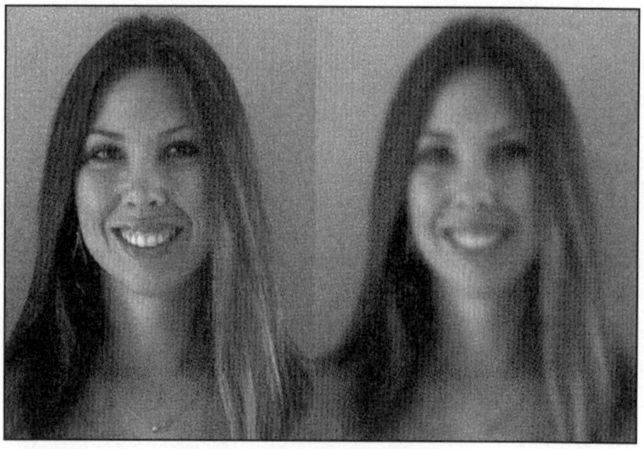

그림 1-6. 갓 태어난 신생아의 흐릿한 시각.

아동의 어린 시절
(A CHILD'S EARLY YEARS)

"풍부한 경험은 풍부한 뇌를 만든다"(Eliot, 1999)

청각과 같은 다른 감각과 달리 시각은 태어나기 전에 사용되고 아이가 첫 번째로 눈을 떳을 때 완전히 새로운 경험을 할 것이다. 아이가 눈을 떴을 때 갓 태어나 보는 것은 무엇일까? 오래된 생각은 갓 태어난 아기는 오직 "짜증나고, 윙윙거리는 혼란"의 세계를 본다고 알려져 있다. 지금의 새로운 연구는 이것이 일반적인 사례가 아니라고 주장한다. 아기는 제한된 색의 매우 흐릿한 세계를 2차원적으로 본다. 아기의 시각은 오직 부모의 굵은 부분만을 알아차리고 약 8인치 거리를 볼 정도로 매우 흐릿한 시각을 가진다. 그림 1-6은 갓 태어난 아기가 보는 얼굴을 보여준다.

몇몇의 근거는 신생아들이 천부적으로 특별한 얼굴을 묘사하는 세상으로 참여한다고 말한다. 태어난 지 오직 9분 된 아기는 다른 처리방식으로 같은 얼굴의 특징을 구성하는 두 패턴보다 얼굴과 같은 도식적인, 2차원적으로 그들의 머리를 돌려 따라가더라도 결코 인간의 얼굴을 볼 수 없다. 아기들은 얼굴을 좋아할 뿐만 아니라 얼굴을 매우 선호한다. 이것은 14시간에서 15시간이 지난 신생아들에게 나타난다고 알려져 있다. 그러나 이것은 아기들이 매우 적은 시간에 처음으로 보는 것이 얼굴이므로 이러한 결과를 만드는 것으로 보인다 (Slater, 1998).

신생아는 몇몇의 색을 구분할 뿐 모든 빛의 띠를 보지 못한다. 빨간색과 초록색은 보지만 파란색은 보지 못한다. 불투명한 창문을 통해 보는 것이라고 유추한다 (Eliot, 1999). 신생아는 오직 분리된 요소 보다는 전체로 물체를 감지하고 가로나 삼각 사이의 차이를 말하기 때문에 몇몇의 원시적 지각을 가지고 환경에 참여한다. 신생아는 빠른 움직임으로 알려진 수평의 보폭으로 갑자기 움직이는 눈의 경향을 가진다. 이것은 태어나면서 아기의 눈 움직임은 뇌의 아래쪽 영역에 의해 조절되기 때문이다. 이것은 더 높은 수준의 뇌의 영역에서 시각적 기능이 수행되기 전 2개월 정도 사용되고 아동은 추적이라고 불리는 부드러운 눈의 움직임으로 움직이는 물체를 따라서 볼 수 있을 것이다. 그러나 6개월이 되면 아동의 모든 시각 능력인 색채 구별, 깊이 지각, 정밀한 시력, 조절된 눈 움직임들이 발달한다 (Eliot, 1999). 여기에 태어났을 때의 몇몇의 시각적 조직이 있다. 예를 들어, 물체는 아동과 관련된 그것의 방향이나 기울어짐으로 변화하지만 이러한 변화에도 불구하고 신생아는 같은 형태로 물체를 본다. 이것은 물체 형태 항상성으로 알려져 있다. 신생아는 망막의 크기의 변화로 물체의 거리가 변화함에도 불구하고 같은 것으로 물체를 감지할 것이다. 이것은 크기의 항상성으로써 알려져 있고 또한 태어났을 때 존재한다. 이것은 또한 4개월 된 아기에게서 형태지각의 정도로 인해 각이 진 관계를 감지할 수 있다고 알려져 있다 (Slater, 1998).

3세의 아동이나 그보다 더 나이가 많은 아동은 단순한 자극이 반복적으로 나타나는 것에 익숙해질 것이다. 이것은 2개월에서 3개월 보다 더 오래된 아기들이 비슷한 하나의 자극보다 새로운 자극을 보는 것을 선호한다는 많은 증거들이 있다. 3개월 보다 더 어린 아기들에게서 (얼굴보다 다른)주목할만한 선호는 알려져 있지 않다. 신생아에게서 두 단계의 과정이 있다. 비슷한 것을 보기 위한 초기의 끌림은 새로운 것의 선호에 의해 이루어진다. 8주는 "비슷한 것의 집중"하는 현상의 끝을 표시한다고 제안되어왔다. 이 시간이 시작되면 신생아는 인지적 기능에서 기본적 변화의 발달이 이루어질 것이다 (출생 후 약 10주에서 11주). 한 연구는 8주 된 아기가 비슷한 자극을 선호하는 반면 10주 된 아기는 새로운 자극을 선호하는 것을 보여준다 (Wetherford, 1973). 초기 3개월에 걸쳐 수면과 깨어나는 것의 질과 분배에서 급격한 변화가 발생한다. 출생 후 초기 10주에서 12주에 걸쳐 깨어있는 상태에 소비하는 시간의 양이 급격하게 증가한다 (Colombo, 2001).

초기 4개월에 움직이고 중간 정도의 모서리 인식, 그리고 더 큰 명암의 대조와 함께 지속적으로 물체에 끌리는 아동의 집중을 보인다. 초기 6개월에 드러나는 하나의 능력은 특별히 부드러운 눈의 추적 움직임인(움직이는 물체를 따라가는 눈 움직임) 시각적 자극의 추적이다. 태어나고 1달까지는 시각적 자극의 추적은 비교적 낮으며 오직 비교적 느린 자극에만 발생하고 부드러운 추적 눈 움직임보다 일반적으로 빠른 눈 움직임을 포함한다. 빠른 눈 움직임은 움직이지 않는 물체로 빠르게 일어나는 눈의 움직임이고 발달하는 동안 처음으로 나타나는 눈의 움직임이다. 8주에서 24주 사이에 매우 느린 목표물의 속도에만 부드러운 눈의 추적 움직임이 빠르게 발달하여 나타난다. 이것은 6개월이 될 때까지 성인 수준의 속도에 도달하지 못한다. 6주에서부터 6개월까지 목표물의 속도는 계속해서 부드러운 눈의 추적 움직임과 점진적으로 증가한다. 빠른 눈 움직임을 위한 추적의 양 또한 이 기간에 걸쳐 증가한다. 여기에서 이 기간 동안 집중의 발달은 지속적 집중을 포함하는 추적 움직임에서 나이와 관련된 변화를 나타낸다고 가설을 세울 수 있다 (Richards & Turner, 2001). 우리가 아동에게 부드러운 추적 검사 (손가락을 보게)를 했을 때 우리는 지속적인 집중을 위한 아동의 능력을 실제로 볼 수 있다. 추적 훈련은 집중을 끌어내기 위한 매우 강력한 방법이며 모든 치료 프로그램에 포함될 것이다. 아동과 성인 사이의 상호작용은 자발적인 집중능력의 발달에 의해 결정될 것이다. 같은 방법으로 변화하는 자극의 특징으로 흥미 있는 자극을 위한 아동의 집중을 통해 성인들이 수행하는 자발적인 집중이 아동에게서도 발달된다. 약 4세가 되면 아동은 새로운 자극 또는 자극의 특징에 의해 만들어지는 것보다 그들의 환경 활동을 살피는 능력이 발달한다. 이것은 내부적으로 만들어진 집중이 5세에서 6세에 잘 확립된다고 여긴다 (Lyon, 1996).

고정은 우리가 분석할 필요가 있는 신생아의 눈 움직임의 다른 영역이다. 이것은 신생아가 그들의 눈을 움직이지 않지만 물체를 분석할 때 사용된다. 이것은 고정의 시간이 아동의 IQ 점수를 예상하는 실마리를 제공할 것이다. 4개월에서 연장된 고정 능력은 많은 조산아 표본에서 8세의 낮은 IQ 점수를 예상한다. 만약 우리가 인지적 처리과정에 따른 고정의 기간을 받아들인다면 더 짧은 정점 고정을 하는 신생아가 높은 정점 고정을 가진 신생아보다 더욱 효율적이거나 더 빠른 자극을 처리할 것이라는 가정이 타당하다고 나타낼 것이다 (Colombo, 1987, 1996, 2004; Saxon, Frick, & Colombo, 1997).

만약 신생아가 오랜 시간 동안 물체를 바라본다면 그것은 정보의 처리가 느리다는 것을 나타낼 것이다. 짧은 고정은 아마도 정보를 전체적이거나 자극의 환경 설정으로 처리한다는 것을 나타낼 것이다. 한 연구에서는 오랫동안 바라보는 신생아는 부분적인 시각적 분석에 의존한다고 보고하였다. 그들은 일반적으로 부분적 윤곽을 공유하지 않는 저하된 시각적 형태의 유사점을 인식하는 증거를 보여주지 못했다. 그러나 짧게 바라보는 신생아는 부분적인 윤곽이 보여주는 것으로 완전한 형태의 추상적 개념을 나타내며, 따라서 이러한 신생아 (어른과 같은)는 시야에서 "전반적인" 요소들을 살피는데 처음으로 참여한다는 가설을 지지한다. 이러한 결과는 더욱 특별한 메커니즘에 기여할 것이다: 짧게 보는 신생아는 아마도 놓친 윤곽을 "완전히 메움"는 것에 더 나은 수행을 할 것이며 오랫동안 보는 신생아는 아마도 자극으로 구성된 각이 진 부분적 사물의 유사성으로 혼란을 가질 것이다 (Colombo, 2001). 초기 유아기의 특별한 특징의 빠른 탐색에 집중하는 유아기 과정에서 시각적 탐색으로 인한 발달은 2개월 후에 "전체적인" 자극의 광범위한 탐색에 더욱 기여한다고 알려져 있다. 이러한 변화는 유아기의 geniculostriate 시각 시스템의 큰 세포의 시각 경로의 성숙과 이론적으로 연결되어왔다 (Colombo, 1996).

신생아는 이러한 초기 시각 기술을 이루고 5세에는 인간이 신경학적으로 처리하는 어려운 과정들을 할 것으로 예상되며 이것은 읽기와 같은 매우 놀라운 일을 수행할 것이라고 생각한다. 시각은 학습되는 것이다. 내가 설명한 것처럼 우리는 매우 적인 시각적 기술을 가지고 세상에 태어난다. 태어났을 때 완전히 진화된 청각과 같은 다른 감각과는 달리 시각은 빠르게 성숙되고 늦게 나타난다 (Eliot, 1999). 태어났을 때, 아기는 시각이 하지 못하는 것과 대조적으로 12주에 사실상 청각을 경험 한다. 이것은 아동이 성공적인 시각적 발달을 경험하기 위해 중요하다.

아기의 첫 1년간의 삶은 매우 바쁘다. 초기 2개월 동안 새로운 신경 연결(시냅스)과 함께 뇌의 고위 중추가 폭발적으로 발생한다. 2개월 전에는 모든 것을 조절하는 것이 (원시적 뇌의 영역) 뇌줄기에서 이루어진다.

중요한 시기 (CRITICAL PERIODS)

2살 즈음에, 아이의 뇌는 시냅스의 수가 2배가 되고, 보통 성인의 뇌만큼의 충분한 에너지를 소모한다 (Nash, 1997). 시각 피질 층의 시냅스 수는 태어났을 때에는 뉴런 당 2,500개이지만, 6개월 정도가 지나면 대략

18,000개로 늘어난다. 2살 때, 가장 높은 지속적인 밀도 (뉴런 당 15,000개의 시냅스)에 도달하고, 10, 11살까지 그 수준을 유지한다. 시각 피질의 시냅스의 수는 2~8개월 사이에 폭발적으로 증가하기 때문에, 1살이 될 때에는 성인의 수준에 이를 만큼 새로운 시각적인 기술이 등장하고 향상된다 (Eliot, 1999). 2개월 이후부터는, 경험이 시각을 향상시키며, 뇌의 시각 중추를 빠르게 성장시키는 원동력이 된다. 과학자들은 현재 경험이 시각 중추의 모든 회로를 발전시키도록 돕는다고 보고 있다.

태어나면서, 아이의 뇌는 은하수의 별들의 수와 같이, 약 1000억 개의 뉴런을 포함하고 있다 (Nash, 1997). 뇌는 필요한 뉴런 모두를 가지고 있는 반면, 그들 사이를 잇는 회로가 만들어져야한다. 초기 경험은 아이들의 시각 인지 형성, 눈과 손의 협응 등에 중요하다. 아기가 많이 보고 경험 할수록, 뇌는 살면서 필요한 복잡하고 시각적인 기술을 사용하기 위해, 뉴런사이의 회로를 더 강하게 연결한다. 또한, 유아 기능의 높은 수준은 어린 시절의 물체에 대한 유아의 관심에 엄마가 어떻게 반응했는 지와 관련되어 있다 (Lawson, 1992). 뇌는 거의 사용되지 않는 시냅스는 제거한다. 뇌의 가장 큰 성장은 시냅스 형성과 위축의 균형이 변화하는 10살 즈음에 이루어진다는 것을 기억하는 게 중요하다 (Nash, 1997). 그 후 몇 년 동안, (사용 되지 않는) 가장 약한 시냅스들은 파괴될 것이고, 경험에 의해 형성된 것들만이 살아남을 것이다. 그러므로 뇌 속의 선들의 회로를 강하게 하도록 디자인된 치료 활동은 초기 교육 과정에서 매우 중요하다. 적절한 치료가 있다면, 연구자들은 난독증과 같은 심각한 질병도 치료될 수 있다고 이야기한다 (Nash, 1997). 아이들은 성장할 것이기 때문에, 그들에게 치료가 필요 없다고 말하는 선생님들의 이야기를 들을 때마다 엄청난 당혹감을 느낀다. 아이들 삶에는 그들의 발달적이고 시각적인 기술을 향상시키는 중요한 시기가 존재하며, 우리는 아이들이 "성장할 때까지" 기다리는 것이 아니라, 이 기간 동안 아이들을 데리고 여러 활동을 할 필요가 있다.

아이의 통찰력과 발달적인 기술에 중요한 시기가 있는 것처럼, 두 눈의 기술과 시력의 발달과 관련된 중요한 시기가 있다. 만약 초기에 이것이 사용되지 않는다면, 시각 시스템은 발달하지 못한다. *두 눈의 시각* (깊이 인식 포함)은 3살 즈음에 발달하고, 시력은 7, 8살 즈음에 발달한다. 약시는 보통 우리가 들어본 용어이다. 이는 아이의 안경을 쓴 교정시력이 20/20이 안 되는 것을 뜻한다. 보통 양쪽 눈 중에서 한쪽에서만 발병한다. 약시는 오직 7살 이전에만 발병한다 (American Optometric Association, 1995). 약시는 미취한 아동 중 1~4%에서 발병하며, 70세 이하 환자 중 한쪽 시력을 상실하는 가장 흔한 원인이다 (Nelson, 2005). 약시를 진단하는 기준은 다음과 같다:

- 한쪽 눈의 시력이 감소한다. 이는 보통 20/25~20/70까지 다양하지만, 20/100 혹은 이보다 더 악화된 케이스도 확인되었다.
- 시력 검사표를 봤을 때, 양쪽 눈 사이에 2단계 이상의 시력 차이가 난다.

약시가 어떻게 진행되는지 설명하기 위해, 우리는 뇌가 뉴런의 회로를 어떻게 발달시키는지, 또 만약 뉴런의 특정 그룹이 사용되지 않는다면, 그것이 다른 그룹에 의해 대체되거나 나중에 사라지게 될 것이라는 것을 기억할 필요가 있다. 시각 시스템의 다양한 측면은 각자 다른 시기에 조정되기 때문에, 그들이 시각 자극에 민감해지는 시기 또한 다양하다. 따라서 시각의 다양한 측면 (시력, 양안성 등)은 아이 삶의 다른 시기에 비정상적인 경험에 취약하다. 시각 능력은 2살 때까지 크게 영향을 받고, 8, 9살 때까지도 주의해야 한다. 아이 시력의 가장 중요한 시기는 4개월(뇌에서 시각부위가 가장 커지는 시기)부터 시작하고, 9~11개월에 절정을 보이며, 적어도 2살 때까지 주의해야 한다. 그러나 이 이후에도 양안성과 시력은 8살 때까지 예민한 상태이다 (Eliot, 1999).

아이의 시각에 영향을 줄 수 있는 비정상적인 경험은 무엇일까? 가장 흔한 2가지는 굴절이상 (안경 필요)과 사시(교정 필요)이다 (Eliot, 1999).

미취학 아동의 5~7%는 굴절이상이 있어서 안경이 필요한 것으로 추정되고 있다 (American Optometric Association, 1995). 문제는 한쪽 눈만이 영향을 받을 때 생긴다. 만약 이런 경우가 생긴다면, 다른 쪽 눈이 항상 사용되고, 약해진 눈은 거의 사용되지 않기 때문에 시각 피질의 뉴런은 발달하지 못한다. 뇌는 흐릿한 시야를 가진 한쪽 눈에 대해 간단한 해결책을 가지고 있다.

그것은 무의식적으로 차단된다. 이는 억제라고 불린다. 아이들에게 억제를 심각하게 만드는 것은, 한쪽 눈만이 사용된다는 것을 그들이 모른다는 것이다. 좋은 눈이 모든 부분에서 작용하기 때문에, 아이들은 나쁜 눈을 사용하지 않는다는 것을 알아채지 못한다. 아이들이 처음 이것을 인식하는 건 보통 눈 검사를 받을 때, 좋은 눈을 가렸을 때, 나쁜 눈으로 보지 못할 때이다. 불행하게도, 이는 소아과 병원의 시각 선별 검사에서 자주 놓친다. 실제, 최근 자료에서 전문 시각 선별가가 여전히 이러한 시각 장애를 가진 아이들 중 30%를 놓치는 것으로 나타났다. 나는 약시가 있는 많은 아이들을 봤고, 아이와 부모 모두 무엇이 잘못되었는지 잘 알지 못했다. 다른 무엇보다 한 가지 기억이 내 마음에서 떠올랐다. 한 어머니가 그녀의 아이들 중 한 명을 우리의 시각 치료 프로그램에 일주일에 두 번씩 9개월 동안 데려왔다. 그녀는 로비에 다른 딸과 같이 앉아 있었다. 그녀의 아들이 우리 프로그램을 수료할 때, 그녀는 딸의 시력 검사를 결심했다. 내가 그녀의 눈을 검사했을 때, 심각한 난시여서 그녀의 한쪽 시력만이 20/100으로 교정되었다. 이 아이는 9개월 동안 나의 로비에 앉아 있었고, 그녀나 그녀의 엄마는 그녀가 문제가 있을 거라고는 생각지도 못했다. 만약 충분히 일찍 발견됐다면, 우리는 하루에 몇 시간 동안 한쪽 눈을 가려서 다른 한쪽 눈이 좋은 시력을 갖는 데 필요한 뇌의 회로를 발달하도록 도왔을 것이다. 아이가 4,5살 때에 시작되는 치료는 보통 부분적으로 성공하고, 보통 나쁜 눈에서 적어도 20/30까지 낮아진 시력을 얻는다. 심지어 눈가림으로 치료받은 7~10살 아이들에게도 효과가 있었다 (Nelson, 2005). 성공의 핵심은 문제를 일찍 발견하는 것이다. 불행하게도, 미국에서 아이들 중 21%만이 3~5살에 시각 선별 검사를 받는다 (Nelson, 2005).

만약 충분히 초기에 발견된다면 약시가 어떻게 치료되는지를 설명하기 위해, Randy에 대한 이야기를 들려주겠다. Randy는 약시 때문에 다른 검안사에 의해 우리에게 보내진 7살 된 아이였다. Randy를 봤을 때, 그의 왼쪽 눈 시력은 20/200이었다. 안경은 그의 시력을 20/100까지 향상시켜주었다. 그리고 우리는 Randy가 시각치료 프로그램과 눈 가리기를 병행하면서 그의 왼쪽 눈이 강해지도록 하였다. 우리는 하루에 3시간 동안 눈을 가리기 시작했고, 왼쪽 눈의 시각적 기술을 향상시키기 위한 활동도 하였다. 프로그램이 시작되고 2달 후에 Randy를 다시 검사했을 때, 그의 왼쪽 눈의 시력은 20/40까지 향상되었다. 그의 시력은 결국 20/25까지 좋아졌다. 이것은 초기 진단과 치료의 중요성을 보여준다. 약시를 일으킬 수 있는 두 번째 요인은 사시이다. 이것은 한쪽 눈이 안쪽이나 바깥쪽으로 움직여 발달하지 못한 것을 의미한다. 사시는 전체 아기 중 2%, 미취학 아동 중 10~20% 정도에서 나타난다 (Eliot, 1999). 당신은 아이의 눈이 안쪽이나 바깥쪽으로 움직인다면, 발견하기 쉬울 거라고 생각하겠지만, 많은 경우에서 볼 때 그렇지 않다. 어린 유아에게서 자주 한쪽 눈이 도는 것을 볼 수 있다. 실제로 1개월 유아의 눈 모음 현상은 흔한 정상적인 운동이다. 그들은 이향운동 시스템의 초기작용을 반영하고 드물게 사시로 나아간다. 1개월 내에는, 좋은 시력, 피질 양안성, 활동적인 조절은 아직 나타난 것이 아니기 때문이다. 아이의 눈 모음 시스템의 첫 운동을 반영하는 신생아 조정불량 (NMs)이라는 증상이 있다 (Horwood, 2003). 이것은 한쪽 눈을 안쪽으로 움직이게 하는 데 4개월 미만의 아이의 경우 이것은 정상적인 행동이다. 종종, 부모들은 아이의 눈이 가끔 안쪽으로 도는 것을 인지하여서 걱정한다. 첫 4개월 내에 아이의 눈이 안쪽으로 도는 것을 본다면, 그것이 정상이라는 것을 알 필요가 있다. 그것이 4개월이 지난 후에도 계속 되거나, 계속적으로 안쪽으로 돌 경우 그것은 정상이 아니다.

당신은 아이의 정상적인 시각 시스템 발달의 중요한 시기를 인지할 필요가 있다. 적당하게 운동하지 않으면, 시각 시스템은 적절하게 발달하지 못한다는 것을 기억해야 한다. 양안 시각은 3살 때까지 발달해야하고, 아이에게 약시를 일으킬 수 있는 시기는 출생에서 7, 8살 때까지이다 (Nelson, 2005). 아이들에게 할 수 있는 만큼의 많은 경험을 주도록 하여라. 어느 연구는 충분히 놀지 못하거나, 드물게 감동을 받은 아이들의 경우, 정상적인 또래 아이들에 비해 20~30% 정도 뇌가 작게 발달한다고 이야기 한다 (Nash, 1997). 풍부한 경험이 풍부한 뇌를 만든다는 것을 기억하여라.

수용능력의 제한 (CAPACITY LIMITS)

인간의 뇌는 매우 복잡하다. 1000억 개의 뉴런과 수백 조의 시냅스 연결은 1000분의 1초 내에 뇌 조직의 분산된 네트워크를 통해서 많은 양의 정보를 처리하고 교환한다. 그러한 대량의 병렬적 처리 수용능력은 우리 뇌가 시각적으로 경험하도록 허용하면서, 10분의 1초 내에 복잡한 이미지를 분석하도록 한다. 뇌는 또한 거의 무한에 가까운 거대한 저장 능력을 가지고 있다. 우리가 살아가면서, 우리 뇌는 미국의회도서관에 있는 문서의 5만 배 이상 전 세계 인쇄물의 5배 이상을 저장할 수 있다 (Marcois, 2005). 그러나 그러한 처리 능력을 가지고 있으면서도 보통의 사람들은 몇몇의 목적 외에는 그들의 마음을 쓰지 않고, 어느 순간의 한 가지 일 외에는 거의 담아두지 않는다. 뇌는 여러 가지의 제한에 마주하게 된다. 가장 먼저 걱정되는 것은 무의식적으로 목표를 정하는 것이다. 우리 뇌가 두 번째 목표를 자유롭게 정하기 전, 실제 이 과정이 좀 더 걸릴 때 우리는 무의식적으로 할 수 있다고 생각한다. 두 번째 제한된 능력은 작업 기억력에서 동시에 유지될 수 있는 목표의 개수이다. 이는 대략 4가지 정도로 추정된다. 실제로 아무리 좋은 기억력을 가진 사람이더라도 그에게 보여준 7가지 이상의 손가락을 기억하도록 하는 것은 어려운 일이다. 우리가 목표에 맞는 행동의 적절한 과정을 선택할 때, 최근의 병목현상이 발생한다. 예를 들어, 당신이 운전을 하고 있고 출구에 대한 확신이 서지 않을 때, 그것은 당신과 함께 하고 있는 사람이 질문에 답변하는 것으로부터 당신을 지켜준다. 이 책을 나중에 볼 때, 당신은 당신의 태도를 구분해야 하는 어려운 시간을 가지게 될 것이다. 한 가지에 집중하고 있는 아이는 당신이 말하는 것을 따르는 데 어려움을 겪을 것이다. 이것은 우리의 초기 선조에게로 돌아가는 것과 같다. 우리의 뇌가 세상의 세부적인 묘사를 유지하기 위해 구성될 필요가 없다. 새로운 묘사가 보일 때, 우리가 그것을 왜 기억해야 하는가? 나무의 과일은 여전히 그 자리에 있다. 그것은 어디로 가지 않는다. 신경계가 매우 빠른 시간에 시각적 목표나 활동을 전체적으로 명확하게 하는 강한 압력이 뇌의 진화 과정에 있다는 것은 명확하지 않다. 심지어 싸우고-도망가는 상황에서, 아마 한 포식자는 그 순간을 명확히 할 필요가 있다. 순차적인 과정은 과거에 매우 중요한 것이 아니였다. 그러나 독서와 같은 활동이 오늘날 일어난다. 우리의 선조가 수십 초 안에 즉각적으로 결정을 내리는 것 또한 불명확하다. 예를 들어, 과일에 손을 뻗거나 포식자로부터 탈출하는 것은 그 순간에 한 가지 이상의 결정을 요구하지 않는다. 이는 현재 빠르게 변화하는 세상에서 바뀌었다. 그래서 우리가 초당 10장 정도로 연속적으로 매우 빠르게 이미지에 노출되고, 특정 2장을 나머지 8장 중에서 결정하라고 요청받는다면, 우리는 둘 중 첫 장만을 뽑을 것이고, 나머지 한 장이 첫 번째 이미지와 가까운 데 위치한다면 그 한 장은 뽑는 데 실패할 것이다. 뇌의 여러 가지 제약 때문에 우리의 시각 시스템은 당시의 유행을 분할 정복하는 방식으로 발전한다. 망막을 통해 피질로 전달되는 시각 정보는 색이나 운동과 같이 다른 속성을 처리하는 데 전문화된 각각의 부위와 함께 뒤통수엽 내의 다른 시각 피질 부위에서 처리된다. 시각 피질의 처음 행동은 얼굴의 윤곽과 같은 장면의 특징을 단순하게 처리하는 것으로 나타난다. 반면, 그 후에는 시각 피질의 내부에서 특정 얼굴을 명확히 하는 등의 보다 구체적인 처리 과정이 이루어진다. 시각 처리 과정의 초기 단계는 빠르게 병렬적으로(순차적이 아닌) 많은 양의 정보를 처리하는 것이 연구에서 밝혀졌다. 대조적으로, 후기 단계는 처리 능력에 제한을 받아 한 번에 한 개만을 처리할 수 있다. 그러므로 시각 처리 과정의 초기 단계는 시각적인 세상을 초기에 빠르게 분류화 한다. 반면에, 관심이 요구되고 수용력에 제한을 받는 단계는 자극에 대한 반응과 의식적인 기록이 필수적이다 (Schall, 1999).

망막을 통한 시각 처리 과정은 먼저 외측슬상핵(LGN)이라 불리는 뇌 깊은 속에 위치하는 작은 한 쌍의 구조물에 의해 처음 이루어진다. LGN의 각각의 뉴런은 한쪽 눈만을 통한 시각 자극에 의해 활성화 될 수 있다. 뉴런에 의해 다양하게 구성된 수용영역의 일부에서 색이나 명암의 변화에 반응을 보인다. LGN으로부터, 시각 정보는 머리의 뒤쪽에 위치하는 초기 시각 피질인 V1으로 이동한다. V1의 뉴런은 LGN의 뉴런과는 다르게 행동한다. 그들은 보통 한쪽 눈에 의해 자극을 받지만 수용영역에 위치하는 자극의 움직임 방향이나 윤곽의 시작점과 같은 특정한 속성에 민감하다. 시각 정보는 V1에서 선조외 시각 부위인, 24개의 다른 피질 부위로 전달된다.

정보는 V1에서 하측두 피질(ITC)에 도달하기 전에 V2, V4로 보내진다. ITC는 형태를 인지하고 목표를 인식하는 데 중요하다. V4의 뉴런은 형태를 알아보는 데 중요한 시각적 자극 측면에 개별적으로 반응하는 것으로 알려져 있다. ITC에서, 일부 뉴런은 V4 세포처럼 행동하지만 다른 뉴런들은 얼굴과 같은 전체적인 목표가 그들의 인지 범위 내에 위치할 때만 반응한다. V1에서 온 다른 신호는 V2, V3, 그리고 V5/MT (측두내 피질)을 통과해 마루엽에 도달한다. V5/MT의 대부분 뉴런은 특정 속도 (속력과 선택적인 방향)로 움직이는 물체에 강하게 반응한다. 마루엽 다른 부위의 뉴런은 동물이 자극에 유의하고 그것에 대해 움직이려 할 때 반응한다. 마루엽은 종종 이 책에서 집중, 눈 운동, 계획적인 운동에 관련된 뇌의 중요부위로서 언급된다. 시각집중을 이해하기 위해, 망막에서 마루엽까지의 시각 경로를 처리하는 것에 관한 개념이 있기 때문에 이 경로가 언급된다. 집중 효과는 일반적으로 V1에서 마루엽, 측두엽으로 이동하는 시각 경로로 처리되는 엄청난 규모에서 증가할 때 발견된다. 우리는 또한 운동 출력의 조절은 왜 정확하게 처음으로 시각이 진화되었는지 그리고 집중이 운동 행동에 작용했는지 기억해 두어야 한다.

2개의 시각 경로 (TWO VISUAL PATHWAYS)

우리는 시각 시스템이 2가지 다른 기능을 위해 주로 발전하고 두 가지 시각 경로가 있다는 것을 알고 있다. 한 가지 경로는 눈이나 손의 움직임과 같은 움직임을 향하는 것과 관련되어 있다. 이것은 M 경로, 등 쪽 경로, "장소"시스템, 거대 세포층 등 여러 이름으로 불린다. 이는 공간적인 운동 기술과 주변 시각을 다룬다. 다른 경로는 대상 식별과 관련되어 있고 P 경로, 배쪽 경로, "무엇" 시스템, 소세포층 등으로 불린다. 망막에서 위둔덕까지의 계통 발생학적으로 오래된 경로는 움직임을 다룬다. 이는 운동이나 자세와 같은 전신 움직임을 이끄는 데 사용되는 주변시인 반면, 새로운 시스템은 조정과 대상 식별과 같은 섬세한 움직임을 하는 데 사용되는 초점시로 사용된다. 이 두 가지 경로는 1960년대 말에 발견되었고, 망막에서 한 가지 경로가 있는 것이 아니라 망막에서 뇌까지 적어도 두 가지의 독립된 경로가 존재한다는 것을 나타내었다 (Milner, 2006). M과 P 시스템은 적어도 4가지 기능적인 경로; 색감도, 대비 민감도, 각 해상도(움직임), 시각 공간 해상도 (예리함)로 구분된다. M 시스템은 색감도와 예리함이 덜 발달했다. 그러나 움직임과 낮은 공간 주파수 자극에 매우 민감하다. (LGN 이후의 등 쪽 경로인) M 경로의 정확한 역할이 완전하게 이해가 된 것은 아니지만 움직임, 입체시(깊이), 공간 위치식별, 형상 그룹화, 착각적 경계, 인식, 전경 배경 분리의 정보를 전달하는 것으로 알려져 있다 (Patel, 2004). 우리는 뇌가 놀랄 정도로 많은 양을 다루려고 한다는 것을 기억해야 한다. 이를 다루기 위해, 시각 시스템은 겉보기엔 한 가지로 보이는 기능을 병렬적으로 작동하는 다수의 전문화 시스템에 의해 수행함으로써 노동력 분배에 신기할 정도로 관여한다 (Farah, 2000). 시각 시스템에서 만약 많은 수용체가 모여 있다면, 낮은 수준의 빛도 간파될 수 있다. 그러나 민감성에서 얻은 것은 낮은 공간 해석(자세함)의 비용으로 다가온다. 망막의 다른 부분에서의 결과가 모일 때, 자극받고 손상되지 않는 정보 때문이다. 좋은 해석은 나중에 세포에 모이는 광수용기 결과물의 수를 제한함으로써 유지된다. 그러나 이는 빛의 낮은 수준에는 덜 민감하게 된다. 한 쪽을 선택하는 것보다는 시각 시스템의 민감성을 더 선호하는 것과 해석을 더 선호하는 것 2개로 나누는 것이 낫다. 그러므로 복층 망막은 적은 불빛의 상황에 존재하는 낮은 해석의 이미지(주변 시야)를 제공하는 개별 민감도가 뛰어난 간상세포층과 충분한 빛이 제공되는 높은 해석의 이미지(중심 시야)를 제공하는 제한적인 초점 모음이 있는 원추세포층을 가지고 있다 (Farah, 2000). 원추세포의 색 시각 의존의 결과는 우리가 낮은 조명 상태에서 사실상 색맹이 된다는 것이다.

시각 시스템과 행동 시스템은 함께 환경과 성공적으로 상호작용 하도록 발달해 왔다는 것이 명백하다. 먹이를 찾거나 포식자를 피하는 등의 목표지향적인 행동을 이끄는 데 정보를 추출하는 능력은 생물체가 살아남는 데 근본적인 것이다. 그러므로 거대한 진화적인 압박은 대부분의 효율적인 시스템이 아름답게 진화하도록 하는 것이 확실하다 (Gazzaniga, 2004).

진화의 결과로서, 인식과 행동은 독립적이고 분리적인

시스템으로 여겨지지 않는다. 컴퓨터 화면을 단순히 바라보는 것이 아니라, 인식을 훈련하는 행동이다. 또한 집중이 표현에 기초한 행동과 상호작용할 수 있다는 많은 증거가 있다. 그러므로 집중, 행동, 인식은 분리될 수 없다. 한 가지를 훈련하는 것은, 모든 것을 훈련하는 것과 같다. 대부분 초기 연구에서 다루어진 집중과 행동 사이의 연결은 빠른 눈 움직임(정지 물체에 대한 빠른 안구의 움직임)으로 검사한다. 예를 들어, 전운동 이론은 2개의 특별한 아이디어를 기초로 한다. 첫 번째는 안구 운동의 준비가 무의식적으로 집중의 이동과 관련되어 있다는 개념이다. 두 번째 아이디어는 집중과 빠른 눈 움직임 사이의 보완적인 관계에서 기인한다는 개념이다. 즉, 위치에 대한 집중의 시작은 무의식적으로 위치에 대한 빠른 눈 움직임과 같은, 행동 반응을 활성화 시킨다 (비록 빠른 눈 움직임이 필요 없을지 라도). 상당한 정보량은 현재 집중과 빠른 눈 움직임 사이의 관계를 지지한다 (Gazzaniga, 2004). 그래서 나는 시각 기능 훈련이 학교를 다니는 아이들을 돕는 데 효과적이라고 생각한다. 시각 기능 훈련은 안구 운동을 다루고, 안구 운동은 집중과 관련되어 있다. 또한, 후자가 행동을 하는데 의식적인 관심을 거의 불러일으키지 못하는 것과 같은, 시각 처리 과정이 행동으로 자연스럽게 이어진다는 많은 증거들이 존재한다 (Gazzaniga, 2004). 다음은 시각과 행동의 수준에 따른, 자동적인 연결의 3가지 예이다.

1. 첫 번째 예는 Simon 효과이다. 이 실험에서, 실험 참가자는 키를 누르면서 자극의 색을 기록할 것을 요청받는다. 예를 들어, 색이 빨간색이면 오른손으로 오른쪽 키를 누르고, 녹색이면 왼손으로 왼쪽 키를 누를 것을 요청받았다. 실험 참가자가 오른쪽 키를 누르면서 빨간색을 기록할 때, 자극이 화면 오른쪽에 나올 때가 화면 왼쪽에 나올 때보다 반응 시간이 빨라졌다. 이에 대해 명백한 설명은 오른쪽 자극이 반응하는 손과 더 가까워서라고 볼 수 있고, 이것은 자극과 목표 지향적인 행동 사이의 자연스러운 연결을 보여준다.
2. 두 번째 예는 목표가 원래 자리에 있거나 반대 자리에 있는 것에 상관없이, 오른쪽 키와 왼쪽 키를 기록해야 할 실험 참가자에게 요구되는 시각과 행동의 자연스러운 암호화가 키를 누른다는 것이다. 오른쪽 키를 누를 것이 요구되면, 왼쪽 손이 손잡이를 붙잡고 있는 경우보다 오른쪽 손이 프라이팬 손잡이를 잡고 있는 경우가 더 빠르게 분류된다.
3. 세 번째 예는 자연스러운 시각 & 운동 협응 처리 과정이 배쪽과 등쪽 시각경로 사이의 중요한 상호작용을 입증하는 것이다. 이러한 경로 모두는 parvo (P) 경로와 magno (M) 경로에서 입력을 받는다. 등쪽 경로의 대부분 입력은 magno에서 기원한다 (Milner, 2006). 색 분석과 같은, 등쪽 경로 (P 경로, 중심 시야)의 무의식적인 정보 처리과정은 그림 그리기와 같은, 등쪽 경로 (주변 시야)에 암호화된 운동 반응을 자동적으로 준비시킬 수 있다는 것이 입증되었다. 예를 들어, 피실험자가 특정 색을 목표물로 삼을 것이 요구될 때, 같은 위치에 잠시 나타난 주요한 색이 목표물과 같은 색일 때 팔을 뻗도록 한다 (Gazzaniga, 2004). 이 3가지 예시들은 무엇을 이야기 하는가?

   a. 만약 아이들이 오른쪽 손을 사용한다면, 그들은 화면의 오른쪽에 위치한 목표물을 찾는데 더 빠를 것이다.

   b. 만약 손잡이를 오른쪽에 마주하고 있다면, 아이는 그의 오른쪽 손으로 더 빠르게 목표물을 들 수 있을 것이다.

   c. 만약 목표물이 목표와 같은 색이라면, 색깔 있는 목표물은 빠르게 보일 것이다. 예를 들어, 빨간 컵을 보자. 빨간 컵이 빨간 선반 위에 있으면, 녹색 선반 위에 있는 것보다 빨리 확인 될 것이고, 아이는 빨간 공이랑 노는 것을 중단할 것이다.

조사는 밝기대비(배경보다 밝거나, 어두운 경우)가 시야 주의력을 떠올리는 데 중요한 요소라는 것을 보여줬다. 우리는 또한 밝기대비가 M 경로를 우선적으로 흥분시키는 자극을 선호한다는 것을 알고 있다. 실제로, M 경로는 밝기대비를 일으키는 데 우선사항을 가지고 있다. M과 P의 편향된 신호의 동시 출현은 먼저 M의 편향된 신호에 의해 시각 피질의 흥분을 이끌어 낸다. 비록 P의 편향된 신호가 100ms 정도 M의 편향된 신호보다 앞서 나가더라도, M의 편향된 신호는 항상 집중 반응을 지배한다. M 경로는 시각 집중을 담당하는, 신경 과정을 운영하는 데 뛰어난 수용능력을 가지고 있다는 개념은 M 경로의 수많은 특징과 일치한다. 주변 망막에서 일반적인 M 경로는 빛을 발하는, 빠르고 순간적인 반응을 만든다. M 신경절 세포의 빠른 초기 반응은, 느린 P 경로에 의해 전달되는 망막 정보의 다음 과정을 차례차례 조율한다. 그러므로 더 빠른 M 경로는 새로운 자극의 망막 위치에 대한 주요한 정보를 전달할 수 있다 (Steinman, Steinman, & Lehmkuhle, 1997). 새로운 자극의 위치는 뇌가 안구운동을 준비하도록 경고를 준다. M 경로와 자주 관련된 초기와 부분적인 기능은 시각 집중에 기인한다. 집중 결핍은 M 처리과정 경로의 시작 부위인, 후두정피질 결핍과 관련되어 있는 것은 놀라운 게 아니다. M 경로는 가장 오래된 경로이고, 집중과 1순위로 관련되어 있다. 빠른 눈 움직임은 가장 오래된 안구 운동이며, 추적 움직임에 앞서 발달했다. 그러므로 빠른 눈 움직임과 집중이 함께 가는 것은 당연하다. 어느 한 쪽 없이는 하나를 할 수 없고, 만약 집중을 훈련한다면, 빠른 눈 움직임과 주변 안구 운동도 훈련하는 것과 같다. 주변 목표물은 집중하는 주요 목표물보다 우위를 차지할 것이다.

특정한 위치에 자발적인 집중이나 갑작스런 자극에 의한 비고의적인 반응에 의해 주의력이 집중된다. 집중을 이끄는 갑작스러운 자극은 강력하고, 항상 자발적인 집중을 중단시킬 수 있다. 그래서 무언가가 주변 시야에 보일 때, 아이가 어떻게 집중을 잃을 수 있는지를 볼 수 있다. 또한 집중이 시각 처리과정을 더 가속화할 수 있다는 것이 알려져 있다. 자극 신호에 가까운 부위에 있으면서 가속화되고, 자극 신호로부터 멀어질 때 저속화된다. 자극으로부터 멀어질수록, 시각 처리과정은 실제로 속도가 떨어진다.

빠른 눈 움직임
(SACCADIC EYE MOVEMENT)

시각은 환상의 일부이다. 보통 우리 세상을 순차적인 표본화와 복원 후에 단순하게 획득되어지는 것이 아닌, "단지 그곳"에 있는 것으로 간주한다. 시력은 병렬적으로 발생하지만, 우리가 실제 세상과 마주하는 것은 순차적으로 부딪힌다 (Nakayama, 1990).

순차적인 표본화는 빠른 눈 움직임에 의해 조정된다. "빠른 눈 *움직임*"은 고삐를 당기는 것에 의해 말머리가 홱 움직이는 것이나, 돌풍에 의해 돛이 빠르게 움직이는 것과 같은 것을 뜻하는 "끌어당기다"라는 뜻의 프랑스어 squer에서 유래했다. 영장류에서 자발적인 빠른 눈 움직임의 기능은, 상이 맺힐 경우 가장 잘 보이는 황반의 존재와 직접적으로 관련이 되어 있다. 피로나 부주의력에 의해 속도가 늦어지더라도, 빠른 눈 움직임의 속도는 자발적으로 조절되지 않는다. 빠른 눈 움직임은 완벽한 어둠에서 10% 정도 느려진다 (Leigh, 1983). 빠른 눈 움직임은 독서와 난독증이 연관되었을 때, 눈 추적이라 자주 표현할 수 있는 눈 운동이다. 안구 운동 비정상과 아이시절의 난독증 사이의 관계가 명확하지 않더라도, 일부 난독증 환자는 글을 읽는 동안 비정상적인 빠른 눈 움직임 패턴을 보여준다. 그러나 획득된 비정상의 눈 운동 특정 타입을 갖고 있는 환자는 책을 읽는 데 주요한 어려움을 겪는다 (Leigh, 1983).

보통의 사람들은 살면서 매순간 3,4가지의 빠른 눈 움직임을 한다. 또 다른 흥미로운 사실은 뇌가 빠른 눈 움직임 동안에 시각 정보를 멈춘다는 것이다. 시야는 빠른 눈 움직임 중이 아니라, 빠른 눈 움직임의 끝과, 고정될 때 생긴다. 만약 뇌가 빠른 눈 움직임 중에 시야를 막지 못하면, 눈이 움직이는 동안에 나타난 얼룩진 이미지의 연속으로 세상이 보일 것이다. 빠른 눈 움직임 중에 시야를 차단하는 것은 빠른 눈 움직임 억제라고 한다. 빠른 눈 움직임 도중에 뇌가 이미지를 차단하는 것을 믿지 못한다면, 거울을 보고 눈을 움직일 때 안구 운동을 보려고 노력해보라.

주의력은 적절한 안구 운동, 특히 시각 탐색과 독서하는 데에 중요하다. 눈으로 단어(단어 속 글자)를 응시할 때, 집중은 초기에 시작점에 있는 자극에 의해 할당된다. 집중은 주변 위치에 의해 재분배된다. 그리고 시각 시스템은 새로운 위치에 빠른 눈 움직임을 계획하기 시작했다 (Findlay & Walker, 1999). 지각 처리과정과, 인식 처리과정 모두 빠른 눈 움직임에 영향을 준다. 첫째, 자극 위치의 전주의 지도는 주의력 할당 시스템을 이용할 수 있다. 둘째, 자극 위치는 비중이 있어서, 주의력은 가장 큰 비중으로 자극 위치에 의해 할당된다 (Findlay & Walker, 1999). 목표를 볼 때, 뇌에서는 어디를 봐야하는지를 어떻게 아는가? 뇌는 대부분의 정보를 주는 부위를 볼 것이라는 걸 알고 있다. 안구 운동의 탐색 패턴이 기록될 때, 안구가 목표의 각이나 모서리에 대부분의 시간을 보내는 것을 알았다. 얼굴에서는 식별하는 데 중요한 눈과 코에서 더 많은 시간을 보냈다 (Deubel & Schneider, 1995). 독서하거나, 단어를 주시할 때, 주변 시야의 단어 형태와 길이에 대한 정보를 반 무의식적으로 감지할 수 있다. 이는 다음 주시에서 눈이 어디로 움직일지를 아는 것을 도와준다 (Hoffman & Subramaniam, 1995). 이는 주의력과 빠른 눈 움직임이 독립적이 아니라는 것을 뜻한다. 주의력과 빠른 눈 움직임 모두는 같은 신경 회로에 의해 조정된다. 즉, 눈이 움직이거나 주시할 때, 명령은 안구 운동 조절을 담당하는 윗둔덕과 같은, 뇌 구조물에 보내진다. 안구 운동 가설은 2가지 예측이 있다. (1) 빠른 눈 움직임을 위한 준비는 그 위치에 강화된 집중을 만든다. (2) 위치의 관심은 그 위치에 빠른 눈 움직임을 야기한다 (Hoffman & Subramaniam, 1995). 대규모의 행동 연구는 시각적 공간 집중과 안구 운동 기능 사이의 관계를 시험하는 데 목적을 두었고, 2가지 기능 사이의 구체적인 행동과 둘 사이의 분리된 기능을 주목하였다. 최근 뇌-이미지 연구는 시각적인 공간 집중과 안구 운동 사이의 신경해부학 연결을 지지한다.

전환 주의력을 담당하는 신경계와 연관된 외현적 행동을 조절하는 감각운동계 간의 강한 관련성이 있다. 시각적인 공간 시작 업무는 안구 운동 업무의 은밀한 아날로그 방식으로 여겨진다. 명확한 증상과 함께 정신적 활동으로써 형성되는 집중은, 예시화로 기본적인 감각과 운동 처리과정의 기능정인 신경해부학을 이끌어 내는 것으로 보인다.

이것은 지각과 행동 형상화에 본질적으로 결합되어 있는 것으로 보이는, 시각 혹은 행동 형상화와 같은, 다른 인지 기능들과 유사하다. 집중과 감각 행동 시스템 사이의 친밀한 관계의 세부적인 특징은 뚜렷하게 보인다. 다른 인지 기능에 의해 뇌 활성화의 겹치는 부위는 근본적인 기능 해부학의 2가지 종류를 나타낸다.

1. 시스템 사이의 기능적인 구분은 매우 흐릿하며, 겹치는 부위는 정확하게 두 가지 인지 시스템에 의해 동시에 공유된다. 환경적인 요구에 응답하는, 은밀한 집중과 안구 운동 사이의 기능적인 분리를 허용하기 위해, 공유된 시스템 내에는 충분한 복잡성이 있다.
2. 뇌 부위는 여러 작업을 동시에 할 수 있고, 다른 시간에 다른 기능을 실행할 수 있다. 이 가능성들은 같은 뉴런이 양쪽 인지 처리과정에 능숙한 전문가적인 모습을 보여주는 것을 요구한다. 단위 연구는 집중 전문화와, 안구운동 전문화를 포함하는, 각각의 뉴런의 존재를 지지한다. 겹치는 부위는 다른 인지 처리과정에 속한, 독립적인 뉴런의 겹친 덩어리들을 포함한다. 그러나 현대의 뇌 이미지 방법은 이러한 뉴런 분포 사이의 공간적인 분리를 해결할 수 없다 (Nobre, Gitelman, Dias, & Mesulam, 2000).

1950년대 초기에 연구자들은 눈이 문자와 같은, 단일 목표물을 주시할 때에도 멈추지 않는다는 것을 발견했다. 깨어있는 시간의 80% 동안 행해지는, 눈이 어느 하나를 주시할 때의 상황에서도, 그들은 여전히 시야와 보는 데에 중요한, 미세하게 뛰며 좌우로 움직이는 운동을 한다. 응시하는 동안 이러한 작은 움직임들이 멈춘다면, 정지된 장면은 시야에서 사라질 것이다. 마지막으로 사라지는 장면의 부위는 뇌에 대부분의 정보를 주는 부위일 것이다. 50년 동안, 미세한 빠른 눈 움직임과 같은 비고의적인 운동이 어떠한 목적이 있는지 없는지에 대한 논쟁이 끊이지 않았다. 미세한 빠른 눈 움직임은 세상의 의식적인 인식을 만드는 뇌의 암호를 이해하는 데 도움을 준다. 차이를 발견하는 것이 생존과 관련되기 때문에, 동물의 신경계는 환경의 변화를 탐지하는 방향으로 발달했다. 시야 내의 움직임은 포식자가 다가오고 있다는 것을 뜻한다. 움직이지 않는 목표는 보통 위협이 되지 않기 때문에, 동물의 뇌 특히 시각 시스템은 그것을 알아내려고 진화하지 않는다. 주변 시야에서 움직임은 탐지와 집중의 강한 자극이 된다. 변하지 않는 자극은 점차 멈추는 방식으로, 시각 뉴런이 방출을 조정하는 신경 적응이 된다. 적응을 멈추기 위해 비고의적인 안구 운동은 초당 3, 4번 망막을 가로질러, 행동에 뉴런이 초점을 맞추고 신경 적응에 대응하면서 전체 장면으로 움직인다. 또한, 이러한 미세한 안구 운동은 알지 못하는 사이에 생각에 영향을 미치는 노출되도록 돕는다. 시선이 고정되어 있더라도, 집중는 무의식적으로 흥미를 끌만한 목표로 이동한다.

전운동 이론 (PREMOTOR THEORY)

우리는 다른 향상을 보였던 영역과 안구운동과 같은 하나의 영역에서 아동과 함께 일했던 상황들을 모두 보았다. 눈의 훈련 후에 시각 운동이 향상된 방법이 언급되었다. 뻗기 행동, 빠른 눈 움직임, 시각의 고정 등의 선택적인 시각 집중과 관련된, 뒤쪽 마루엽 피질 활성화의 증거가 있다. 이것은 이러한 시각운동 조절과 관련된 뒤쪽 마루엽피질의 중요성을 보여준다. 생리학적, 신경행동학적 근거에 기초하여, Milner (2006)는 선택적인 공간 집중의 전운동 이론을 제시했다. 2단원에 자세하게 설명된 이 이론에 따르면, 집중을 담당하는 메커니즘은 특정 시각운동 시스템과 관련된 공간 암호화의 본질적인 면이 있다. 즉, 공간의 특정 부분에 대한 시각 집중은 공간의 부분을 향하는 특정하게 시각적으로 이끌어가는 행동의 준비와 관련된, 뉴런의 특정 부분집합 편리화 정도이다. 전행동 피질의 분리된 부분에서 뉴런이 개별적으로 눈 운동과 손 운동에 연결되었다는 사실이 밝혀졌고, 빠른 눈 움직임, 손 운동보다 먼저 뒤쪽 마루엽 피질의 세포가 활동적으로 강화됐다는 것이 밝혀졌다. 이와 같은 근거는 시야의 한 부분이 선택되었을 때, 모든 잠재적인 반응 시스템이 동일하게 가설을 지지하는 데에 설명할 수 있다 (Milner, 2006). Rizzolatti 이론에서 또 다른 흥미로운 부분은 포인팅 운동의 시각 자극을 분산시키는 것을 다룬다는 것이다. 포인팅 운동의 집중 분산 효과는 손의 시작 위치에 반응하여, 자극 위치에 의존하는 것이다. 실험 참가자가 오른쪽 손을 올릴 때, 그 손의 오른쪽 자극은 왼쪽 자극에 비해 더 집중 분산된다. 반대 패턴은 실험 참가자가 왼쪽 손을 사용할 때 보인다.

행동과 집중 활동은 분산될 수 없다. 전행동 이론은 행동 계획이 행동을 하기 전에 준비 중이라고 가정한다. 예를 들어, 빠른 눈 움직임 안구 운동이 첫 번째 목표물로 시작된 후에, 실험 참가자가 다른 목표물로 집중을 옮기라는 신호를 받을 때, 안구 운동의 궤적은 새로운 목표물 쪽으로 꺾인다. 그것은 새로운 목표물에 도달하지만, 첫 번째 운동 계획이 새로운 운동 계획에 간섭한다. 이것은 원래 운동 계획이 시각운동 계획, 집중, 안구 운동 모두가 서로 연결되어 있고, 감각 양상의 집중이 또 다른 양상 처리 과정에 영향을 줄 수 있는, 중간의 빠른 눈 움직임에 의해 수정되는 것으로 확인된다 (Indovina & Sanes, 2001).

빠른 눈 움직임과 추적 안구 운동의 관심의 역할이 주목받고 있는 것은 의심의 여지가 없다. 빠른 눈 움직임은 집중의 이동을 필요로 하고 (Kowler, 1994), 추적 안구 운동은 주의력을 지속적으로 집중하는 것을 필요로 한다. 이 두 가지 안구 운동은 어떠한 훈련 프로그램에서도 중요하다. 목표를 응시할 때, 집중된 관심은 빠른 눈 움직임을 제한한다. 빠른 눈 움직임은 주시하는 동안 계획되지만, 실행되지는 못한다 (Anderson, 1989). 집중이 될 때, 빠른 눈 움직임 시스템은 이러한 제한으로부터 풀려난다 (Taylor, 1998). 따라서 집중이 부족한 아이들은 보통 책을 읽는 동안 빠른 눈 움직임이 적다.

Trans-saccadic 기억 (TRANS-SACCADIC MEMORY)

세상을 연속적인 파노라마 (빠른 눈 움직임 억제가 있어도) 로 인식하더라도, 상당한 증거가 안구 운동을 통한 기억에 심각하게 제한된다는 것을 보여준다. 이것은 일관되고 통일된 시각 환경의 인상이, 빠른 눈 움직임을 넘어 세워진 세부적인 정신적 이미지 보다 개인 고정의 내용물 덕분이라는 의미를 부여한다. 시각 패턴의 3~6가지 요소만이 빠른 눈 움직임의 기억 속에서 유지된다는 것을 추정할 수 있다. 이것은 Trans-saccadic 기억이 제한적이라는 것을 보여준다. 빠른 눈 움직임 목표물에 가까운 정보는 다른 정보들보다 trans-saccadic 기억에 저장되기가 더 쉽다. 문제는, 왜 빠른 눈 움직임 목표물에 가까운 정보가 더 잘 기억되는 것인가? 이는 집중이 빠른 눈 움직임 목표물로 눈보다 앞서나가고, 이것이 목표물 위치에 가까운 문자가 다른 문자를 소비하면서 trans-saccadic 기억에 암호화되기 쉽게 하기 때문이라는 것을 연구는 보여준다. 집중은 정보가 기억에 남도록 도와준다 (Schneider, 1998).

원시 반사 (PRIMITIVE REFLEXES)

태어나고 몇 주내에, 원시 반사, 자세 반사 (긴장성 미로 반사 (TLR), 긴장성 목 반사 (TNR)가 나타난다. TLR

을 일으키는 자극은 지구의 중력이다. 머리를 구부리면, 굽힘근이 움직여지고, 머리를 반듯이 펴면, 펴짐근이 움직여지는 것은 신경근육 시스템에 의해 작동되는 것이다. 비대칭적인 TNR은 목 관절의 자극 수용체에 의해 이끌어진다. 머리를 오른쪽으로 돌려 턱과 어깨가 가까워 질 때, 오른쪽 팔의 펴짐 긴장도가 증가하고 왼쪽 팔의 구부림 긴장도가 증가하게 된다. 머리를 왼쪽으로 돌려, 왼쪽 팔의 펴짐 긴장도가 증가하고, 오른쪽 팔의 구부림 긴장도가 증가하게 된다. 아이가 커가면서, 이런 반사행동들은 성숙한 뇌의 주요 부위의 억제를 통해서, 중추 신경계에 의해 통합된다 (Ayres, 1973). 이러한 반사들은 발달 반사라고도 불리고, 신경 장애에 의해 종종 지속된다. TNR의 지속은 추적 안구 운동을 약하게 하고, TLR의 지속은 시각 인지를 어렵게 한다 (Wahberg, 2005). 실제로, 뇌 손상에 의해 지속되거나 다시 나타난다. 다양한 케이스에서 볼 때, 이러한 것들이 뇌성마비 아이들의 특정 운동 기능을 억제하는 것으로 보인다 (Capute et al., 1984). 연구는 남은 원시 반사가 빠른 눈 움직임 정확성 감소와 밀접한 연관성이 있는 것으로 보고 있다. 만약 원시 반사가 생후 6개월 이후에도 보인다면, 이는 자세 반사와 안구 운동 운동성의 정상적인 발달을 저해한다 (Gonzalez, 2008). 시각 시스템의 발달은 처음에는 이러한 반사들의 초기 존재에 의해, 나중에는 Moro 반사 (MR)와 함께 TNR, TLR의 억제에 의존한다. MR은 시각 혹은 청각 스트레스에 대한 아이의 반응이다. MR과 TLR은 생후 1개월 동안은 가깝게 얽혀있다. 이들은 전정에서 기원하고, 미로 자극이나 공간에서의 자세 변화에 의해 활성화 될 수 있다. 만약 MR이 오래 지속되면, 유아는 감각 경로에 과민해 질 것이고, 눈은 시야의 미세한 빛, 작은 움직임, 조그만 변화에도 자동적으로 끌릴 것이다. 그러므로 주의산만, 균형과 조정 결핍, 안구 운동 문제 등을 일어나게 된다. 유지되는 TLR은 안구 반사와 머리의 오른쪽 반응이 완벽하게 발달하는 것을 억제한다. 균형은 부족한 시각 정보에 의해 반대로 영향을 받을 것이고, 시야는 부족한 균형에 의해 영향을 받을 것이다. 연구는 TNR이 빠른 눈 움직임에 기초한 사이관계의 예측이라는 것을 밝혔다. 빠른 눈 움직임의 한계는 TLR과 연관성이 있다. 연구는 책을 읽는 데 문제가 있는 5학년 아이들을 통해 남아있는 원시 반사와 빠른 눈 움직임 사이의 연관성을 밝혀냈다. 통합되지 않은 상태로 지속되는 원시 반사는 적절한 시각운동 조정에 요구되는, 시각적으로 이끌어지는 움직임의 적절한 발달을 막고, 시각적 공간 개념이 높은 수준으로 발달하는 것을 방해한다.

색채시와 안구 운동
(COLOR VISION AND EYE MOVEMENTS)

시각 시스템의 목적은 무엇인가? 본래, 캄브리아기에서 빛 탐지가 있었다. 이것은 나중에 수정되어, 행동을 탐지하고 포식자에 대한 경고와, 먹이를 찾는 데의 도움을 주었다. 그리고 야행성이 시작되고, 어두운 환경에서 살기 시작했다. 그러나 선조가 낮에 살아가기 시작하면서, 더 자세한 시야 기능이 있는 원추세포가 발달하였다. 나중에, 색채시가 추가되면서, 잎사귀와 과일을 구분하게 되어 음식을 찾는 게 더욱 쉬워졌다. 시각시스템이 어떻게 발달했는지 이해하기 위해, 손가락을 주변시야에서 중심시야로 움직여보라. 주변시야는 주로 빛 탐지와 움직임 포착에 관련된 초기 시야이다. 이는 주로 간상세포의 기능이다. 다시, 천천히 손가락을 중심시야로 움직여보라. 자세한 형상과 색이 추가되는 것을 볼 수 있을 것이다. 이것은 망막에 있는 원추세포의 기능이다. 이러한 경험은 수백만 년의 발달을 통해 얻어진 것이다. 이 책에서, 두 가지 시각 시스템에 대해 이야기 할 것이다. 방금 한 행동을 기억해 두어라. M 시스템은 주변 시야에 의해 주로 조절되는 시스템으로, 주로 간상세포로 이루어져 있다. 이것은 "장소" 시스템이라고도 불린다. P 시스템은 주로 원추세포에 의해 조절되고, 세부상과 색채시 기능을 맡는다. 이것은 "무엇" 시스템이라고도 불린다. 색채시에 대해 자세히 설명하기 전에, 안구 운동에 대한 명확한 이해를 하고 가는 것이 중요하다. 안구 운동의 유일한 목적은 눈을 움직여서 시각 이미지를 황반에 맞추는 것이다. 이러한 안구 운동은 쌍을 이뤄서, 길항적으로 행동하는 6가지 근육에 의해 조절된다. 상하 운동, 좌우 운동, 회전 운동을 담당하는 3가지 쌍이 존재한다. 빠른 눈 움직임은 우리가 책을 읽을 때, 글자를 넘기면서 눈을 움직이는 것과 관련된 안구 운동이다. 빠른 눈 움직임은 뇌가 더 평가하길 원하는 목표물로 빠르게 움직이는 안구 운동이다. 자연스럽게 보는 상황에서, 보통 성인은 눈이 움직이지 못하는 상황에서도, 200~300ms 간격으로 초당 3~5번의 빠른 눈 움직임을 하였다. 이 시간을 고정이라고 부른다 (Fischler, 1987). 빠른 눈 움직임은 1/25~ 1/50초당 1번꼴로 움직이는 속도를 가졌다. 놀라운 것은 뇌가 눈이 움직일 장소를 단지 추정하는 것이 아니라는 것이다. "장소" 시스템 (간상세포)을 통해 미리 목표물을 알고, 얼마나 어떻게 눈을 움직여야 하는지를 알아낸다. 뇌는 양쪽 눈에서 오는 시각 정보를 주시해야 하므로, 눈을 움직이는 명령은 자세, 위치, 속도에 대한 정보를 담고 있다. 또한 눈을 중심 위치로 당기는, 안와 조직의 탄성을 고려하고 있다. 이를 어렵게 하기 위해, 눈이 안쪽보다 바깥쪽으로 움직이려고 할 때, 왼쪽 눈의 강도는 11% 더 강해진다. 또한 양쪽 눈은 같은 속도로 움직이지 못한다는 것이 알려져 있다. 예를 들어, 바깥쪽으로의 빠른 눈 움직임은 안쪽으로 움직이는 것에 비해 빠른 속도, 짧은 시간을 갖고 더 왜곡된다. 결과적으로, 수평 빠른 눈 움직임동안 눈은 3도 정도 움직인다. 또한 후 빠른 눈 움직임이 있어서, 각 눈의 황반은 목표물 쪽으로 움직여진다. 정확하게 목표물을 양쪽 눈의 황반에 동시에 넣으려고, 이러한 움직임이 존재한다. 이러한 과정은 살면서 초당 3~5번 일어난다. 1살 미만의 아이들은 보통 목표물에 도달하기 위해 1번 이상의 빠른 눈 움직임이 필요하다. 1살 이후에는, 한 번의 빠른 눈 움직임으로 갈 수 있다. 5살 정도의 대부분의 아이들은 정확한 빠른 눈 움직임을 시행하는 데 어려움을 느낀다. 그러나 점차 향상되면서, 대부분의 7살 아이들은 정상적으로 이를 수행할 수 있다. 이는 유치원의 아이들이 책을 읽는 동안, 정확히 읽기 위해 읽어나가는 위치를 놓치지 않는 안구 운동 기술이 없다는 것을 뜻한다. 그래서 대부분의 1학년 또한 이러한 운동을 하는데 어려움을 느낀다.

색은 실제로 빛이나 빛을 포함한 목표의 소유물이 아니다. 그것은 뇌에서 일어나는 감각이다 (Goldsmith, 2006). 단지 시각이 뇌에서의 감각으로 일어나는 것이, 색이다. 대부분의 사람들은 색채시를 당연한 것으로 여긴다. 색의 놀라울 정도의 조합을 인식하지 못한다. 대부분의 사람에게, 색이 특정 강도의 빛의 3가지 고정 파장이 섞여서 재생산되어 만들어진다는 사실은 놀랄만한 것이다. 이는 3색형 색각이라 불리며, 이는 망막에 색채시를 위해 단지 3가지 종류의 빛만을 흡수하는 요소가 있기 때문에 일어난다. 비록 3색형 색각이 영장류에서 흔할지라도, 동물계에서는 일반적인 것이 아니다. 대개 비영장류는 2가지 시각 색소를 기본으로 하는 색채 시야인, 2색형 색각을 갖고 있다. 몇몇 새, 물고기, 파충류는 4가지 시각 색소를 갖고 있어서 인간이 볼 수 없는 자외선도 볼 수 있다 (Jacobs & Nathans, 2009). 1970년대 초가 돼서야, 많은 척추동물들이 우리가 볼 수 없는 스펙트럼의 일부를 볼 수 있다는 것을 알게 되었다 (Goldsmith, 2006).

학교에서 처음 배울 때 흔히 하는 오해는, 목표물이 빛의 파장 일부를 흡수하고 다른 일부를 반사하는데, 우리가 물체에서 인식하는 색은 반사된 빛의 파장과 관련이 있다는 것이다. 우리 시야의 3가지 시각 색소는, 대부분 효율적으로 흡수된 파장을 특징으로 하는 스펙트럼의 특정 부분으로부터 각각의 빛을 흡수한다. 짧은 파장 (S) 색소는 430 nms(나노미터 nms는 10억분의 1미터를 뜻한다.)의 파장을 최대로 흡수한다. 중간 파장 (M) 색소는 530 nms의 파장을 최대로 흡수하고, 긴 파장 (L) 색소는 560 nms를 최대한으로 흡수한다. 이것은 보통 사람들이 흡수하는 파랑 (470 nms), 초록 (520 nms), 노랑 (580 nms)의 색조와 일치한다 (Jacobs & Nathans, 2009). 색소가 빛을 흡수할 때 (정확하게 말하자면, 광자라 불리는 개별적인 것을 흡수할 때), 추가된 에너지가 망막에 형태를 변화시켜서 원추세포의 흥분을 일으키는 연쇄반응을 일으킨다. 그 후, 이러한 흥분은 시각 뉴런에서 자극을 일으키는, 망막 뉴런의 활성화를 일으켜 뇌로 정보가 전달되도록 한다. 빛이 강할수록, 시각 색소에 의해 흡수되는 광자는 많아지고, 각각의 원추세포는 더욱 흥분하여, 빛은 더 밝아진다 (Goldsmith, 2006).

영장류의 색채시는 2단계를 거쳐 발달했다고 여겨진다. 고대 포유류는 단일 M/L 원추세포를 가진, 야행성 동물이어서 단색형 색각이었다. 포유류가 초기의 스펙트럼 민감성을 확장시킨, S 원추세포를 얻으면서 색채시의 초대 형태가 나타났다. 그러면서 파랑-노랑색 조합의 신경 회로가 발달했다 (Kaas, 2004). 이것은 일부 환경에서 2색형 색각의 이득을 주었다. 예를 들어, 익은 과일의 색은 자주 주변의 색과 대조를 이루어서, 2색형 색각은 그러한 대조를 조금은 볼 수 있었다. 왜냐하면 시각 스펙트럼에서 빨강, 노랑, 초록 부분의 색 차이의 민감성이 덜 발달했기 때문이다. 과일을 구분하는 능력은 동물의 생존을 돕는 것과 같다. 3색형 색각은 오직 암컷의 특성으로 나타났고, 나중에 암컷 뿐 만 아니라 수컷에게서도 등장하였다 (Jacobs & Nathans, 2009).

색맹 아이들도 여전히 색들은 볼 수 있다. 그러나 자주색 표지 문제를 마주한다. 가장 흔한 결함은 적록 색맹으로 보인다. 그들은 초록과 자주색 혹은 빨간색을 혼동한다. 비록 적록색맹이 545 nm을 넘어선 파장을 특히 단색으로 보지만, 그들은 집중하여 색을 구분한다. 이는 다른 사람들이 특정 색을 부르기 때문에 가능하다. 그들은 다른 사람들이 패턴 내에 포함된 색을 어떻게 표지하는지 모르기 때문에, 블라우스나 셔츠의 패턴과 같은 제조물품에 색 표지를 하는 것에 어려움이 있다. 다른 사람들이 사과를 빨갛게 보는 것은 알지만, 특정 셔츠의 줄무늬를 어떻게 보는지 모른다. 또한 녹색 신호등은 약하게 하얗게 볼 수 있다. 적록색맹 대부분은 X 열성 유전자를 통해 유전된다. 결과적으로, 그들은 여성보다 남성에게서 흔하고, 각각 8.0, 0.4의 발생률을 갖는다 (Schwartz, 2004).

색과 아이에 대한 질문

1. 칼라렌즈는 독서 능력을 향상시키는가?
2. 색 오버레이는 작동하는가?
3. 색은 AD/HD 아이들을 도와주는가?
4. 색은 어떻게 집중을 향상시키도록 사용되는가?
5. 어떠한 색이 인쇄색으로 좋은가?
6. 색 배경은 집중을 도울 수 있는가?

칼라렌즈는 독서 능력을 향상시키는가?

몇몇 이론은 결함이 있는 M 경로가 아이들에게 난독증을 유발한다고 언급해 왔다. 그러므로 M 경로를 향상시키는 특정 칼라렌즈가 이 아이들을 도울 수 있을까? 이것은 예나 아니오로 대답하기 어려운 질문이다. 대학교수에게 이 질문을 물어보았다. "M 경로를 자극하기 위해 사용되는 칼라렌즈는 무엇입니까?" 그의 대답은 "M, P 세포 모두 M, L 원추세포에서 정보를 받습니다. 그러므로 P 경로에 정보를 제공하지 않으면서, M 경로를 자극하는 데 사용되는 스펙트럼 자극은 없습니다." 이었다.

광과민성 증후군 (SSS)은 드러난 지 20년 정도 되었다. 그것은 작가 Helen Irlen이 1985년 *60 Minutes Australia*라는 프로그램에 갔을 때, 유행하였다. 이 이론은 몇몇 아이들이 완전한 스펙트럼 빛을 효율적으로 처리하는 데 오래 걸리기 때문에, 그들이 책을 보는 데 영향을 준다고 언급하였다. 또한, SSS를 갖고 있는 사람은 5가지 요소; 광과민성, 배경 수용능력 부족현상, 인쇄물 해상능력 부족현상, 제한된 시각 인식의 폭, 집중력 유지능력결핍 중 일부 혹은 모두를 경험할 수 있다고 하였다. SSS를 갖고 있는지 확인할 수 있는 자가 테스트 방법은 표 1-1에서 확인할 수 있다.

만약 3개 이상의 질문에 네 라고 답을 한다면, SSS의 효과를 경험하고 있는 것이다 (Irlen, 1991). 이 증후군이 갖고 있는 문제는 이 증후군의 모든 것이 시각 관련 문제에 의해 일어난다는 것이다. 안구운동 문제, 시각 치료에 의해 쉽게 치료되는 다른 시각 분야에 의해 이 증후군이 야기될 수 있다. 또한 이러한 아이들을 돕는 것은 쉽길 바랄 뿐이다. 현재 난독증을 빠르고 정확하게 치료하는 방법은 없다. 경험상, 옅은 색의 렌즈도 독서에 많은 이득을 주지 못한다. 도와주는 것은 색이 아니라, 글과 종이 사이의 밝기 차이다. 차이가 크면 클수록, 읽는 것은 쉬워진다 (Knoblauch, Arditi, & Szlyk, 1991; Legge & Rubin, 1986). 그 다음 질문을 보도록 하자.

색 오버레이는 작동하는가?

난독증에 관한 단원에서, 파랑 혹은 회색 오버레이가 M 경로를 때때로 도와준다는 내용이 나올 것이다. 이 이론은 결함이 있는 M 경로는 독서 문제를 일으킬 수 있다고 보며, 만약 M 경로를 향상시키면, 아이의 독서 능력을 향상시킬 수 있다. 또한 M 경로는 집중에 주요한 경로이다. M 경로는 집중을 끌며, P는 집중을 유지시킨다 (주변시야가 집중을 끌고, 중심시야가 집중을 붙잡는다.).

(이전에 이야기되었던 안경 렌즈가 아닌) 색 오버레이가 M 경로를 향상시킬 수 있을까? 만약 그렇다면, 무슨 색이 그러할까? 1998년 연구가 이러한 질문에 대답한다

표 1-1. 눈의 단면도

	그렇다	아니다
당신은 글을 읽을 때 줄이나 단어를 건너뛰는가?		
당신은 줄을 다시 읽는가?		
당신은 장소를 잃어버리는가?		
당신은 글을 읽을 때 쉽게 산만해지는가?		
당신은 쉬는 시간을 자주 가져야 하는가?		
당신은 글을 오랫동안 읽을 때 더 많은 노력을 기울여야 하는가?		
당신을 글을 읽을 때 두통을 가지는가?		
당신의 눈은 붉고 묽은가?		
읽는 활동이 당신을 피곤하게 하는가?		
당신은 눈을 가늘게 뜨고 보거나 자주 깜빡이는가?		
당신은 희미한 빛에서 읽기를 선호하는가?		
당신은 종이를 가까이 해서 읽는가?		
당신은 글을 읽을 때 손가락으로 표시를 하는가?		
당신은 글을 읽을 때 가만히 못 있거나 계속 움직이는가?		

(Iovino, Fletcher, Breitmeyer, & Foorman). 이전 연구는 하얀 배경과 짧은 파장 배경 등이 M 시스템의 처리 속도를 증가시킨 반면, 긴 파장 자극은 처리 속도를 감속시켰다는 것을 보여줬다 (Breitmeyer & Williams, 1990; Edwards, Hogben, Clark, & Pratt, 1996). 8~18살의 60명의 아이들과 청소년들 표본이 이 연구에 사용되었다. 참가자들은 빨강, 파랑, 아무것도 없는 오버레이로 덮힌 검은색 종이를 읽었다. 표준화된 2개의 성취 측정 방법이 읽는 방법에 포함되었다.

1. Woodcock Reading Mastery Test-Revised (WRMT-R)의 단어 식별 테스트
2. 전형적인 독서 물품 - 독서 이해 업무

이 결과는 빨강 오버레이가 꾸준하게 방해하거나 돕지 못한다는 것을 보여준다. 파랑 오버레이는 독서 이해에 주요한 효과를 갖고 있지만, 읽는 속도를 느리게 했다 (Solman, Cho, & Dain, 1991). 늦어진 속도와 독서 이해의 향상은 글에 대한 늘어난 집중과 같은, 다른 요인의 활동을 반영한다 (Iovino et al.m 1998). 2005년에 시행된 M 경로를 향상시킨 연구에서는, 독서가 힘든 아이들이 3달 동안 노란색 필터를 낀 후에 주요한 효과가 있었다고 밝혔다 (Ray, Fowler, & Stein, 2005).

색은 AD/HD 아이들을 도와주는가?

과민성 아이들은 조그마한 자극에도 버티지 못하는 것으로 보이므로, 악화된 징후가 여러 글에서 설명되어 있다. 상당한 반복과 단조로움이 있는 일에서 과민성 아이들에게 추가된 상황은 유익함을 보여준다. 이전 연구는 글자에 구분되는 자극을 넣어 줌으로써 보통 아이들에게서 향상된 성취를 얻어낸 것으로 보인다 (b와 p의 점). 이 연구에서는 가까이 있는 세세한 글자의 관심을 증가시키기 위해, 읽는 데 중요한 글자가 포함된 줄을 검은색이나 색이든 잉크줄로 간격을 넓게 하는 등의 방법을 사용하였다. 단어를 따라 쓰는 것과 관련된 업무에서, 추가된 색은 놀라울 정도로 초반에 AD/HD 아이들을 도왔지만, 두 번째 페이지부터 참신함이 떨어지고, 오차율이 이전보다 늘어났다. 대조군에서는 효과가 없었다. 색은 초기 AD/HD 청소년들에게 더 나은 성취를 얻도록 도왔다 (Zentall, Falkenberg, & Smith, 1985).

색은 어떻게 집중을 향상시키도록 사용되는가?

보통 아이의 경우, P 경로가 자동 집중 포착을 할 수 있다고 연구는 보여주었다. 그러므로 색채시는 목표물 명화하게 할 뿐 만 아니라 목표물 탐지와 위치화를 강하

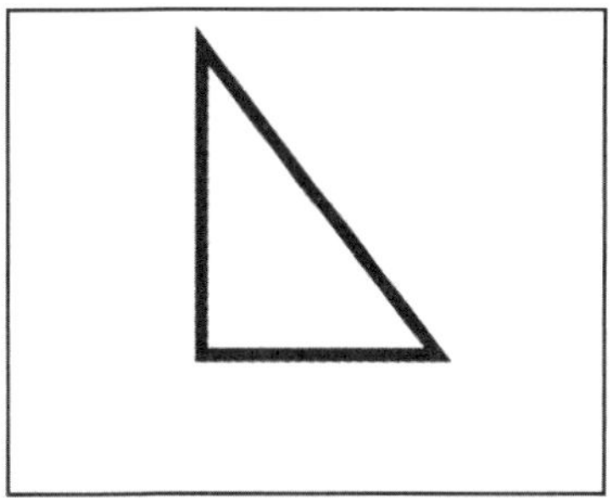

그림 1-7. Base-left 프리즘

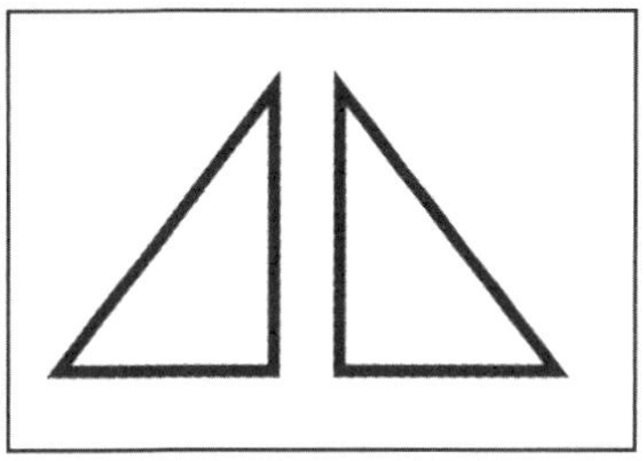

그림 1-8. Base-in 프리즘

게 돕는 것으로 나타났다 (Snowden, 2002). 그러므로 색은 집중를 향상시키는 것으로 보인다. 다른 연구에서, 목표물과 배경 사이에 시각적 유사함이 감소되면, 반응시간 측정에서 효과가 있는 것으로 나타났다. 한 가지 색을 사용하는 것과 비교하여, 여러 색을 사용하였을 때 조사 시간이 늘어났다. 그러므로 한 가지 색을 사용하는 것이 반응시간에 도움이 되지만, 여러 색을 사용하면 반응 시간을 느리게 한다 (Farmer & Taylor, 1980).

어떠한 색이 인쇄 색으로 좋은가?

읽기 쉬운 본문은 글자에 사용되는 색 보다는 주로 글과 배경 사이의 밝기 대조에 의해 결정되는 것으로 보인다. 그러므로 안경이 필요한 경우를 제외하면, 파장이 여러 독서에서 중요하다고 보는 증거는 없다. 대체로, 파장은 가끔 독서에 주요한 역할을 한다. 성과는 빨강이나 파랑의 경우 떨어지고, 초록과 회색에서 좋아지는 것으로 나타났다. 이러한 결과는 어두운 배경에 다른 색의 글자를 써서 비교하여 측정된 독서 속도에서 얻어졌다 (Legge, Parish, Luebker, & Wurm, 1990; Legge & Rubin, 1986).

색 배경은 집중을 도울 수 있는가?

전체 처리과정이 부분 처리과정을 방해하는 것이 부분

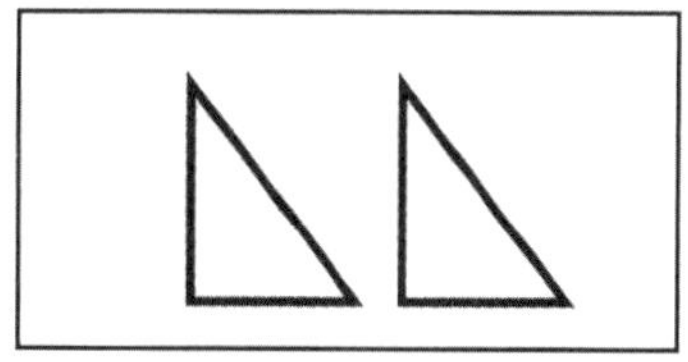

그림 1-9. Base-left yoke 프리즘

처리과정이 전체 처리과정을 방해하는 경우보다 더 많다는 것은 반복적으로 증명되었다. 즉, 목표물의 세부사항을 알아차리기 전에, 목표물의 대략적인 형태를 먼저 인식한다는 뜻이다. 인간의 M 경로는 세부적인 자극을 처리하는 P 경로보다 전체 자극을 더 처리하는 데 책임을 맡고 있다. 전체 방해를 감소시키는 경우가 발견되면, 관심 있는 특징을 탐지하고 신경을 쓰는 것이 더 쉽다. 빨간 배경이 M 처리과정을 감소시키고 P 처리과정을 돕는다는 것은 여러 연구에서 밝혀졌다. 그러므로 만약 아이들이 쉽게 보고 글자에 관심을 갖길 워한다면, 빨간 배경이 희거나 초록 배경보다 훨씬 좋은 효과를 보일 것이다 (Breitmeyer & Breier, 1994; Michimata, Okubo, & Mugishima, 1999).

프리즘 (PRISMS)

프리즘은 빛의 방향 변화에 영향을 받는다. 이러한 변화를 편차라고 하며, 편차의 정도는 프리즘 굴절력에 의해 결정된다. 빛의 편차 방향은 항상 프리즘 밑의 반대쪽으로 간다. 그러므로 오른쪽으로 이미지를 움직이고 싶다면, 프리즘 밑을 왼쪽에 두어야 한다 (그림 1-7).

이미지가 오른쪽으로 움직이기 때문에, 아이들의 눈 또한 오른쪽으로 움직인다. 이런 프리즘은 종종 눈이 안쪽이나 바깥쪽으로 움직이는 사시 환자에게 사용된다. 예를 들어, 눈이 안쪽으로 움직이는 아이가 있다면, 눈이 움직이는 빛에 따라 이동하도록, 각각의 눈 앞에 프리즘 밑을 바깥으로 한 채로 놓아야 한다. 눈이 쫓는 빛이 움직이면서, 시각 시스템은 스트레스를 덜 받는다. 물론 이러한 아이에게 훈련을 시키기 위해, 아이의 눈이 안쪽으로 이동하는 것을 막기 위해, 눈이 바깥쪽으로 움직일 수 있도록 프리즘 밑을 안쪽으로 둘 것이다 (그림 1-8).

대부분의 시각 치료법은 양쪽 눈을 훈련하기 위해 눈이 안쪽이나 바깥쪽으로 움직이는 것을 돕도록, 반대 방향을 향한 프리즘을 다룬다. 작업치료사는 이러한 종류의 프리즘을 경험하지 못했는데, 왜냐하면 프리즘은 양쪽 눈 문제를 수정하고 검안사에게 처방받기 때문이다. 작업치료사는 종종 환자에게 프리즘을 보여주지만, 이는 프리즘에 얽매게 한다. 한 쌍의 프리즘은 밑이 왼쪽, 오른쪽, 위, 아래 방향 중 하나의 같은 방향을 가진 것을 말한다 (그림 1-9). 이러한 프리즘의 목적은 아이들의 시야를 오른쪽, 왼쪽, 위, 아래 방향으로 움직이도록 하는 것이다.

프리즘이 감각간의 인식에 어떻게 영향을 주는지는 상당히 흥미로운 주제이다. 신체가 프리즘에 적응될 때, 사지에 대한 눈 조절 재배열과 목표 조절 때문이다 (Cotter, 1995). 예를 들어, 프리즘에 의존하는 아이에게 공을 던진다면, 그 아이는 한 번에 공을 잡지 못할 것이다. 왜냐하면 아이는 눈과 신체 일부에서 보내진 신호를 혼동하기 때문이다. 그러나 짧은 시간 후에, 프리즘에 적응하여 공을 잡을 수 있을 것이다. 이렇게 경험하는 재구성은 "배움"이다. 뇌는 시각신호가 운동감각과 자기 수용 신호와 다를 때, 공을 잡도록 배운다.

주변 시야 (AMBIENT VISION)

시각 처리과정 시스템은 2개로 분리되어 존재한다. 첫 번째 시스템은 초점 과정이라 불린다. 자세하게 보기 위해 정보는 주로 시각 피질로 보내진다. 모든 것이 초점 처리과정으로 처리되면, 세상은 모자이크 형태로 보일 것이다. 얼굴의 선, 그림자, 형태만을 보게 될 것이다. 비록 명확하게 볼지라도, 이렇게 세부적인 것들의 관계를 인지하지 못할 수도 있다. 우리는 전체가 아닌, 부분만 보게 될 것이다. 두 눈으로부터 20%의 섬유만이 중뇌로 뻗어있다. 시각 처리과정은 운동 감각, 자기 수용, 촉각, 전정 정보들과 정보를 맞춰본다. 이러한 뇌 부위는 감각 운동 피드백 회로라고 불린다. 위치와 시작점에 대한 공간 정보를 체계화 한다. 주변 시야로부터 특별히 받은 정보는 중뇌, 자세, 시작점의 개념을 발전시킬 목적으로 다른 감각-운동 처리과정과 맞춰진다. 이것이 성취되었을 때, feed-forward 현상이 일어난다. 정보는 중뇌에서 자세하게 초점을 맞추기 전에 공간적으로 처음 시각정보를 보는 방법을 맡고 있는, 후두 피질로 전달된다.
이는 주변 시각 처리과정이라고 불린다.

주변 시각 시스템은 시각 정중선의 개념을 설립하는데 중요하다. 시각 정중선이 이동하면, 자세 불균형을 강화할 것이다. 넓은 의미로, 주변 시각 시스템은 주변시야를 다룬다는 것을 명심해라. 뇌 손상, 뇌혈관 사고, 다발성 경화증, 뇌성마비, 자폐증, 기능방해는 자주 주변 시각 처리과정을 일으킨다. 이것이 발생했을 때, 정보는 앞선 공간 프로그래밍 없이 후두 피질에 의해 받아들여진다. 주변 처리과정은 또한 시각 기능을 재조직하는 것으로 보인다. 이러한 처리과정이 없다면, 어떠한 움직임이든지 자세히 보일 것이고, 이 과정이 방해받으면, 직접적으로 공간 지향점을 유지하는 능력을 방해한다. 주변시야에서의 움직임은 압도적으로 보일 것이다. 양쪽 코 맞물림 (주변 시야에 초점을 맞추기 위한 안경의 각 렌즈에서 코 부분을 덮는 수직 덮개)에 아래쪽을 향한 프리즘을 조금 사용하는 것은 주변 시야 처리과정에서 공간적인 구성을 복구하는 것으로 보인다. 이것은 후두 피질에서 만들어진 파장에 영향을 준다. 자폐증과 같은 병을 치료하기 위해 아래쪽을 향한 프리즘을 사용하는 검안사가 많다. 그러나 아래쪽을 향한 프리즘이 모든 것을 치료하지는 않는다. 우리가 뛰어나기 때문에, 프리즘이 자폐증을 치료할 것이라고 착각한다. 그것이 도움을 줄 것인가? 판단은 아직 확실히 할 수 없다. 누군가는 성공을 했지만, 다른 누군가는 성취를 얻지 못했다.

시각 정중선의 이동 (VISUAL MIDLINE SHIFT)

한쪽에 영향을 주는 신경학적인 문제가 발생했을 때, 시각 정중선은 보통 영향을 받지 않은 쪽으로 이동하게 될 것이다. 이러한 경우, 검안사는 손상에 의해 야기된 공간 왜곡을 고치고, 정중선을 가운데 쪽으로 이동시키는 프리즘을 처방할 것이다. 예를 들어, 왼쪽으로 기대 있는 사람을 중앙에 놓기 원한다면, 시야를 오른쪽으로 움직이는 왼쪽을 향한 프리즘을 사용해야한다. 그렇다면 사람은 오른쪽으로 움직이게 될 것이다. 아이가 계속 머리를 아래쪽으로 놓은 상황에서 머리를 위로 움직이게 하고 싶다면, 아이 앞에 아래쪽을 향한 프리즘을 놓아라. 그렇다면 그의 시각 이미지는 위로 향할 것이고, 이것은 머리를 들게 할 것이다.

안구 운동과 집중
(EYE MOVEMENT AND ATTENTION)

환경에 성공적으로 반응하기 위해 시각 & 행동 시스템이 함께 발달해 온 것은 명백한 일이다. 먹이를 쫓거나, 포식자를 피하는 등의 목표 지향적인 행동을 이끌어내는 정보를 추출하는 능력은 생존에 기본적인 것이다. 그러므로 거대한 진화의 압력은 대부분 정밀하게 효율적인 시스템의 발달을 이끌어 냈다 (Gazzaniga, 2004). 그러한 시스템 중 하나는 안구 운동과 관련되어 있다. 안구운동과 집중은 따로 불리하여 생각할 수 없다. 집중과 행동 사이를 연구하는 대부분의 초기 업무는 빠른 눈 움직임을 실험했다. 운동 이론은 2가지 상호보완적인 아이디어를 기초로 삼았다. 안구 운동의 준비는 자동적으로 집중의 이동과 관련되어 있다는 것이 첫 번째 아이디어이다. 두 번째 아이디어는 집중과 빠른 눈 움직임 사이의 보완적인 관계를 다룬다는 것이다. 즉, 위치에 대한 집중의 시작은 자동적으로 위치에 대한 빠른 눈 움직임과 같은, 행동 반응을 활성화시킨다 (비록 명시적인 빠른 눈 움직임이 만들어질 필요가 없더라도). 예를 들어, 위둔덕 내 세포 자극에 의해 드러나는 빠른 눈 움직임의 궤적은 원숭이에게 집중과 공간적 위치에 의해 영향을 받는다 (Gazzaniga, 2004). 집중과 빠른 눈 움직임과 관련된 정보는 방대한 양이 존재한다 (Bruce & Goldberg, 1985; Deubel & Schneider, 1995; Kingstone & Klein, 1993; Stelmach, 1997). 이 연구는 빠른 눈 움직임을 실시하는 과정은 은밀한 집중을 풀고, 이동시키고, 재고용하는 것과 관련이 있다는 것을 보여준다. 집중과 행동 프로그래밍이 함께 한다는 것은 의심의 여지가 없다. 사실, 공간적 집중은 빠른 눈 움직임의 궤적을 수정할 수 있다. 인간의 시각 시스템은 시야에서의 정보를 단순화시키는 2가지 방법, 시각적 방법과 집중적 방법을 갖고 있다. 시각적 방법은 황반에 초점을 맞추기 위해 눈을 움직이는 것을 뜻한다. 눈을 움직이지 않고 집중을 이동시킬 수 있지만, 집중을 이동하지 않고 눈을 움직일 수는 없다 (Kingstone & Klein, 1993; Stelmach, 1997). 집중은 안구 운동이 주시하는 포인트를 정하는 데 요구되는, 정보를 선택하는 데에 필수적이다 (Deubel & Schneider, 1995). 지각 처리과정과 인식의 대상이 되는 목표물을 선택함으로써 시행된다. 집중이 없다면, 어떠한 행동 움직임도, 목표물 인식도 이루어지지 않고, 우리는 매우 혼란스러운 세상에서 살게 될 것이다. 집중과 행동 프로그래밍이 같이 이루어진다면, 한 가지를 훈련하면 다른 것 또한 훈련되고 향상되는 것이 당연하다. 이 조합은 많은 감각 통합 (SI)과 VT 프로그램의 성공을 이끈다. 안구운동 활동의 많은 부분이 치료 프로그램에 포함되어야 하고, 포함되어 있다. 안구운동 시스템을 훈련하는 것은 영장류 마루엽의 7번 영역 (인간의 37번 영역)에 있는 많은 뉴런을 활성화 시키는 효과를 나타낸다. 여기에는 고정 뉴런과 빠른 눈 움직임 뉴런이 포함되어 있다. 마루엽, 특히 7번 영역은 흥미로운 대상에게 시각적 관심을 향하게 하고 집중의 초점을 이동시키는, 신경 조직체를 포함한다 (Kawano, Sasaki, & Yamashita, 1984; Lynch, Mountcastle, Talbot, & Yin, 1977). 뇌의 이 부분은 공간 기술과 안구 운동에 매우 중요하고, 안구 운동과 고정 훈련과 관련된 시각 치료와 SI 치료에 자극을 받는다. 마루엽, 전이마엽 부분은 아이의 억제 조절을 발달하는 데 중요하다. 집중 문제를 갖고 있는 아이들은 반응을 억제하는 데 어려움을 겪는 것으로 파악되었다. 아이는 반응을 억제하는 훈련을 계속할지 말지를 정해야 한다. 무관한 정보와 행동을 억제하는 능력은, 나이에 따라 효율적이며 6~10살까지 발달한다. 아이는 성인이 될 때까지 같은 신경 활동을 사용하지만, 반응을 억제하는 데 효율적인 것은 아니다. 양쪽의 배쪽 전이마엽 피질, 오른 전이마엽 피질, 오른 마루엽피질의 활동은 지속여부를 정하는 동안 증가한다. 이 부위는 억제 반응과 관련되어 있다 (Durston, 2002). 마루엽은 극도로 안구운동과 다른 감각 기능의 대부분의 부위에 중요하다. 실제로, 마루엽은 주로 감각이나 행동 구조로서 보이지는 않는다. 오히려, 운동의 공식화에 사용되는 감각 정보를 통합하는 지점은, 이 두 지점 사이 어딘가에 명백하게 차지하고 있다. 감각-운동 통합과 관련된 장소를 단순하게 놓아라. 이 장소는 수 년 동안 시각적 공간 집중을 조절하는 것과 관련된 것으로 알려졌다 (Giesbrecht, Woldorff, Song, & Mangun, 2003; Lynch et al., 1977). 실제로, 신경 이미지학은 공간 집중과 관련된, 위쪽이마피질과 이마엽 피질의 부위 모두를 보여준다. 이 학문은 빠른 눈 움직임, 시각 고정, 부드러운 추적 안구 운동, 시각적으로 이끌어지는 손 투사 운동과 관련된 마루엽 피질을 보여준다 (Robinson, 1978; Sakata, Shibutani, Kawano, & Harrington, 1985). 후두정엽 피질의 뉴런은 시각 집중에 근거한 생리학적인 메커니즘을 제공한다. 이 피질의 세포는 시각 자극에 반응을 보이고, 시각적 행동들을 다룰 수 있다. 환경 외의 주요한 목표물을 선택하기 때문에, 그들은 집중의 신경생리학적인 선조하를 제공하는 선택적인 메커니즘을 가지고 있다 (Robinson, 1978). 마루엽 피질의 7번 영역은 또한 윤곽, 방향, 색이 아닌, 목표물의 공간적 위치에 대한 정보를 제공하는 것으로 여겨진다. 이 부위는 즉각적인 주위 행동 공간 내의 손과 눈의 결합된 행동, 일반적으로 내부적인 신체와 외부적인 공간 조정 시스템 사이의 관계를 유지시키는 것과 관련된 것으로 여겨졌다. 많은 증거들이 연결된 피질과 피질하 부위가 함께, 7번 영역이 집중의 방향에 영향을 끼치는 것을 지지한다 (Vandenberghe, Gitelman, Parrish, & Mesulam, 2001). 그러므로 집중을 향상시키는 훈련 프로그램이라면 뇌의 이 부위를 자극하는 것이 제일 중요하다. 그러한 공간 의식, 부드러운 추적, 시각 고정, 빠른 눈 움직임과 같은 활동은 훈련 프로그램의 부분이 되어야만 한다. 공간 시간에 관한 집중이 대체적으로 나이에 영향을 덜 받으며, 75세가 넘어가면 도움을 받을 수 있다는 것을 아는 것이 중요하다 (Greenwood, 1994).

군중 심리 (CROWDING)

고정을 하면서 얼마나 오래 볼 수 있는지에 대해 제한이 있다는 것을 기억하라. 이것은 눈이 발달한 방법의 결과이다. 주변 시야 시스템 (M)은 목표물을 발견하고, 목표물을 평가하기 위해 중심 시야 (P)에 놓으려고 한다.

선택 부위에 관심을 끄는 다양한 목표물이 있는 공간의 부위로 생각한다면, 뇌가 볼 수 있고 목표물을 평가할 수 있는 가장 작은 선택 부위는 적어도 우리가 볼 수 있는 가장 작은 목표물의 5배 정도 크기를 가질 것이다. 이는 빛이 황반에 직접적으로 초점을 맞출 경우 생긴다. 빛이 황반으로부터 15도 밖으로 초점을 맞추면, 선택 부위는 우리가 볼 수 있는 가장 작은 목표물보다 30배 더 크게 보인다. 이는 군중 효과라고 불리는 상태 때문

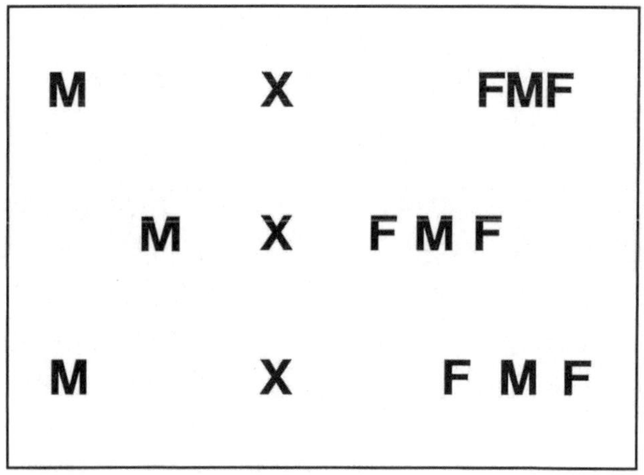

그림 1-10. 집단의 설명

이다. 이것은 주변 공간 패턴에 의해 야기되는 예리함의 감소이다 (Schwartz, 2004).

그림 1-10을 보자. 가운데 열의 중앙에 있는 X에 초점을 맞출 때, 오른쪽의 M은 쉽게 확인된다. 그러나 위쪽이나 아래쪽 선에 중앙에 잇는 X에 초점을 맞출 때, M은 확인되는 데 경쟁하는 다른 문자들 때문에, 쉽게 확인되지 않는다. 이러한 상태는 아이가 약시이고 시각적 예리함이 감소되었을 때, 약화된다. 약시에 걸린 아이에게 테스트할 때, 진정한 예리함을 찾기 위해 한 번에 한 문자를 자주 사용한다. 이러한 상태는 프린트가 작아지면서 글자가 가까워질 때, 더욱 나빠진다. 이는 안구 추적 문제를 갖고 있는 아이에게서 자주 발견되며, 종이의 수평선을 추적하다가 위치를 놓칠 수 있다. 2학년에서 3학년이 될 때 종이가 더욱 작아지고 가까워지기 때문에, 그들의 독서는 더욱 나빠지게 된다. 이것을 극복하기 위해, 인쇄물은 일반 인쇄물보다 커져야 한다. 그러므로 약시 아이들이나, 안구 추적 문제를 갖고 있는 아이들은 크고 넓게 인쇄된 인쇄물을 받아야 한다. 군중 효과에서, 모인 물품의 위치를 명확히 하고 접근하는 무능력함은 시각적 예리함의 무딤보다 더하다. 이것은 뇌가 저장하고 선택하는 정보의 기본적인 특성을 의미한다. 식별을 위한 목표물은 그림으로써 저장되지 않는다. 그들은 서술로서 저장된다. 예를 들어, B는 수직선과 오른쪽의 2개의 고리이다. 군중 효과 때문에 목표물이 같이 오고 뇌가 인식하는 것을 알지 못할 때가 문제이다. 만약 선택 부위 내에 한 개 이상의 물건이 놓여 있는 경우, 각각의 구성성분에 개별적으로 접근하기 위해 나누

는 것이 허용된, 뇌에 저장된 조합의 더 이상의 서술은 없다. 예를 들어, 선택 부위 내에 2개의 글자가 있다면, 그 결과는 이용 가능한 것에 의존하여, "글자들", "몇몇 글자", "몇몇 줄"로서 묘사될 지도 모른다. 이들 중 어떠한 것도 글자들의 정체성을 회복시키는 것을 허용하지 않는다 (Posner, 2004). 그러므로 방금 글 읽는 법을 배우고, 아직 눈 추적 운동이나 시각 검색 능력이 부족한 아이들이 겪는 혼동을 어느 정도 이해할 수 있다.

낮은 시야는 더 나은 선택 결단성이 있고, 높은 경우보다 집중에 더 낫다는 것이 밝혀졌다. 이는 낮은 시야가 뒤쪽 마루엽 부위에서 지나치게 기술되기 때문이다. 추적과 관련되고 움직임을 좇는 마루엽 부위는 집중 선택과 가깝게 연관되어 있다. 목표물 중 2개가 왼쪽 시야에 있고, 2개가 오른쪽 시야에 있다면 실험 참가자는 4개의 목표물을 정확하게 좇는 것을 연구는 보여준다. 사실, 왼쪽과 오른쪽 시야에서 2개를 좇는 것과, 그중 1곳에서 단지 2개를 좇는 것은 거의 같다. 분리된 반쪽 시야의 목표물은 같은 수용능력을 끌어내지 못한다는 것을 의미한다. 더 중요한 것은, 왼쪽이나 오른쪽 중 같은 시야에 4개의 목표물이 위치할 때, 성과는 떨어진다는 것이다. 추적 수용 능력과 독립된 선택 목표물의 수는 시야마다 2개로 반쪽 시야 내에 제한된다 (Posner, 2004). 이러한 연구는 아이들의 집중을 돕기 위해, 목표 지역을 혼잡하게 해서는 안 된다는 것을 보여준다. 아이들은 높은 시야에서보다 낮은 시야에서 더 나은 집중을 갖고 있다.

관성 모델 (INERTIA)

어린아이가 TV를 보면서, 주변에 모든 것들을 명백하게 무시하는 것을 우리는 경험한다. 그의 관심을 얻지 못하기 때문에, 우리는 좌절하게 된다. 이러한 행동의 이유가 여기 나와 있고, 그것은 바로 집중적 관성 이론이다. 매우 어린 아이와 관련된 과거의 대부분의 연구는, 재미없는 자극을 주시하는 아이의 능력에 기초하였다. 유아의 집중력은 시각 자극의 반복적인 노출과 함께 빠르게 떨어지며, 어린 유아들은 장시간의 시각 집중에 참여하지 못한다는 것이, 연구로 밝혀졌다 (Richards & Cronise, 2000). 이러한 연구들의 핵심은, 그들이 재미없는 자극을 사용했다는 것이다. "세사미 스트리트"와 같은 재미있는 자극이 사용되었을 때와는 그 결과가 완벽하게 다르다. 이 연구에서는, 유아와 어린 아이들이 한 곳을 주시하면서, 재미있는 시각 자극에 놀라울 정도로 참여하는 것이 나타났다. 게다가, 기간을 시험하는 과정에서도, 유아와 어린 아이들은 자극 참여에 남아 있었고, 어쩔 수 없이 감소되지 않는 지속기간을 봤으며, 심장박동이 감소하였다. 관성 이론은 처음 볼 때, 집중이 대체적으로 동반되지 못한다고 이야기한다. 보는 시간이 늘어나면서, 집중은 계속해서 동반된다. 몇 초를 넘어 계속해서 본다면, 집중적 관성은 자극에 대한 고정을 붙잡기 시작하고, 집중분산의 가능성은 확장된 시야를 이끌어 내면서, 점차 감소된다. 이러한 연구는, 집중 참여 기간에 유아나 어린 아이들은 시야의 한 부부에 있는 목표물을 돌보면서 다른 것들을 무시하는 반면, 집중 참여가 떨어지는 때에 어린 아이들은 전체 시야에 반응을 보이는 것을 보여주었다. TV 시청에 관한 집중적 관성 모델은 각각의 주시는 대략 1, 2초 내에 간략한 이해 단위를 구성한다는 가설에 기초한다. 이러한 모델의 경우, 첫 이해 단위의 끝 (약 1초)에서, 집중 참여는 대체적으로 약해지고, 결과적으로 눈길을 돌리게 된다. 눈길을 돌리는 가장 큰 가능성은 집중이 분산되기 전 5초 내에 과정에서 보이는 시선에서 발생했다. 다른 연구는, 만약 시선이 고정된 후 적어도 15초 동안 지속되면, TV 프로그램 보는 것을 방해하는 데 집중분산은 덜 효과적이라는 것을 보여주었다 (Richards & Turner, 2001).

부주의적 무시와 집중적 깜빡임의 유지 (SUSTAINED INATTENTIONAL BLINDNESS AND ATTENTIONAL BLINK)

셜록홈즈는 그의 친구 왓슨에게 "너의 문제는 관찰하지 않으면서 보려고 한다는 점이야."라고 매섭게 말했다. 이 뛰어난 영국의 탐정은 비록 그것이 우리 앞에 있더라도, 우리가 다른 것에 흥미를 두기 때문에, 자주 놓치는 요점을 지적했다 (Maslen, 2007).

우리가 무엇가의 검토에 흡수되어, 주변에 일어난 일들에 대해 알아차리지 못하는 것은 잘 알려진 현상이다. 특정 목표물에 관심을

> *갖는 것은 그들이 내는 빛이 대뇌 피질의 시각 부위에 완벽하게 도달하더라도, 주변 시야에 놓인 다른 목표물을 인식할 수 없는 정도로 발생한다 (Reiso Balint,1907, p. 1059).*

시각 통합과 방향 전환에 관한 최근 연구는, 우리가 놀라울 정도로 시선이 움직일 때 주변 환경의 세세적인 것들을 인식하지 못한다는 것을 밝혀냈다. 우리는 자주 목표물과 배경의 큰 변화도 인지하지 못했다. 게다가 집중이 없으면, 우리는 심지어 목표물도 인식하지 못했다. 이러한 것으로부터, 우리는 오로지 관심을 갖고 있는 목표물과 그 세부적인 것만을 인식하고 기억한다는 것이 밝혀졌다.

우리는 군중 속에서 누군가를 찾지만, 그를 발견하지 못하는 경우를 겪어 봤다. 마침내 그를 찾았을 때에는, 그가 정확하게 너의 앞에서 손을 흔들 때인 경우가 많다. 나의 사촌은 그가 집에 왔을 때, 파티 분위기로 꾸민 것을 알아차리지 못했다. 거실에 풍선과 파티 분위기로 꾸몄고, 그는 거실을 가로질러 왔다. 우리가 전체 목표물을 놓쳤을 때, 이것은 부주의적 무시라 불린다. 이것은 우리가 관심을 갖고 있는 목표물과 세부적인 것들만 인식하고 기억하기 때문에 발생한다. 무언가를 신경 쓰게 되면, 우리 눈앞에 있는 것도 보지 못한다. 관찰자들은 자주 시선을 옮길 때, 만약 대상이 흥미 가운데 있지 않으면, 목표물이나 배경의 큰 변화를 인식하지 못한다. 연구는 집중은 변화 탐지에 필수적임을 보여준다. 예를 들어, 한 연구에서 한 사람에게 길 안내를 받은 관찰자는 방해하는 사이에 다른 사람으로 바꿨을 때, 새로운 사람을 인지하지 못했다. 집중이 없다면, 환경의 시각적 특징은 인식되지 않는다 (적어도 의식적으로 인식되지 않는다면). 부주의적 무시의 유명한 입증에서, 관찰자들은 농구 경기 비디오를 봤다. 그들은 키를 누르면서 한 팀의 선수들을 봤다. 반면, 그들 중 한 사람은 패스를 하면서 다른 팀의 행동을 무시했다. 30초 뒤에 우산을 편 채 들고 온 여성이 스크린을 가로 질러갔다 (이것은 다른 사람들과 겹쳐서 모든 행동들이 부분적으로 투명해졌다). 그녀는 스크린의 한쪽 끝에서 걷기 전에 약 4초 정도 보였다. 그 게임은 테이프가 멈추기 전까지 25초 더 진행되었다. 28명의 관찰자 중에서, 업무 후에 직접적으로 질문 받았을 때, 오직 6명만이 우산을 든 여성의 존재를 인식했다. 이 실험을 통해서, 관찰자는 자주 예측하지 못한 목표물이나 이벤트를 보지 못하고, 집중은 인식과 묘사에 중요한 역할을 맡고 있다는 것을 보여준다. 집중이 없다면, 우리는 예측하지 못한 이벤트를 보지 못하며 심지어 집중이 있다 하더라도, 우리가 보는 것의 세부적인 것들을 모두 기억하지는 못 한다 (Simons & Chabris, 1999).

변화의 무시 (CHANGE BLINDNESS)

시야가 움직일 때 대체적으로 적은 시각 정보가 보존된다는 것을 연구는 보여준다. 그리고는 다음과 같은 질문이 남는다. 우리는 시야가 움직일 때, 뇌에 자세한 시각 묘사가 저장되는가? 뇌가 정확하고 안정적인 묘사를 형성하기 위해, 우리는 과도하게 변하는 감각 경험에서 세상의 변하지 않는 모습을 추출해내야 한다. 예를 들어, 우리가 현실에서 배경을 볼 때, 우리는 눈을 움직인다. 눈을 움직이고 고정을 멈출 때, 목표물은 망막의 다른 부분에 투영된다. 안정적인 묘사를 성취하기 위해, 이러한 고정을 통해 정보를 통합시킨다. 우리는 2개의 연이은 시야가 보는 지점이나 각도가 다르더라도, 같은 배경이라는 것을 인식해야만 한다. 연구들은 많은 양의 "변화의 무시"를 보여준다. 관찰자는 시야를 움직이면서 많은 시각 세부적인 것이 유지시키지 못한다. 현실에서의 시각 통합은 눈, 머리, 자세의 변화를 수용해야 한다. 이를 시각적으로 통합시키기 위해, 2가지 다른 고정에서 나타나는 자극이 시각적으로 통합되어야 한다. 즉, 시각 시스템은 심지어 연이은 고정에서 망막의 다른 부분을 자극할 때에도, 목표물을 같은 것으로 판단해야 한다 (Simons & Levin, 1997). 그러나 목표물의 시각적인 형태가 고정을 넘어서 통합되는가? 그들은 빠르게 보이는 목표물을 변화시킬 때 변화의 무시로서 같은 결과를 확인했다 (Luck, Vogel, & Shapiro, 1996). 시각 배경은 주어진 상황에서 우리가 의식적으로 인지하는 것보다 더 많은 정보를 포함하고 있다. 시각 인식에 도달하는 정보는 집중 체계에 의해 선택된다. 그러나 집중 수용능력은 제한적이고, 결과적으로 시각 자극의 집중적 선택 비용이 다른 의도치 않은 자극에 대해 기본적인 무시가 된다. 정신을 산만하게 하는 것 가운데 목표물을 선택하기 위한 제한된 처리 수용능력 때문에, 뇌가 경험하는 집중 산만은 시각 자극의 인식을 제한할 것이다. 뇌는 고정이 변할 때, 세부적인 것을 정확하게 기억하는 능력을 가지고 있지 않다. 그것은 처리 수용능력에 과부하가 걸리게 하며, William James의 표현으로는, "짜증나고, 윙윙거리는 혼란의 상태"를 만들 것이라고 한다. 대조적으로, 시야 이동의 포인트 (배치와 운동 방향 등)를 통합하는 시스템은 혼란보다는 안정적인 인상을 준다 (Simons & Chabris, 1999). 너무 세부적인 것을 보존하지 않음으로써, 뇌는 지속성을 경험한다. 관찰자들이 각 글자가 대체된 문서를 읽을 때, 실험이 시행되었다. 빠른 눈 움직임 동안, 문장의 모든 단어가 다음과 같이, 모든 단어의 시각적인 형태가 달라졌다. 놀랍게도, 안구 운동 동안 변화가 발생할 때 (그래서 그것을 탐지하지 못한다), 실험 참가자들은 대개 변화를 알아차리지 못한다. 즉, 실험 참가자들은 한 번에 글자의 시각 형태를 통합하는 데 실패했을 뿐만 아니라, 시각 형태가 변화했다고 말하지도 못하였다. 명백하게, 책을 읽는 동안 고정을 넘어 통합된 정보는 단어의 세부적인 시각 형태에 따르지 않는다 (Simons & Chabris, 1999).

이러한 정보를 아이들에 대해 무엇을 말해주는가?

1. 집중은 중요하다. 심지어 짧은 낮잠을 자거나, 장난감을 가지고 놀거나, 좀 큰 아이들이 문자를 주고받는 활동은 중요한 사건을 알아차리지 못하게 한다.
2. 망막에 행동이 만들어지지 않는 배경에서의 변화를 알아차리는 데 실패한다. 그러므로 집중을 변화하거나 행동을 바꾸기 위해 손 운동과 같은 것을 사용해라. 가만히 서있거나 앉아있지 말고 움직여라.
3. 관찰자가 변화를 찾지 못할 때, 보통 변화를 인식하지 못한 것이다. 그래서 그들에게 변화가 생기는 것을 인식하도록 정보를 제공하라.
4. 사람들은 그들이 예상한 것이 존재하는 사건에서의 변화는 인지한다. 그들이 안전모를 쓴 공사장 인부가 등장할 것을 예측한다면, 그들은 안전모가 없는 공사장 인부를 알아 볼 것이다. 아이들이 특정한 특징을 가진 장난감을 기억하고 볼 것을 예상한다면, 그는 그러한 특징이 없는 장난감도 기억할 것이다. 대문자와 소문자의 경우, 변화를 알아차리지 못할 수도 있다. 그러나 글자 일부가 갑작스럽게 색이 입혀진다면, 그러한 변화는 인식될 것이다.
5. 집중을 유지하고 바꾸기 위해, 예상한 것과는 전반적으로 다른 것, 예를 들면 색, 운동, 집중을 바꾸는 것 등을 사용하라. 아이들이 변화를 알아차릴 거라고 가정하지 말라. 그가 낮잠을 잘 때, 그는 왜 네가 그것을 보여주는지 전체적인 요점을 잊을 것이다.

시각 운동 (VISUAL ACTIVITIES)

양쪽 코 사이 받침

부위 ; 주변 시야

준비물 ; 각 렌즈의 코 부위에 테이프를 연결한 안경. 환자의 눈동자에 가까운 곳에 테이프를 붙인다.

방법 ; 아이들은 주변시야를 세우기 위해 하루에 2시간씩 양안경을 쓴다.

빠른 눈 움직임 기억

부위 ; 공간 시각 메모리

준비물 ; 펜 라이트

방법 ; 아이 앞에 놓고, 너의 코에 아이들의 시선을 고정시켜라. 그리고 펜 라이트를 놓고 그것을 4번 다른 위치에 움직인 뒤 켜라. 아이들은 네가 말하기 전까지 눈을 움직이지 못한다. 움직이라고 말할 때, 네가 펜 라이트 불을 키는 위치를 기억할 것이고, 아이들의 눈은 그 위치를 따라 간 다음, 다시 너의 코로 시선이 돌아오게 하여라. 2개의 위치에서 시작하여, 5, 6개 포인트를 움직인 뒤 오게 하여라.

저항성 빠른 눈 움직임

부위 ; 실행 기능

준비물 ; 2개의 펜 라이트

방법 ; 2개의 펜 라이트를 들고, 아이를 앞에 세워라. 아이는 너의 코를 바라보면서 서도록 한다. 네가 펜 라이트 중 1개를 킬 때, 아이에게 즉시 펜 라이트 쪽으로 눈을 돌리고 다시 너의 코를 바라보라고 말해라. 만약 네가 펜 라이트 1개를 2번 키면, 그의 눈동자는 빠르게 다른 펜 라이트로 움직이고 다시 너의 코로 돌아오게 하여라.

요약과 주의력의 요점
(SUMMARY AND ATTENTION TIPS)

1. 부드러운 추적 훈련–움직이는 목표를 따라서 움직이는 능력을 말한다. 이것은 모든 SI 훈련의 부분이고 한 번에 한쪽 눈으로 시작하고 그런 다음 두 눈으로 훈련한다.
2. 빠른 고정–이것은 부드러운 추적 훈련을 따라야 한다. 이것은 두 개의 연필과 같이 아동은 움직이지 않는 목표물 사이의 고정을 포함한다. 이것은 한 번에 한쪽 눈으로 시작하고 그런 다음 두 눈으로 훈련한다.
3. 만약 아동이 오른손을 사용한다면 아동은 오른쪽의 목표물을 더 빨리 찾을 것이다.
4. 아동이 오른쪽에 위치한 물건이 있다면 더 빨리 물건을 집어들 것이다.
5. 행동 (motion) 또는 움직임 (movement)은 집중을 자극한다.
6. 주변의 목표물은 집중을 위한 중심 목표로 중요한 특징이 될 것이다.
7. 아동이 그들의 오른손을 들었을 때 오른쪽의 자극은 왼쪽의 자극 보다 더 집중이 안 된다.
8. TLR, TNR, MR의 원시반사의 유지는 적절한 시공간적 개념과 시운동 협응을 위해 필요한 시각적으로 안내되는 움직임의 적절한 발달을 허락하지 않을 것이다.
9. 파란색을 더하는 것은 이해도를 증가시킬 것이다.
10. 글자 위에 점을 추가하여 글자를 명확히 하거나 다른 색으로 글자를 만들어서 집중을 향상시킨다.
11. 당신이 사용하는 다른 색의 수는 탐색 시간을 증가시킨다. 너무 많은 색은 반응 시간을 느리게 한다.
12. 읽기 쉬운 본문은 사용된 잉크의 특별한 색 보다 배경과 본문 사이에 대조적인 밝기에 의해 결정된다.
13. 전반적인 것과 함께 부분적 간섭 보다 더 많은 부분적 처리와 함께 전반적 간섭의 수준에서 처리과정이 이루어진다. 당신이 세밀한 것을 알아차리기 전에 당신은 물체의 전반적인 형태를 알아차린다. 만약 당신이 전반적인 간섭이 줄어들었다면 아동은 세부적인 것들을 위해 더 많이 집중하는데 시간을 보낼 것이다.

(계속)

요약과 주의력의 요점 (계속)
(SUMMARY AND ATTENTION TIPS)

14. 붉은 바탕의 배경은 흰색이나 초록색의 바탕과 대조하여 종이의 숫자를 알아보기 위해 집중하는 것을 더 쉽게 만든다.
15. 주변시야 훈련은 주변시야를 강화시키기 위해 양코쪽의 폐색을 사용한다.
16. 눈 움직임 훈련은 집중을 훈련하는 것을 돕는다.
17. 마루엽에 영향을 미치는 훈련영역은 집중을 향상시킨다. 여기에는 추적, 빠른 눈 움직임, 주변시야 훈련이 있다.
18. 눈의 추적은 더 넓고 큰 인쇄 공간을 향상시킨다.
19. 아래쪽 시야는 집중을 위해 더 낫다. 아동은 위쪽 시야에서 더 낮은 집중을 가질 것이다.
20. 물체의 추적을 위한 능력은 시야 당 약 두 개로 제한된다.
21. 고정을 시작한 후 적어도 15초간 집중이 안 된다면, 아동은 TV 보기로부터 멀리 해야 한다.
22. 짧은 낮잠을 자거나, 장난감을 가지고 놀거나, 좀 큰 아이들이 문자를 주고받는 활동은 중요한 사건을 알아차리지 못하게 한다.
23. 망막에 행동이 만들어지지 않는 배경에서의 변화를 알아차리는 데 실패한다. 그러므로 집중을 변화하거나 행동을 바꾸기 위해 손 운동과 같은 것을 사용해라. 가만히 서있거나 앉아있지 말고 “움직여라”
24. 관찰자가 변화를 찾지 못할 때, 보통 변화를 인식하지 못한 것이다. 그래서 그들에게 변화가 생기는 것을 인식하도록 정보를 제공하라.
25. 사람들은 그들이 예상한 것이 존재하는 사건에서의 변화는 인지한다. 그들이 안전모를 쓴 공사장 인부가 등장할 것을 예측한다면, 그들은 안전모가 없는 공사장 인부를 알아 볼 것이다. 아이들이 특정한 특징을 가진 장난감을 기억하고 볼 것을 예상한다면, 그는 그러한 특징이 없는 장난감도 기억할 것이다. 대문자와 소문자의 경우, 변화를 알아차리지 못할 수도 있다. 그러나 글자 일부가 갑작스럽게 색이 입혀진다면, 그러한 변화는 인식될 것이다.

(계속)

요약과 주의력의 요점 (계속)
(SUMMARY AND ATTENTION TIPS)

26. 집중을 유지하고 바꾸기 위해, 예상한 것과는 전반적으로 다른 것, 예를 들면 색, 운동, 집중을 바꾸는 것 등을 사용하라.

참고문헌 (REFERENCES)

American Optometric Association. (1995). Care of the patient with strabismus: esotropia and exotropia. *Optometric Clinical Practice Guideline*. St. Louis, MO: Author.

Anderson, R. A. (1989). Visual and eye movement functions of the posterior parietal cortex. *Annual Review of Psychology, 12*, 377-403.

Ayres, J. (1973). Sensory integration and learning disorders. Torrance, CA: Western Psychological Services.

Breitmeyer, B. G. & Breier, J. I. (1994). Effects of background color on reaction time to stimuli varying in size and contrast: inferences about human channels. *Vision Research, 34*(8), 1039-1045.

Breitmeyer, B. G. & Williams, M. C. (1990). Effects of isoluminant-background color on metacontrast and stroboscopic motion: interactions between sustained (p) and transient (m) channels. *Vision Research, 30*(7), 1069-1075.

Bruce, C. J. & Goldberg, M. E. (1985). Primate frontal eye fields. I. single neurons discharging before saccades. *Journal of Neurophysiology, 53*(3), 603-635.

Capute, A. J., Palmer, F. B., Shapiro, B. K., Wachtel, R. C., Ross, A., & Accardo, P. J. (1984) Primitive reflex profile: a quantitation of primitive reflexes in infancy. *Developmental Medicine and Child Neurology, 26*, 375-383.

Cave, K. R. & Bichot, N. P. (1999). Visuospatial attention: beyond a spotlight model. *Psychonomic Society, Inc., 6*(2), 204-223.

Ciuffreda, K. J. (2002). The scientific basis for and efficacy of optometric vision therapy in nonstrabismic accommodative and vergence disorders. *Optometry, 73*(12), 735-762.

Colombo, J. (1987). The stability of visual habitation during the first year of life. *Child Development, 58*, 474-487.

Colombo, J. (1996). Four-month-olds recognition of complementary—contour forms. *Infant Behavior and Development, 19*, 113-119.

Colombo, J. (2001). The development of visual attention in infancy. *Annual Review of Psychology, 52*, 337-367.

Colombo, J. (2004). The developmental course of habituation in infancy and preschool outcome. *Infancy, 5*(1), 1-38.

Cooper, J. (2000). Convergence insufficiency: incidence, diagnosis, and treatment. *Journal of the American Optometric Association, 11*(13), 82-89.

Cotter, S. (1995). *Clinical use of prisms*. Philadelphia, PA: Mosby Publications.

Deubel, H. & Schneider, W. X. (1995). Saccade target selection and object recognition evidence for a common attentional mechanism. *Vision Research, 36*(12), 1827-1837.

Dillon-Crunly, J. (1991). Evolution of the eye and visual system. New York, NY: The MacMillan Press Ltd.

Durston, S. (2002). A neural basis for the development of inhibitory control. *Developmental Science, 5*(4), F9-F16.

Edwards, V. T., Hogben, J. H., Clark, C. D., & Pratt, C. (1996). Effects of a background on magnocellular functioning in average and specifically disabled readers. *Vision Research, 36*(7), 1037-1045.

Eliot, L. (1999). *What's going on in there?* New York, NY: Bantam Books.

Farah, M. (2000). *The cognitive neuroscience of vision*. Malden, MA: Blackwell Publishers, Inc., U.S.A.

Farmer, E. W. & Taylor, R. M. (1980). Visual search through color displays: effects of target-background uniformity. *Perception and Psychophysics, 27*(3), 267-272.

Findlay, J. M. & Walker, R. (1999). A model of saccade generation based on parallel processing and competitive inhibition. *Behavioral and Brain Sciences, 22*(4), 661-721.

Fischler, M. (1987) *Intelligence: the eye, the brain, and the computer.* Upper Saddle River, NJ: Addison-Wesley Publishing Co.

Gazzaniga, M. (2004). *The cognitive neurosciences iii.* Cambridge, MA: MIT Press.

Giesbrecht, B., Woldorff, M. G., Song, A. W., & Mangun, G. R. (2003). Neural mechanism of top-down control during spatial and feature attention. *Neuroimage, 19*(3), 496-511.

Goldsmith, T. (2006). What birds see. *Scientific American, July*, 69-75.

Gonzalez, S. (2008). The correlation between primitive reflexes and saccadic eye movements in 5th grade children with teacher-reported reading problems. *Optometry and Vision Development, 39*(3), 140-145.

Goodale, M. A. & Humphrey, G. K. (1998). The objects of action and perception. *Cognition, 67*, 181-207.

Greenwood, P. (1994). Attentional disengagement deficit in nondemented elderly over 75 years of age. *Aging and Cognition, 1*(3), 188-202.

Heijden, V. (1992). *Selective attention in vision*. New York, NY: Routledge.

Hoffman, J. E. & Subramaniam, B. (1995). The role of visual attention in saccadic eye movements. *Perception and Psychophysics, 57*(6), 787-795.

Horwood, A. (2003). Too much or too little: neonatal ocular misalignment frequency can predict later abnormality. *British Journal of Ophthalmology, 87*(9), 1142-1145.

Indovina, I. & Sanes, J. N. (2001). Combined visual attention and finger movement effects on human brain representations. *Experimental Brain Research, 140*(3), 265-279.

Iovino, I., Fletcher, J. M., Breitmeyer, B. G., & Foorman, B. R. (1998). Colored overlays for visual perception deficits in children with reading disability and attention deficit/hyperactivity disorder. *Journal of Clinical and Experimental Neuropsychology, 20*(6), 791-806.

Irlen, H. (1991). *Reading by the colors*. New Hyde Park, NY: Avery Publishing Group, Inc.

Jacobs, G. H. & Nathans, J. (2009). The evolution of primate color vision. *Scientific American, 300*(4), 56-63.

Kaas, J. (2004). The primate visual system. *Methods and New Frontiers in Neuroscience.*

Kawano, K., Sasaki, M., & Yamashita, M. (1984). Response properties of neurons in posterior parietal cortex of monkey during visual-vestibular stimulation I. Visual tracking neurons. *Journal of Neurophysiology, 51*(2), 340-351.

Kingstone, A. & Klein, R. M. (1993). Visual offsets facilitate saccadic latency: Does predisengagement of visuospatial attention mediate this gap effect? *Journal of Experimental Psychology, 19*(6), 1251-1265.

Knoblauch, K., Arditi, A., & Szlyk, J. (1991). Effects of chromatic and luminance contrast on reading. *Journal of the Optical Society of America, 8*(2), 428-439.

Kowler, E. (1994). The rule of attention in the programming of saccades. *Vision Research, 35*(13), 1897-1916.

Lawson, K. (1992). Maternal behavior and infant attention. *Infant Behavior and Development, 15*, 209-229.

Legge, G. E. & Rubin, G. S. (1986). Psychophysics of reading, iv. Wavelength effects in normal and low vision. *Journal of the Optical Society of America, 3*(1), 40-51.

Legge, G. E., Parish, D. H., Luebker, A., & Wurm, L. H. (1990). Psychophysics of reading, xi. Comparing color contrast and luminance contrast. *Journal of the Optical Society of America, 7*(10), 2002-2010.

Leigh, J. (1983). *The neurology of eye movements*. Philadelphia, PA: F.A. Davis Company.

Luck, S. J., Vogel, E. K., & Shapiro, K. L. (1996). Word meanings can be accessed but not reported during the attentional blink. *Nature, 383*, 616-617.

Lynch, J. C., Mountcastle, V. B., Talbot, W. H., & Yin, T. C. (1977). Parietal lobe mechanisms for directed visual attention. *Journal of Neurophysiology, 40*(2), 362-389.

Lyon, R. (1996). *Attention, memory and executive function*. Baltimore, MD: Paul H. Brookes Publishing Co.

Marcois, R. (2005). Capacity limits of information processing in the brain. *Phi Kappa Phi Forum, 85*(1), 30-33.

Maslen, G. (2007). Search for the center of attention: The eyes have it. *Brain in the News, 14*(7).

Michimata, C., Okubo, M., & Mugishima, Y. (1999). Effects of background color on the global and local processing of hierarchically organized stimuli. *Journal of Cognitive Neuroscience, 11*(1), 1-8.

Milner, D. A. (2006). *The visual brain in action*. New York, NY: Oxford University Press.

Motter, B. C. & Mountcastle, V. B. (1981). The functional properties of the light-sensitive neurons of the posterior parietal cortex studied in waking monkeys: Foveal sparing and opponent vector organization. *Journal of Neuroscience, 1*(1), 3-26.

Nakayama, K. (1990). The iconic bottleneck and the tenuous link between early visual processing and perception. Vision: coding and efficiency. In C. Blakemore, ed. *Vision: Coding and Efficiency*. Cambridge, UK: Cambridge University Press; 441-422.

Nash, J. M. (1997, February). Fertile minds. *Time Magazine*. Retrieved from http://www.time.com/time/magazine/article/0,9171,985854,00.html.

Nelson, L. (2005). *Pediatric ophthalmology*. Philadelphia, PA: Lippincott Williams & Williams.

Nobre, A., Gitelman, D. R., Dias, E. C., & Mesulam, M. M. (2000). Covert visual spatial orienting and saccades: overlapping neural systems. *Neuroimage, 11*(3), 210-216.

Patel, N. (2004). The use of frequency doubling technology to determine magnocellular pathway deficiencies. *Journal of Behavioral Optometry, 15*(2), 31-35.

Posner, M. (2004). *Cognitive neuroscience of attention*. New York, NY: The Guilford Press.

Ray, N. J., Fowler, S., & Stein, J. F. (2005). Yellow filters can improve magnocellular function: Motion sensitivity, convergence, accommodation, and reading. *Annals of the New York Academy of Sciences, 1039*, 283-293.

Richards, J. E. & Cronise, K. (2000). Extended visual fixation in the early preschool years: look duration, heart rate changes, and attentional inertia. *Child Development, 71*(3), 602-620.

Richards, J. E. & Holley, F. B. (1999). Infant attention and the development of smooth pursuit tracking. *Developmental Psychology, 35*(3), 856-867.

Richards, J. E. & Turner, E. D. (2001). Extended visual fixation and distractibility in children from six to twenty-four months of age. *Child Development, 72*(4), 963-972.

Robinson, L. (1978). Parietal association cortex in the primate: Sensory mechanisms and behavioral modulations. *Journal of Neurophysiology, 41*(4), 910-932.

Sakata, H., Shibutani, H., Kawano, K., & Harrington, T. L. (1985). Neuro mechanisms of space vision in the parietal association cortex of the monkey. *Vision Research, 25*(3), 453-463.

Saxon, T. F., Frick, J. E., & Colombo, J. (1997). A longitudinal study of maternal interactional styles and infant visual attention. *Merrill-Palmer Quarterly, Jan*, 48-66.

Schall, J. (1999). Neural selection and control of visually guided eye movements. *Annual Review of Neuroscience, 22*, 241-259.

Schneider, W. (1998). *Mechanisms of visual attention: A cognitive neuroscience perspective*. Oxfordshire, UK: Taylor & Francis, Inc.

Schwartz, S. (2004). *Visual perception*. New York, NY: McGraw Hill Companies.

ScienceDaily. (2000, April). Ophthalmologists discover relationship between eye condition and attention deficit hyperactivity disorder. Retrieved from http://www.sciencedaily.com/releases/2000/04/000417095552.htm

Simons, D. J. & Levin, D. T. (1997). Change blindness. *Trends in Cognitive Sciences, 1*(7), 261-267.

Simons, D. J. & Chabris, C. F. (1999). Gorillas in our midst: sustained inattentional blindness for dynamic events. *Perception, 28*(9), 1059-1074.

Slater, A. M. (1998). *Perceptual development*. Oxfordshire, UK: Taylor & Francis, Inc.

Smith, F. (1994). *Understanding reading*. Mahwah, NJ: Lawrence Erlbaum Associates Publishers.

Snowden, R. J. (2002). Visual attention to color: parvocellular guidance of attentional resources. *Psychological Science 13*(2), 180-184.

Solman, R. T., Cho, H. S., & Dain, S. J. (1991). Colour-mediated grouping effects in good and disabled readers. *Ophthalmic and Physiological Optics, 11*(4), 320-327.

Steinman, B. A., Steinman, S. B., & Lehmkuhle, S. (1995). Visual attention mechanisms show a center-surround organization. *Vision Research, 35*(13), 1859-1869.

Steinman, B. A., Steinman, S. B., & Lehmkuhle, S. (1997). Transient visual attention is dominated by the magnocellular stream. *Visual Research, 37*(1), 17-23.

Stelmach, L. (1997). Attentional and ocular movements. *Journal of Experimental Psychology, 23*(3), 823-844.

Taylor, T. (1998). The disappearance of foveal and nonfoveal stimuli: decomposing the gap. *Canadian Journal of Experimental Psychology, 52*(4), 192-199.

Trobe, J. (2001). *The neurology of vision*. New York, NY: Oxford University Press.

Vandenberghe, R., Gitelman, D. R., Parrish, T. B., & Mesulam, M. M. (2001). Location or feature based targeting of peripheral attention. *Neuroimage, 14*, 37-47.

Wahberg, T. (2005). Can replicating primary reflex movements improve reading ability? *Optometry and Vision Development, 36*(2), 89-91.

Wetherford, M. (1973). Developmental change in infant visual preferences for novelty and familiarity. *Child Development, 44*, 416-424.

Zentall, S. S., Falkenberg, S. D., & Smith, L. B. (1985). Effects of color stimulation and information on the copying performance of attention problem adolescents. *Journal of Abnormal Child Psychology, 13*(4), 501-511.

Zipser, D. & Andersen, R. A. (1988). A back-propagation programmed network that simulates response properties of a subset of posterior parietal neurons. *Nature, 331*, 679-684.

추천도서 (SUGGESTED READING)

Anderson, T.J., Jenkins, I. H., Brooks, D. J., Hawken, M. B., Frackowiak, R. S., & Kennard, C. (1994). Cortical control of saccades and fixation in man: a pet study. *Brain. 117,* 1073-1084.

Tucker, M. & Ellis, R. (1998). On the relations between seen objects and components of potential actions. *Journal of Experimental Psychology, 24*(3), 830-846.

2

주의력(Attention)

우리 모두는 주의력을 당연하게 여긴다. 하지만, 그것이 없다면 우리는 제 기능을 발휘할 수 없다. 우리의 조상들은 포식자에 대한 경고를 갖고 있지 않았다면 살아남지 못했을 것이다. 당신은 철저하게 제기능을 할 수 없는 뒤죽박죽이고 혼란스러운 사회에 살고 있다. 눈 또는 손 운동과 같은 행동을 조절 할 수 없고, 환경은 혼란스러워 보이게 된다. 당신은 물체의 특징이 그것의 특징인지, 아니면 다른 물체와 관련된 것인지 구분할 수 없을 것이다. 자동차 운전과 같은 행동이 불가능할 것이다. 인쇄물을 볼때는 선과 곡선이 혼란스럽게 보일 것이다. 단기 기억력은 주의력에 의해 이끌어지기 때문에, 장기 기억력은 없어질 것이다. 동물들 또한 주의력을 갖고 있다. 그러나 인간의 주의력은 하향식인 반면, 동물은 상향식이라는 점에서 동물과 다르다 (Wolfe, 1994). 하향식 주의력이 없다면, 우리는 인간으로써 있을 수 없게 된다. 중추신경계의 뉴런은 3가지 다른 작용에 의해 운영된다.

1. 외부나 내부에서 오는 감각 신호의 수용
2. 행동의 계획과 실행
3. 입출력 사이의 중간 과정

우리는 보통 중추신경계의 주요 과정이 1,3번 작용이라고 생각한다. 그러나 2번 작용 또한 인류의 역사 전반에 걸쳐서, 중추신경계를 이끌어 온 주요한 힘으로 보인다. 또한 이것은 시각 시스템의 주요한 기능이다.

우리의 뇌는 주변시야 관련(M 시스템)과 더 자세히 보는 중심시야 관련(P 시스템), 2가지 시각 경로를 만들어서 주의력 문제를 해결하였다. M 시스템은 경고를 주고, P 시스템은 알아본다. 이 시스템이 제대로 작동하지 않으면, 뇌는 매순간 들어오는 감각에 의해 과부하가 걸릴 것이다.

뇌와 시각시스템은 자극을 받아들인다. 시냅스 활동은 초당 10,000조의 신경 연결을 일으킨다. 망막 속에 있는 약 100만개의 신경절 세포는 6개의 그룹에서 수백만 개의 광수용체로 받아들여지는 시각 신호를 비교한다. 각각의 6개 그룹은 시야의 작은 부분에서 발생하는 것들을 설명한다. 뇌와 같이 똑같은 처리과정을 갖는 컴퓨터를 만드는 것은 10,000조의 시냅스로 연결된 1조의 뉴런으로 구성된 신경 회로를 복사하는 것을 의미한다 (Kennedy, 2006). 이것은 뇌가 방대한 양의 지식을 체계화하는 것을 도와주고, 이러한 것을 주의력이라고 한다. 정신적 수준에서 볼 때, 주의력은 비슷한 행동의 이벤트에 대한 반응 체계와 자원을 처리하는 과정에 대한 우선권이 있는 할당량을 의미한다. 신경학적인 수준에서, 주의력은 선택성, 강렬함, 비슷한 이벤트의 신경

Lane, K. A. *Visual Attention in Children: Theories and Activities* (pp. 35-70).

반응 지속시간에 대한 변화로 간주된다 (Mesulam, 1981). 주의력은 일상 경험의 일부분이다. 지향성, 탐구, 집중, 각성이 주의력의 긍정적인 면인 반면, 주의력산만, 혼란, 소홀함은 주의력의 결핍이 반영된 것이다. 주의력과, 인식, 기억, 행동, 문제 해결 능력 사이에는 깊은 관련이 있다. 그것이 우리를 인간답게 만드는 것이다. 동물도 역시 주의력이 있지만, 우리를 동물과 구분하는 것은 주의력을 인식하는 능력이다. 이것을 이해하기 위해 우리는 인간에 대해 이야기 할 필요가 있다.

인간으로 산다는 것은 무엇인가?
(WHAT IS IT LIKE TO BE A HUMAN?)

다음은 인지 신경과학 Ⅲ, 첫 번째 단원에서 발췌한 내용이다.

> *세부적이고 믿을만한 인간과 유인원 피질 지도의 부족은 종의 상부 지시를 담당하는 피질의 구획 비교를 어렵게 한다. 그러나 인간은 비교 정신화와 신경 표현형의 뚜렷한 진화를 통해, 분명히 특정 피질 부위의 내부 구성을 수정했다. 게다가 인간은 다른 영장류에 비해 반구 비대칭의 정도가 더 큰 것으로 나타났다.*
>
> *확실히 거의 모든 사람들은 적어도 인간 뇌의 특별함 중 하나인, 거대한 크기는 인정하고 있다. 그러나 우리가 뇌가 크다는 이유 하나 만으로 우리의 인지력과 행동 수용능력을 설명할 수 있는 것은 결코 아니다. 인간이 아프리카 유인원에서 갈라선 후, 5~8백만 년을 거쳐 오면서 뇌 용량이 3배가 된 것이, 상징적 표현의 일반적인 능력이나, 정신 수준을 나타내는 능력이 아니라, 인간을 특별하게 하는 언어 능력과 어떻게 관련된 것인지, 이를 설명할 만한 이론을 우리는 가지고 있지 않다. 인간은 단순히 다른 동물보다 더 나은 생각을 하는 것이 아니다. 우리는 그것들과 다르게 생각하는 것이다.*
>
> *그리고 단순히 뇌가 커졌다기보다 뇌가 진화했다는 것을 보여줄 충분한 근거가 있다. 인간과 유인원 사이의 뇌 크기의 대부분 차이점은 대뇌 피질의 팽창 때문이다. 이러한 증가가 전체적인 것이 아니라, 특히, 관자엽, 마루엽, 이마엽 피질 등의 예전부터 "연관" 부위로 알려진 부위보다 일부 연관된 특정 부위에서 일어난 것이 근거이다. 상부 지시를 하는 인식 기능의 역할이 주어지다면, 더 많은 주의력은 이마엽 피질, 특히 앞이마엽 하부지역이 특별하게 인간 진화 과정에서 확장되었다는 가능성에 주의를 기울였을 것이다.*
>
> *전체 피질의 부분 (약 35%)으로써 이마엽은 유인원보다 인간에서 기껏 해봐야 아주 조금 더 크다. 사람들은 인간이 특별하게 큰 이마엽을 가진다는 관점은 틀린 것으로 결론을 내렸고, 이마엽 피질의 팽창은 인간 진화의 특징이 아니라고 주장했다. 유인원은 350~500g의 뇌를 갖는 반면, 인간의 뇌는 평균 약 1,300g으로 알려졌다. 우리가 신체 당 뇌의 크기를 비교할 때, 우리는 평균보다 더 큰 뇌를 가지고 있다.*
>
> *뇌의 팽창이 전 부위에 걸쳐 동일하게 이루어진 것인지, 아니면 특정 부위에서만 두드러지게 있었는지가 의문이다. 모든 영장류에서 쉽게 확인되고 다소 확실하게 측정되는 두 부위는, 초기 시각 부위 V1(선조 피질), 브로드만 부위 17과, 초기 행동 부위 (M1)이다. V1과 M1 둘 다 크기가 유인원과 인간에서 유사하다는 사실은 유익한 내용이다. 그러므로 인간의 초기 피질 부위는 예상한대로 영장류의 것과 같은 크기를 가지고 있다. 인간에게서 팽창은 상부 지시와 관련 있는 부위에서 일어난다.*
>
> *진화 과정에서 뇌 팽창은 주로 이마엽의 가장 큰 부분을 차지하는 것으로 보이는 앞이마엽 피질이 포함된, 상부 지시의 피질 부위의 불균형적인 팽창과 관련된 것으로 보인다. 우리는 팽창이 이마엽의 앞이마엽 부분에 제한된 것이 아니라, 상부 지시의 마루엽, 관자엽, 뒤통수엽과도 연관된 것이라 주장할 수 있다. 인간 뇌의 진화적 팽창은 새로운 피질 부위의 등장에 의해 동반되는 것인가?*

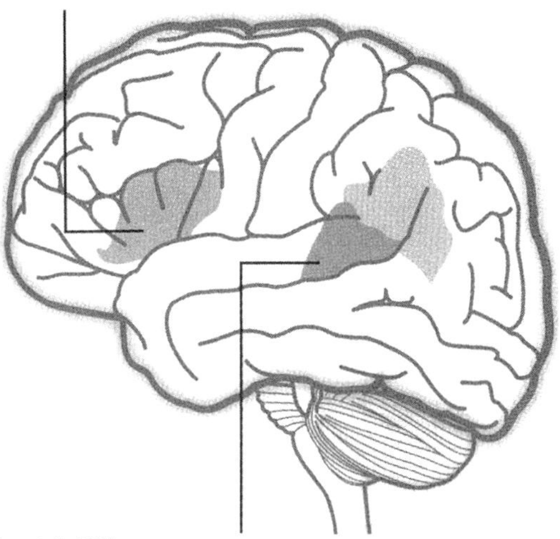

그림 2-1. 브로카 영역과 베르니케 영역의 위치

라는 질문이 생긴다. 만약 부위들이 좁은 기능적인 업무를 갖고 있다면, 이전 기능을 방해하는 것보다 피질에 새로운 부위를 추가함으로써 진화가 새로운 기능을 설명하는 것이 타당하다.

이처럼 합리적으로, 현재는 실제 인간이 독특한 피질부위를 소유하고 있다는 명확한 증거가 없다.

인간 특유의 새로운 피질 부위의 직접적인 증거가 부족하다는 점 외에도, 몇몇 인간 특유의 기능이 다른 영장류와 유사한 구조를 가진 부위에서 나타난다는 증거가 있다.

최근, 인간의 브로카 영역이 입 뿐만 아니라 손과 같은 비언어적인 움직임을 대표하고, 이와 같은 것이 브로카 영역과 같은 원숭이의 부위에서 나타난다는 것이 명확해졌다. 마침내, 원숭이의 배쪽 전운동 피질에 소위 거울뉴런이라는 것이 존재함이 밝혀졌다. 거울뉴런이란 동물이 특정 움직임을 보이거나 같은 움직임을 볼 때, 반응하는 뉴런을 말한다. 그리고 인간의 브로카 영역은 이와 유사한 환경에서 활성화된다는 것이 밝혀졌다 (그림 2-1).

이러한 것은 인간을 제외한 영장류가 뒤쪽 언어영역 특히, 베르니케 영역, 상변연회, 각회와 같은 것을 갖고 있다는 것으로 설명된다. 브로카 영역의 경우보다 증거가 미흡하지만, 주장 자체는 같다. 인간과 비인간의 영역이 같다는 것은(잘 발달한 영역과 관계된), 피질층 내 위치의 유사성, 외형상의 유사성, 비언어적 기능의 유사성에 기초한다. 인간 인지의 특별함은 언어에 한정된 것이 아니다. 행동학적, 신경생리학적 증거는 인간이 환경에서 다른 목표물의 장치를 가동하는 방법, 장치 사용과 관련된 행동의 특별한 묘사와 같은, 물리적인 목표물의 행동학적 상호관계를 나타내는 특별한 방법이 있다고 이야기한다. 이러한 기능은 아마도 목표물 상호관계를 담당하는 앞쪽 관자엽 피질 부분과, 장치 조작을 담당하는 뒤쪽 마루엽 피질과 배쪽 전행동 피질의 하위 부분과 관련되어 있다. 그러나 이러한 새로운 기능의 등장이 새로운 피질 영역의 등장을 수반한다는 증거는 없다. 사실, 조작과 결정적으로 관련된 두 부위, 배쪽 마루엽 내 영역(VIP)과 뒤쪽 배쪽 전운동 영역 (F4)은 짧은 꼬리 원숭이에게서 잘 알려져 있다. 예를 들어, 언어의 경우, 기능적인 특별함의 등장은 새로운 영역의 발달보다는 반구의 특별함에 의해 수반되는 가능성이 더 크다. 조작이 오른손이나 왼손에 의해 이루어지든 간에, 장치 조작은 왼쪽 반구의 피질을 활성화시킨다. 위에 요약된 증거에 의하면, 새로운 피질 영역의 추가보다 존재하는 영역 구성의 수정에 의해, 발달은 부분적으로 인간 뇌의 기능을 수정한다는 가능성을 신중하게 고려해야할 필요가 있다.

호모 사피엔스는 정확히 "불균형한 유인원"으로 여겨진다. 인간에 대한 가장 흔한 사실 중 하나는 한쪽 손사용과 관련된 대부분의 활동의 경우, 인간의 대부분이 자연스럽게

주로 왼쪽 반구의 조절로 움직이는 오른손을 사용한다는 것이다. 대조적으로, 각각의 유인원과 원숭이가 특정 활동에서 두 손 중 한쪽 손에 선호도를 보이면서, 선호도는 보통 중간 정도이며, 몇몇은 다른 활동에서는 다른 쪽 손 사용하는 것을 선호하는 것처럼 보였다. 인간 기능의 다른 측면은 또한 강하게 한쪽 뇌에 의해 지배된다는 것이다. 인간 대부분은, 왼쪽 뇌가 언어와 관련된 신경 기능의 대부분을 수행한다. 오른쪽 뇌는 특별하게 인간의 시공간 주의력과 관련이 있어서, 결과적으로 오른쪽 반구의 병병은 왼쪽 반구의 병변보다 편측 공간무시를 일으킬 가능성이 더 크다. 대조적으로 짧은 꼬리 원숭이의 경우, 위치에 상관없이 한쪽 반구에 생긴 병변이 편측 공간무시를 일으킬 가능성은 동일하다. 인간에게서 언어와 손을 담당하는 왼쪽 반구의 성향이 큰 사람들은, 불균형이 각 반구의 기능적 업무에 영향을 주는 유전자의 자연적인 선택의 결과라고 이야기한다. 그러나 우리는 인간의 기능적 특별함에 대한 약간의 가설을 세울 수 있는 충분한 정보를 갖고 있는 신경 부분이 있다. 그것은 바로 시각 시스템이다.

구대륙 원숭이나 신세계 원숭이의 경우와는 다르게, 인간 망막의 중심 부분은 사실상 단파장 (S)원추세포가 없다. 비록 (슬상의 소세포 (P)층이 되는) 난쟁이 세포의 수지상 부분이 짧은 꼬리 원숭이와 인간에서 비슷한 크기를 갖더라도, (바깥쪽 슬상의 거대세포(M)층이 되는) 망막 신경절 세포는 짧은 꼬리 원숭이보다 인간에서 더 큰 수상 돌기 부분을 갖고 있다. 이러한 해부학적 차이점은 인간이 짧은 꼬리 원숭이보다 스펙트럼의 장파장에 더 민감하다는 것과 인간과 짧은 꼬리 원숭이는 M 경로를 활성화하는 자극에 다른 민감도를 가지고 있다는 것을 보여준다.

M 경로와, M 경로에서 강한 정보를 받고 행동에 대한 처리 과정 정보와 관련된 등쪽 처리과정 경로 등, 선조외 피질내의 발달 과정의 변화가 그 증거이다.

인간은 또한 같은 환경에서 짧은 꼬리 원숭이에게서는 발견되지 않은 뒤쪽 마루엽 피질의 여러 부위의 활성화를 갖고 있다. 이러한 결과는 다양한 방향으로 해석될 수 있다. 인간은 짧은 꼬리 원숭이에게 없는, 마루엽 피질 내에 추가적인 시야 영역을 가지고 있다. 그 대신에, 짧은 꼬리 원숭이와 인간은 전체적으로 같은 마루엽 부분을 갖고 있다. 만약 후자가 사실이라면, 우리는 원숭이가 인간과 같은 방법으로 물체에 대한 삼차원 특징에 대한 정보를 얻지 못할 거라 예상할 수 있다. 인간이 인간을 제외한 영장류와 다른 방법으로 물체의 특성과 상호관계를 묘사하는 증거가 주어진다면, 그리 놀랄만한 것이 아니다. 이러한 결과는 등쪽 시각 경로의 기능적인 구성이 인간 발달과정에서 수정된 것이라는 추가적인 증거를 제공한다. 이 부위는 주의력에 관한 이해에 중요한 부분이다 (Gazzaniga, Michael S., ed., The Cognitive Neurosciences Ⅲ, third edition, 1200 word extract from pages 1-15., © 2004 Massachusetts Institute of Technology, by permission of The MIT Press).

등쪽과 배쪽 경로
(DORSAL AND VENTRAL PATHWAYS)

2개의 경로에 대한 개념은 1단원에서 언급되었다. 그러나 그 중요성 때문에, 더 자세하게 설명될 필요가 있다. 인식 시각과 행동 시각이 2가지 다른 경로에 의해 조정된다는 것을 보여주는 중요한 증거가 있다. 인간 시각 시스템은 시각 인식과 행동 관련 시각 조절을 통해 세상을 하나의 묘사로 구성하지 않는다. 대신, 인식 시각과 행동 시각은 신경 손상에 의해 다르게 영향을 받는, 분리된 시각 메커니즘에 의존하여 나타난다. 초기 시각 피질에서 나와 하관자엽 피질 쪽으로 뻗어 가는 배쪽 경로(P)와, 초기 시각 피질에서 나와 하관자엽 피질 쪽으로 가지 않는 등쪽 경로 (M)가 존재한다 (그림 2-2).

P 시스템은 주로 물체의 특징을 다루고, M 시스템은

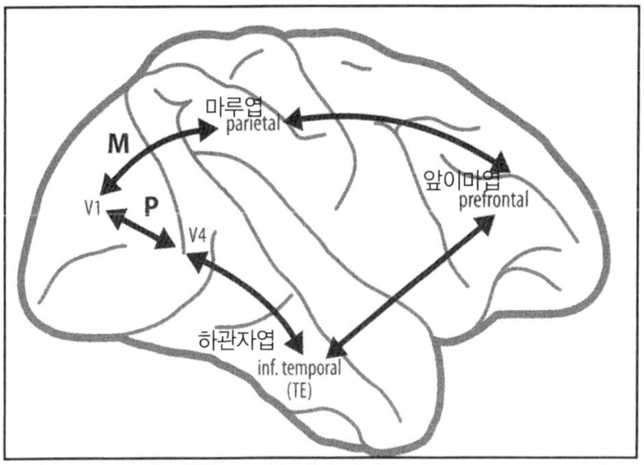

그림 2-2. 배쪽경로(P)와 등쪽 경로(M)

공간에서의 물체 위치를 다룬다. P와 M 시스템은 배쪽과 등쪽 시스템으로써 정확하게 같은 시스템이 아니다. 배쪽과 등쪽 시스템은 P와 M 시스템의 부분이고, 바깥쪽 시상핵에서 시작된다. M 시스템 (등쪽 경로)에서 수행되는 변환은 자기중심적 조정으로 물체의 위치와 특성에 대한 순간적인 정보를 다루고, 물체를 향해 손 집기 (Goodale & Haffenden, 1998)와 안구 운동과 같은 능숙한 행동의 시각 조절을 조정한다.

M 시스템은 물체 쪽으로 움직임을 향하게 하고, P 시스템은 그것을 확인하는 것을 돕는다. P 경로에서 구상되는 인식적인 묘사는 세상의 물체에 대하여 우리가 특정 행동을 선택할 수 있도록 하는, 높은 수준의 인식 네트워크의 일부이다. M 시스템의 시운동 네트워크는 행동 (움직임)에 선택되는, 특정 움직임(눈과 손)을 프로그래밍한다. 물체의 크기, 시작점, 위치에 대한 유사한 (동일한 것은 아닌) 시각정보가 양쪽 시스템 모두에서 이용 가능한 반면, 양쪽 시스템은 다른 기능을 수행한다 (Brown, Moore, & Rosenbaum, 2002; Goodale & Haffenden, 1998). 우리가 시각주의력에 대해 이야기할 때, 보통 거론되는 것은 M 시스템이다. 발달에서 가장 크게 강화된 것 또한 이 시스템이다. 이 시스템이 향상되면서, 우리는 시각주의력을 향상시킬 수 있다. 양쪽 시스템의 다른 기능을 강조하기 위해, 다음 이야기는 이러한 기능들을 이해하는 데 도움이 될 것이다.

이것은 일산화중독으로 이한 산소 결핍에 의해 생긴, 심각한 시각 형태의 실인증을 겪고 있는 어린 여성인, D.F.의 이야기이다. 비록 D.F. 시각 기능의 낮은 수준이 꽤 선명하더라도, 그녀는 가장 단순한 기하학적인 형태뿐만 아니라, 더 이상 친구나 친척의 얼굴이나 형태의 기초가 되는 공통적인 것들도 구분할 수 없다. 만약 그녀의 손에 물체가 있다면, 그녀는 촉감으로 그것을 명확히 인식하는 데 문제가 없고, 목소리를 통해서 사람들을 인식할 수 있을 것이다. 그러나 D.F.가 명확하게 보지 않은 물건을 집으려고 할 때, 정확하게 손과 손가락을 움직이는 것을 보여주었다. 그러므로 그녀가 다른 크기의 물건을 집으려고 할 때, 그녀의 손은 작은 것을 집을 때보다 큰 것을 집을 때 더 손가락을 넓힌다. 유사하게도 그녀가 다른 시작점에 있는 물체를 잡으려 할 때, 그녀는 손과 손목을 정상적으로 돌린다. 또한 다른 형태의 물체의 경계면 쪽으로 정확하게 손가락을 뻗는다. 즉, D.F.의 시각 시스템 (P 시스템)은 명확히 하기 위해 물체의 크기, 형태, 시작점에 대한 인식 정보를 더 이상 전달할 수 없다. 그러나 동시에, 시각적으로 끌리는 행동을 수행하고 프로그래밍을 조절하는 D.F.의 시운동 시스템 (M 시스템)은 같은 물체 특징에 민감하다.

물체에 대한 행동이 물체의 위치를 부호화하는 것을 의심할 여지가 없다. 뒤쪽 관자엽의 세포는 이러한 성질을 가지고 있다. 뒤쪽 관자엽 피질의 신경학적 특징은 시공간 주의력의 주요 인자이다. 많은 세포들, 특히 7A의 세포는 시야의 다른 부분에 대한 주의력의 변화에 의해 조정된다 (Goodale & Milner, 1992). 그러나 공간 주의력이 뒤쪽 마루엽 피질에 의해서만 조절된다는 가정은 잘못되었다. V4 부위와 배쪽 경로 (P 시스템) 내의 하관자엽 부위를 포함한, 많은 피질 부분의 뉴런은 주의력 조절을 담당하는 것으로 알려져 있다.

등쪽과 배쪽 경로의 두 시스템은 우리의 일상생활을 통제하는 평행 선상의 지시를 한다. 관자엽 피질은 등쪽 경로의 끝부분이다. 이것은 시각과 체성감각 환경을 뒤지고 다니는 손과 운 운동의 지시 기능을 수행한다. 이것의 뉴런은 행동 시스템의 전체적인 지시 신호를 제공하고, 도약 안구 운동과 추적 안구 운동 동안 활동적이며, 고정 뉴런 또한 존재한다 (Corbetta, Miezin, Dobmeyer, Shulman, & Petersen, 1991; Robinson, Goldberg, & Stanton, 1978). 이것은 공간 주의력 뿐만 그런 것이 아니라, 많은 영역에서 중요하다. 연구를 통해 오른쪽 앞쪽 관자엽 네트워크가 지속적이고 선택적인 주의력을 담당하고, 왼쪽 앞쪽 관자엽 네트워크가 기억력의 음운 고리 구성을 담당하고 있다는 것이 밝혀졌다 (Coull, Frith, Frackowiak, & Grasby, 1996). 주의력, 공간 인식, 형상화, 기억력, 공간 에피소드 코드화, 일화 인출, 기술 습득과 관련된 업무 처리 동안 관자엽 부분은 계속적으로 활성화된다. 기억력 해석에 의하면, 마루엽 부위는 기억력 중 언어 정보의 저장을 담당한다. 이런 생각은 뒤쪽 마루엽 병변이 언어의 단기 기억을 손상시킬 수 있다는 증거와 일치한다 (Cabeza & Nyberg, 2000). 마루엽 피질, 특히 오른쪽 부분은 다른 주의력 과정과의 상호 관계가 있는 부위로 알려져 있다 (Cabeza & Nyberg, 2000). 계통 발생의 팽창은 이마엽 부위와 경쟁된다. 뒤쪽 마루엽 피질은 시각, 청각, 체성감각, 전정 부위가 합쳐지는 부분에 위치한다. 공간 주의력에 필요한 감각 행동과 인식 통합을 조정하는 데 좋은 위치에 있다. 전환 시공간 주의력, 촉각, 눈 운동 탐색, 청각 목표물 탐지, 시각적 이끌림, 도약 안구 운동, 공간에서의 정신적 재활성화가 이것과 관련되어 있다. 마루엽 피질의 뉴런은 잡기와 탐색 행동에 요구되는 운동에 의해 개인 외의 세상을 묘사하는 데 사용된다. 일부 뉴런은 또한 몸을 중심으로 하는 묘사를 만들기 위해 머리 위치와 관련된 자기수용 정보와, 세상을 중심으로 하는 묘사를 만들기 위한 전정 정보를 사용한다 (Mesulam, 2000).

마루엽 피질은 감각 통합 프로그램에서 전정 부위와 마찬가지로 중요하다. 공각과 시각 행동 기술이 부족한 아이는 이 부위의 치료 교육이 필요하다. 이를 성취하기 위해, 감각통합 프로그램은 전정 활동과 마찬가지로, 눈 운동 활동을 포함해야만 한다. 전정 고정과 도약 안구 운동 고정의 조합을 사용하는 것은 감각 운동과 공간 문제를 갖고 있는 아이를 돕는데 중요한 요소이다.

오른쪽 반구 vs 왼쪽 반구 (RIGHT VERSUS LEFT HEMISPHERE)

오른쪽 반구는 여러 가지 중에서도, 공간에서 물체들이 어떻게 밀접한 연관을 갖는지를 조절하는 데 주요한 기능을 보인다. 이는 오른쪽 시야와는 다르다 (그림 2-3). 인간 뇌의 왼쪽 반구는 언어를 조절한다. 이는 또한 오른쪽 손을 놀라울 정도로 미세하게 조절한다.

생물학자와 행동 과학자는 일반적으로 선조가 250만 년 전에 건설하고 물건을 다루던 때부터, 지금까지 오른손잡이가 발달해왔다는 것에 동의한다. 오른손잡이 능력이 또한 언어 능력의 기초가 되는 것으로 여겨진다. 왼쪽 반구가 단순하게 능숙한 손 행동의 레퍼토리에 수화를 추가했고, 이것이 언어 능력으로 변환된 것으로 그들은 짐작한다. 왼쪽 반구가 손 사용에 특화된 후, 자연스럽게 오른쪽 반구는 공간 관계를 처리하는 데 초점을 맞춰 발달한 것으로 간주된다. 지금은 척추동물이 등장했던 5억 년 전에 이미 인간 뇌 각 반구의 특별함이 기초 형태로 구성되어 있었다는 관점을 지지하는 연구들이 더 많아졌다. 뇌 반구에서 더 최근에 특별해진 것은 진화 과정에서 기본 기능으로부터 발달한 것이다. 이와 같은 시점은 척추동물 뇌의 왼쪽 반구가 보통 친근한 일상적인 환경에서의 행동 패턴 조절을 담당하는 것으로 여긴다. 오른쪽 반구는 감정 자극의 초기 부위이고, 먼저 환경에서 예상치 못한 자극을 탐지하고 반응하는데 특화되었다. 빠른 반응이라 불리는 잠재적으로 위험한 환경에서의 초기 조절이 시행되었다. 그렇지 않으면, 조절은 왼쪽 반구로 지나간다. 다른 말로 하면, 왼쪽 반구가 보통 하향식 조절이라 불리는, 스스로 동기를 부여하는 행동을 조절한다. 오른쪽 반구는 환경적으로 동기가 부여된 행동, 일명 상향식 조절을 담당한다. 언어, 도구 제작, 공간 상호관계, 얼굴 인식과 같은, 더 특별한 행동을 지향하는 과정은 두 가지 기초 조절로부터 발달하였다 (Macneilage, 2009). 오른쪽 반구는 전체 주의력을 조절하는 중요 부위이다. 첫째, 동측성 자극의 간단한 반응시간은 왼쪽 손의 경우가 더 빠르다. 둘째, 오른쪽 반구에 병변이 있는 환자는 반응 시간에 양쪽에 결점을 갖기 쉽다. 셋째, 분단된 뇌에서, 환자의 각성은 이 오른쪽 반구에 의해 조절될 때만이, 더 효율적이다. 넷째, 오른쪽 반구에 손상을 입은 환자는 왼쪽 반구에 똑같은 손상을 입은 환자보다 감각 자극에 의한 생리적인 자극을 덜 받는다 (Mesulam, 2000; Posner, 2004).

긴장된 상태 유지는 오른쪽 반구 메커니즘에 의존하는 것으로 보이고, 또한 주의력과도 깊은 관계가 있는 것으로 보인다. 이러한 두 가지 사실은 청반핵에서 작동되는 노르에피네프린 (NE) 시스템이 긴장 상태에서 중요한

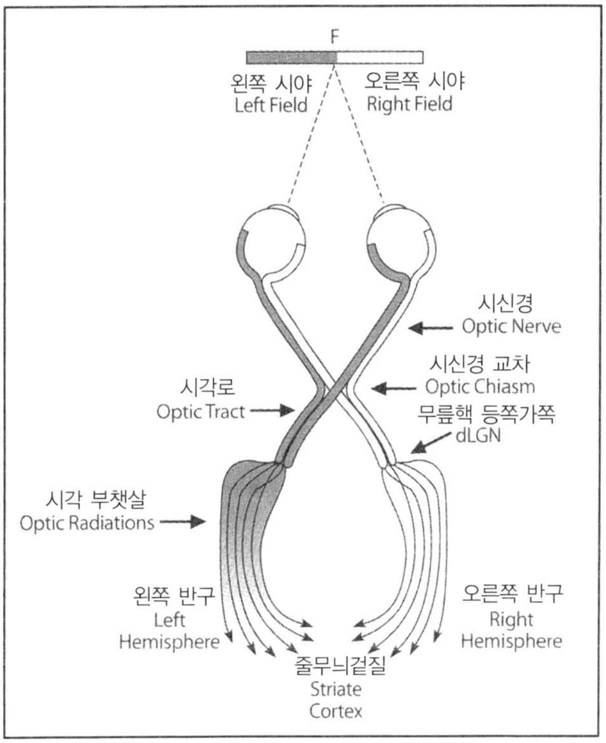

그림 2-3. 좌우측 시야

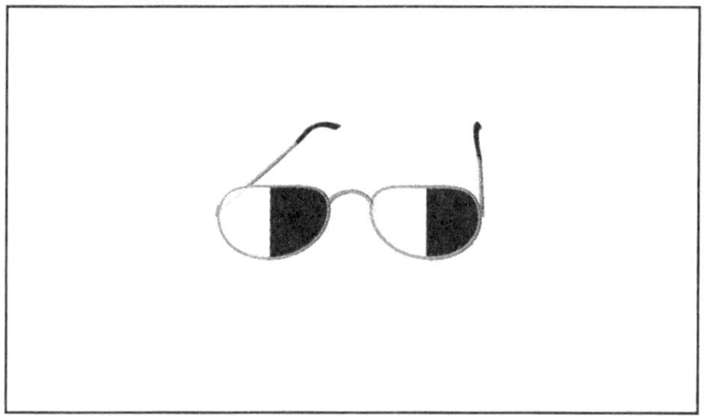

그림 2-4. 왼쪽 시야를 막은 안경

역할을 한다는 가설을 뒷받침한다. 생쥐 연구에서 오른쪽 대뇌 반구의 병변이 양쪽 NE의 급격한 감소를 이끌어내는 것으로 밝혀졌다. 이 연구는 NE 경로가 긴장 유지의 기초를 제공하고, 오른쪽 대뇌 반구의 뒤쪽 주의력 시스템에서 강하게 활동하는 것을 밝혀냈다 (Lynch, Mountcastle, Talbot, & Yin, 1977; Posner & Petersen, 1990).

인간의 경우, 오른쪽 반구는 제한된 특징에 초점을 맞추기보다 환경의 전체적인 측면을 보면서, 전체적인 장면을 다루는 것으로 보인다. 이러한 수용능력은 분석 공간 관계에서 상당한 이점을 제공하는 것을 보인다. 오른쪽 반구에 저장되는 기억력은 한 개의 물건의 연속이라기보다 전체적인 패턴으로써 구성되고 요청되는 것으로 보인다. 대조적으로, 왼쪽 반구는 환경의 부분적인 측면에 초점을 맞추는 것으로 보인다. 인간의 전체-부분의 이분설 증거는 뇌 손상을 입은 환자와 연관된 환경의 빛에 의해서 밝혀졌다. 그들은 대문자 H의 작은 복사본들이 큰 형태의 H 모양을 형상하는 그림을 그려달라고 요청받았다. 왼쪽 반구에 손상을 입은 환자는 자주 작은 H가 포함되지 않은 단순한 선으로 H를 그린 반면, 오른쪽 반구에 손상을 입은 환자는 비체계적으로 모든 종이의 H 글자를 보기만 하였다 (Macneilage, 2009).

오른쪽 반구와 관련된 연구는 주의력에 중요성을 강조하는 것으로 보인다. 그러므로 우리는 주의력을 향상시키기 위해 이 반구를 강조하는 활동을 할 필요가 있다. 이것에는 왼쪽 손이나 발을 사용하는 것, 안경에 가리개를 달아 왼쪽 시야를 차단하는 (그림 2-4), 도약 안구 운동과 추적 안구 운동을 훈련하는 것 등이 있다. 또한, 아이를 가르칠 때, 그의 왼쪽 편에 서 있으려고 해라. 그것은 그의 오른쪽 반구가 더 사용될 것이고, 그를 긴장 상태에 놓게 할 것이다.

오른쪽 대뇌 반구는 보통 공간 묘사에 더 특화되어 있다. 오른쪽 손과 왼쪽 손을 사용하여 각각 형태를 알 수 없는 물체를 동시에 만졌을 때, 보통 왼쪽 손으로 만진 것을 오른쪽 손으로 만진 것보다 더 정확하게 표현한다.

앞이마엽과 마루엽 피질에 의한 전체 주의력 조절은 오른쪽 반구 특수화의 패턴을 나타낸다. 그러므로 감각 양상에 의해 유지되고 분산되는 주의력은 오른쪽 뒤쪽 마루엽과 앞이마엽 피질의 활동을 이끌어 낸다. 게다가, 혼란 상태를 유발하는 뒤쪽 마루엽이나 앞이마엽의 병변은 대개 항상 오른쪽 반구에 위치한다. 또한, 우리의 긴장 상태를 유지하고 발달시키는 능력은 오른쪽 대뇌 반구에 강하게 의존한다. 이는 모든 공간 주의력이 오른쪽 반구에 의해 조절되고, 오른쪽 반구 손상은 긴장 유발을 어렵게 한다는 생각을 이끌어 낸다. 성취 경계는 왼쪽 병변보다 오른쪽 변병에 의해 더 손상 받는다 (Posner & Petersen, 1990).

많은 연구들이 오른쪽 반구가 주의력을 지시하는 데 더 특화되었다고 증명한다. 이러한 발견은 다음 3가지 가정을 기초로 삼는다.

1. 비록 우세한 경향이 왼쪽 반구에 있더라도, 온전한 오른쪽 반구는 공간의 양쪽 모두를 주시하는 신경 부위를 포함한다 (Facoetti, Paganoni, & Lorusso, 2000).
2. 왼쪽 반구는 대개 배타적으로 오른쪽 반구와 반대의 일을 한다.
3. 많은 신경연결 공간은 왼쪽보다 오른쪽 반구에서 주의력 기능에 더 전념하도록 하는 데, 이는 한쪽 반구와 관련된 대부분의 주의력 업무는 오른쪽 반구의 더 뛰어난 활성화를 만들 것이다 (Vidyasagar, 2001).

오른쪽 반구는 긴장 상태를 유지하는 데 필요한 메커니즘을 포함하고 있기 때문에, 왼쪽 측면에서 일어나는 일에 더 유의하는 경향이 있다 (Posner & Petersen, 1990).

무시는 오른쪽 반구 뇌졸중에 의한 손상된 흔한 증상이다. 공간 문제점이 있는 환자는 보통 세상의 왼쪽이 존재하지 않은 것처럼, 반대쪽에 자극이 감소되어 의식하지 못하는 느낌을 받는다. 무시는 펜과 종이 테스트로 입증될 수 있다. 오른쪽 반구 손상 후, 소홀함을 겪는 환자는 계속적으로 왼쪽의 목표물을 놓치면서, 왼쪽의 목표물은 일부만 인식한다.

초기 감각 손실의 차이점은 많은 무시 환자에게서 나타나는 요인인, 인식 소거에 의해 묘사된다. 소거를 겪는 환자는 보통 영향을 받은 쪽에 존재하는 일반적인 자극을 인식할 수 있지만, 반대쪽 근처의 다른 자극이 동시에 올 때, 같은 자극을 놓친다. 결함은 두 자극이 주의력에 경쟁할 때 발생하는 것으로 보인다. 소거는 전체 수용능력의 감소와 더불어, 공간 주의력에서 병리학적인 편향을 반영한다. 소거를 이해하는 과정은 보통 뇌에서 주의력 경쟁의 제한과 관련된 것에서 생긴다 (Gazzaniga, 2004). 오른쪽 마루엽 병변이 있는 환자는 자주 선을 오른쪽으로 멀게 이등분하였고, 왼쪽 줄에 있는 글자 대부분을 기록하는 것을 실패하였다. 그러나 이러한 효과는 주의력 처리과정이며, 인식 처리과정 자체는 아니다. 이것의 증거는 무시된 쪽으로 조용히 관심을 쏟으라고 신호를 줌으로써 자주 수정된다는 것이다. 신호는 손상받은 마루엽이 주의력을 풀도록 시간을 제공하고, 따라서 손상에 대한 보상을 제공한다. 글자의 무작위적인 줄 대신에, 단어로 대체됨으로써 보상될 수 있다. 무작위적인 줄 왼쪽의 대부분 글자를 기록하는 데 실패한 환자는 글자가 단어로 될 때 수정하여 기록할 수 있다. 신호가 주의력을 지시하면서 작용할 때, 그들은 보통의 성취에 영향을 줄 수 있다. 글자 줄 이전에 존재하는 신호는 근처 글자의 일반적인 성취를 향상시킬 수 있지만, 신호는 단어를 구성하는 글자의 기록에 전혀 영향을 주지 않는다. 보통 사람의 혈액 흐름 연구는 왼쪽 배쪽 뒤통수엽 부위가 기초 단어인 글자 줄에 특별하다는 것을 보여준다. 시각 단어 형성 부위는 주의력을 제외한 지시를 내리는 것으로 보이며, 주의력을 요구하지 않음으로써 단어 인식을 자동적으로 하는 다른 데이터를 확인시켜준다. 반면에 글자 줄에서 한 가지 글자를 찾는 관련 업무는 주의력에 의존한다. 자동 단어 인식은 오직 정상적인 사람에게만 적용된다. 대부분의 읽는 사람들인 초보의 경우 단어를 읽을 때, 한 번에 글자 뭉치들을 보며, 난독증 환자의 경우, 한 번에 1, 2개의 글자를 본다. 그러므로 이와 같은 경우에 주의력은, 단어 인식에 결정적으로 작용한다. 아이가 정확한 공간 위치에서 시계의 숫자를 그리라고 할 때, 오른쪽 마루엽의 비효율적인 M 경로는 종종 공간 기술이 부족해 보인다. 이러한 결과는 무시 환자와 유사한데, 왜냐하면 모든 숫자가 시계의 오른쪽에 위치하기 때문이다 (그림 2-5).

시계를 그리는 것은 아이가 M 시스템에 손상이 있는지 없는지를 빠르게 테스트하는 좋은 방법이다.

또 다른 흥미로운 연구는, 말하는 것이 왼쪽 손이 아닌 오른쪽 손 활동의 한쪽 뇌 개입을 만든다고 나타났다. 말하는 것은 뇌의 왼쪽에서 구성되고, 오른쪽 손 움직임은 왼쪽에서 지배되기 때문에, 이 두 가지는 서로에게 영향을 준다. 그러므로 오른손잡이가 말하는 동시에 그림을 그리는 것은 비효율적이다 (Sheliga, 1995).

주의력 영역 (AREAS OF ATTENTION)

주의력은 다음과 같이 5가지 영역으로 나뉜다.

1. 집중적 주의력 – 자극에 대한 기초 반응 (예; 청각 자극에 의한 머리 회전)

2. 선택적 주의력 – 주의력 산만으로부터의 해방 (Sohlberg, 2001)
3. 분산적 주의력 – 동시에 2가지 일에 반응하는 능력
4. 지속적 주의력 – 계속된 활동 동안에 시간이 지나면서 주의력을 날카롭게 유지하는 것 (Sohlberg & Mateer, 1987)
5. 변화적 주의력 – 주의력을 다른 영역으로 빠르게 이동시키는 능력

집중적 주의력

이것은 특별한 시각, 청각, 촉각에 주의깊게 반응하는 능력이다. 자극에 대한 집중적 주의력은 이러한 자극의 장고를 증가시키는 것과 같다 (Braun, Koch, & Davis, 2001). 그러므로 집중적 주의력은 매우 중요하다. 이것은 주의력의 첫 단계이고, 다른 주의력이 활성화되기 전에 성취되어야 한다. 첫 주의력 요인에는 (1) 초점-실행, (2) 유지, (3) 암호화, (4) 이동이 있다. 이것은 공간 시작점과 관련되어 있고, 뒤쪽 마루엽, 윗둔덕, 바깥쪽 벽핵을 포함하는 뒤쪽 주의력 시스템에 의존한다. 집중적 주의력을 갖기 위해서는 긴장상태가 되어야 한다. 이것은 중간뇌 그물 형성과 시상 수질속핵 활성화에 의해 얻어진다 (Kinomura, Larsson, Gulyas, & Roland, 1996). 집중적 주의력 조절하는 것을 돕는 많은 처리과정은 빠르고 자동적이어서, 이 과정을 의식적으로 인식하지 못한다. 시각 처리과정이 행동으로 자동적으로 처리되기 때문에, 그 행동은 의식적인 의도를 조금도 일으키지 못한다는 많은 근거가 있다.

주의력을 향상시키는 초기 신호주기

공간 신호는 시각 목표물을 처리하는 효율성을 증가시킬 수 있다는 것이 증명되었다. 이러한 이유는 은밀한 주의력의 이동이다. 주의력을 이동시키려는 많은 단서가 있다. 목표물이 나타날 영역근처의 밝은 박스들, 점들, 목표물이 나타날 위치 아래에 수평적인 선, 목표물 시작점의 조합 등이 그것이다. 시각 처리과정의 강력한 강화는 신호와 가깝게 발생한다. 초기 공간 신호는 적절한 위치로 주의력을 이동시키고, 신호를 받은 목표물이 혼자든 아니든 상관없이 지각 효율성의 부분적인 강화를 만든다.

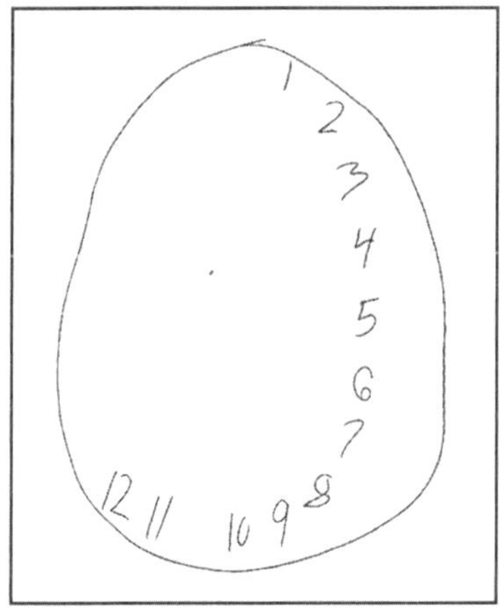

그림 2-5. 무시 (negleat) 환자

이러한 단서는 목표물을 명확히 하기 전에, 보통 직접적으로 사용된다. 이른 신호를 주는 것이 효율적인 이유는 다양한 크기의 공간 영역에 분배되는, 제한된 처리과정 때문이다. 지각 처리과정은 헌신적인 수용능력에 의존하는 처리과정과 관련된 영역에서 평행적으로 진행된다. 처리과정 비율은 수용능력이 클수록 빨라진다. 목표물 위치를 모를 때, 자원은 전체 공간 영역에 골고루 분배된다. 반면, 목표물이 타당한 위치 이른 신호에 의해 지시될 때, 제한된 자원은 미리 이 영역으로 할당되고 이 과정은 빨라진다. 실험은 공간에서 자극이 발생할 장소에 대한 지식이 탐색의 효율과 속도에 영향을 준다는 것을 확실하게 보여준다. 목표물의 위치를 찾으려고 시도할 때, 목표물을 찾을 가능성이 있는 지역에 대한 지식은 그 형태에 대한 것보다 더 중요하다. 또한, 우리는 주의력을 향상시키기 위해 우리 시야의 중심부분을 사용하지 못한다. 주의력은 사건 탐색의 효율성을 강화시켜주는 조명에 비유된다. 예리함이 관계된 것과 달리, 조명의 효과는 황반과 다르다. 황반이 주의력 시스템과 깊은 관련이 있다는 가정은 삶에서 깨달은 것과 관련 있다. 우리가 관심 있는 것에 눈동자를 움직이기 때문에, 이는 적절하다. 그러나 황반은 주의력과 특별히 연결된 것이 없다 (Shiu, 1994). 목표물을 찾는 P 시스템(중심 시야)에 주의력을 이동시키는 것이 M 시스템(주변 시야)이다. 시각 피질은 공간 위치에 구성되어 있기 때문에, 시작점은 공간 위치 선택으로 보여진다 (Posner, 1980, 2004).

목표물로 빠르게 주의력을 이동시키는 능력을 향상시키기 위해, 가장 중요한 것은 목표물이 위치한 공간에

포인트를 빠르게 알려주는 것이다. 목표물이 나타나기 전에 간략하게 발생하는 신호를 사용함으로써 이 실험을 실행한다. 현실에서, 우리는 이것을 할 수는 없다. 그러나 신호는 여전히 사용된다 (예; 레이져 포인트로 우리가 보기원하는 부분을 지적하면서, 색칠된 줄의 단어나 글자를 가르키는 것). 공간에서 아이의 주의력을 이동시킬 수 있는 것은 예정된 목표물의 반응시간을 빠르게 할 것이다. 실험에는 주의력을 이동시키기 위해 대문자와 소문자가 사용되었다. 대상이 대문자를 처리할 때, 그것은 주의력이 더 정확하게 하였다. 대문자와 소문자의 사용은 주의력을 이동시키는 방법이다 (Posner & Petersen, 1990).

황반 주의력에서, 근처의 물체나 글자에 의해 단절은 일어났다. 근처 글자가 목표 글자에서 멀어질 때, 단절이 감소하였다. 집중적 주의력이 최선인 영역은 1° 였다 (인쇄물에서 4개 글자의 위치). 물체나 글자 같은 방해물로 주의력의 초점 영역을 자유롭게 유지해라. 만약 아이의 집중적 주의력을 늘리기를 원한다면, 근처의 물체나 글자를 목표물 글자에서 적어도 1° 정도 밖에 놓아 단절을 유지해라. 이것을 황반 시야의 각도라고 한다 (Wicken & McCarley, 2008).

시각엽과 시각의 유용한 부분

목표 물체가 너무 명확하여 전체 병력 처리과정에 탐지되지 않으면, 탐색은 집중적 주의력을 포함한 연속적인 훑어봄이 필요하다. 그렇다면, 정확히 집중적 주의력은 어떻게 초점을 맞추는가를 다른 말로 하면, 시각엽은 크기가 어떠한가이다. 시각엽은 시각의 유용한 부분이라고도 불린다. 이는 정보가 고정되어 처리되는 것에서 포인트의 주변을 둘러싼 영역을 말한다. 이것은 황반 시야의 각도와 혼동되는 것이 아니고, 황반과 시각적으로 관련된 4°정도보다 더 크다. 예상처럼, 시각엽의 정확한 크기는 자극 특징과 업무 요구에 의하여 변한다. 보통, 시각엽은 목표물이 크고, 두드러지며, 스스로 나타날 때 작고, 불명확하며, 방해물 사이에 있을 때 더 작다. 시각엽은 또한 나이가 많을수록 작으며, 관찰자가 강한 스트레스 상황이나 의식적인 상황에 있을 때 수축된다.

시각엽의 크기는 관찰자가 탐색 범위 내를 어떻게 면밀히 조사해야하는지를 결정해주기 때문에, 탐색 성취에 영향을 준다. 큰 시각엽은 관찰자가 약간의 안구 운동이 시야를 가리는데 요구될 것임을 확신하면서, 각각 응시한 이미지의 전체 부분을 처리할 수 있도록 한다. 그래서, 시각엽 크기는 탐색 효율성과 연관성이 있다. 좋은 소식은, 시각엽이 훈련을 통해 커질 수 있다는 것이다. 예를 들어, 제품 검사하는 근로자는 훈련받지 않은 사람에 비해 시각엽 크기를 늘리는 훈련을 성공적으로 받았다 (Wickens & McCarley, 2008).

선택적 주의력

이런 주의력 영역은 방해물이나 경쟁 자극을 받았을 때, 행동학적이나 인지적인 상태를 유지할 수 있는 능력으로 간주한다. 이 단계에서 부족한 사람들(예: AD/HD 아동)은 쉽게 상관없는 자극에 의해 업무를 중단한다. 이것에는 내부적인 방해요소 (걱정 등) 뿐만 아니라 외부 빛, 소음, 활동 등이 포함된다. 이 단계에서의 문제점의 예에는, 자극이 주어지는 환경에서 업무를 수행하지 못하는 능력이 포함된다 (Sohlberg, 2001). 그러나 집중해야할 필요를 느끼기 전에, 사람들은 그들이 선택하고 주의력을 이동해야 할 환경의 부분을 결정한다. 여기서 생기는 의문은, 선택적 주의력의 단위는 무엇인지 주의력은 공간 위치, 특징, 전체 목표물이나 그룹을 선택하는지 이다.

장소 기반의 선택

장소는 종종 선택적 주의력의 단위로 다루어지는 증거는, 목표 자극에 멀리 있는 것보다 가까이 있는 방해물에 의한 개입이 더 크다는 것을 보여주는 행동학적 연구에서 나왔다 (Gazzaniga, 2004; Kastner, De Weerd, Desimone, & Ungerleider, 1998). 자극이 경쟁하는 중심 자원은 인식 범위로 보인다. 연구는 뇌의 V4 영역의 주의력 효과가 다른 배치일 때보다 같은 인식 범위 내에서 목표물과 방해물이 경쟁할 때, 더 크다는 것을 보여준다. 원하는 목표물이 반응과 경쟁할 때, 반응시간은 늘어난다. 그러나 "목표물이 중심에 위치할 것 같다"와 같은 하향식 증거가 주어진다면, 다른 목표물보다 연관성이 더 감소하는 것으로 나타났다.

특징 기반 선택

인간의 행동학적 연구는, 색이나 행동과 같은 특징에 의해 시각 정보를 선택할 수 있고 그러한 특징 기반의 선택은 특징을 처리하는 담당 피질 부위의 활성화를 강화할 수 있다는 것을 밝혀냈다. 예를 들어, 실험 대상자는 2개의 점선을 옮기는 색 구분 업무를 성취했다. 목표물이 아닌 점선으로의 V4 영역의 신경반응은 같은 색이 되면서 목표물 선택을 간섭하는, 목표물 점선으로써 같은 색일 때, 높게 나타난다.

목표물 기반 선택

연구를 통해 물체가 선택적 주의력의 단위로서 기능한다는 것을 보여준다. 실험 대상자의 주의력은 색과 같은 다른 특징이 섞였을 때, 목표물을 완성시키기 위해 이끌려 진다. 업무가 한 개의 주의력 선택을 요구할 때, 위치나 특징을 선택하는 경향을 넘어선 선택적 주의력의 단위로서 목표물은 기능한다. 색이나 선보다 사각형과 같은 알려진 목표물을 찾는 것이 더 빠르다.

목표물 선택이 하향식 조절에 의해 이끌어질 때, 목표물을 찾는 능력은 상향식 자극 요인, 특히 비목표물과 목표물의 시각적 유사성에 의존한다. 예를 들어, 그림 2-6에서 목표물은 큰 하얀색 수직 막대기이다. 이 목표물은 한 가지 특성이 공유되는 B에서 보다 목표물과 비목표물이 2개의 특성을 공유하는 Figure A에서 더 찾기 힘들다 (Desimone, 1995). 또한 한 개의 똑바로 선 글자를 찾을 때, Figure C에서 한 개의 개입된 글자는 D에서 보다 똑바로 선 글자 사이에서 찾는 게 더 쉽다. 이것은 장기 기억력의 결과로서, 참신한 성향 때문이다. 반대보다 유사한 글자 사이에서 개입된 글자를 찾는 것이 더 쉽다. 이것은 다수의 목표물은 기억력에 병력적인 접근성을 갖고, 친근함은 주의력 편집을 치우치게 하는 데 사용되는 목표물 특징의 종류라는 것을 의미한다. 주의력은 친숙한 것에 끌린다. 예를 들어, 시끄러운 방에서 당신 주의력은 근처에서 당신 이름을 부르는 목소리에 이끌릴 수 있다. 유사하게, 시각 목표물과의 긴 연습은 나중에 그것들이 무관하게 만들어 졌을 때, 그것을 무시하기가 쉽지 않다. 그러므로 현재 업무에 대한 하향식 선택 편향은 장기 저장 정보나 일반적 의미에 의해 뒤집힐 수 있다 (Desimone, 1995). 예를 들어, 아이의 주의력은 사람들이 꽉 찬 방에서 선생님에게 쏠리기 보다는 엄마에게 쏠릴 것이다. 선택의 중요성은 누군가가 우리가 장면을 볼 때 눈으로 얻은 정보의 작은 부분만을 의식하는 인간을 특징짓는, 많은 수용능력 제한을 고려할 때 명확해진다. 시각적으로 끌리는 행동을 만드는 능력은 유사하게 적은 목표물 중 하나로 제한된다. 선택적 주의력이 없다면, 우리는 제대로 기능할 수 없다. 시각 지각과 인식 동안, 눈동자는 움직여서 성공적으로 이미지의 가장 중요한 부분에 초점을 맞춘다. 동시에 시각주의력 메커니즘은 주변 시야에서 추출되는 정보를 사용하여 다음 눈 위치를 선택한다. 그러므로 우리 눈은 시각주의력을 조절함으로써 활동적으로 문제가 일어나는 선택과 정보처리과정을 얻을 수 있다 (Paletta, 2007). 여기서 생기는 의문은, 각각의 선택된 영역으로부터 무엇이 암호화될 수 있는가 이다. 많은 연구들은 비록 같은 위치에 있지만, 목표물 물체의 특징 중 초기에 선택되는 것과 그렇지 않은 것이 존재한다고 밝혀냈다. 실험 대상자는 그들의 시작점, 색, 막대기 폭이 변하는 상황에서, Bundesen과 Habekost의 시각주의력 이론(2008)에서 언급된 1, 2개의 목표물의 특징을 추적할 것을 요청받았다. 실험 대상자는 정확히 2가지 특성(시작점과 색) 중 갑작스러운 변화를 기록하면서, 1, 2개 목표물의 특징을 유지할 수 있었다. 그러나 그들은 비록 그것들이 2가지 특성 중에서의 변화 (하나는 시작점, 하나는 위치)를 기록하였더라도, 같은 위치에 있는 두 물체의 특성을 추적하지 못하였다. 이러한 결과는 위치를 이용가능한 정보가 목표물 물체의 특징에 제한된다는 것과 주어진 위치에서는

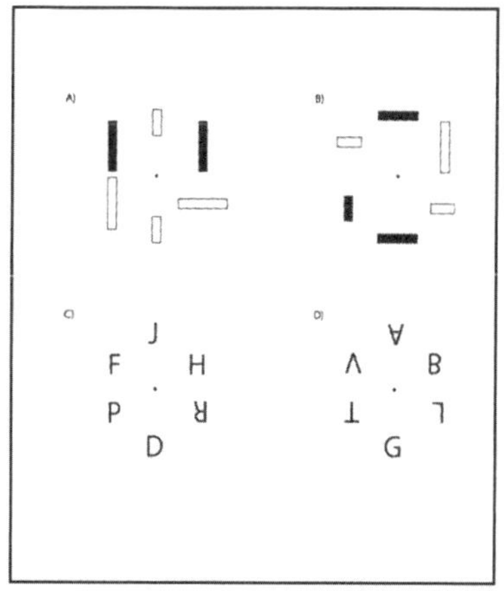

그림 2-6. 하향식과 상향식 자극 요인의 예

오직 하나의 목표물만이 선택된다는 것을 보여줬다 (Desimone, 1995; Posner, 2004).

이러한 연구들은 주의력 시스템의 여러 한계점을 보여준다. 우리는 주어진 위치에 있는 많은 물체들을 명확히 하도록 발달되지 못했다. 그래서 선택적 주의력은 난독증을 가진 아이가 겪는 가장 큰 문제 중 하나이다. 주의력이 읽기에 완벽하게 몰두되지 못하면, 읽기는 진행되지 않고, 그들의 이해와 읽는 속도는 떨어지게 된다.

이런 아이들을 돕는 가장 좋은 방법 중 하나는, 대립되는 특징의 수를 제한하는 것이다. 연구는 배경에 유사한 비목표물의 추가되는 수마다 목표물 탐지 시간이 50 밀리초가 늘어나는 것을 보여줬다. 복잡한 인쇄물은 어린 아이의 읽는 속도를 느리게 한다. 이는 편향 대립이라고 불린다. 뇌가 목표물을 찾기 위해 사용한 정보의 단기 기억 묘사는 단기 기억력에서 편향 대립에 방해하기 위한 것이다. 그래서 그것은 오로지 특정 목표물만을 찾는다. 예를 들어, 글자 b를 찾을 때, 뇌는 b가 오른쪽 아래에 고리가 있다는 것을 안다. 이러한 단기 기억 묘사는 주의력 본보기이다. 이것은 업무 기억의 한 측면이다. 그러므로 만약 비목표물이 목표물과 유사하지 않다면, 목표물을 찾는데 걸리는 시간은 비목표물의 수와 상관이 없다. 유사하다면, 더 많은 목표물들은 진짜 목표물을 찾는데 많은 시간이 소요된다 (Desimone, 1995).

분산적 주의력

분산적 주의력은 한 번에 한 가지 주의력보다 더 많은 주의력을 갖도록 요구한다. 우리는 이미 우리가 이러한 것을 하도록 발달되지 못했다는 것, 우리의 주의력을 공유하는 것이 매우 어렵다는 것을 강조했다. 두 개의 다른 목표물에 대한 판단을 하는 것이 어렵다는 것을 보여주기 위해 실험이 시행되었다. 실험 대상자에게 각각 2개의 겹치는 목표물로 구성된 작은 그림을 보여주었다 (대각선이 포함된 박스) (그림 2-7).

과제는 (a) 목표물 중 한 개의 한쪽 면을 기록하는 것(예; 선의 기울기), (b) 목표물 중 한 개의 2개 면을 기록하는 것(선의 기울기와 감촉), (c) 한 목표물의 한 쪽 면, 다른 목표물의 한쪽 면을 기록하는 것(선의 기울기와 박스의 크기) 중의 하나이다. (c)에서의 성과는 (a)나 (b)에서의 성과보다 떨어진다. 한 개보다 2개 이상의 목표물을 다룰 때, 차이점이 있었다. 같은 물체의 다른 특징은 개입 없이 인식될 수 있었지만, 다른 물체의 특징은 그렇지 못했다는 것을 보여주었다 (Bundesen & Habekost, 2008). 이것은 시각주의력의 직접적인 결과이며, 빛이 초점을 맞추는 황반과 눈의 디자인 결과이다. 유사한 목표물과 섞여있는 목표물을 찾는데 오래 걸리는 세심한 설명을 뒷받침하는 집중적 주의력을 필요로 한다. 사람들은 연속적인 시각 처리과정을 사용하며, 동시에 물체들을 보기 보다는 차례로 각각의 물체를 본다. 한 번에 2가지 일을 하는 것은 어렵고, 현대 과학은 3가지 일을 하는 것은 매우 어렵다는 것을 알고 있다. 연구는 인간이 2가지 이상의 것 중에서 선택하는 것이 어렵다는 것을 보여주고, 이전 업무는 사람들이 2개 중에서 선택하는 것을 좋아한다는 것을 보여줬다. 결정이 2개 이상의 선택지와 연관될 때, 어려움을 느낀다.

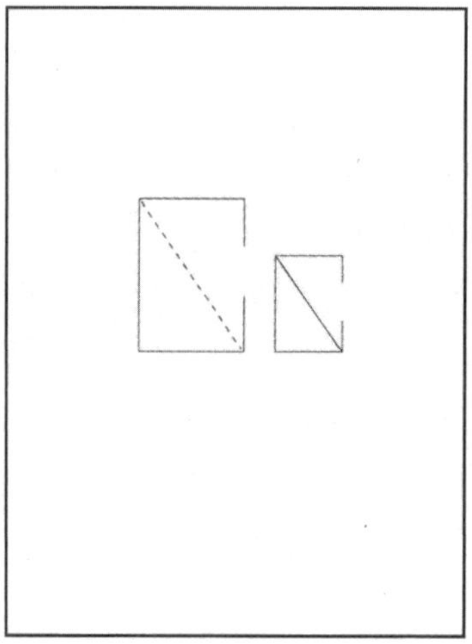

그림 2-7. 분산적 주의력의 예

3가지 이상의 선택과 마주할 때, 실험 대상자는 이성적으로 그들을 평가하려고 하지 않았다. 그들은 2개의 선택지가 남을 때까지 버리는 선택을 시작한다. 2개를 마주할 때, 앞이마엽 피질(MFC)으로 알려진 뇌의 부분이 나눠져서 반은 한 가지 업무를, 나머지 반은 다른 업무에 초점을 맞춘다. 노동력 분배는 사람이 2가지 업무를 철저하게 추적하도록 하지만, 만약 세 번째가 추가된다면, 그것은 어렵게 된다.

여러 개의 다른 비유들이 시각 공간에서 주의력이 분산되는 과정을 묘사하는데 사용된다. 그러한 비유 중

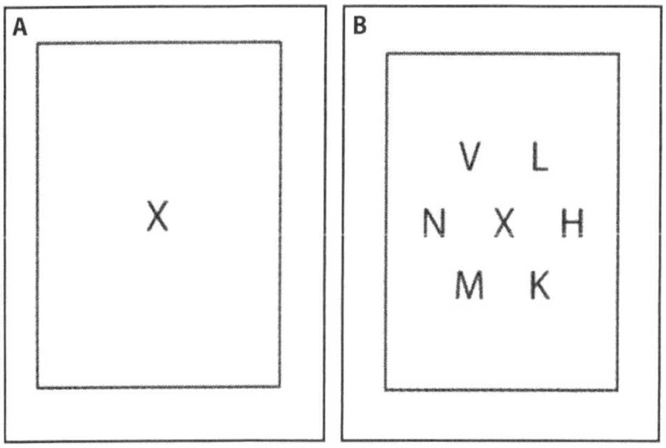

그림 2-8. (A) 아웃된 목표물의 예. (B) 경쟁 목표물의 예

하나는, 주의력은 조명과 같아서 조명이 무대의 배우를 강조하는 것과 같은 방식으로 행동한다는 것이다. 조명을 받는 모든 것은 처리되지만, 조명을 받지 못하는 것은 무시된다. 또 다른 사람들은 시각주의력이 카메라의 줌 렌즈와 같다고 이야기한다. 그러므로 주의력은 공간의 작은 부분에 초점을 맞추거나, 공간의 큰 부분에 대체적으로 초점을 맞춘다. 이러한 비유를 사용하는 경우는 주의력이 시야의 접경하지 않은 영역에 동시에 할당되지 못하기 때문이다 (Schneider, 1998). 다음은 시야의 한쪽 부분에는 관심을 가지면서 다른 부분의 시각정보를 차별할 때의 상황을 예로 든 것이다.

- 특히, 시각 탐색은 매우 유사한 특징을 보이는 목표물과 비목표물을 연속적으로 보거나, 비목표물 사이의 차이점이 커서 목표물과 비목표물 사이의 차이점이 확인될 때 나타난다. 공간 범위에서, 유사한 시각 특징을 서로 감추며 이러한 효과는 복잡한 시각 위치에서 복합적으로 나타났다. 매우 찾기 쉬운 자극은 위치적으로 특별한 특징(색, 형태, 행동 등)을 가졌기 때문에, "아웃된" 자극이라 불렀다. 시각은 대략 30 시각 피질에 의해 묘사되었고, 이 부위의 뉴런은 다양한 시각 정보를 암호화했다. 이러한 뉴런 사이 관계의 가장 중요한 구성은 자극 사이의 억제이다. 예를 들어, V1 영역에서, 선호하는 시작점의 막대기에 대한 시작점 선택 뉴런 80%의 반응은, 유사하게 시작된 막대기가 근처에 있을 때 억제되었다. 중간 관자엽 부위(MT)내에 있는, 선호되는 방향으로 움직이는 점에 대한 방향 감지 뉴런 40%의 반응은, 근처 점이 같은 방향으로 움직일 때 억제

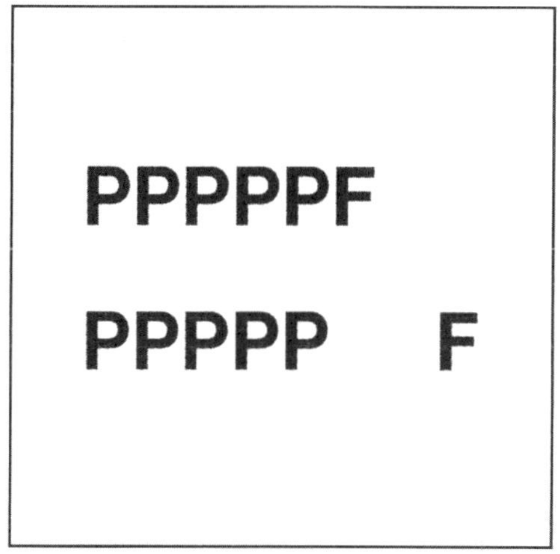

그림 2-9. 아래쪽 줄에서 아웃된 목표물의 예

되었다. 인식 범위 밖의 억제에 대한 결과로서, 주어진 자극에 대한 시각 피질의 반응은, 유사한 자극이 시각 범위에 있을 때 약화되었다. 주의력은 억제에 대응하는 데 주요하게 작동한다.

- 자극에 대한 시각 반응은, 자극이 행동과 관계될 때 강해진다 (예; 자극이 단순히 수동적으로 보여질 때보다, 아이가 개별 자극의 시각적 업무를 수행할 때). 예를 들어, 아이는 단지 색연필을 찾을 때보다 그 색연필을 사용하려고 할 때, 색연필 찾는 데 더 많은 관심을 기울일 것이다.
- "아웃된" 목표물로 간주되는 것은 경쟁하는 목표물이 없기 때문에 주의력을 요구하지 않는다. 그림 2-8A에서 당신은 X를 찾는데 많은 관심을 가질 필요가 없다. 그러나 그림 2-8B에서 당신은 가운데 X를 찾기 위해 집중해야한다. 그림 2-9에서 아래쪽 줄에 있는 F는 위쪽 줄에 있는 것보다 찾기 쉽다. 주의력이 보는 위치에서 주변 억제물을 억누름으로써 간접적으로 시각 반응을 조절하는 경향이 있다. 이는 주의력이 보이는 자극에 대한 반응을 보호하도록 허용한다. 그러므로 특정 물체에 대한 아이의 주의력을 향상시키기 위해서는, 유사한 물체들을 시야에 채우면 안 된다.
- 앞서 언급한대로, 시야에서 주의력 분배를 조정하는 한 가지 방법은 시각신호이다. 신호 효과는 신호를 받은 위치에서 극대화되며, 그 위치에서부터 거리가 멀어질수록 효과가 감소한다. 신호를 주는 것은 성과

를 극적으로 강화할 수 있다. 아이의 주의력이 물체로 가기 전에 신호가 직접적으로 주어진다면, 매우 효율적일 것이다. 예를 들어, 아이가 물체를 보기 원한다면, 그가 그것을 찾기 전에 레이저 포인트를 사용하여 물체를 직접 비춰주어라. 당신은 포인트를 유지할 필요가 없다. 단지 빠르게 비춰주는 것은 아이의 주의력을 원하는 방향으로 움직이게 할 것이다.

- 두드러지게 짧아진 주의력 시간은 2개 자극이 연속적이라기보다는 동시에 유지될 때 얻어진다. 이것은 시각주의력이 나중에 자극이 이미 시각 기억력에 전념할 때, 자극시간 동안 작동된다는 생각의 결과이다. 연구는 4개의 숫자가 동시 혹은 연속적으로 빠르게 나타날 때, 실험 대상자는 동시에 나타나는 숫자를 기억하고 확인하는 것을 더 선호하는 것을 보여준다. 이것은 주의력이 연속적인 자극보다 동시적일 때 더 쉽게 나눠질 수 있다는 것을 보여준다. 그러므로 만약 아이가 4개의 숫자를 기억하길 원한다면, 한 번에 한 숫자씩 보여주는 것보다 종이에 숫자 4개를 써주는 것이 더 낫다.
- 모든 실험은 일부 업무가 같은 양의 시각주의력을 요구한다는 것을 보여준다. 특히, 아웃된 목표물은 아웃된 것이 시각 초점 영역 밖에 있을 때 상대적으로 약간의 주의력만을 요구하는 탐색으로, 특별한 시각주의력이 된다. 아이가 동시에 2개의 자극을 탐색하기 원한다면, 주변 시야에 있는 것을 특별하게 만들어라. 주변 목표물은 더 많은 주의력 노력을 요구하지 않을 것이다.
- 연구는 글자 확인과 같은 복잡한 과정은 집중적 주의력과 구별되지 않는다. 시각 형태를 구별할 수 있지만, 집중적 주의력과 세부적으로 구분할 수는 없다. 병렬적인 주의력 메커니즘은 시각 경험에 특정한 정보를 포함한다 (Parasuraman, 2000). 즉, 주변 시야가 아웃된 목표물의 역할을 할 때, 시각경험에 도움이 될 수 있다. 주변 시야에서 목표물의 색, 시작점, 위치를 명확히 할 수 있지만, 연결선이나 다른 자세한 부분과 같은 목표물의 자세한 선은 아니다. 예를 들어, 책을 읽을 때, 주변 시야는 형태와 단어 사이의 공간을 인식하지만, 단어의 형태는 인식하지 못한다. 많은 자극이 주변 시야에 있을 때, 동시에 아웃시킬 수 있는 것은 2개이다. 아이가 주변 시야에 2개 이상의 목표물에 관심을 가질 것과 기대 하지 말자. 또한 그것들을 빠르게 인식할 것을.

지속적 주의력

지속적 주의력은 연속적이거나 반복적인 활동 중에 변함없는 행동학적 반응을 유지하는 능력을 말한다 (Sohlberg, 2001). 주의력 결핍 장애는 이 시스템이 오작동하는 좋은 예이다. 지속적 주의력은 주의력 이동과는 반대이며, 실험 대상자가 잠깐이나 오랫동안 신경을 쓰는 상태를 유지해야만 하는 상황을 뜻한다. 이는 경계라고 불리기도 한다. 어두운 방에서 있는 레이더 관리자는 주의력 시스템의 특징으로써 보이는 경계 감소를 천천히 시작하기 전에, 자주 1시간 이상 일상적으로 행동해야 한다. 주의력 형태에서 의학적 관심은 높다. 왜냐하면 이것의 손상은 뇌전증, 폐쇄성 뇌손상, 과잉행동, 무시, 정신분열증을 포함한 많은 질병에서 발생한다 (Parasuraman, 2000).

부드러운 추적 운동과 도약 안구 운동의 발달은 지속적 주의력의 발달과 깊은 관련이 있다. 부드러운 추적 운동은 유아기와 아동기에서 성인으로 되면서 발달한다. 태어났을 때, 주의력에 의해 영향을 받지 않은 반사 도약 안구 운동 시스템은 안구 운동 조절을 지배한다. 이는 생후 6~8주 동안 자극의 도약 안구 운동 추적의 우세를 설명한다. 2개월 후에 반사 시스템 대신, 부드러운 추적 운동과 도약 안구 운동 시스템은 뇌에서 주의력에 영향을 받는 뒤쪽 마루엽 피질과 중간 관자엽 부위와 연관되어 있다 (Richards & Holley, 1999). 대부분의 아이들은 5살까지 추적 운동이 약하지만, 나이를 먹을수록 더 나아진다. 추적 운동의 부족은 주의력 부족의 상징이고, 이것은 난독증 아이들에게서 흔하다.

경계 주의력은 노르아드레날린 방출을 억제하는 약(예; 클로니딘)을 통해 손상 받을 수 있다. 인간의 노르아드레날린 감소는 긴장된 주의력을 이끌어내는 것으로 보였고, 또한 이러한 효과는 참여자가 일을 하면서 큰 백색 소음에 노출되었을 때, 약화되는 것으로 보였다. 또 다른 연구는 업무가 친숙하지 않을 때 보다 친숙할 때, 클로니딘

이 유발하는 노르아드레날린의 감소는 긴장성 주의력 성과를 손상시키는 것으로 보였다 (Gazzaniga, 2004).

각성은 "비특이적인 신경 흥분성의 수준"으로 정의된다(Gazzaniga, 2004). 각성(arousal)이라는 영어 단어는 일반적으로 프랑스어의 vigilance와 독일어의 vigilanz에서 유래된 것으로 본다. 그것은 방심하지 않은 일반적인 상태로 간주된다 (Parasuraman, 2000). 마음이 방황하면, 긴장상태가 되지 않는다. 평균적으로 학생들은 45분 동안 4, 5번 다른 생각을 하는 것으로 기록했다. 우리들은 머릿속에 10억개의 뉴런을 가지고 있다. 그러나 우리가 도망칠 때 마다 실수를 한다는 사실에도 불구하고, 가장 쉬운 업무에 많은 시간동안 집중하는 것은 어렵다. 현재 몇몇 사람들은 방황하는 마음이 쓸모없는 정신 상태가 아님을 알고 있다. 그것은 우리가 중요한 생각을 통해 일을 할 수 있도록 한다. 우리의 뇌는 목적에 도달하는 정보를 처리하지만, 그러한 목적 중 일부는 즉각적이거나 미래에 존재한다. 어떻게든, 우리는 현재 다루고 있는 것과 장기적으로 삼은 목적을 고려하는 것 사이의 전환하는 방법을 발달시켜왔다. 사람들이 다른 생각을 하는 동안 갖는 대부분의 생각은 미래와 관련되어 있다는 것은 우연적인 것이다 (Zimmer, 2009). 물론 문제는, 다른 생각할 때의 마음이 위험한 상황에 빠지는 것, 혹은 그런 상황을 학교에서 배우지 못한다는 것이다. 상관없는 정보와 행동을 억제하는 능력은 나이를 먹을수록 더 효율적이 된다. 나이가 들수록 민감성이 감소되며, 가장 중요한 반응을 중단시키는 능력은 나이가 들수록 발달한다. 6~10살 동안 억제 조절 발달의 근본이 되는 회로의 계속적인 성숙이 일어난다 (Durston, 2002).

주의력에 다른 측면을 조정하는 3가지 소통 네트워크가 있다고 최근 주장되었다. 관자엽 피질, 윗둔덕, 공간 주의력을 다루는 시상침으로 구성된 뒤쪽 주의력 시스템, 목표물 탐지와 실행 제어를 조정하는 중간 이마엽에 있는 전측 대상회 중심의 앞쪽시스템, 오른쪽 이마엽과 뇌간 핵 특히 노르아드레날린 핵 청반(LC)으로 구성된 긴장 시스템으로 이루어져 있다. 긴장 시스템은 상향 노르아드레날린 경로에 의해 오른쪽 반구에서 발달한 신경 분포에 의해 오른쪽에서 지배하는 것으로 주장된다 (Aston-Jones, Chiang, & Alexinsky, 1991; O'Connor, 2003; Parasuraman, 2000; Pardo, Fox, & Raichle, 1991; Robertson, Tegner, Tham, Lo, & Nimmo-Smith, 1995; Sturm et al., 1999).

긴장 주의력과 노르아드레날린 시스템의 활성 사이에는 강한 연관성이 있다. 또한 노르아드레날린이 특히 긴장 주의력 시스템과 노르아드레날린 활성 사이의 관계를 지지하여서, 왼쪽 반구 신경분포보다 오른쪽이 더 강하다는 근거가 있다. Yerkes-Dodson의 법칙은 모든 업무가 성과가 감소될 것을 넘어, 적당한 각성 수준을 갖는다고, 또 적당한 수준은 일상적인 업무보다 도전적인 업무에서 더 감소될 것이라고 주장한다. 스트레스는 일상과 요구하지 않은 업무의 성과를 향상시킬 수 있지만, 같은 수준의 스트레스는 복잡하고 요구한 업무의 성과를 망칠 수 있다 (Gazzaniga, 2004). 오른쪽 하위 관자엽 피질은 긴장 반응의 반자동적인 일상적 유지의 역할을 하는 반면, 오른쪽 등쪽 바깥쪽 앞이마엽 피질은 긴장 상태의 유지에서 행정 역할을 갖는다. 이러한 행정 역할과 관련된 한 가지 가설은, 업무가 요구하는 적당한 경계 수준의 행동 성과를 극적으로 평가하는 것에 기초하여 긴장 상태가 시작된다고 본다.

변화적 주의력

목표물 사이의 시각주의력을 빠르게 이동시키는 능력은 안구 도약 운동이 요구되고 주의력과 관련되어 있다. 도약 안구 운동 발생을 조절하는 전두 마루엽 네트워크에서, 이마엽 시각 분야는 도약 안구 운동 계획을 담당하고, 마루엽 피질은 주의력 이탈을 담당하는 것으로 실험에서 나타났다. 비록 도약 안구 운동 프로그램이 다가오는 목표물 위치에 공간 주의력을 은밀하게 이동시키는 것을 포함하더라도, "변화적 주의력"은 물체를 명확히 하는 메커니즘을 푸는 과정으로, 그래서 어느 곳에서든지 사용될 수 있다 (Heijden, 2004).

안구 운동 준비는 자동적으로 주의력의 이동과 연관되어 있고, 많은 증거들이 주의력과 안구 운동사이의 연결을 지지한다 (Gazzaniga, 2004). 이 시스템이 어떻게 작동하는지에 관한 예는 독서와 안구 운동을 논함으로써 잘 설명된다. 안구 고정 초기에, 주의력은 황반 중심에 있는 단어에 초점을 맞춘다. 그 단어의 어휘적 접근이 완벽하거나, 처리과정이 기준에 도달했을 때, 주의력은 다음 단어로 이동한다. 주의력의 이와 같은 이동은 자동적으로 새롭게 주목된 위치에 고정하기 위해 안구 운동 프로그램을 시작한다. 이와 같은 상황에서, 처리과정의 완성은 변화적 주의력에 신호를 제공하고, 주의력의 이동은 도약 안구 운동 프로그램을 시작하게 한다 (Heijden, 2004). 도약 안구 운동 훈련에서의 연습은 시각주의력의 이동 연습과 같다. 아이가 물체를 구분하기 위해 도약 안구 운동을 할 때, 주의력의 이동은 항상 실제 안구 운동에 앞서간다. 이것의 예는 전환기억이다. 도약 안구 운동 목표물 근처 정보는 다른 정보보다 전환기억에서 더 쉽게 암호화된다. 도약 안구 운동 목표물로 눈을 좇는 주의력은 그 근처 단어를 암호화하기 쉬운 경향이 늘어나기 때문이다 (Schneider, 1998). 이것은 주의력이 부족한 아이가 이해력도 부족한 것에서 확인할 수 있다. 읽고자 하는 단어에 대한 주의력이 떨어지기 때문에, 아이가 책의 글을 따라 눈을 움직이더라도 시각정보를 잃게 된다.

주의력 이론 (THEORIES ON ATTENTION)

Wilhelm Wundt는 1879년 첫 번째 실험 심리학 실험실을 열면서 외상을 냈다. 19세기 말에, 주의력은 시각인지에 중요한 것이라고 주장되었다. 그러나 초기 심리학자들에게 가장 잘 알려진 것은 아마 주의력에 대한 William James(1890–1950)의 관점이다. 주의력에 대한 그의 정의는 광범위하다. James에 의하면,

> *동시에 많은 물체를 보거나 사고를 훈련하는 것의 선명한 형태와, 자유로운 마음에 의해 입수할 수 있다. 의식을 집중하는 초점 집중은 중요한 것이다. 그것은 다른 것을 효율적으로 다루기 위해 어떤 것에서 철수하는 것을 의미한다 (Johnson & Proctor, 2004, p. 11).*

특정 물체, 감각, 사고에 대해 집중한다는 생각은 정신적 명료성을 상승시키고, 선명함은 실험 심리학의 시작으로 돌아간다 (Downing, 1988). 그러나 주의력이 어떻게 구성되고 어떻게 기능한지에 대한 많은 이론이 있다. 이제 많은 이론 중 2가지, (1) 주의력의 전운동 이론, (2) 특징 묘사 이론 (FIT)을 자세하게 묘사해보자. 이 이론들에 대해 이야기하기 전에, 주의력에 관한 이론 목록은 다음과 같다.

1. 행동 관점에 대한 선택 – 이 관점에 의하면, 주의력 제한은 제한된 수용능력이나 메커니즘에 의한 것이 아니다. 대신, 제한은 행동 조절에 필요성의 부작용이고, 정확한 자극 정보는 의도된 반응을 조절한다는 것을 확신한다. 이러한 접근의 최신 응용 모델은 구조 수용능력 제한이라기보다 전략 요인으로 다양한 과제 수행에서 제한을 설명하도록 시도하는 행정 처리/상호 조절(EPIC) 모델이다 (Johnson & Proctor, 2004).
2. 낮은 각성 vs 높은 각성 – 업무, 소음, 불면증, 술과 같은 각성 상태에 부정적인 영향을 미치는 것들은 정확도를 감소시킨다. 성과 자극, 테스트와 같은 높은 각성에 연관된 것들은 성과를 향상시킨다. 낮은 상태의 기본 각성을 갖고 있는 아이들은 충동적으로 보인다. 이 아이들 중 70%는 성공적으로 자극물질을 다룬다. 자극제가 주어졌을 때, 각성상태가 된다. 그리고는 민감해지고, 기분전환이 감소된다. 충동성은 원하지 않는 경향을 억제하는 능력과 강하게 연관되어 있기 때문에, 덜 충동적이 된다. 또한 낮잠은 행동과 관련이 있고, 코를 고는 아이들은 과잉행동과 무관심의 위험이 2배 정도 더 크다. 카페인은 각성 수준을 증가시킴으로써 높은 충동성을 가진 실험 대상자에게 성과가 있는 반면, 각성 수준이 적당하기 때문에 낮은 충동성을 가진 실험 대상자에게서는 성과가 미비한 것으로 나타났다 (Johnson, 2004).
3. 여과 이론 – 이 이론은 음의 높낮이나 크기와 같은 기초 자각 특징이나 자극의 위치와 같은 특성에 기초하는 초기 수준에서 주의력이 정보를 선택하도록 한다고 가정한다. 이 여과 이론에 의하면, 선택적인 여과망은 더 많은 정보에 의해 과부화가 되는 것으로부터 정보 처리과정 채널을 보호한다. 위치, 색, 음의 높낮이, 크기와 같은 기초 자극의 특징에 적합하지 않은 여과망은 약간의 정보만이 시스템에 들어오게 하고 나머지는 배출되도록 한다. 예를 들어, 복잡한 도로에서 차를 몰 때, 누군가는 보통 (위치,

색, 형태에 의해 구분될 수 있는) 도로 표지판에 집중하며 간판을 무시하고, 다른 누군가는 반대로 행동한다 (Johnson & Proctor, 2004).

4. 늦은 선택 관점 – 이 이론은 선택은 초기 선택 여과망에 기초하여 일어나는 것이 아니라, 이미 명확히 된 자극 후에 일어난다고 주장한다. 이러한 관점은 주의력이 아이템을 인지하고 처리하는데 필요하지 않고, 정보의 지속적인 묘사를 만드는 데 필요하다고 본다. 즉, 명쾌하게 집중되지 않은 정보는 보이고 들리지만, 이와 같은 정보는 주의력이 없을 때 빠르게 사라져서 의식적인 인지 수준에 도달하지 못한다 (Johnson & Proctor, 2004).

5. 위치 기반 vs 물체 기반 – 시각 목표물은 단순한 시각 특징(색, 행동, 시작점, 촉감, 차이점, 위치)의 조합에 의해 묘사된다. 시각 목표물은 처리과정과 연관된 특징 분석 초기 단계에서 기인한 물체 기반 묘사에 의해 암호화된다. 위치와 무관하게 물체의 특징에 대한 주의력의 이동은 시각 시스템의 활성화를 조절한다는 것이 혈류 연구가 제시한다. 혈류의 선택 강화는 이러한 특징이나 물체에 주의력 초점이 맞춰질 때, 특징이나 물체 분석에 특화된 선조(extra striate) 외측 시각 부위에서 발생한다.

관찰자는 공간 기반 선택의 예인, 빈 공간의 위치를 다룰 수 있다. 그 대신에, 관찰자는 물체의 위치를 다룰 수 있다. 이 경우에, 주의력은 공간의 상관없는 위치보다 물체를 선택의 단위로 삼아서, 물체에 분배되고 물체를 따라 움직인다. 주의력 초점은 도약 안구 운동을 하면서 매번 200~300밀리초 마다 바뀌며, 주의력의 은밀한 이동은 그런 뚜렷한 이동과는 별개로 발생할 수 있다. 목표물에 대한 주의력은 물체 기반 시각 시스템의 처리과정 부위의 활동의 선택적 상승을 이끌어낸다. 공간 조절이 앞쪽 마루엽 피질에서 발생할 때, 활동은 위치 정보와 특징 통합에 민감하다 (Parasuraman, 2000). 그러므로 특징이나 물체에 대한 주의력이 선조 피질 시각 영역의 처리과정 부위에서 다뤄지는 연관된 정보를 증폭시키는 것으로 보인다. 뒤쪽 (P) 영역에서 활동을 자극하는 시각 처리과정의 앞쪽 마루엽 피질 선택 위치와 물체 위치의 부위는 물체 처리과정과 관련되어 있다. 이론, 물체, 위치 중 하나가 주의력에 중요한 영향을 미친다고 결정될 때, 주의력 시각 요인 그룹화에 의해 형성된 자각 물체 쪽으로 이동하여, 주의력의 물체 기반 이론을 지지하고 시각 선택에서 지각 구성의 중요한 역할을 확인하는 것으로 실험은 보여준다 (Yantis, 1992).

6. 시각주의력 이론 (TVA) – 이 이론은 주의력 선택이 다른 자극 특징에 기초하여 앞서간다고 언급한다. 2가지 물체 (지각된 대상과 대상의 분류화)는 동시에 선택되고, 선택은 지각한 정보의 분류 중에서 선택으로써 보인다. 이 이론에서, 위치는 색, 형태 등과 같이 물체의 특징이다. 이 이론에서 사용된 분류화는 "빨강", "둥근 형태", "위쪽 왼쪽부분이 휨"과 같은 기초 품질이 될 수 있고, 각 자극의 특징에 적용될 수 있다. 물체에 대한 주의력은 의미있고 적절한 정보에 할당되기 쉽다 (Johnson, 2004). 본질적으로, TVA는 시각 시스템으로부터의 감각 정보를 나누고 여과하는 일을 하고, 높은 수준의 행정 시스템으로의 한도를 조절하는 컴퓨터 시스템을 묘사한다. 여과 메커니즘은 정보를 선택하고, 나누는 메커니즘은 선택된 정보를 분류한다 (Bundesen & Habekost, 2008).

7. 초기 선택 vs 후기 선택 – 주의력의 후기 관점에 의하면, 전체 시각 배열은 물체를 명확히 하는 것을 포함하여 높은 수준에서 미리 지각되어 분석된다. 주의력은 더 깊이 있는 분석과 반응의 처리된 정보의 부분집합을 선택한다. 대조적으로, 초기 선택 관점은 가장 기본적인 지각 처리과정이 주목 전에 실행된다고 보고, 집중적 주의력은 물체 인식와 인지 분석에서 많은 측면에 필수적이다.

현대 문학은 주의력이 시각 처리과정의 첫 단계에서 정보를 처리하는 데 영향을 주지만, 업무 상황에서 선택은 후기 처리과정 단계에서 이동되는 것을 나타낸다. 주의력 선택에서, 공간, 자극 특징, 전체 물체의 부위를 선택할 수 있다 (Gazzaniga, 2004).

8. 통합적인 경쟁 가설 – 이 가설은 3개의 일반적인 원리에 기초한다.

○ 다양한 뇌 시스템 – 감각, 행동, 피질, 피질 아래 부분

– 은 시각 정보에 의해 활성화된다. 이 시스템 내에서 다른 물체에 의한 활성은 경쟁한다. 한 물체의 활성화에 의해 얻은 것은 다른 물체의 활성화에 의한 손실로 성취된다.

- 경쟁이 다양한 뇌 시스템에서 일어나지만, 시스템끼리 통합된다. 이긴 물체가 시스템에서 생길 때, 다른 시스템에서 지배적으로 된다. 이 모델의 일반적인 생각은, 직접적이거나 간접적으로, 다른 조절에 있는 같은 물체에 대한 반응은 다른 활성화를 지지하고, 다른 물체에 대한 반응은 경쟁한다는 것이다.
- 경쟁은 상관있는 물체 특징에 기초하여 움직일 수 있다. 확실히 움직이거나 밝고 큰 물체에 대한 상향식 편견이 존재한다. 그러나 일반적으로 업무 요구에 의존하여, 행동 조절로 물체의 종류를 선택하는 것이 가능하다. 일 특유의 선택은 하향식 신경 점화에 의해 조절된다고 주장된다. 사람이 특정 색의 물체를 찾는다고 가정해보자. 특정 색에 반응하는 단위는 그 색이 암호화하는 많은 시스템에서 준비된다. 원하는 색의 물체는 준비된 시스템에서 경쟁적인 이득을 얻는다. 이전에 언급된 원리와 일치하여, 물체가 준비된 시스템에서 조절 기능을 얻을 때, 또한 다른 것을 조절하는 경향이 있다. 결과는 현재 이용 가능한 다른 특성을 만들면서, 다양한 시스템에서 원하는 물체를 올리도록 일반화한다.

통합 경쟁 가설에 의하면, 시각주의력을 담당하는 위치를 알아내는 시스템이 없다. 심지어 경쟁 구성성분도 뚜렷한 위치를 가지고 있지 않다. 대신, 행동 조절의 물체 선택은 조정과 많은 뇌 시스템의 경쟁 활성화를 통해 생긴다. 동시에, 가설은 유사점 (한 번에 2개를 하는 것)의 많은 제한을 도입한다. 통합은 엄격하게 다양한 뇌 시스템이 다른 업무를 동시에 하는 능력을 제한한다 (Friedman-Hill, Robertson, & Treisman, 1995). 예를 들어, 아이가 말하는 것에 상관없이, 동시에 음악을 듣고 공부를 하는 것은 어렵다.

주의력의 전운동(premotor) 이론

매일 아이들과 일하는 사람들은 운동 훈련의 중요성을 깨닫는다. 아이가 근육을 훈련하고 놀거나, 게임을 따라하고 섬세한 운동 기술을 익히는 취미를 가질 때, 주의력을 포함하여 정신 행동을 관리하는 뉴런과의 행동 시냅스가 강화된다 (Healy, 1999). 주의력 뇌 메커니즘은 보통 동물이 적절한 행동을 선택하도록 발달의 압력에 의해 만들어졌다. 다른 것을 배제하는 행동 패턴을 빠르게 선택하는 능력은 상당한 선택의 이점을 준다. 그러한 능력을 소유하는 것은 동시에 2가지 행동을 시작하는 시도에 의해 간섭되는 목적을 성취하는 것이 가능하다 (Edelman, 1992). 주의력에 중요한 주요 운동 영역은 안구 운동이다. 주의력 전운동 이론은 주의력 할당량이 안구 운동의 준비를 요구한다고 이야기한다. 특정한 주의력 회로와, 전체적으로 주의력을 담당하는 뇌의 부분은 없다. 공간 주의력이 다루어지는 한, 그것은 다양하고 실용적인 지도의 협력적인 행동의 결과이다. 사람의 경우, 초점을 맞추는 과정의 신경 메커니즘과 황반 시각의 강력한 발달 때문에, 공간 주의력의 주요한 기능은 안구 운동을 프로그래밍하는 공간을 암호화하는 지도에 의해 작동된다. 이 제안은 전운동 이론이라고 알려졌다 (Sheliga, 1995). 전운동 이론을 지지하는 증거는 공간 주의력과 연관된 부위가 행동을 계획하는 것과 연관되어 있다는 것을 보여주는 신경생리학 연구에 기인한다. 실험 대상자가 경선이나 위선을 따라 주의력을 재설정할 때, 주의력이 움직일 때마다 추가적인 비용을 지불한다고 연구는 나타낸다. 주의력이 행동 프로그램과 관계없다는 것을 설명하는 것은 어려운 반면, 주의력 시작점을 기초로 하는 안구 운동 프로그램 제의를 수용할 때 이해하는 것은 쉽다.

사람의 경우, 공간 주의력의 중요한 역할은 안구 운동 프로그래밍의 공간을 암호화하는 회로에 의해 관리된다는 것은 의심의 여지가 없다. 공간은 병렬적으로 진행되는 측두 이마엽 회로의 연속으로 암호화된다. 아무런 가치가 없는 회로들에는 3가지 기능적인 측면이 있다. 첫째, 공간 다목적 지도를 닮은 것들을 포함하는 것은 없다. 둘째, 그들 중 공간 정보는 특정한 행동 목적을 정교하게 한다. 셋째, 공간은 다양한 피질 부위에 동등하게 암호화되지 않는다. 공간이 암호화되는 정교한 틀은 주어진 회로를 조절하는 반응기의 행동 요구사항에 의존한다. 공간 암호화와 행동 프로그래밍 사이의 강한 연결이 주어진다면, 주의력의 전운동 이론은 공간 주의력은 공간 정보를 행동으로 변환하는 것과 관련된 피질 회로와 피질 아래 중심의 활성화의 결과라고 생각한다. 주요한 가정은, 준비된 공간의 행동을 위한 행동 프로그램은 즉시 실행되지 않는다. 행동이 준비되었지만, 실행이 연기된 상태는 공간 주의력이라고 불리는 것에 해당된다. 이러한 상태에서, 2가지 사건이 발생한다. (1) 행동 프로그램이 준비되는 것에 대한 공간의 방향으로 행동하기 위해 행동 준비는 증가한다. 그리고 (2) 같은 공간 부분에서의 자극을 처리하는 것은 가능하다. 그러므로 독립적인 조절 시스템을 사실이라고 상정할 필요는 없다. 주의력은 행동을 일으키는 메커니즘에서 기인한다 (Craighero, Fadiga, Rizzolatti, & Umilta, 1999).

수많은 피질 아래 부위는 주의력 처리과정에 기여한다. 시상의 시상침 핵은 관계없는 방해물을 걸러내기 위해 시각 피질의 활성화 조절에 참여한다. 또한, 증거는 소뇌가 주의력에 주요한 역할을 하는 것을 지지한다. 연구는 활성화를 진행하기 위해 소뇌 피질이 빠르고 순차적인 변화와 신경 활성화 수정에 참여한다는 것을 보여줬다. 주의력에 대한 신소뇌의 참여는 절박한 정보 습득, 분석, 행동을 조정하고 준비하고 예측할 필요에서 발생한다. 소뇌가 복잡한 감각 행동 기술의 기억을 보조한다는 많은 증거가 있다 (Le, Pardo, & Hu. 1998).

많은 연구들이 주의력과 안구 운동이 연관이 깊다는 것을 확실히 하고 있다. 예를 들어, 도약 안구 운동 준비 동안, 위치 선택은 안구 운동 시스템에 의해 조절된다. 또한, 위치에 대한 안구 운동 준비는 같은 위치에 있는 자극의 시각 처리과정을 강화한다 (Corbetta et al., 1991).

안구 운동 이전 프로그램의 중요성을 언급하기 위해, 눈을 움직이기 위한 안구 운동 이전 프로그램이 실행될 준비를 끝냈을 때, 주의력은 주어진 포인트로 움직이게 된다. 주의력에 소모되는 경비는 눈 프로그램을 지우고 다음 것을 준비하는 데 필요한 시간이다. 관찰자가 예상하지 못한 위치보다 예상한 위치에서 자극이 나왔을 때 반응은 더 정확하고 빨랐다는 것을 많은 연구들이 지지한다 (Rizzolatti, Riggio, Dascola, & Umilta, 1987). 왜냐하면 눈 운동 프로그램은 준비되어야 하고, 예상하지 못한 위치로 변한다면, 뇌는 그것을 변화시켜야 하기 때문이다. 사람이 공간의 주어진 위치에 신경쓸 때, 주어진 곳을 쳐다보려는 움직임의 프로그램은 준비된다. 예를 들어, 주의력이 오른쪽으로 움직이려 할 때 비록 고정되어있다 하더라도 눈은 오른쪽으로 "무조건적으로" 움직인다. 이것은 그쪽에 위치하여 공간에 위치한 자극 탐지 기능이 있는 감각 중심을 가능하게 한다 (Schneider, 1998). 주의력 이동이 보통 명시적인 눈과 몸의 움직임에 의해 성취되더라도, 집중적 주의력은 머리나 눈의 움직임 없이 뚜렷하게 움직여진다. 이것은 공간에서의 주의력 할당이 눈이 움직이지 않음에도 불구하고, 눈 운동 활성화를 이끌어 낸다는 개념을 지지한다. 그러므로 눈이 왼쪽으로 움직일 것이라고 생각한다면, 눈이 움직이기 전에 왼쪽으로의 공간 묘사가 이동될 것이다. 다음 안구 운동이 오른쪽 수평 목표물로 간다고 생각될 때 오른쪽 수평으로 움직이는 것 대신에 오른쪽 위로 가는 수직 운동으로 바뀌었다. 이 결과는 수직 안구 운동이 약간 왼쪽으로 이동한 일탈이다. 이는 눈을 재배치한 위치가 잘못된 결과이다. 이러한 실수는 경미한 반대쪽 탈선을 일으킨다. 이 실험은 의도된 안구 운동을 알 때, 눈은 미리 계획한다는 것을 증명한다.

시각주의력 메커니즘은 망막 주변 시야로부터 얻은 정보를 사용하여 다음 눈의 위치를 선택한다. 그러므로 눈은 활동적으로 문제가 일어난 곳의 선택과 시각주의력 조절 상태에서 세상에서 얻은 정보를 처리하는 과정을 얻는다 (Paletta, 2007). 집중적 주의력으로 같은 거리에 있는 주의력 반거리에 위치한 비주의적인 자극과 관련되어, 날줄을 넘어 위치한 비주의적인 자극에 대한 반응 시간이 늘어나는 것으로 보인다. 주의력은 전체 시각 반거리에 퍼지고, 날줄은 비주의력의 영역으로 주의력을 분산시키는 보호막처럼 행동한다. 신경 통제가 거론되지 않는 한 날줄이 겹칠 때, 주의력 이동이 느려지는 명확한 근거는 없다. 그것은 뇌량이 겹치는 것일지도 모른다 (Rizzolatti et al., 1987). 이러한 연구는 우리가 떨림을 아이 눈의 움직임으로 여기는 이유를 설명한다. 당신이 빠르게 잡기 원하는 물체는 가운데 놓고, 우리가 사용하는 시각 영역에 그들을 놓지 않는다. 또한, 전운동 이론은 행동 훈련의 중요성을 강조한다. 이러한 전운동 프로그램은 행동 경험, 특히 눈 운동의 결과이다.

자극 반응 일치성(SRC) 패러다임은 실험 대상자가

자극 특징의 가치에 기초한 선택 반응을 빠르게 한다고 언급한다. 이것은 자극과 반응이 공유하는 도표화 특징이 그러한 특징을 적합화시키지 않는 도표화보다 빠르다는 것을 나타낸다. 가장 단순한 경우는, 왼쪽 자극에는 왼쪽 반응이, 오른쪽 자극에는 오른쪽 반응이 일어나는 것은 결과적으로 반대로 연결된 것보다 반응 지연시간을 짧게 한다. 예를 들어, 시각 왼쪽 영역에 있는 물체가 왼쪽으로 움직이는 것은 같은 물체가 오른쪽으로 움직이는 것보다 빠르다. SRC로부터의 증거는, 자극의 행동 관련 특성이 적어도 공간 위치에 대한 정보와 함께 자동 반응 암호를 만든다는 사실을 지지한다. 초기 중요성이 있더라도, 위치는 잠재적인 행동과 관련이 있는 다른 많은 특징 중 하나이다. 크기, 형태, 시작점은 물체의 행동 유도에 기여하고, 뒤쪽 시각 경로에서 공간 위치와 함께 처리된다. 잡는 방식, 자극 시작점과 같은 물체의 행동 관련 특성에 대응하는 세포는 관자엽과 행동 영역에 저장되는 것을 발견할 수 있다. 물체를 손을 뻗어 잡을 때, 손이 미리 물체의 형태를 잡는데 필요한 정보를 의도한 순간에 만들어지는 것인가 아니면 정보가 미리 묘사되는 것인가 안구 운동 계획에 대해서는, 이미 존재하는 행동 신호 레퍼토리에서 선택되는 증거가 있다. 이미 존재하는 행동 신호에서 움직임 계획을 선택하는 것은 실행 시간과, 주어진 환경에서 필요로 하는 이용 가능한 행동을 만드는 데 더 이점을 갖고 있다 (Tucker & Ellis, 1998). 연습은 이후에 중요하다.

물체를 집는 행동은 인식되거나 인식되지 않은 물체의 수많은 형태를 손이 파악하는 능력을 요구하는 매우 복잡한 운동이다. 크기, 형태, 시작점 등의 물체의 물리적인 특징은 시각적으로 인식되고 가장 적절한 손 형태를 선택하는 데 사용된다. 뇌가 이런 시각 운동 변환을 계산할 수 있는 방법은 자동적으로 물체 묘사가 특정하게 미리 결정된 집는 움직임과 연결되기 때문이다. 새로운 것을 만드는 것보다 이미 존재하는 운동 프로그램 레퍼토리에서 적절한 운동 프로그램을 선택하는 것이 이득이다. 뒤쪽 경로에 속하는 뒤쪽 마루엽 피질에서, 신경은 집어야 하는 물체의 시각 특징에 민감하다.

뒤쪽 마루엽 피질의 각 영역은 운동이 프로그램되는 이마엽의 전운동 영역의 부위를 나눈다. 그러므로 등쪽 경로 (M 경로)는 특정 물체를 잡는 것과 같은, 시각적으로 이끌어지는 행동에 요구되는 감각 운동 변환을 얻게 된다. 만약 잡은 물체의 크기와 시작점이 등쪽 경로에 의해 처리된다면, 그러한 시각적 프라임은 물체에 대하여 시작되는 행동 프로그램을 결정하는 물체의 특성에 대한 저장된 정보를 다루는 것이 분명하다. 연구자는 시각 물체에 불과한 내용은 자동적으로 물체와 관련된 행동 반응을 일으키는 것으로 여긴다.

신경 생리학에서는 보이는 물체에서 행동으로 이어지는 2개의 독립된 경로가 있다는 개념을 끌어낸다. 하나는 의미론의 시각 활성에 의해 조정되는 것이고, 또 하나는 물체에서 얻은 시각 정보에 의해서만 조정되는 것이다. 직접적인 경로는 저장된 물체의 시각묘사와 배운 행동 사이의 연관을 통해 지시하는 것으로 보인다. 저장된 시각 묘사는 구조적 서술에 속하며, 이는 의미적 기억에서 분리된다. 보통 사람은 물체와 물체에서 공통적으로 얻어진 행동 사이에 강한 연관을 가지고 있는 것으로 연구는 밝혀냈다. 물체와의 기능적 상호작용을 기반으로 하는 움직임에 대한 지식은 물체의 자각적인 묘사와 함께 포함된다. 물체와 그 기능에 대한 지식은 적절한 손 형태를 만들 수 있으며, 요구되는 형태는 물체에 도달하기 전에 만들어진다 (Craighero et al., 1999). 이것은 전운동 이론의 기초가 된다.

행동의 전운동 계획은 우리의 일상생활에서 중요하다. 뇌는 대개 바로 감각 기관을 통해 사건을 등록하지만, 그것을 의식하는 데에는 1/2초 정도 걸린다. 빠른 환경 변화에 효율적으로 반응하기 위해서 뇌는 무의식적으로 움직임을 일으키는 행동을 계획하고 실행해야만 한다. 뇌가 의식하는 무대에서의 들어오는 정보를 처리하는 데 400밀리초 정도 걸린다. 몸이 행동을 준비하는 데에도 비슷한 시간이 걸린다. 그래서 자극에 반응하기 전에 시각이나 청각의 의식을 기다리고 있다면, 우리의 행동은 우리가 반응하는 사건에 대해서 1초 정도 시간이 걸릴 것이다. 우리가 달리는 차에게 보일 때, 우리는 마치 뒤로 달리는 것으로 보일 것이다. 뇌는 무의식적인 경로를 따라 행동 계획 영역에 감각 정보를 빠르게 추적함으로써 물리적 반응 속도를 높인다. 움직이는 물체와 같은 시각 자극은 몸과 관련되어 실행하는 시각 활성화를 유도한다. 그들 사이의 뒤통수엽과 관자엽 피질 시각 부분은 물체의 형태, 크기, 관련된 움직임, 궤적을 계산한다.

이러한 정보는 함께 옮겨지고 행동 계획을 짜는 데 사용된다. 선택된 반응은 학습된다. 예를 들어, 능숙한 운동 선수는 빠른 볼을 치거나 잡는 반면, 초보자는 그것을 놓치는 경우를 말한다. 다음은 프로 테니스 선수가 서브를 어떻게 받아치는지에 대한 예이다. 초보자와 달리, 프로는 각 근육 움직임에 대해 의식적으로 생각하지 않는다. 왜냐하면 훈련이 연관된 행동 연속을 무의식적으로 저장되고 실행되는 자동적인 행동 프로그램을 이끌기 때문이다.

- 0 밀리초 – 주의력 ; 대상자의 뇌는 대상물에 초점을 맞추면서 행동을 할 준비를 한다. 대상자가 대상물의 스타일이 친숙하다면, 뇌는 대상물의 움직임을 등록할 것이고 그 공이 떨어질 곳을 예측하기 위해 이전 관찰과 대상을 비교한다. 그러한 신호 주의력은 반응 시간을 20~50 밀리초 빠르게 한다.
- 70 밀리초 – 신체 기억 ; 그 공은 대상자에게 의식적으로 보이지 않지만, 무의식적으로 뇌는 이미 그것이 돌아올 때 취해야 하는 행동을 계획하고 있다. 대상물의 움직임으로 얻은 시각 정보는 관련 인식 기억을 불러오는 마루엽 피질을 활성화 시킨다. 이것은 어떻게 받아쳐야 하는지와 같은, 자동 행동 프로그램으로써 암호화 되어 있는 배운 행동이다.
- 250 밀리초 – 행동 계획 ; 학습 받는 대상의 뇌는 빠르게 다가오는 공에 반응하기 위해 등록된 정보를 가져온다. 이 계획은 운동 피질 앞쪽에 위치한 전운동 영역에서 세워진다. 이는 리허설 단계와 같은데, 근육의 움직임 없이 신경 활동의 패턴으로 움직여질 행동을 허용한다.
- 285 밀리초 – 의식적인 생각 시작 ; 대상자의 뇌는 의식적으로 대상물의 라켓에서 오는 공의 움직임을 인식하게 된다. 그러나 뇌는 이미 실제 위치를 예측하고, 충돌하지 않는 2가지 정보 경로를 가져오면서, 대상자는 그가 공을 보고 있다고 생각하기 쉽다 (Carter, 2009).
- 355 밀리초 – 신호 전달 ; 전운동 피질에서 세워지는 행동 계획은 운동 피질로 전달된다. 뇌 경로에 있는 뉴런은 척추를 통해 골격근에 연결된다. 팔다리 운동의 연속은 소뇌에 의해 연결되어 있다.

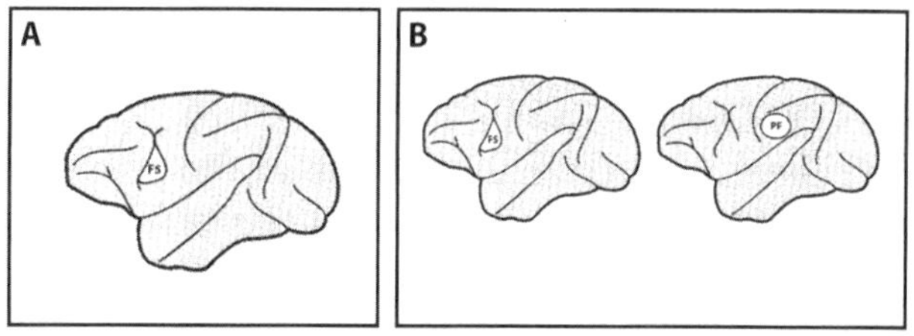

그림 2-10. (A) F5 지역, (B) F5와 PF 영역

- 500 밀리초 – 의식적인 행동 ; 공의 궤적에 대한 대상자의 의식적 인식이 무의식적인 예측에서부터 두드러지게 다르다면, 그는 초기 계획을 거부하고 현재 계획을 수정하거나 대안을 세우기 시작할 것이다. 그러나 새로운 의식적인 정보를 변경된 행동 계획에 포함하는 데에는 추가적으로 200~300 밀리초가 걸린다. 그리고 그때까지 공은 다른 대상자가 그것을 돌려보내면서 멀어진다.

거울 뉴런

많은 놀라운 발견의 경우처럼, Rizzolatti와 그의 동료가 완전히 다른 것을 연구하고 있을 때, 거울 뉴런 시스템이 처음 발견되었다. 1980년대 후반, 그와 그의 동료들은 짧은 꼬리 원숭이의 전운동 피질에서, 원숭이가 땅콩을 집는 등의 특정행동을 취할 때 반응하는 뉴런을 발견했다. 전운동 피질의 F5 지역 (Figure 2-10A)에서 전기생리학적 단위를 사용하는 뉴런 응답의 특수함을 살펴보면서, 실험자는 특정 뉴런은 예를 들어, 원숭이가 땅콩을 집을 때 뿐만 아니라 원숭이가 실험자가 땅콩을 집는 것을 볼 때에도 반응한다고 기술했다. 이와 같이, 또 다른 뉴런은 원숭이가 땅콩을 입에 넣을 때, 그리고 원숭이가 땅콩을 입에 넣는 실험자를 봤을 때 모두에서 반응을 보인다. 4년 후, Brain 저널에서 이 뉴런에게 "거울" 뉴런이라는 별명이 붙었다. 왜냐하면 이 뉴런은 성취된 행동 반응을 보이는 관찰된 행동에 반응하기 때문이다. 거울 뉴런은 기능적으로 한 영역(시각 혹은 청각)과 뇌 지도에서 완벽하게 다른 영역(운동)을 조정하는 것으로 주장된다. 그러므로 운동 시스템의 거울 뉴런은 실험자의 행동 묘사로 관찰된 행동의 시각 묘사를 재배치한다 (Gallese, Fadiga, Fogassi, & Rizzolatti, 1996). 유사한 상황에서, 언어 처리과정은 행동 묘사의 시각과 청각 처리과정

묘사 재배치와 관련되어 있다. 또한, 감정이입과 같은 사회 처리과정은 정신 상태의 상직적인 묘사를 갖기 위해 변연계와 전운동 뇌 영역에서 시각 묘사를 재배치하는 것과 관련되어 있다 (Pineda, 2009). 예를 들어, 당신의 친구가 우는 것을 볼 수 있고, 당신은 당신의 손을 들어 그의 어깨에 올릴 수 있다.

거울 뉴런에 대해 흥미로운 제안점은 그들이 언어 발달을 일으켰다는 것이다 (Rizzolatti, 1998). 인간 측면의 언어 회로 발달은 언어가 나타나기 전에 브로카 영역의 전구체가 다른 것들에 의해 만들어진 행동 인식 메커니즘과 함께 주어진 것이라는 사실의 결과이다. 이 메커니즘은 신경 상호 관계적인 소통과 언어 발달의 전제조건이다. 특정 단계에서, 손 관리 연락 시스템은 코 얼굴 시스템을 보완하면서 발달해 왔다. 이 발달은 발성과 그 조절의 중요성을 조정해왔다. 코 얼굴 단계가 마무리되면서 음성이 몸짓 메시지에 일부만 첨가되는 반면, 발성이 포함되는 코 얼굴 몸짓은 "다소 무서운 것"과 연관될 수 있다. 이 몸짓의 연관은 손 관리 몸짓이 이미 성취된 참조 특징을 추정하는 것을 허용한다. 몸짓으로 묘사된 물체나 이벤트 (예; 큰 물체-큰 몸짓 혹은 팔; 작은 물체-손가락의 작은 움직임)는 발성에 의해 성취될 수 있다. 만약 똑같은 소리가 똑같은 요인으로써 동일하게 나타나는 데 사용된다면 (예; 큰 물체-입을 크게 벌릴 때, "a" 발음; 작은 물체-입을 작게 벌릴 때, "i" 발음), 의미있는 소리의 원시적인 어휘는 발달하기 시작한다.

영장류에서, 위쪽 관자엽 고랑 (STS), 아래쪽 마루엽의 PF 부위, 배쪽 전운동 피질의 F5 부위(그림 2-10B) 이 세 개의 뇌 부위는 특별히 다른 개별 행동의 인식과 연관되어 있다.

이 영역 중 두 부분(PF와 F5)은 "거울" 뉴런이라 불리는 뉴런을 포함하고 있는 것으로 보인다. 비록 원숭이나 사람이 행동을 실행하는 자신을 보지는 못하지만 (왜냐하면 눈을 감기 때문이다.), 특정 행동을 실행하는 동안 이 뉴런은 반응하는 것으로 보인다. 둘째, 그들은 유사한 행동을 하는 다른 개인을 관찰하는 동안 반응한다 (Pineda, 2009).

최근 연구는 아직 알려지지 않은 거울 뉴런의 특정 부분은 움직이거나 움직임을 볼 때 모두 활성화도 된다고 밝혔다. 다리를 움직일려는 계획과 관련된 전운동 피질의 뉴런은 달리는 사람을 볼 때 활성화된다. 즉, 무언가를 하는 사람을 볼 때, 뇌에서는 똑같이 그것을 한다. 그러나 다른 행동을 따라 하기 위해, 행동의 시각은 뇌가 이미 습득한 행동 프로그램을 떠올리게 한다 (Carter, 2009). 예를 들어, 달리는 것을 배우지 못했다면, 누군가가 달리는 것을 보는 것은 다리 움직임의 거울 뉴런을 활성화 시키지 못한다. 다른 행동을 따라 하기 위해, 뇌는 그것을 하는 게 어떤 느낌인지 알고 있어야 한다. 예를 들어, 전문적인 춤을 따라 하기 위해, 비록 그것을 완벽하게 소화하지 못하더라도, 어떻게 하는 지에 대한 조금의 아이디어라도 있어야 한다.

두 가지 움직임은 동일하지만, 다른 문맥에서 매우 다른 신호를 준다. 인간의 거울 뉴런은 이를 고려한다. 사람이 컵에 있는 것을 마시기 위해 다른 사람이 컵을 집는 것을 볼 때, 뉴런의 다른 부분은 사람이 동일한 움직임을 하는 것을 보는 것에서 활성화된다. 그러나 문맥상 이것은 그들이 컵을 치우는 중이라고 주장한다. 그러므로 관찰자의 뇌는 다른 사람이 하는 것 뿐 만 아니라, 그것에 담긴 의도에 대한 명백한 생각을 생각해 내지 못한다. 이는 우리가 의식적으로 일하는 것 없이 다른 사람의 계획을 잠깐 보고 멋대로 생각하도록 한다 (Carter, 2009).

쉽게 거울 뉴런을 활성화 시키는 행동은 붙잡고, 쥐고, 물체를 조작하는 것이다. 음식, 얼굴, 행동과 같은 흥미로운 자극을 포함하는 시각 물체의 단순한 묘사는 거울 뉴런을 활성화하는데 비효율적이다 (di Pellegrino, Fadiga, Fogassi, Gallese, & Rizzolatti, 1992; Gallese et al., 1996; Pesaran, Pezaris, Sahani, Mitra, & Andersen, 2002). 물체를 붙자고 접근하는 손의 시각에 대한 반응이 되는 뉴런은 뉴런을 붙잡는다. 뉴런의 실행은 손의 형태를 잡기 시작하고, 그 손이 자극을 떠날 때까지 계속된다. 사람이 면이나 지지하는 쪽으로 자극을 움직일 때, 놓여진 뉴런이 방출한다.

이러한 연구는 행동 계획을 조절하는 사람의 뉴런이 다른 사람이 하는 특정 행동의 관찰에 의해 활성화될 수 있다는 점에서 매우 흥미롭다. 누군가가 관찰하는 행동을 수행하는 것은 강조된다. 경험하지 못한 행동을 아이에게 보여줌으로써 아이의 전운동 뉴런이 프로그램을 계획하도록 하는 것은 불가능하다. 그러나 흥미로운 것은, 손과 손가락을 컵이나 연필 주변에 놓는 것과 같은 행동

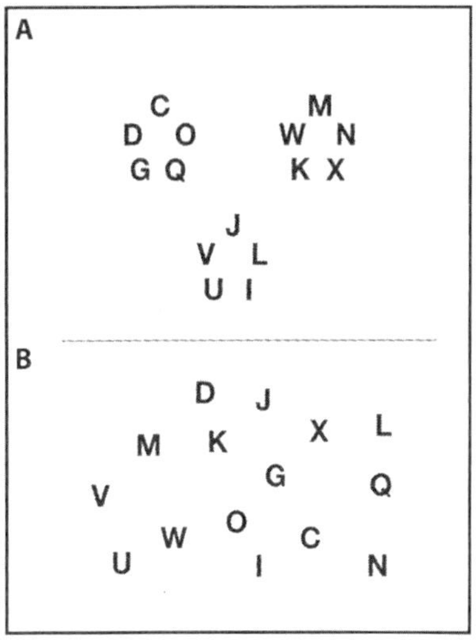

그림 2-11. (A) 그룹화의 예,
(B) 비그룹화의 예

은 배우긴 했지만 정확하게 배우지 못한 아이의 뉴런을 자극한다는 것이다. 잘못 수행된 행동을 수정하는 방법을 아이에게 보여주는 것은, 아이의 운동 기능을 향상시키는 효율적인 방법이라 여긴다.

특징 통합 이론

Treisman과 Gelade(1980)에 의해 만들어진 특징 통합 이론은 특징이 약간의 우선권이 있는 처리과정을 받는 것을 가정한다. 이 모델에서, 색, 시작점, 공간 빈도, 밝기, 움직임의 방향과 같은 특징은 시야에 일찍, 자동적으로, 그리고 병렬적으로 등록된다고 가정한다. 이런 의미에서, 시야에 존재하는 요소적인 모든 정보 (색 부분, 선 조각)는 정보 처리과정 초기 단계에 존재한다. 특징 정보는 시야의 물체를 다시 만들기 위해 조합된다. 모인 특징의 처리과정은 주의력을 요구하고, 주의력은 공간 위치의 기초에 의해 할당된다. 특별하게, 선택은 특징이 감지된 모든 위치를 포함하는, 위치의 전체 지도에 기초하여 일어난다. 전체 지도의 각 위치는 특징 정보의 초기 병렬 처리과정의(특별한 특징이 해당 위치에 있는지 없는지를 나타내는)특징 지도에 접근한다. 그 위치에 대한 집중적 주의력은 자동적으로 관심있는 위치에 존재하는 특징을 활성화시킨다 (Treisman & Paterson, 1984; Prinzmetal, Presti, & Posner, 1986). 이러한 특징은 일시적인 물체 내용에 모여진다. 마지막으로, 물체 내용의 특징은 기억속의 물체 묘사 (물체 틀)와 비교된다. 물체

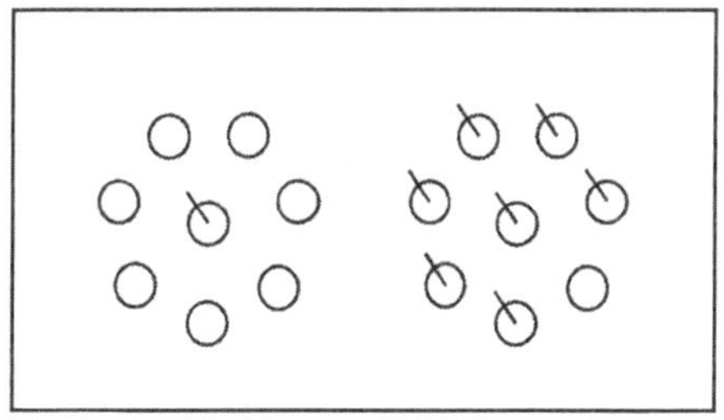

그림 2-12. 대각선이 없는 원과 대각선이 그어진 원

내용이 물체 틀과 일치할 때, 동일화가 일어난다. 특징 통합 이론은 각 기초 규모의 많은 특징 지도를 포함한다. 그리고 주의력은 물체에 특징을 조합시키는 데 요구된다. 그러나 주의력은 같은 특징의 다른 가치를 조합하는 데 필요하다. 예를 들어, "보라색"은 파랑색과 빨간색의 개별적인 조합이다. 색과 같은 기초의 특징 지도는 보라색이 파란색과 빨간색의 조합에 의해 만들어 졌다는 사실과 수에 의해 제한된다. 자극에 기초한 특징 지도의 수가 실제 제한되어 유사한 다른 색이 있는 경우와 비교하여 방해물이 빨간색과 파란색일 때, 보라색 목표물을 찾는 것은 덜 효율적이다 (Johnson & Proctor, 2004). 주의력이 나눠질 때, 실험 대상자는 시야에 나타난 잘못된 물체의 특징을 조합함으로써 자주 많은 환상 (특징의 조합)을 기록한다 (Treisman, 1990). 글을 읽을 때 아이는 다른 단어의 글자와 겹친다고 하는 경우가 많다. 주의력 부족은 조합된 환상을 일으킨다. 같은 유형에서 전체 글자를 처리하는 능숙한 독서가는 조합된 환상을 경험하지 못하지만, 연속된 유형에서 단어를 보는 초보 독서가는 주의력이 떨어졌을 때 이것을 경험한다.

연구는 크기 관련 조합이 가장 빠른 탐색 시간을 주고, 그 다음이 색 관련, 행동 관련, 시작점 관련 순서로 느려진다는 것을 보여준다. 그룹 인식을 허용하는 조합 탐색과 같은 시야에서 분리하는 것 사이에는 강한 결합이 있다. 예를 들어, 그림 2-11A에서 보면, 다른 목표물은 그룹 내에서 구성된다. 이것은 선호하는 목표물을 찾는 것 보다 쉽게 한다. 이 경우의 뇌만 3가지 선택을 훑어볼 수 있다. 그러나 B의 경우, 나눠지지 않은 목표물만 있고 아무런 그룹이 없기 때문에 뇌는 15개의 목표물을 훑어본다. 목표물 중 일부를 그룹화 함으로써 탐색 시간은 감소된다. 또한 알려진 목표물의 탐색 시간은 알려지지 않은 목표물의 경우보다 빠르며, 2개보다 다른 종류의

4개 방해물에서 조합을 찾는 것이 더 어렵다. 이러한 모든 예들은 아이가 원하는 목표물을 빠르게 찾는데 채워지지 않은 공간의 중요성을 강조한다.

한 실험에서, 대각선이 없는 원 중에서 대각선이 그어진 원의 탐색은 (빠르고 무의식적으로) 병렬적으로 이뤄진다는 것이 밝혀졌다. 대각선이 그어진 원 중에서 대각선이 없는 원의 탐색은 연속적이고 시야 크기에 영향을 받는다 (그림 2-12).

"특징이 없는 목표물 찾는 것과 비교하여 왜 특징이 있는 목표물을 찾는 것이 더 쉬운가"라는 질문이 남는다. 뇌는 추가된 특징을 "아웃된"것으로 인식하기 때문이다 (병렬적 처리과정). 찾는 건 쉬워도, 특징이 없는 목표물을 찾는 것은 어렵다 (연속된 처리과정). 만약 누군가에게 여러 유사한 목표물 중 특별한 특징이 있는 목표물을 찾아달라고 요청한다면, 유사한 목표물 중 특별한 특징이 없는 것을 찾아달라고 한 경우보다 쉬울 것이다 (Treisman, 1982).

특징 통합 이론에는 수많은 가정이 존재한다.

- 시각 탐색 가정은 시각 탐색이 우리에게 분리된 특징이나 조합된 것에 의해 목표물을 정의하는 것을 허용한다고 이야기한다. 우리가 주의력 없이 특징을 탐색할 수 있다면(병렬적으로), 특징에 의해 정의된 목표물 탐색은 시야의 많은 방해물의 다양성에 의해 조금만 영향을 받을 것이다. 측면 간섭과 예리함 제한은 시야가 커질 때 탐색 시간을 크게하는 유일한 요인이다. 대조적으로, 우리는 집중적 주의력이 특징 조합에 의해 정의되는 목표물 탐색에 필수적인 것으로 가정된다. 그러므로 그러한 목표물은 다양한 수많은 방해물의 연속적인 탐색 후에만 찾아질 수 있다.
- 환상 결합은 탐색의 매우 짧은 시간의 결과로서, 주의력이 분산되거나 다른 물체에 쏠렸기 때문에 생긴다. 주의력이 가지 않은 물체의 특징은 다른 것과 "자유롭게 겹쳐서" 보인다. 시야에서, 실험 대상자는 때때로 같은 위치에 연속적으로 보이는 단어를 잘못 재조합한다.
- 확인과 위치 - 집중적 주의력이 막히면, 물체의 위치는 확인과 분리되어 작동 된다. 우리가 특정한 물체를 수정하여 탐색하고 확인하면, 우리는 그것에 주의력을 맞추고 그것의 특징을 통합하기 위해 그것의 위치를 파악해야만 한다. 그러므로 위치는 조합의 확인보다 앞서 가야한다 (2가지 이상의 특징이 있는 물체).
- 3가지 특징(예; 색, 크기, 형태)조합의 시각 탐색은 2가지 특징(예; 색, 크기)조합보다 빠르다 (Wickens & McCarley, 2008).

분리된 특징을 통합하는 집중적 주의력의 역할은 익숙치 않은 얼굴이나 색과 형태의 임의적인 조합뿐만 아니라, 글자와 같은 매우 친숙한 자극을 붙잡는 것이다. 다른 글자를 이루기 위해 교환된, 떨어진 특징을 공유하는 유사한 글자는 조합 실패에 큰 위험을 가지고 있다. 방해물 P와 B로 이루어진 곳에서 목표물 글자 R은 R이 P와 Q의 대각선과 겹쳐 보일 수 있기 때문에, P와 Q로 이루어진 곳에서 목표물 R을 찾는 것보다 더 쉽게 찾아진다(Treisman, 1990). 글자간의 장기간 친숙함은 조합 효과를 제거하는 것으로 보이지 않지만, 특정 탐색 업무에서 특별한 연습은 효과가 있다. 그들은 결국 방해물에서 목표물을 구분하는 구분되는 특징을 배울 것이다 (Schmidt, 2002). 같은 서체가 초등학교에서부터 고등학교 때까지 사용된다면, 아이들이 글자나 단어를 읽는데 실수가 적을 것이다.

선택 공간 주의력, 목표물의 기억, 시야에서 물체 기반 주의력, 목표물의 확인은 목표물의 시야 탐색을 요구하며, 이러한 요인들은 배쪽, 마루엽(공간 주의력), 기억, 시야 확인과 공통적으로 연관되어 있다. 마루엽이나 관자엽 시각 영역에 손상을 입은 신경 환자는 주의력과 시야 탐색이 감소된다 (Ashbridge, Walsh, & Cowey, 1997).

무제한 수용 이론
(UNLIMITED CAPACITY THEORY)

모든 사람들이 시각 시스템에서 제한된 수용능력이 있다고 느끼는 것은 아니다. 예를 들어, 제한된 수용능력 구상은 청각 이론에 근거한다. 청각 정보 처리과정에 관한 Broadbent의 최초의 가장 기능적인 이론은 "신경 시스템은 단일 소통 채널로서 약간 활동하여, 제한된 수용능력을 갖는다고 간주하는 것이 의미가 있다."라고 하였다. 청각 정보 처리과정에서, 관점은 수정된다. 그러나 시각 처리과정도 같은가 제한된 수용능력 시스템이 시각 정보 처리과정 시스템을 세운다고 가정하는 데에는 근거가 없다. 수용능력 이슈에서, 정보의 양이나 뇌의 크기는 상관이 없다. 뇌의 정보 처리과정 수용능력과 관련된 감각 수용체에 의해 수집되는 정보의 양만이 연관되어 있다. 시각의 경우, 뇌가 눈에 의해 제공되는 정보를 다룰 수 없다는 가정은 근거가 빈약하다. 눈은 매우 효율적인 정보 여과망으로써 기능한다. 예를 들어, 모든 파장 정보를 암호화 하는 세가지 다른 종류의 원추세포가 있다. 그리고 세부적인 공간 정보는 눈의 작은 중심 부위(황반)에서만 등록된다. 그러나 뇌는 시각 정보 처리과정의 상당한 수용능력을 가지고 있다. 시각 뇌는 집중되는 것이 아니라 분리되는 시스템으로, 수십억의 세포는 망막의 2백만 뉴런에 의해 수집된 시각 정보를 처리하는 기능을 한다. 이 관점은 완벽하게 자세하고, 주관적으로 경험한 시각적인 세상은 시각 자극의 자동적인 결과이고, 무의식적으로 정보를 처음 처리하는 2단계 시스템이 아니며, 자세한 처리과정 영역을 고른다는 것을 언급한다. 선동되는 다양하고 양립할 수 없는 반응 성향 때문에, 또는 모든 행동을 동시에 성취하려는 시도로 인한 행동학적 혼란을 피하기 위해서 선택이 필요하다 (Heijden, 1996). 무제한 수용능력의 관점은 우리가 보통 연구에서 자주 보고 대안 관점으로 여겨지는 제한된 수용능력과 반대이다.

대부분의 모델은 시각 시스템의 초기 단계가 병렬적으로 모든 위치를 처리하지만, 인식한 시각 정보의 제한된 양만을 추출할 수 있다는 것을 보여준다. 그 다음 처리과정은 다른 복잡한 업무를 성취할 수 있지만, 동시에 약간의 공간 위치에 의해 제한된다. 앞에서부터 뒤쪽으로 병렬적으로 얻어진 정보는 제한된 수용능력 처리과정의 배치를 흥미로운 아이템이 포함되는 시야의 부분으로 제한하는 데 사용된다. 이런 배치 조절은 외인성이고 시각 자극 특성에 기초하거나, 내인성이고 시각 시스템의 요구에 기초한다. 이것은 상호 배타적이 아니다. 전개는 특별한 시각 자극을 보고자 하는 실험 대상자의 요구에 기초한다 (Wolfe, 1989). 이와 같은 예는, 실험 대상자가 수직적이나 대각선으로 보기 보다는, 수평적으로 시야를 탐색하기 쉽다는 것에서 볼 수 있다. 왜냐하면 실험 대상자는 읽는 습관을 꾸준하게 하는 것으로 시야를 탐색하는 경향 (예; 왼쪽에서 오른쪽으로 그리고 위에서 아래로)이 있기 때문이다. 요구되는 목표물이 왼쪽 위쪽에 있지 않을 때, 탐색 시간은 길다. 읽기를 배우기 전의 어린 실험 대상자의 경우, 목표물이 중앙에 놓여있을 때 탐색 시간이 짧아지는 것을 확인할 수 있다 (Johnson & Proctor, 2004). 또한, 인간 시각 시스템은 시야를 가로질러 움직이는 초점을 특별하게 처리하는 것으로 발달했다. 아웃되는 더 큰 것이 있지 않는 이상, 한 가지 이상의 특징을 가진 목표물 탐색은 항상 연속으로 찾아진다 (Koch & Ullman, 1985). 만약 다른 색이라면, 아이가 빨간 네모를 찾는 것은 매우 쉽다. 또한, 모든 목표물이 수많은 특징(예; 색, 시작점)을 갖고 있다면, 연속적으로 각 목표물에 초점을 맞춘다 (Nakayama & Silverman, 1986; Wolfe, 1989). 한 가지 이상의 목표물은 항상 연속적으로 탐색된다.

그룹화하기 (BINDING)

시각 시스템은 행동, 색, 시작점과 같은 다른 시각 속성을 각각 처리하는, 많은 구별된 영역으로 구성된다. 그러나 인식은 특징의 인위적인 조합이 아니라 안정적이고 통합된 물체이다. 색과 물체 배치는 다른 뇌 영역에서 처리되기 때문에, 색이 물체와 있는지를 결심하는 것은 타이밍이다. 물체와 색이 모두 활성화할 때, 뇌는 같은 물체가 속하는 같은 시간에 활성화되는 영역이 있다는 것을 알고 있다. 연구는 마루엽이 안정적인 물체 묘사에 개별적인 특징을 통합하는 데 중요한 역할을 한다는 것을 밝혔다 (Le et al., 1998). 특징 통합이 시각주의력으로 돌려지기 때문에, 이러한 결과는 중요하다. 특징 통합 이론의 특징은 주의를 미리 주고 시야에서 병렬적으로 탐지된다고 언급한다. 그러나 단일 물체의 통합은 차례로 각 물체의 위치에 대한 집중적 주의력을 요구한다. 짧은 노출, 이중 업무, 뇌 일부 손상과 같은 힘든 주의력 할당은 환상 결합이나 특징의 잘못된 조합과 같은 결과를 불러 올 수 있다. 수많은 데이터는 마루엽이 특징 통합과 관련된 주의력 메커니즘을 적절하게 가동하는 데 중요한 역할을 한다고 나타낸다 (Schneider, 1998). 늘어난

표 2-1. 병렬적 탐색 대 연속적 탐색

병렬적	연속적
수직 선들 중에 기울어진 선	기울어진 선들 중 수직선
직선들 중 곡선	곡선들 중 직선
평행선들 중 집중선들	집중선들 중 평행선들
열린 원들 중 닫힌 원	닫힌 원들 중 열린 원

양과 감소된 시간을 통해 시각 처리과정이 가능한 자원의 제한은 관찰자가 존재하지 않은 물체 이미지에 있는 기초 특징을 잘못 연관하도록 한다 (Paletta, 2007). 그룹화하기를 성취하는데 도움을 주는 메커니즘은 주의력이다. 주의력은 물체를 형성하는데 특징을 모으는 접착제이다. 보통 인간 뇌의 공간 위치에 대한 주의력은 물체의 특징과 적절하게 결합하려는데 필요하다. 그러므로 특징을 묶는 것은 과도한 주의력이나 부정확한 공간 정보에 의해 방해된다 (Friedman-Hill et al., 1995; Vidyasagar, 2001). 각 물체의 시각 특징은 집중적 주의력 메커니즘에 의해 통합된다. 주의력 경계선은 특별한 영역의 경계를 표시하고, 그 영역에 존재하는 특징은 통합된다. 묶는 것은 다음과 같이 진행된다. 첫째, 집중적 주의력은 특별한 영역을 표시하는데 사용된다. 주의력 초점의 경계는 영역 경계 표시로서 작용한다. 그 후에, 주의력 메커니즘은 영역 내에 다양한 시각 특징을 한데 묶는다. 중요한 측면은 주의력의 유연한 초점이다. 초점은 조명처럼 넓혀지거나 좁아질 수 있다 (Cohen & Ivry, 1989). 주의력 바깥에 있는 2가지 물체 사이의 환상 결합은 물체가 근접할 때만 형성된다. 물체 사이의 거리가 넓어질 때, 결합하는 정도는 줄어든다. 주의력 내에서, 모든 특징은 결합된다. 인식 시스템은 주의력 내의 물체의 존재(예; 특징의 특별한 조합)와, 주의력 외의 개별 특징(완벽한 물체가 아닌)의 존재만을 "인식한다". 주의력은 물체를 형성하기 위해 특징을 모아 결합한다. 부족한 시각주의력은 초보자나 난독증 환자가 단어를 잘못 읽도록 하는 하나의 이유가 된다. 좋은 독서가는 하나의 단위로서 병렬적으로 그것을 처리하지만, 초보자는 연속적으로 단어를 처리하고 부족한 주의력은 단어 움직임이나 추측으로 인한 글자 대리를 일으킨다.

환상 결합 (유사한 특징을 가진 물체 사이의 결합)은 다음 환경에서 자주 등장한다.

- 노출이 짧고 각 물체에 대한 집중적 주의력이 막힐 때
- 특징이 없는 것을 찾을 때, 물체 탐색이 느려짐
- 목표물이 서로 가까이 있는 것(예; 한 단어안에 글자가 매우 가까이 있을 때)
- 주의력이 과부하 걸릴 때(주의력 나누기)
- 많은 실수가 철자가 바른 단어에서 발견된 상황
- 유사한 특징을 가진 물체와 함께 있는 상황
- 저시력 경우
- 실험 대상자가 중앙에 초점을 놓고 목표물이 주변 시야에 있는 상황 (Treisman, 1996, 1998)

우리가 말한 것처럼, 그들의 각 특징을 연속적으로 찾지 않고 병렬적으로 확인된 물체는 탐색하여 찾는데 더 쉽다. 이러한 예에는 각 특징의 연속적인 처리과정을 요구하는 것 없이 전체적으로만 보이는 인간의 얼굴이 있다. 표 2-1은 우리에게 찾기 쉬운 것(병렬적인 것-주의력 필요 없음)이 무엇인지, 찾기 어렵고 주의력을 필요로 하는 것(연속적인 탐색)이 무엇인지를 알려준다.

공간 주의력의 측면 역할의 증거는 양전자방출단층 촬영법(PET) 활성화 연구에서 나왔다. 행동, 색, 형태에 대한 지속적인 주의력은 다른 선조 외측 영역에 강화된 활동을 주지만, 위치 사이에 주의력의 활동적인 이동을 요구하는 업무는 위쪽 마루엽을 활발하게 한다. 마루엽 부위는 또한 특징 그룹화하기를 요구하는 일을 하면서 활성화 된다 (Corbetta & Shulman, 1998; Treisman, 1990). 안구 운동 이동이나 다른 마루엽 활동을 요구하는 활동을 함으로써 뇌의 이 영역이 훈련하는 것이 아이 발달에 중요한 역할을 한다고 지적한다. 많은 연구는 주의력에 관한 마루엽의 중요성을 보여준다 (Anderson,

1988, 1997; Cohen & Shaefer, & Orlov, 1985; Bisley & Goldberg, 2003; Cohen & Anderson, 2002; Connolly, Andersen, & Goodale, 2003; Corbetta, Miezin, Shylman, & Petersen, 1993; Corbetta, Shylman, Miezin, & Petersen, 1995; Coull et al., 1996; Culham, 2004; Darian-Smith, Johnson, & Goodwin, 1979; Farah, Wong, Monheit, & Morrow, 1989; Friedman-Hill et al., 1995; Friedman-Hill, Robertson, Desimone, & Ungerleider, 2003; Goodale & Milner, 1992; Hyvarinen & Poranen, 1974; Mirsky, Anthony, Duncan, Ahearn, & Kellam, 1991; Mountcastle, Andersen, & Motter, 1981; Neville & Lawson, 1987; Petersen, 1994; Posner, Walker, Friedrich, & Kawano, 1983; Selemon & Goldman-Rakic, 1988; Sieroff, 1988; Steinmetz, 1995; Vidyasagar & Pammer, 1999; Wojciulik & Kanwisher, 1999). 그룹화하기에 관한 마지막 내용은 주의력의 중요성을 다시 강조하는 것이다. 통합된 경쟁 모델은 그룹화하기 문제를 다루는 대안 체계를 제공한다. 이러한 관점에서, 물체의 특징을 주시하는 주의력은 물체의 다른 특징을 암호화하는 모듈로 전달되며, 그러한 특징을 암호화하는 신경 모듈에서 물체의 경쟁적인 이득을 만든다. 특별한 모듈의 전체 네트워크 활성화는 하나로 인식되는 물체의 특징을 묶는 것을 기반으로 한다 (Schoenfeld et al., 2003). 그래서 한 가지 특징에 초점을 맞추면서, 다른 특징을 명확히 하는 게 쉬워진다. 이것은 적절하고 정확한 도약 안구 운동의 중요성을 특히 읽는 동안에 강조한다. 만약 눈이 잘못된 단어에 고정하면, 잘못된 특징이 활성화 되고, 이로 인해 전체를 읽는 처리과정이 느려진다.

그룹화 (GROUPING)

선 부분이 시야에 동시에 나타날 때, 감식자에 따라 수많은 다른 방법으로 구성될 수 있다. 첫 번째 경우, 부분은 독립적으로, 그룹화 되지 않고 다른 물체나 특징에 속한 것으로 인식될 수 있다. 두 번째 경우, 선 부분은 별들의 집합이 식별할 수 있는 성좌를 구성하는 것처럼, 통합된 특징의 위치가 나타내는 가장 중요한 포인트로서의 장소 고정으로써 행동할 수 있다. 세 번째 경우, 위치, 시작점, 선 부분의 형태는 통합된 그룹을 형성하는데 상호 작용한다. 그룹이 주의력 단위로서 간주된다는 개념은 인식 그룹에 대한 Gestalt의 주장과 일치한다. 그러나 생리학자 Gestalt는 오늘날 우리들이 알고 있는 주의력 대신에 자기장의 행동에 의해 모여진다고 생각했다. 특징들이 모여지는 방법은 많은 주의력 요구가 어떻게 필요한지를 결정하기 때문에, 그룹화는 중요하다. 오늘날까지 여전히 전해지는 Gestalt 원리는 다음과 같다.

1. 가까움 – 밀접한 공간의 가까움의 구성물은 함께 그룹화 되는 경향이 있다.
2. 유사함 – 외형적으로 유사한 구성물은 함께 그룹화 되는 경향이 있다.
3. 지속성 – 연속된 윤곽을 따르는 구성물은 함께 그룹화 되는 경향이 있다.
4. 폐쇄성 – 윤곽 사이의 틈은 채워지는 경향이 있다.
5. 공통 흐름 – 같은 방향이나 같은 속력으로 움직이는 구성물은 함께 그룹화되는 경향이 있다 (Johnson & Proctor, 2004).

특별한 영역에 대한 주의력을 향상시키기 위해 그룹의 존재가 선호되는 영역으로 주의력을 끌기 때문에, 이것이 언급된다. 즉, 사람이 빠르게 특별한 물체에 대해 신경을 쓰기 원한다면, 주의력이 그룹으로 쏠릴 때, 그룹의 존재는 주의를 딴 데로 돌릴 것이다. 이러한 예를 찾아볼 수 있는 특별한 실험에서는, 참가자가 방해물 사이에 T나 F가 존재하는지에 대해 결정해야 한다. 목표물 글자가 방해물로서 같은 그룹으로 묶여질 때가 그렇지 않을 때보다 결과가 더 안 좋다. 지속성 효과에 의하면, 목표물 글자 F가 방해물의 선 근처에 있을 때, 실험 대상자는 그것을 그룹의 일부분으로 느끼기 때문에 찾는 게 어렵다는 것을 발견한다. F가 방해물의 측면에 있을 때 찾는 것은 쉽다.

또 다른 예는, 목표물 영역에 다른 글자가 있을 때, 누군가가 특정 글자를 빠르게 찾길 바랄 때에 확인할 수 있다. 빠르게 발견 되어야 하는 글자는 다른 것과 거리가 있어서, 다른 글자와 연결된 것으로 인식되지 않는다. 공간 가까움은 물체 사이의 거리로 간주된다. 목표물과 다른 물체 사이의 공간 분리가 증가할 때, 반응 시간은 감소한다. 색의 가까움의 예는, 같은 색을 가지고 함께 그룹화 되는 물체의 경향에 있다. 만약 목표물이 시야의 나머지와 다른 색을 가지고 있다면, 단일 물체 탐색은 더 쉽다 (Johnson & Proctor, 2004).

유아와 어린 아이들
(INFANTS AND YOUNG CHILDREN)

유아의 눈과 주의력을 지향하는 능력의 발달은 뇌의 발달 단계에 의존한다. 예를 들어, 시각 지향은 2~3개월 사이의 피질 눈 운동 경로 기능의 등장 여부에 따른다. 약 6개월까지, 유아는 자동 도약 안구 운동을 억제할 수 있고, 예상하는 도약 안구 운동을 만들고, 계획된 도약 안구 운동을 연기하면서, 눈 운동의 의지 조절이 발달한다. 시각주의력의 은밀한 이동은 약 4개월 즈음에 처음 나타난다. 그러나 주의력을 유지하고 따르는 능력은 아동기를 통해 발달한다. 유아는 특히 매력적이고, 신선하며, 극적이거나 화려한 자극을 주시하는 경향이 있다 (Johnson & Proctor, 2004). 첫 4개월까지, 주의력은 명암대조가 크고, 적당한 수의 모서리가 있고 움직이는 물체에 끌린다. 이 나이에서, 유아가 반복된 자극에 "습관화 될 때", 신선함이 주의력을 이끄는 가장 중요한 것이다 (Lyon, 2005).

외부 세상을 바라보는 유아와 어린 아이들의 패턴에 의해 반영되는, 초기 주의력에는 4가지 주요한 발달 처리과정이 있다. 2~3개월의 첫 이행에서, 유아의 탐색은 물체의 외부 윤곽 고정에서 내부 특징 고정으로 옮겨진다. 첫 변환 시기는 서로 바라보고 자주 긍정적인 효과와 관련된, 부모와 유아 사이의 사회적 상호관계가 가까운 때에 시작된다. 그것은 또한 주의력의 조사 시스템 등장과 함께 일어난다. 첫 3개월 동안 정지된 시야를 바라보는 것이 늘어난 후에, 바라보는 시간은 일반적으로 3개월에서 1년까지 감소한다. 대략 5개월 즈음에, 유아는 물체로 손을 뻗고 잡을 수 있게 된다. 두 번째 주요한 발달 이동은 9개월 즈음에 일어난다. 지금 유아는 기억력을 유지할 수 있는 몇 가지 단서를 통해서만 지나간 과거를 기억할 수 있는 것으로 나타난다. 9~12개월 사이의 변화는 뒤쪽 가쪽 앞이마엽 피질의 발달과 연관이 되어 있다.

18~24개월 즈음, 또 다른 주요한 변환이 일어난다. 2년 말 즈음에, 아이는 이벤트의 묘사를 행동할 수 있고, 언어와 다른 상징적인 처리과정을 사용할 수 있다.

마침내, 다른 것이나 스스로에 대해 지시 내리는 행동을 제한하는 능력이 4살부터 유치원에 들어갈 때까지 두 번째 주의력 시스템이 계속적으로 통합된다. 자발적으로 손과 관련된 업무의 환경 측면에 주의력을 쏟고, 가장 중요한 것으로 인식되지만 관계없는 측면의 반응을 억제하는 아이의 능력에는 뛰어넘는 것이 존재한다. 그러므로 아이는 지시를 기다리는 것이 요구되는, 규칙을 통제하는 업무에 더 참여할 수 있다 (Ruff, 1996).

유아가 물체를 오랜 시간 바라보고 3개월 후부터는 그 시간이 감소하는 것을 설명하기 위한 근거는 어릴 때보다 암호화를 효율적으로 할 수 있는 유아에서 발견된다. 어린 유아보다 나이 많은 유아는 시각 자극을 암호화하는 친숙함 시간을 덜 요구하는 것으로 나타났다. 어린 유아가 정보 처리하는데 더 시간을 필요로 하는 이유는 전체적인 조합의 부분 특성을 처리하는 경향 때문이다. 간략하게 보는 패턴을 가진 유아는 친숙함이 증가할 때, 주의력의 전체에서 부분으로 이동하는 증거를 보여준다 (Posner & Petersen, 1990).

출생 후의 경험이 중추 신경계의 기능과 구조를 결정하는 데 중요한 역할을 하고, 초기 경험이 성숙한 기능에 불균형한 정도의 영향을 준다는 것이 40년 동안 알려져 왔다. 그러므로 주의력의 초기 차이점은 중추 신경계 구조화와 장기간 발달에 유사한 역할을 한다는 것은 타당하다. 유아와 초기 아동이 성숙한 인지 기능으로 나아가는 주의력이 개념화될 수 있는 관계에 대한 3가지 다른 방법을 기술할 수 있다.

1. 초기 주의력은 후기 기능의 징후로서 작용된다. 이것은 발달상의 결과를 예측하는 일반적인 지적 기능의 지시물로서 넓게 살펴진다.
2. 명백하게, 주의력은 생명체가 겪게 될 경험의 종류를 조정한다.
3. 장기간 인지 결과에서의 주의력의 덜 명백한 잠재적인 역할은 주의력이 뇌에 영향을 가하는 직접 효과에 놓여있다. 주의를 기울이는 행동이 뇌 활성화를 변화시킨다는 증거는 많다. 예를 들어, 그것은

동시 발생하는 뉴런 발화를 조정하며, 물체나 관심이 가는 물체 특성과 부합하는 영역의 신경 활동을 강화한다. 주의력의 직접적이고, 물리적이며, 전형적으로 짧은 기간 동안의 결과가 반복적이고 초기 발달 동안 오랫동안 지속되면, 뇌의 기능과 구조에 불균형 영향을 준다는 것이 가능하다 (Posner & Petersen, 1990).

갓난아기에게서 움직이는 자극을 시각으로 쫓는 것에는 두 가지 특징이 있다. 첫째, 성인이나 청소년의 부드러운 방식의 추적과는 반대로, 도약 안구 운동이나 단계적 방법이라는 것이다. 둘째, 안구 운동은 자극의 움직임보다 항상 뒤떨어진다. 갓난아기는 코 시야의 반대쪽인 관자엽 쪽으로 주의력을 쉽게 돌린다.

생후 1개월 즈음에, 유아는 의무적인 주의력을 본다. 즉, 다른곳을 보기 위해 자극으로부터 시선을 돌리는 데에는 많은 어려움을 갖고 있다. 생후 2개월 즈음에, 안구 운동이 여전히 자극 움직임 뒤에 놓여 있기 때문에, 유아는 부드러운 시각 추적 시기를 보이기 시작한다.

시각주의력이 일반 인식 발달에 중요하다는 증거는 초기 유아기의 시각주의력 구성물과 기질과 지식의 다음 측정 사이의 연관성이다. 특히 많은 실험실은 학교에서 IQ 측정처럼 새로운 자극을 우선적으로 바라보는 정도와 같은, 측정 사이의 주요한 연관성을 기록한다.

유아가 다른 것보다 물체에 오랫동안 주시하는 지에 대한 가설은, 대세포층 (M) 시스템이 소세포층 (P) 보다 더 느리게 발달한다는 것이다. 그러므로 M 시스템이 계속 미뤄지는 유아의 정보 처리과정은 시각 자극을 더 늦게 처리하고, 자극의 전체적인 측면보다 세부적으로 암호화하고 주시하는 경향이 있다. 그러므로 그러한 유아는 걱정되는 자극으로부터 주의력이 덜 풀릴 수 있으며, 그들은 더 오랜 시간 바라보게 된다 (Parasuraman, 2000).

논쟁은 여전히 유아의 고정 시간과 IQ 점수로 연결된다. 그들이 그것을 이해하거나 기억하지 않기 때문에 유아들은 목표를 더 오래 바라보는가 아니면 그들은 정말 똑똑하여 물체를 분석하는 데 더 많은 시간을 들이는가?

갓난아기가 시각 패턴을 인식할 수 있는지에 대한 의문이 생긴다. 유아는 명확하게 색과 형태를 쫓는다. 4개월된 아이는 복합체가 아닌 분리된 구성물로서, 색과 형태를 처리하는 것으로 보인다. 다양한 시각 자극은 4,5개월 된 아기의 결합 방법으로 인식될 수 있다. 유아가 물체를 어떻게 처리하는지 고려할 때, 2개월 더 된 유아보다 2개월 덜 된 유아가 시각 자극을 광범위하게 덜 훑어본다는 것을 처음 깨닫는다. 둘째, 어린 유아가 자극의 외부적인 윤곽을 훑어보는 쪽으로 편향된다고 주장된다. 패턴(그러한 패턴을 훑어보는 것을 반영하는 주의력의 분배)을 훑어보는 것이 자극 인식에 영향을 준다는 많은 증거가 있다. 예를 들어, 덜 광범위하게 훑어보는 유아는 자극 인식 조사를 얻지 못한다. 오랜 기간 바라보는 유아는 시각 자극 인식의 특징이나 부분 요인에 의존하는 것처럼 보인다 (Colombo, 2001).

유아 인식 기능의 3가지 특별한 영역의 증거는 유아의 내생 주의력 기능에 의존한다.

이러한 영역 중 첫 번째는 동시에 존재하는 2가지 자극을 번갈아 검사하는, 시각주의력 이동과 관련된다. 신선함과 친숙함의 비교는 유아 인식을 연구하는데 기초적인 기술이다. 유아는 자극에 노출되고, 친숙한 자극이나 신선한 자극에 고정해야 하는 선택에 놓여진다. 대개, 2개의 자극이 중앙선의 한쪽에 존재할 때, 유아는 대신 2가지 자극을 고정할 것이다. 그러한 상호 자극 이동은 상대적으로 빠른 속도로 발생하고, 그 속도는 자극 유사함에 영향을 받는다. 결과적으로, 상호 자극 이동은 2개 자극의 활동적이고 목적있는 비교에 반영되고, 주의력의 이러한 형태의 내생적 특성에 적합하다. 상호 자극 이동은 매우 흔하고 나이가 많은 경우에 더 빠르다.

상호 자극 이동의 특별한 형태는 실험 대상자가 조직적으로 행동 반응 (손을 뻗거나 탐색하는 것)이 판단을 넘어서는 위치를 바꾸는 패턴인, 자연스러운 교체이다. 이런 반응 패턴은 위치의 반응이 이전에 보상받을 때, 다음 선택을 이끄는 이전 선택에 대한 위치 기억과, 공간 위치의 반응을 반복하는 것을 방해하는 실험 대상자의 능력에 의존한다. 결과적으로, 동시 대안은 아이의 반응 억제의 측정으로써 실행된다. 그러한 주의력은 전통적으로 해마, 시상, 이마엽을 포함하는, 기능적으로 높은 뇌 영역에 의존한다. 18개월 된 아이들은 선뜻 뻗는 행동의 동시적인 대안을 보이지만, 6개월 된 아이는 그렇지 못하다.

내생 시각주의력 발달과 관계된 연구의 두 번째 영역

은 주의력 이동 억제의 기능을 다룬다. 이것을 테스트하는 방법은 유아가 주변 목표물의 존재에 대한 도약 안구 운동을 억제하거나 억누르는 것이다. 이마엽 피질은 주변 자극에 대한 도약 안구 운동 억제와 연관되어 있다. 그러한 도약 안구 운동의 자발적인 억제는 내생적인 주의력 기능의 증거로서 존재한다. 4개월 된 아이는 그러한 환경에서 주변 목표물로의 시작을 억제하는 것을 배울 수 있다. 그러므로 유아는 4~6개월 된 경우 신호에 대한 도약 안구 운동 반응을 억제하는 것으로 보인다.

유지되는 주의력의 기능적인 평가는 8주 정도 됐을 때 얻어지고, 3~6개월 정도 지나면 유지되는 주의력의 양, 깊이, 빈도의 주요한 변화가 일어난다. 경계하는 상태를 유지하는 능력은 5개월 된 아이들 그룹에서 나타난다 (Colombo, 2001).

비교적으로 단순한 경계 상태를 유지하느냐 아니냐를 행할 수 있는 아이들의 비율은 3살~3살 5개월 된 아이들에서는 27%였지만, 4살 5개월 이상 되는 아이들의 경우에서는 100%로 증가한다.

유아의 눈과 주의력 모두를 시작하는 능력의 발달은 뇌의 발달 단계에 의존한다. 예를 들어, 시각 시작점은 2, 3개월에서 6개월까지의 아이들의 피질 눈 운동 경로 기능에 의존된다. 시각주의력의 은밀한 이동은 4개월에 처음 등장한다. 많은 연구는 아이들이 어른보다 정보 간섭에 더 민감하다는 것을 보여준다. 다른 것에 대한 판단을 하기 위해 공간적으로 멀리 있는 자극을 무시하는 것을 요구받을 때, 더 나이 있는 아이들 (9~11살)보다 어린 아이들 (6~8살)은 2가지 자극의 공간적인 분리에 더 민감하다. 즉, 자극이 서로 가까울 때, 그들은 나이 많은 아이들보다 더 간섭받음을 보여준다. 판단이 2가지 자극 모두를 향해야 하는 것을 요구할 때, 어린 아이들은 더 공간적으로 분리되는 것에 혼란스러워진다.

요소들이 더 가까이 있을 때, 아이들 (6~8살)은 더 나이 있는 아이들 (9~11살)보다 간섭을 경험한다. 나이 있는 아이들과 어른들은 어린 아이들보다 주의력을 더 빠르게 이동할 수 있는 것으로 자주 기록된다 (Pearson & Lane, 1990). 어린 아이들은 주변 목표물에 주의력을 은밀하게 더 오랫동안 이동시킬 수 있는 반면, 그들은 어른들 만큼 빠르게 목표물에 가깝도록 고정하여 보는 것으로 확인되었다. 나이에 맞게 향상하는 은밀한 이동을 끌어내는 것은 반응시간보다 이동 속도인 것으로 나타났다.

엄마와 아이의 관심

모든 사람들이 동의하는 것으로 보이는 것은, 엄마와 어린 아이와의 관계의 중요성이다. 유치원 시기 유아의 집안 분위기와 그들의 지능과 언어 발달 사이에는 강한 연관이 있다. 아이에게 이용 가능한 언어 자극, 부모의 반응, 부모에 의한 감정 지지, 이용 가능한 물체와 자극을 주는 장난감의 수, 집 구성과 안전함의 정도, 아이에게 제공되는 외부 활동 경험의 다양성과 같은 가족 환경 요소와, 아이들의 초기 인지 발달이 연관되어 있다는 것의 증거가 있다 (Bradley & Caldwell, 1984).

공동 주의력은 아이의 어휘 습득 발달에 중요한 구성물이다. 아이와 함께 하는 것보다 아이의 주의력에 관심을 갖는 엄마의 아이들은 물체 라벨을 덜 배우고, 적은 어휘만을 사용한다. 특히 공통 주의력 기간 (물체와 상호관계를 맺고 엄마와 아이 모두 바라보는 기간)에 물체에 의해 제공되는 물체 라벨은, 그러한 물체가 엄마에 의해 아이 주의력이 초점을 맞출 때 제공되는 라벨보다 더 쉽게 배워진다. 부모 주의력의 긴 기간에 참여하는 아이들은 더 많은 어휘를 사용한다. 물체에 대해 아이 스스로가 활동적인 주의력을 갖게 하는 엄마는 아이가 더 많이 배우고, 많이 능숙해지고, 물체와 문제에 대한 숙달의 기쁨을 누리게 한다. 이러한 엄마들은 물체에 대해 설명할 뿐만 아니라, 아이의 손이 물체에 대한 적절한 조작을 자주 경험하도록 한다. 유아의 부주의력은 물체를 던지고 떨어트리면서 자주 입증된다. 이는 엄마에 의해 보이는 공동 주의력으로 크게 감소한다.

자는 시간에 아이에게 책을 읽어주거나, 가르치는 것, 여러 일들을 설명하는 것, 대화를 하는 것, 아이에게 풍부하고 자극이 되는 경험을 제공하는 것과 같은 아이의 인지와 언어 발달을 도와주는 행동을 주는 가정의 아이들은, 학교에서 더 성공한다. 그러한 경험이 부족한 아이들은 자주 학업 능력과 언어 능력 측정에서 부족함이 드러난다. 게다가, 권위적인 것과 반대인 온화함과 지지 뿐만 아니라, 부모의 온정과 민감성은 더 나은 인지 기능과 연관되어 있다. 아동보건 및 인간발달 연구소 (NICHD)의 데이터는, 유치원 시기에 집안 분위기가 주의력을 조절하는 아이들의 능력을 예측하는 것 뿐만 아니라, 차례로 주의력 처리과정이 아이들의 달성, 언어, 사회적 결과를 예측할 수 있다는 것을 발견했다. 손으로 하는 일과 어떤 자극이 관계된 것인지를 알아차리고 걱정하는 아이들 그렇게 연관된 자극에 초점을 맞추는 것이 중요하다. 그들은 관계없는 자극을 무시하고, 급하게 반응하는 경향에 억제하며, 그러한 자극에 의해 주의가 분산되는 능력을 발달시켜야만 한다 (NICHD, 1999, 2000).

지난 25년간 미국에서 어린아이들의 경험은 극적인 변화를 겪어 왔다. 1975년에는, 6살 이상의 자녀를 둔 기혼 여성의 37%가 일을 했다. 1998년까지, 이러한 여성 그룹의 고용 비율은 64%까지 올라갔다. 둘 이상의 자녀를 둔 기혼 여성의 고용 비율은 1975년 31%에서 1998년 67%까지 증가했다. 일을 하는 엄마와 사는 유치원 아이들 중 5%는 직장에서 그들의 엄마에 의해 보살펴졌지만, 나머지 아이들은 그들의 엄마보다 다른 누군가에 의해 보살펴지는 시간이 보통 더 많았다. 엄마 외의 수입이 낮은 가정은 대개 3개월 전에 아이를 보살핀다 (NICHD, 2001). 대조적으로, 엄마와 다른 사람의 소득이 높은 가정의 유아는 3~5개월에 보살핌이 시작된다. 엄마의 수입이 높을수록 아이는 엄마외의 사람의 보살핌을 더 받는다. 그러나 엄마외의(아빠의) 소득이 더 높을수록 그들은 덜 보살핌 받는다. 아이가 적은 그룹에 있을 때 더 긍정적인 보살핌이 생긴다. 미국 소아과 협회의 안내문에 있는 아이를 보살피는 1곳 당 맡는 아이의 비율은, 6~15개월의 경우가 3:1, 24개월의 경우 4:1, 36개월의 경우 7:1 이다. 9~15개월은 그룹당 6명, 24개월은 8명, 36개월은 14명이 보통으로 여겨진다. 아이 돌보는 훈련은 아이 발달, 초기 아이 교육, 혹은 모든 연령대와 관련된 영역으로 공식적이며, 고등학교 졸업 후에 가능한 훈련이다. 24개월 즈음에, 좋은 질의 보살핌을 경험한 아이들은 엄마들에 의해 행동문제가 덜한 것이 기록되었다. 아이가 보살핌에 더 많은 시간을 보낼 때, 엄마들은 아이와의 상호관계에 덜 민감해지고, 아이들은 엄마에게 덜 긍정적으로 된다. 특히 2살 때까지, 보육원과 베이비시터를 경험한 아이들은 집에서만 보살핌 받은 아이에 비해 귀 감염과 상부 호흡기 질환에 더 걸리는 것으로 나타났다. 가장 안 좋은 상황은 엄마외의 사람에게 낮은 질의 보살핌을 받고, 여러 번 보육 방법을 바꾸는 것이라는 게, 초기 보육에 관한 대부분의 중요한 연구 결과 중 하나이다. 이것이 어머니의 민감성이 덜해진 것과 겹쳐질 때, 불완전한 애착의 위험성을 크게 한다. 15개월 즈음에, 보육 환경의 많은 변화와 어머니의 덜한 민감성을 경험한 아이들은 더 높은 위험성을 갖는다. 이러한 모든 것들은 보육 센터의 안 좋은 면을 보여준다. 그러나 만약 아이들이 2살 때까지 좋은 보육원에 있으면, 이러한 아이들은 다른 형태의 보살핌을 받은 아이들보다 인지와 언어 발달에 더 좋은 결과를 보인다. 집에서의 보육이나 센터에서의 그룹 보살핌의 경험(형제자매가 아닌 적어도 셋 이상의 아이들과의 경험)은 2,3살에 수많은 사회적 감정 표현의 차이점을 만든다. 보육 방식의 변경 횟수는 아이에게 영향을 주는 것으로 나타난다. 2살 즈음에, 많은 보육 방식의 경험은 많은 행동 문제와 연관된다. 그러나 이것은 3살 때까지 발견되지 않는다. 그러므로 33살 미만의 아이들에게 보육의 안정을 주는 것이 중요하다. 가장 중요한 요인은 가족 관계이다. 가족의 영향은 초기에 혼자의 보육 경험보다 아이들 결과에 더 꾸준하게 나은 예측자이다 (NICHD, 2000, 2001). 만약 아이가 좋은 안정적인 가정에 있고, 보육원이 좋다면, 이 모든 것들을 고려하면서 3살이 된 아이는 아이보육 상황에 잘 대처할 것이라고 연구들은 보여준다 (NICHD, 2003).

아이와 어린아이 사이의 상호관계는 자발적으로 주의력을 쏟는 능력 발달에 중요하다. 어른이 특징적으로 자극을 어떻게든 변경함으로써, 아이의 주의력을 흥미로운 자극으로 향하게 할 때, 이것은 아이의 자발적인 주의력을 발달시킨다. 4살이 될 때까지, 아이들은 자극의 신선함이나 특별성에 의해 끌리는 것 대신 주변을 능동적으로 훑어보는 능력을 발달시킨다. 내부적으로 이끌리는 주의력은 5, 6살 때까지 체계화되는 것으로 여겨진다 (Lyon, 2005).

나는 지난 30년 동안 집에서 배우는 아이들과, 학교를 다니는 아이들을 다루는 많은 논평을 적어왔다. 집에서 배우는 아이들은 학교를 다니는 아이들보다 여러 번 응접실에서 더 낳은 행동을 했다. 이것은 집에서 가르치는 것이 아이들을 키우는 방법이라는 것을 말하는 것이 아니다. 이것은 아이와 엄마 사이의 관계가 중요하다는 것을 나타낸다. 엄마가 아이와 더 많은 시간을 보낼수록,

아이에게 긍정적인 피드백과 격려를 주고 더 나은 결과를 불러온다.

유아 주의력을 위한 팁
(TIPS FOR INFANT ATTENTION)

다음은 갓난아이가 보는 것을 더 선호하게 한다.

- 패턴화 하지 않는 것 보다는 패턴화 한 것
- 수직적 선보다는 수평적인 것
- 정적인 자극보다는 움직이는 것
- 평면적인 것 보다는 공간적인 것
- 직선 패턴보다는 곡선적인 것
- 물체가 구석보다는 앞쪽평면에 있는 것
- 대비가 작은 자극보다는 큰 자극
- 적당한 크기의 물체 (두 가지 물체 중 보통 큰 것)
- 얼굴을 닮지 않은 자극보다는 닮은 자극
- 첫 4개월 동안, 아이는 눈으로 움직임을 따라가기 시작하고, 조정과 깊이 인식이 발달하기 시작하면서 처음에는 우연히 그리고 나중에는 정확하게 물체에 도달한다. 이를 돕기 위해, 아이의 방에는 흐릿한 램프나 암조명을 사용해라. 침대를 움직이고, 그 속의 아이의 위치를 자주 바꿔 주어라. 8~12인치 앞에 초점 맞춰질 수 있는 장난감을 놓아라. 방을 돌아다니는 동안 아이에게 말을 걸어라. 밥을 먹일 때는 왼쪽과 오른쪽으로 바꾸고, 침대 바깥으로 움직이게 해라 (American Optometric Association, 2005).
- 4~8개월 사이에, 아이는 팔과 다리를 사용하기 위해 돌기 시작한다. 눈 움직임과 눈/몸 조절 기술은 더 발달하고, 양쪽 눈은 동등하게 초점을 맞춘다. 당신은 아이가 다른 형태와 무늬를 당신의 손을 통해 체험하게 할 수 있다. 아이가 기고 탐험할 수 있게 자유를 주어라. 방에 물체를 걸어 놓아라. 아이와 "pat-a-cake", "peek-a-boo" 놀이를 해라 (American Optometric Association, 2005).
- 8개월부터 12개월까지, 아이는 기어 다니거나 걸으면서 자유롭다. 그는 양쪽 눈 모두를 사용하고, 물체를 잡거나 던지기 시작할 것이다. 일찍 걸을 것을 강요하지 마라! 기어 다니는 것은 눈-손-발-몸 조정 발달에 중요하다. 쌓거나 분리할 수 있는 장난감을 주고, 동시에 만지고 붙잡고 볼 수 있는 물체를 주어라.
- 1살부터 2살 까지, 아이의 눈-손 조정과 깊이 인식은 계속해서 발달하고, 추상적인 용어를 이해하기 시작할 것이다. 걷는 것을 격려해줘라. 블록, 단순한 퍼즐, 공을 주어라, 그리고 방의 안과 밖을 돌아다닐 수 있도록 해라.
- 추적 훈련은 모든 주의력 훈련 프로그램의 일부분이다. 어린 아이들에게 목표물로서 얼굴을 사용해라.
- 유아의 주의력과 눈을 맞추는 능력의 발달은 뇌 발달 단계에 의존적이다. 예를 들어, 시각으로 맞추는 것은 2, 3개월 사이에서 6개월까지 피질 눈 운동 경로의 기능의 출현에 의존한다. 시각주의력의 은밀한 이동은 4개월 즈음에 처음 등장한다. 아이는 어른보다 정보를 간섭하는데 더 민감하다고 많은 연구는 보여준다. 어린 아이들 (6~8살)은 더 나이 있는 아이들 (9~11살)보다 다른 것에 대해 판단을 내리기 위해 공간적으로 멀리 있는 자극을 무시하도록 요구받을 때, 2가지 자극의 공간적 분리에 대해 더 민감하다. 즉, 그들은 자극이 더 가까이 있을 때, 나이 많은 아이들보다 더 개입한다. 두 개의 자극 모두에게 관심을 갖도록 요구받을 때, 어린 아이들은 큰 공간적 분리에 의해 혼란을 경험한다.

요약과 주의력의 요점
(SUMMARY AND ATTENTION TIPS)

1. 당신의 SI 프로그램에 전정 활동과 눈 운동 활동을 조합하여 사용해라.
2. 아이에게 왼손과 왼발을 들게 하거나, 왼쪽 시야를 가리는 가리개가 달린 안경을 사용하여 오른쪽 반구를 훈련시켜라.
3. 같은 운동 활동을 계획하는, 거울 뉴런을 자극하기 위해 운동 활동을 적절한 방식으로 아이에게 보여주도록 해라 (예; 연필을 집는 적절한 방식 등).
4. 어린 아이의 추적 훈련을 위해, 목표물로 얼굴을 사용해라.
5. 왼손잡이보다 오른손잡이가 말하고 쓰는데 더 어려움을 느낀다.
6. 공간 신호는 목표물이 존재할 장소 근처의 박스, 한 세트의 점들, 목표물이 존재할 위치 아래의 수평적인 선, 목표물로 아이의 주의력을 향하게 하기 위한 색과 목표물 시작점의 조합 등과 같은, 시각 목표물 처리과정의 효율을 증가시킬 수 있다. 당신은 목표물 쪽으로 빠르게 레이저 포인트를 켜서 아이들의 주의력에 신호를 줄 수 있다.
7. 다른 단어를 만들기 위해 상호교환 될 수 있는, 특징을 보여주는 유사한 단어의 확인 실패율의 큰 위험성이 있다. 방해물 P와 B가 있는 배경의 목표물 R은, 방해물 P와 Q가 있는 배경의 목표물 R보다 더 쉽게 찾아진다.
8. 읽는 데 문제점이 있는 어린 아이의 경우, 읽는 모든 매체의 글씨체를 같게 유지해라.
9. 어떻게 읽는지 알고 있는 아이의 경우 사분면의 왼쪽 윗부분에 있는 목표물을 찾는 게 더 빠르다. 아직 어떻게 읽는지 모르는 아이의 경우, 중앙에 목표물이 있을 때 더 빨리 찾는다.
10. 같은 쪽에 있는 자극에 대한 반응 시간은, 오른쪽에 있는 경우보다 왼쪽에 있는 경우가 더 빠르다.
11. 만약 오른쪽 반구에 머무른다면, 아이의 주의력을 유지할 것이다. 약간 오른쪽에 있어라.
12. 만약 M 경로와 관련된 공간 기술이 부족하다면, 보기 위해 시계의 얼굴을 그리도록 하여라.

(계속)

요약과 주의력의 요점 (계속)
(SUMMARY AND ATTENTION TIPS)

13. 방해물로부터 자유롭게 초점 영역을 지켜라. 인쇄물에, 1도 (보통 용지에 4개의 글자 배열)보다 가깝게 글자를 배열하지 마라.
14. 난독증 아이들은 크고 넓게 써진 인쇄물이 필요하다.
15. 주의력 프로그램에서 처음 집중적 주의력 활동을 해라.
16. 그 지역의 다른 물체와는 다른 색으로 목표물을 칠해라.
17. 보는 데 익숙한 것보다 보는 데 익숙지 않은 것을 찾는 게 더 쉽다고 신선삼 편향은 이야기 한다. 예를 들어, 아이가 익숙한 단어에서 개입된 글자를 찾는 게 그 반대의 경우보다 쉽다.
18. 동시에 두 가지 물체의 특징에 관심을 쏟거나 명확히 하려 하지 마라.
19. 목표물이 유사할수록, 탐색시간은 길어진다.
20. 자극이 아이와 연관될 때, 자극에 대한 반응은 더 강해진다. 예를 들어, 그가 찾으려고 하는 물체를 사용한다.
21. 순서대로 보여주는 것보다 동시에 4개 물체를 보여주는 것이 더 쉽게 기억하게 된다.
22. 아이가 빠르게 두 가지 자극을 탐지하도록 하기 위해, 주변 시야에 하나의 물체를 놓아라.
23. 주변 시야에 있는 목표물의 색, 시작점, 위치를 명확히 할 수 있지만, 자세히 볼 수는 없다.
24. 아이는 주변 시야에 있는 한 가지 이상의 물체에 주의력을 쏟을 수 없다.
25. 당신은 아이가 정점에서 찾길 원하는 대상을 유지시켜라 (모든 시각적인 영역을 대신하는 오른쪽 하단).
26. 오른쪽 자극 또는 왼쪽 자극에서 왼쪽으로 반응하는 것이 더 빠르다. 예를 들어, 물체를 시각의 왼쪽 영역에서 왼쪽으로 이동시키는 것은 같은 물체를 오른쪽으로 이동시키는 것 보다 빠르다.
27. 빠른 검색 시간은 큰 물체 다음 색을 가진 물체들, 그리고 움직이는 물체들, 그리고 마지막으로 방향의 차이이다.

(계속)

요약과 주의력의 요점 (계속) (SUMMARY AND ATTENTION TIPS)

28. 개인적인 무작위의 대상보다는 여러 그룹의 대상들 중 갈망하는 대상을 찾는 것이 더 빠르다.
29. 어떠한 특징이 없는 대상을 찾는 것보다 특징들이 추가된 대상을 찾는 것이 더 쉽다.
30. 집중적 주의력은 대상이 속성이 조합에 의해 정의될 때, 시각 영역이 각각의 항목들을 한꺼번에 검색하는데 필요한 것에 반해서 갑자기 나타난 특징들은 주의력을 요구하지 않는다. 예를 들어, 크고 빨간 사각형은 방향과 색과 같은 두 가지 특징을 지닌 사각형보다 찾기 빠르다.
31. 3가지 특징들을 지닌 물체에 대한 시각적 검색은 두 가지 특징을 지닌 물체보다 찾기 빠르다. 예를 들어, 이것은 색상, 크기, 그리고 형태에 의해 정의되는 대상이 색상과 크기에 의해 정의되는 대상보다 찾기 더 쉽다. 갑자기 나타난 대상들은 다르다. 그것들은 종종 색상과 같은 하나의 특징만을 지니며 빠르게 찾을 수 있다.

참고문헌 (REFERENCES)

American Optometric Association. (2005). *Infant's vision.* Retrieved from http://www.aoa.org/x4738.xml.

Anderson, R. (1988). Visual and visual-motor functions of the posterior parietal cortex. *Neurobiology of Neocortex,* 285-295.

Anderson, R. A. (1997). Multimodal integration for the representation of space in the posterior parietal cortex. *Philosophical Transactions of the Royal Society B: Biological Sciences, 352*(1360), 1421-1428.

Ashbridge, E., Walsh, V., & Cowey, A. (1997). Temporal aspects of visual search studied by transcranial magnetic stimulation. *Neuropsychologia, 35*(8), 1121-1131.

Aston-Jones, G., Chiang, C., & Alexinsky, T. (1991). Discharge of noradrenergic locus coeruleus neurons in behaving rats and monkeys suggests a role in vigilance. *Progress in Brain Research, 88*, 501-520.

Batuev, A. S., Shaefer, V. I., & Orlov, A. A. (1985). Comparative characteristics of unit activity in the prefrontal and parietal areas during delayed performance in monkeys. *Behavioural Brain Research, 16*(1), 57-70.

Bisley, J. W. & Goldberg, M. E. (2003). Neuronal activity in the lateral intraparietal area and spatial attention. *Science, 299,* 81-85.

Bradley, R. H. & Caldwell, B. M. (1984). The relation of infants' home environments to achievement test performance in first grade: a follow up study. *Child Development, 55*(3), 803-809.

Braun, J., Koch, C. & Davis, J. L. (2001). *Visual attention and cortical circuits.* Cambridge, MA: MIT Press.

Brown, L. E., Moore, C. M., & Rosenbaum, D. A. (2002). Feature-specific perceptual processing dissociates action from recognition. *Journal of Experimental Psychology, 28*(6), 1330-1344.

Bundesen, C. & Habekost, T. (2008). *Principles of visual attention: linking mind and brain.* New York, NY: Oxford University Press.

Cabeza, R. & Nyberg, L. (2000). Imagine cognition II: an empirical review of 275 PET and fMRI studies. *Journal of Cognitive Neuroscience, 12*(1), 1-47.

Carter, R. (2009). *The human brain.* New York, NY: D.K. Publishers.

Cohen, A. & Ivry, R. (1989). Illusory conjunctions inside and outside the focus of attention. *Journal of Experimental Psychology, 15*(4), 650-663.

Cohen, Y. E. & Andersen, R. A. (2002). A common reference frame for movement plans in the posterior parietal cortex. *Nature Reviews, 3*(7), 553-562.

Colombo, J. (2001). The development of usual attention in infancy. *Annual Review of Psychology, 52,* 337-367.

Connolly, J. D., Andersen, R. A., & Goodale, M. A. (2003). FMRI evidence for a parietal reach region in the human brain. *Experimental Brain Research, 153*(2), 140-145.

Corbetta, M., Miezin, F. M., Dobmeyer, S., Shulman, G. L., & Petersen, S. E. (1991). Selective and divided attention during visual discriminations of shapes, color and speed: functional anatomy by positron emission tomography. *The Journal of Neuroscience, 11*(8), 2383-2402.

Corbetta, M., Miezin, F. M., Shulman, G. L., & Petersen, S. E. (1993). A PET study of visuospatial attention. *The Journal of Neuroscience, 13*(3), 1202-1226.

Corbetta, M. & Shulman, G. L. (1998). Human cortical mechanisms of visual attention during orienting and search. *Philosophical Transactions of the Royal Society B, 353,* 1353-1362.

Corbetta, M., Shulman, G. L., Miezin, F. M., & Petersen, S. E. (1995). Superior parietal cortex activation during spatial attention shifts and visual feature conjunction. *Science, 270,* 802-805.

Coull, J. T., Frith, C. D., Frackowiak, R. S., & Grasby, P. M. (1996). A fronto-parietal network for rapid visual information processing: a PET study of sustained attention and working memory. *Neuropsychologia, 34*(11), 1085-1095.

Craighero, L., Fadiga, L., Rizzolatti, G., & Umiltà, C. (1999). Action for perception: a motor-visual attentional effect. *Journal of Experimental Psychology: Human Perception and Performance, 25*(6), 1673-1692.

Culham, J. (2004). Functional neuroimaging of visual cognition: attention and performance. New York, NY: Oxford University Press.

Darian-Smith, I., Johnson, K. O., & Goodwin, A. W. (1979). Posterior parietal cortex: relations of unit activity to sensorimotor function. *Annual Review of Physiology, 41,* 141-157.

Desimone, R. (1995). Neural mechanisms of selective visual attention. *Annual Review of Neuroscience, 18,* 193-222.

di Pellegrino, G., Fadiga, L., Fogassi, L., Gallese, V., & Rizzolatti, G. (1992) Understanding motor events: a neurophysiological study. *Experimental Brain Research, 91,* 176-180.

Downing, C. J. (1988). Expectancy and visual-spatial attention: effects on perceptual quality. *Journal of Experimental Psychology, 14*(2), 188-202.

Durston, S. (2002). A neuro basis for the development of inhibitory control. *Developmental Science, 5*(4), F9-F16.

Edelman, G. (1992). *Bright air, brilliant fire.* New York, NY: Basic Books.

Facoetti, A., Paganoni, P., & Lorusso, M. L. (2000). The spatial distribution of visual attention in developmental dyslexia. *Experimental Brain Research, 132*(4), 531-538.

Farah, M. J., Wong, A. B., Monheit, M. A., & Morrow, L. A. (1989). Parietal lobe mechanisms of spatial attention: modality-specific or supramodal. *Neuropsychologia, 27*(4), 461-470.

Friedman-Hill, S. R., Robertson, L. C., & Treisman, A. (1995). Parietal contributions to visual feature binding: evidence from a patient with bilateral lesions. *Science, 269*, 853-855.

Friedman-Hill, S. R., Robertson, L. C., Desimone, R., & Ungerleider, L. G. (2003). Posterior parietal cortex and the filtering of distractors. *Proceedings of the National Academy of Sciences, 100*(7), 4263-4268.

Gallese, V., Fadiga, L., Fogassi, L., & Rizzolatti, G. (1996). Action recognition in the premotor cortex. *Brain, 119*, 593-609.

Gazzaniga, M. (2004). *The cognitive neurosciences iii.* Cambridge, MA: MIT Press.

Goodale, M. A. & Milner, A. D. (1992). Separate visual pathways for perception and action. *Trends in Neurosciences, 15*(1), 20-25.

Goodale, M. A. & Haffenden, A. (1998). Frames of reference for perception and action in the human visual system. *Neuroscience & Biobehavioral Reviews, 22*(2), 161-172.

Healy, J. M. (1999). *Endangered minds.* New York, NY: Simon & Schuster.

Heijden, V. (1996). Two stages in visual information processing and visual perception. *Visual Cognition, 3*(4), 325-361.

Heijden, V. (2004). *Cognitive neuroscience of attention.* New York, NY: The Guilford Press.

Hyvarinen, J. & Poranen, A. (1974). Function of the parietal associative area 7 as revealed from cellular discharges in alert monkeys. *Brain, 97*, 673-692.

Johnson, A. & Proctor, R. W. (2004). *Attention: theory and practice.* Thousand Oaks, CA: Sage Publications, Inc.

Kastner, S., De Weerd, P., Desimone, R., & Ungerleider, L. G. (1998). Mechanisms of directed attention in the human extrastriate cortex as revealed by functional MRI. *Science, 282*, 108-111.

Kennedy, J. (2006). How the blind draw. *Scientific American, December*, 44-51.

Kinomura, S., Larsson, J., Gulyás, B., & Roland, P. E. (1996). Activation by attention of the human reticular formation and thalamic intralaminar nuclei. *Science, 271*, 512-515.

Koch, C. & Ullman, S. (1985). Shifts in selective visual attention: towards the underlying neural circuitry. *Human Neurobiology, 4*(4), 219-227.

Le, T., Pardo, J. V., & Hu, X. (1998). 4 T-fMRI study of nonspatial shifting of selective attention: cerebellar and parietal contributions. *Journal of Neurophysiology, 79*(3), 1535-1548.

Lynch, J. C., Mountcastle, V. B., Talbot, W. H., & Yin, T. C. (1977). Parietal lobe mechanisms for directed visual attention. *Journal of Neurophysiology, 40*(2), 362-389.

Lyon, R. (2005). *Attention, memory, and executive function.* Baltimore, MD: Paul H. Brookes Publishing Co.

Macneilage, P. (2009). Left and right brain. *Scientific American, July*, 60-65.

Mesulam, M. M. (1981). A cortical network for directed attention and unilateral neglect. *Annals of Neurology, 10*(4), 309-325.

Mesulam, M. M. (2000). *Principles of behavioral and cognitive neurology.* New York, NY: Oxford University Press.

Mirsky, A. F., Anthony, B. J., Duncan, C. C., Ahearn, M. B., & Kellam, S. G. (1991). Analysis of the elements of attention: a neuropsychological approach. *Neuropsychology Review, 2*(2), 109-145.

Mountcastle, V. B., Andersen, R. A., & Motter, B. C. (1981). The influence of attentive fixation upon the excitability of the light-sensitive neurons of the posterior parietal cortex. *The Journal of Neuroscience, 1*(11), 1218-1235.

Nakayama, K. & Silverman, G. H. (1986). Serial and parallel processing of visual feature conjunctions. *Nature, 330*, 264-265.

Neville, H. J. & Lawson, D. (1987). Attention to central and peripheral visual space in a movement detection task: an event-related potential and behavioral study, ii, congenitally deaf adults. *Brain Research, 405*, 268-283.

National Institute of Child Health and Human Development (1999). Child care and mother-child interaction in the first 3 years of life. *Developmental Psychology, 35*, 1399-1413.

National Institute of Child Health and Human Development Research Network (2000). The relation of child care to cognitive and language development. *Child Development, 71*, 960-980.

National Institute of Child Health and Human Development (2001). Nonmaternal care and family factors in early development: an overview of the N.I.C.H.D. study of early child care. *Applied Developmental Psychology, 22*, 457-492.

National Institute of Child Health and Human Development (2003). Do children's attention processes mediate the link between family predictors and school readiness? *Developmental Psychology, 39*, 581-593.

O'Connor, C. (2003) Part 2: abstracts of posters. *Brain and Cognition, 54*, 133-176.

Paletta, L. (2007). *Attention in cognitive systems: Theories and systems from an interdisciplinary viewpoint.* New York, NY: Springer-Verlag.

Parasuraman, R. (2000). *The attention brain.* Cambridge, MA: MIT Press.

Pardo, J. V., Fox, P. T., & Raichle, M. E. (1991). Localization of a human system for sustained attention by positron emission tomography. *Nature, 349*, 61-64.

Pearson, D. A. & Lane, D. M. (1990). Visual attention movements a developmental study. *Child Development, 61*, 1779-1795.

Pesaran, B., Pezaris, J. S., Sahani, M., Mitra, P. P., & Andersen, R. A. (2002). Temporal structure in neuronal activity during working memory in macaque parietal cortex. *Nature Neuroscience, 5*(8), 805-811.

Petersen, S. (1994). P.E.T. studies of parietal involvement in spatial attention: comparison of different task types. *Canadian Journal of Experimental Psychology, 48*, 319-338.

Pineda, A. (2009). *Mirror neuron systems.* New York, NY: Springer Verlag.

Posner, M. (1980). Attention and the detection of signals. *Journal of Experimental Psychology, 109*, 160-174.

Posner, M. (2004). *Cognitive neuroscience of attention.* New York, NY: The Guilford Press.

Posner, M. I., & Petersen, S. E. (1990). The attention system of the human brain. *Annual Review of Neuroscience, 13*, 25-42.

Posner, M. I., Walker, J. A., Friedrich, F. J., & Rafal, R. D. (1984). Effects of parietal injury on covert orienting of attention. *The Journal of Neuroscience, 4*(7), 1863-1874.

Posner, M. I., Walker, J. A., Friedrich, F. A., & Rafal, R. D. (1987). How do the parietal lobes direct covert attention? *Neuropsychologia, 25*, 135-145.

Prinzmetal, W., Presti, D. E., & Posner, M. I. (1986). Does attention affect feature integration? *Journal of Experimental Psychology, 12*, 361-369.

Richards, J. E. & Holley, F. B. (1999). Infant attention and the development of smooth pursuit tracking. *Developmental Psychology, 35*, 856-867.

Rizzolatti, G., Riggio, L., Dascola, I., & Umiltá, C. (1987). Reorienting attention across the horizontal and vertical meridians: evidence in favor of a premotor theory of attention. *Neuropsychologia, 25*, 31-40.

Rizzolatti, G. (1998). Language within our grasp. *Trends in Neurosciences, 21*, 188-194.

Robertson, I. H., Tegnér, R., Tham, K., Lo, A., & Nimmo-Smith, I. (1995) Sustained attention training for unilateral neglect: theoretical and rehabilitation implications. *Journal of Clinical Experimental Neuropsychology, 17*, 416-430.

Robinson, D., Goldberg, M. E., & Stanton, G. B. (1978). Parietal association cortex in the primate: sensory mechanisms and behavioral modulations. *Journal of Neurophysiology, 41,* 910-931.

Ruff, H. (1996). *Attention in early development.* New York, NY: Oxford University Press.

Sakata, H., Shibutani, H., & Kawano, K. (1983). Functional properties of visual tracking neurons in posterior parietal association cortex of the monkey. *Journal of Neuropsychology, 49,* 1364-1380.

Schmidt, T. (2002). The finger in flight: real-time motor control by visually masked color stimuli. *Psychological Science, 13,* 112-118.

Schneider, W. (1998). *Mechanisms of visual attention: A cognitive neuroscience perspective.* Oxfordshire, UK: Taylor & Francis, Inc.

Schoenfeld, M. A., Tempelmann, C., Martinez, A., Hopf, J. M., Sattler, C., Heinze, H. J., & Hillyard, S. A. (2003). Dynamics of feature binding during object selective attention. *Proceedings of the National Academy of Sciences, 100*(20), 11806-11811.

Selemon, L. D. & Goldman-Rakic, P. S. (1988). Common cortical and subcortical targets of the dorsolateral prefrontal and posterior parietal cortices in the rhesus monkey: evidence for a distributed neural network subserving spatially guided behavior. *The Journal of Neuroscience, 11,* 4049-4068.

Sheliga, B. (1995). Spatial attention and eye movements. *Experimental Brain Research, 105,* 261-275.

Shiu, L. (1994). Negligible effect of spatial precuing on identification of single digits. *Journal of Experimental Psychology, 20,* 1037-1054.

Sieroff, E. (1988). Cueing spatial attention during processing of words and letter strings in normals. *Cognitive Neuropsyhcology, 4,* 451-472.

Sohlberg, M. (2001). *Cognitive rehabilitation.* New York, NY: The Guilford Press.

Sohlberg, M. M. & Mateer, C.A. (1987). Effectiveness of an attention-training program. *Journal of Clinical and Experimental Neuropsychology, 9*(2), 117-130.

Steinman, B., Steinman, S. B., & Lehmkuhle, S. (1995). Visual attention mechanisms show a center-surround organization. *Vision Research, 35*(13), 1859-1869.

Steinmetz, M. (1995). Neurophysiological evidence for a role of posterior parietal cortex in redirecting visual attention. *Cerebral Cortex, 5,* 448-456.

Sturm, W., de Simone, A., Krause, B. J., Specht, K., Hesselmann, V., Radermacher, I., . . . Willmes, K. (1999). Functional anatomy of intrinsic alertness: evidence for a fronto-parietal-thalamic-brainstem network in the right hemisphere. *Neuropsychologia, 37*(7), 797-805.

Treisman, A. (1982). Perceptual grouping and attention in visual search for features and for objects. *Journal of Experimental Psychology, 8*(2), 194-214.

Treisman, A. (1990). Conjunction search revisited. *Journal of Experimental Psychology: Human Perception and Performance, 16,* 459-478.

Treisman, A. (1996). The binding problem. *Current Opinion in Neurobiology, 6,* 171-178.

Treisman, A. (1998). Feature binding, attention and object perception. *Philosophical Transactions of the Royal Society B, 353,* 1295-1306.

Treisman, A. M. & Gelade, G. (1980) A feature-integration theory of attention. *Cognitive Psychology, 12,* 97-136.

Treisman, A. & Paterson, R. (1984). Emergent features, attention and object perception. *Journal of Experimental Psychology, 10*(1), 12-31.

Tucker, M. & Ellis, R. (1998). On the relations between seen objects and components of potential actions. *Journal of Experimental Psychology: Human Perception and Performance, 24*(3), 830-846.

Vidyasagar, T. R. & Pammer, K. (1999). Impaired visual search in dyslexia relates to the role of the magnocellular pathway in attention. *NeuroReport, 10*(5), 1283-1287.

Vidyasagar, T. R. (2001). From attentional gating in macaque primary visual cortex to dyslexia in humans. *Progress in Brain Research, 134*(19), 297-312.

Wickens, C. & McCarley, J. S. (2008). *Applied attention theory.* Boca Raton, FL: CRC Press.

Wojciulik, E. & Kanwisher, N. (1999). The generality of parietal involvement in visual attention. *Neuron, 23,* 747-764.

Wolfe, J. M. (1989). Guided search: an alternative to the feature integration model for visual search. *Journal of Experimental Psychology, 15*(3), 419-433.

Wolfe, J. M. (1994). Guided search 2.0 a reused model of visual search. *Psychonomic Bulletin and Review, 1*(2), 202-238.

Yantis, S. (1992). Multielement visual tracking; attention and perception organization. *Cognitive Psychology, 24*(3), 295-340.

Zimmer, C. (2009). The brain. *Discover Magazine, July-Aug,* 24-25.

추천도서 (SUGGESTED READING)

Craighero, L. (1998). Visuomotor priming. *Visual Cognition, 5*(1/2), 109-125.

3

기억 (Memory)

철학자들은 약 2,000년 전부터 기억에 관해 생각하였다. 그러나 과학적으로 기억에 대한 조사가 이루어진 것은 100년도 채 되지 않는다. 역사적인 사례로 볼 때, 기억력은 사람마다 차이가 있다. 줄리어스 시저는 기억력이 워낙 좋아서 자신의 대신에게 4통의 편지를 동시에 불러줄 정도였다. 장님이었던 밀턴은 한꺼번에 40줄 정도의 <*밀락원*>을 머릿속으로 구상한 뒤 암기해서 써 내려갔다. 17년간 NBC 교향악단의 지휘자였던 아르트로 토스카니니는 바흐에서 바그너에 이르는 400개 악보의 음을 일일이 기억했다. 토스카니니는 87세에 지휘 도중 랜바우저(Lannbauser)의 악절을 한순간 깜빡 잊었다. 그날 밤 무대를 떠난 뒤 그 후로 다시 돌아오지 않았다.

*기억*은 각기 다른 뇌기능을 일컫는 광의의 단어다. 뇌기능의 일반적 특징은 과거 기억을 재현하는 것으로 최초의 경험과 연관된 뉴런의 동시적 발화에 의해 이루어진다 (Carter, 2009).

기억은 시냅스 연결 상의 변화로 생긴 것으로 경험의 결과물이다. 시냅스 유효성의 장 · 단기 변화는 뇌의 다른 부분에서 발생한다. 발작이나 뇌 손상 후 기억상실과 최근 배운 학습이 나중에 배운 학습의 간섭을 받게 되는 점을 볼 때, 기억은 시간이 갈수록 강화된다. 비록 뇌 손상 후 이전 몇 시간 동안 발생한 사건을 까마득히 잊기는 하지만, 인간의 경우 기억이 완전히 강화되기까지는 몇 년이 걸린다. 뇌 외상은 기억의 기록을 방해하며, 순식간에 기억을 없애고 외상이 치유되기까지 며칠 혹은 몇 주간 생성된 시냅스 변화의 유효성을 손상시킨다는 이론이 제기되었다. 기억 강화의 초기 이론에서는 그러한 효과에 대하여 정보가 처음에는 신경세포의 "반향 (reverberation)"으로 저장되고 이후에 구조적 변화가 일어나는 2단계에 의한 것이라고 밝혔다. 최근 밝혀진 증거에 따르면, 초기 저장은 수용기와 제 2차 전령 단백질의 지엽적인 변경에 이어 유전자 발현의 영향을 받은 새로운 단백질의 형성과 관련이 있다. 만약 영향을 받지 않는다면, 초기에 영향을 받은 시냅스는 화학적 꼬리표 (tag)를 유지한다. 화학적 꼬리표의 기능은 새로운 단백질이 시냅스를 발견해서 올바른 시냅스에 고정된 변화를 만든다 (Milner, 2006). 많은 시냅스 연결이 기억이 부호화되도록 변경되지 않는다. 뇌에서는 전기를 발화해서 새로운 기억이 형성된 것처럼 바꾸며 또한 다른 세포에게 새로운 정보를 보내게 된다. 이는 뇌에서 일어나는 화학작용으로 포스파티딜이노시톨 (phosphotidyl inositol), 즉 단백질 키나제 C (PKC)로 불린다. PKC는 단기기억과 장기기억을 형성한다.

일단 세포가 기억체계를 구성해야 한다는 사실을 의식

Lane, K. A. *Visual Attention in Children: Theories and Activities* (pp. 71-86).

하면 제 2차 화학 전령은 PKC에게 알린다. 그러면 PKC는 다른 단백질 F1과 결합하고 인산염 분자를 연결시킨다. 인산염은 F1에게 알리며 이로써 시냅스 연결이 변한다. 이는 일시적 변화로, 전화번호부에서 전화번호를 보고 난 후 번호를 누를 때까지 오래 지속된다. 영구적 기억이 필요한 경우, PKC는 세포핵에 접근해서 F1을 많이 생성하도록 하는 유전자 과정을 행한다. 이렇게 해서 늘어난 F1은 뇌세포 연결의 구성을 재배열하게 되고 영구적 기억이 점점 형성된다.

연구에서는 시냅스가 학습을 할 때 물리적으로 변형되어 강화되는지를 보여준다. 학습을 하게 되면 평평한 시냅스 평면에 울퉁불퉁한 돌기가 생긴다. 울퉁불퉁한 면은 구획을 형성해 늘어난 정보를 저장한다. 이들 구획은 사용하지 않으면 점차 사라지고 시냅스의 표면이 평평해져서 저장된 기억이 사라지게 된다 (Kotulak, 1996).

주의력 : 기억의 관문
(ATTENTION: THE GATEWAY FOR MEMORY)

주의력은 기억과 자각의 관문이다. 인간의 학습과 행동은 주변 환경의 주요 특징에 얼마나 집중하느냐에 따라 결정된다. 정보의 보유와 검색, 학습, 기억, 사고력 함양을 위한 인지전략의 선택, 표시, 감시 통제의 여부에 달려 있다. 이러한 능력이 갖춰지지 않는다면 우리는 계획을 수립하거나, 문제를 해결하거나, 언어를 배울 수 없다. 마찬가지로 삶을 영위하는 데 있어 정보를 집중, 기억, 조직, 구성하는 능력이 없다면, 우리는 새로운 환경에 직면할 때 행동을 변경할 수 없다 (Lyon, 2005, Styles, 2006).

기억력과 주의력은 동시에 수반되며 둘 다 함께 이루어진다. 주의력이 없다면 혼란스럽고 무질서한 세상이 되며 무관한 부분들이 이어진 미로처럼 보일 것이다. 저장할 만큼 조직적인 체계를 갖추지 않았기 때문에 기억에 저장할 내용도 없게 된다. 기억이 없다면 집중할 대상을 결정하도록 하는 하향식 정보도 없게 마련이다. 그렇게 된다면 우리는 하등동물과 별반 다를 게 없고, 본능과 반사작용에 의지해 삶을 꾸려가게 된다.

장기기억과 단기기억

장기기억은 복잡한 저장구조 시스템으로, 뇌를 통해 전달되는 다양한 종류의 저장 시스템으로 이루어진다. 장기기억의 유형은 얼굴, 음악 등에 관한 기억 등 다양하다. 일반적으로 정보는 시각적 이미지, 언어 단위, 혹은 시각적 이미지와 소리단위로 저장된다. 따라서 장기기억 저장은 시각과 청각 혹은 언어적 기억으로 나누어지게 된다. 시각적 기억의 주요 특징은 시각 이미지를 유지하고 재현하는 것이다. 이에 반해 청각과 언어적 기억은 보다 복잡하며 여러 부차적인 형태를 지닌다. 장기기억(LTM)이 단기기억(STM)과 구별되는 여러 특징이 있다.

- 장기기억은 동일한 정보를 반복적으로 노출한 후 서서히 증가하는 형식으로 재현하는 반면, 단기기억은 즉시 새로운 정보를 재현하다.
- 장기기억은 신경세포의 성장에 기초를 두는 반면, 단기기억은 일시적인 전기활성도로 구성된다.
- 장기기억은 장기간에 걸쳐 비교적 안정적 구조로 눈에 보이는 세계를 재현하는 반면, 단기기억은 체계적이거나 뚜렷하지 않다. 이러한 차이를 통해 장기기억이 단기기억의 역할기능에 기여한다는 점을 잘 보여준다. 정보가 음운 단기기억으로 들어가면 관련 음운 및 의미적 정보가 그 즉시 자동적으로 활성화된다. 단기기억에 임시 저장된 정보를 기억해 내야 한다면 장기기억은 활성화된 음운 및 의미적 표상의 인출을 통해서 기억을 강화시킨다. 이는 기억력이 실질적 언어보다는 비언어에서 훨씬 높다는 점을 보여준다. 기억된 각 언어 항목은 음운화된 저장소에 있는 정보의 연속체에서 재구성된다. 이렇게 재인식되는 과정은 장기기억표상의 도움을 받는다. 이 과정을 통해 부분적으로 지연된 정보를 기억하는 방법과 평범한 기억력을 지닌 사람이 각운이 없는 말보다는 운이 있는 말을 기억해 내기 어려운 이유를 알 수 있다 (Dehn, 2008).

기억은 뇌세포가 결합하고 형성하는 기능이라고 여겨졌었는데 단일세포도 사물을 기억한다는 연구가 새롭게 나왔다. 이마엽에 있는 개별 신경세포는 기억의 흔적을 최대 1분 동안 혹은 그 이상까지도 유지할 수 있다 (LiveScience, 2009).

연구에 따르면 "팝업"효과는 단기기억의 현상이다. 이는 가장 중요한 시각적 통합시스템 가운데 하나의 작동을 보여준다. 시각적 통합시스템은 고등 영장류가 지닌 것으로 시각적 주의력을 지시하고 단속성 안구 운동을 유도한다. 시각적 인지는 의외로 미약하고, 우리가 특별히 관심을 가지고 집중하는 것만 인식한다는 연구결과가 나왔다. 이는 자연영상을 자극으로 사용한 연구에서 밝혀졌다. 이러한 연구결과를 보면 시각적 주의력은 개별 요소를 인식하는 데 필요하며, 시각적 주의력이 없다면 우리는 사실상 장님이나 다름없다는 사실을 알 수 있다. 주의력의 "전 주의적(preattentive)" 양상은 시각적 주의력도 요구한다는 점을 알게 된다. 시각운동성 테스트를 통해 안구 움직임을 기록한 최근의 연구에서 사람들이 최근에 집중한 장면에서 안구의 움직임이 줄어든다는 것을 알 수 있다. "확인"이 필요한 것을 보면, 우리의 단기기억이 제한적이라는 사실을 보여준다. 따라서 시각적 주의력은 인지에서 더 중요한 역할을 한다. 이는 단순히 지각을 조정한다기보다는 주요 전제조건이다. 주의력의 범위를 넘어서는 의식적 인식은 거의 존재하지 않는다. 깨어 있는 동안 매 초마다 2~4번의 단속성 안구운동을 하는 것으로 추정된다. 이에 따라 안구운동이 하루에 200,000번 행해진다. 연구에서는 한 장면을 놓고 관찰자에게 선다형 질문을 실시한 결과, 동일한 사진에 대해 다른 유형의 안구 고정이 나왔다. 따라서 인간의 몸은 의식적이고 자동적인 통제와 함께 우리 몸에서 통제 없이 이루어지는 수많은 안구운동이 기묘하게 결합되어 있다 (Maljkovic, 2000).

단기기억은 시연을 거치지 않고 20~30초 간격으로 발생한다 (Farah, 2000). 이마 후면의 이마엽피질에 위치한 단기기억은 대화를 이해하거나 전화번호를 기억하는 역할을 한다. 단기기억은 즉각적인 의식이나 관심집중이라는 범위 내에 있는 5~9개 항목으로 제한된 정보로 이루어진다 (Baddeley, 1998). 단기기억은 관련 없는 움직임으로 인해 간섭을 받는다. 이 같은 사실은 주의력 결핍 과잉행동장애 (ADHD)아동과 함께 생활하는 교사나 부모들에게는 분명하게 드러난다. 우리가 다루는 학업에서 나타나는 단기와 장기기억의 주요한 차이점은, 단기기억이 소리 단위로 말을 저장하는 한편, 장기기억은 의미 단위로 말을 저장한다 (Logie, 1995). 놀라운 기억력을 지닌 사람을 보면 정상적인 기억력이란 무엇인지 자문하게 된다. 대다수 연구진은 일반인은 최대 7개 덩어리 정도의 정보 양을 기억해 낼 수 있다고 한다 (Baddeley, 1998). 이를 매직 넘버 7이라고 한다. 말하자면, 일반 성인에게 연속으로 숫자를 보여주면 7개를 기억한다. 일반아동은 몇 개의 숫자를 기억할 수 있을까? 6세의 일반아동의 경우 4~5개 정도의 숫자를 기억해내고, 7세나 8세의 경우 5개를, 9~10세의 경우 6개를 기억해낸다. 즉, 6세의 아이가 3개 숫자만 기억한다면 학교생활이 힘들다는 뜻이다. 일반적으로 학습장애아동은 시각적 및 청각적 순차기억 모두 뒤떨어진다. 어떤 종류의 순차적 기억이 중요한가를 알고 있는 것이 요점이다. 단순히 손뼉을 쳐서 아동이 이를 따라 하게 하는 것은 중요하지 않다. 중요한 점은 언어 단위의 순차적 기억으로, 예를 들어, 단어나 모음자의 음이다. 이는 아동이 학습에 어려움을 겪는지를 판가름하는 하기 위해서는 나열식의 숫자 테스트를 하는 것보다 중요하다.

작업기억 (WORKING MEMORY)

작업기억 (WM)은 복잡한 인지 작업을 할 때 일시적으로 저장된 정보를 꺼내 쓰는 것을 말한다. 종합적으로 볼 때 작업기억은 다양한 장기 및 단기 기억 하위체계와 기능을 묶는 포괄적인 체계이다. 즉, 작업기억은 단기 혹은 장기기억에서 꺼낸 정보의 처리와 변형에 제한적이다. 단기기억과 작업기억의 주요한 차이점은 다음과 같다.

- 단기기억은 수동적으로 정보를 저장하지만, 작업기억은 능동적으로 정보를 처리한다.
- 단기기억은 영역이 특수 (언어와 시각)한데 반해, 작업기억은 영역이 특수하지 않다.
- 작업기억은 학습과 고도의 인지기능과 연관성이 크다.
- 단기기억은 장기기억에 저장된 정보를 자동으로 활성화하지만, 작업기억은 장기기억에서 원하는 정보를 의식적으로 꺼내 쓴다.
- 단기기억은 관리의 기능이 없지만, 작업기억은 어느 정도의 실행기능이 있다.
- 단기기억은 장기기억과는 독립적으로 운영되지만, 작업기억은 장기기억에 상당히 의존한다.
- 단기기억은 환경에서 나온 정보를 보유하지만, 작업

기억은 다양한 인지과정을 거친 정보를 보유한다 (Dehn, 2008).

작업기억의 개요 (SUMMARY ON WORKING MEMORY)

- 작업기억은 복잡한 시스템으로 정보를 처리하고 임시로 저장한다 (Logie, 1995).
- 작업기억은 다른 형태의 영구 혹은 장기기억과는 구조 및 기능면에서 다르다. 구체적으로 보면 작업기억은 언어와 시공간 영역 모두에서 장기 및 단기기억 사이에 기본적으로 분리되어 있다.
- 작업기억은 해석과정을 거쳐 활성화되는 일련의 표상으로 구성된다. 이를 통해 작업기억은 사물과 언어에 대한 의미론적 지식을 해석되지 않은 현상적 경험에 집중하게 된다.
- 작업기억의 효과적인 능력은 (1) 장기기억과 (2) 제한적인 주의력 자원(작업과 관련된 정보는 활성화하고 보유하지만, 무관한 정보는 억제하고 제거한다)의 제약을 받는다.
- 작업기억의 핵심은 중앙 처리 방식으로 폭 넓은 실행기능에 관여한다. 이에는 전문성을 요하는 과제에서 능력을 조정하고 장기기억에 있는 단편적인 정보(예: 일련의 사건 중 한 가지 일)를 암호화하는 등이 포함된다.
- 일부 중앙 실행 시스템의 저장기능은 구조 및 기능면에서 판이하며 중앙 실행 시스템의 보조 역할을 수행하는 보조 하위시스템으로 내보내진다. 저장기능에는 음운 고리, 시공간 메모장, 제 3 하위시스템(익숙한 몸동작의 표상과 관련됨)이 있다 (Richardson, 1996).
- 과제 수행능력과 관계없이, 독서력이 뛰어난 사람은 부진한 사람에 비해 작업기억이 큰 것으로 밝혀졌다.

*작업*이란 말은 일종의 기억이란 의미이며 영상적 감각기억(영상적 기억)과 음향 감각기억(음향 기억)과는 대비되는 개념으로, 단순히 정보를 수동적으로 보관하는 것 그 이상을 의미한다. *작업기억*은 추론, 학습, 이해와 같은 다양한 인지작업을 수행하는 데 중요한 역할을 하는 일시적 기억 시스템과 협력한다 (Pickering, 2006). 작업기억은 장기기억과는 차이가 있다. 즉, 장기기억은 사실, 지식, 경험의 기록 등 어느 정도 영구적으로 수집한다. 작업기억모델에는 음운 고리, 시공간 메모장, 중앙 실행기능 등 3가지 요소가 있다. 음운 고리는 말소리에 바탕을 둔 정보를 저장하고 처리하고, 시공간 메모장은 시각적 이미지를 저장하고 처리한다. 중앙집행기능은 다목적 집중제어기 역할을 하며 나머지 두 기능의 작업을 감시하고 조정한다 (Johnson, 2004).

음운 고리

음운 고리는 예를 들어, 어떤 소리인지에 따른 정보처럼, 음운적 정보를 포함하는 것으로 여겨진다. 주어진 시간에 일련의 항목을 제시받은 후 절반가량을 즉시 재생할 수 있는 기억 범위는 관련성이 없는 단어(예: 모자, 땅콩, 통나무, 컵)의 경우 7개를, 각운이 유사한 단어(예: top, pop, shop, ship, tip)의 경우 5개이다. 말소리음의 표상은 음운 고리에 저장된 정보에 직접적으로 간섭한다. 음이 유사할수록 간섭의 정도는 커진다. 음운 고리의 능력은 이처럼 제한적이며, 이는 기억 범위가 항목을 기억해 발음하는 데 소요되는 시간에 의존한다는 점에서 드러난다. 항목을 발음하는 데 소요되는 시간이 길수록 기억해 낼 수 있는 항목을 줄어든다. 일반적으로 2초 내에 발음할 수 있는 정보의 양을 기억할 수 있다 (Johnson, 2004). 이는 아동이 한 단락의 한 단어는 읽지만 다음 단락에서는 그 단어를 인식하지 못하는 경우를 보면 알 수 있다. 2초 내에 해당 단어를 발음할 수 없으면 장기기억에 보관되지 않는다.

단기음운 기억력은 일반 아동과 특정 언어장애가 있는 아동 모두 어휘 습득을 하는데 중요한 역할을 한다는 일부 연구결과에서 나왔다. 음운 고리는 제 2외국어를 배우는 아동의 경우 중요하다 (Baddeley, 1998).

음운 고리는 음운 단기 저장소와 아음성적 시연과정 등 2개 하위구성요소로 분류된다. 단기 저장은 말소리 정보를 음운적 표상으로 저장하며, 이들 표상은 시간이 흐르면 소멸된다. 그러나 소멸을 상쇄하는 역할이 바로 아음성적 시연과정이다. 이 과정을 통해 점차 사라지는 음운적 표상을 복구된다. 항목을 시연하는 간격이 길수록 소멸하게 되어 음운적 표상이 식별 불가능하게 되고 결국에는 시연을 중단하게 된다. 앞서 언급했듯이, 음운체계가 판이한 경우 (K, X, M)에 비해 유사한 단어나 문자는 기억하기 어렵다. 또한 순서대로 기억하는 기억목록의 경우 조음시간에 있어서 긴 단어(university, opportunity, aluminum)보다 짧은 단어(sum, wit, hate)가 기억하기 쉽다. 작업기억 모델에 따르면 단어길이 효과는 발음하기 느린 단어를 시연하는 데 소요되는 초과시간에 기인한 것이다. 이로써 연속적인 시연과정에서 음운의 저장을 소멸시키게 된다. 청각적 음운자료는 음운 체계의 저장에 의무적으로 접근하는 것으로 여겨진다. 따라서 기억 검사에서 실험대상자에게 들리는 소리를 무시하라는 말을 들더라도 관련성 없는 말소리는 기억 수행에 방해가 된다. 이를 "비주의적 언어효과 (unattended speech effect)"라고 한다. 반면 시각적 언어자료는 아음성적 되뇌기 과정을 통해 음운 저장소에 표상이 되는 데 적합한 음운 형태로 변환된다. 음운 고리와 관련된 몇 가지 사항은 아래와 같다.

1. 기억 범위는 두 단어의 조합이 동일한 음절 수라도 조음 길이가 긴 단어보다는 짧은 단어가 훨씬 높다.
2. 아동의 기억 범위는 학년이 올라갈수록 말하기와 비례해서 커진다.
3. 음운 기억능력이 떨어진다면 유년기에 짧은 단어길이, 짧은 어휘, 자유발화의 낮은 통사적 복잡성 등 언어 구사 능력이 덜 발달되었기 때문이다.
4. 신경심리 자료에 따르면 음운 고리는 어휘 습득에 중요한 역할을 하는 것으로 드러났다 (Gazzaniga, 2004).

시공간 메모장

시공간 메모장 (시공간 작업기억이라 불림)은 사물과 장소를 기억하는 등 시공간 정보를 저장하는 단기 저장소이다. 이는 기억된 이미지를 생성하고 처리하는 주요 기능을 맡는다. 음운 고리와 마찬가지로, 수동적 임시 저장소와 능동적 시연과정으로 구성된다. 임시 시공간 저장소에서 소멸은 음운적 소멸과 유사한 속도로 빨리 이루어지며 순식간에 발생한다. 망각의 비율은 자극의 복잡한 기능과 자극이 제시되는 시간과 관련이 있다. 시각적 흔적의 재생은 안구 운동의 이미지 처리나 일종의 시각적 연상기호로 인해 생긴다. 메모장은 공간 혹은 패턴 자극을 유지하는 것이 주된 역할이며, 이는 신체 움직임을 제어하고 생성하는 것과 밀접한 관계가 있는 이유이다. 또한 독서를 하는 동안 중요한 기능을 수행한다. 인쇄된 글자와 단어를 부호화하는 동시에 자료의 시공간 틀을 유지함으로써 독자가 텍스트를 보게 된다. 대부분의 단기 시공간 저장소, 시연, 처리방식은 다른 작업기억 요소에 의존한다. 음운 고리는 연속적 처리과정을 담당하고 시공간 메모장은 총체적인 처리과정을 맡고 있지만, 대다수 일반인들은 거의 시공간적으로 입력된 정보를 언어로 다시 부호화한다 (Dehn, 2008). 아동이 시공간적 입력 정보를 말로 재부호화하지 않을 경우 이를 교육시켜야 한다. 이에 대한 예시는 개요와 집중요령 2번에 나와 있다.

시공간 메모장은 시각과 공간의 두 가지 저장 하위요소로 나누어진다. 시각 저장소는 고정된 시각정보(예: 사물의 형태와 색상 등)를 저장하고 청각 저장소는 동적 공간정보(예: 움직임과 기간)을 저장한다. 시각 단기 저장소는 특히 순식간에 3~4개의 물체를 저장하는 데 제한적이다. 단순한 형태는 물론 복잡한 형태도 저장되지 않는다 (Dehn, 2008). 이 영역의 발달은 이마엽과 마루엽 피질의 활성화와 관련이 있다 (Coull, Frith, Frackowiak, Grasby, 1996; Pesaran, Pezaris, Sahani, Mitra, Andersen, 2002).

본 연구에서는 남성과 여성 시공간 능력의 경우 사춘기 이전에는 남성이 뛰어난 것으로 드러났다. 이는 이 시기에 여성의 이마엽이 덜 발달된 결과이다. 또한 마루엽의 발달 차이로 기인할 수도 있다 (Cornoldi, 2003).

연구에 따르면 신생아는 시각적 형태를 잘 기억하는 것으로 밝혀졌다. 영유아는 위치를 기억해야 하는 학습이나 게임에 특히 뛰어나다. 게다가 이전에 본 행동을 모방하는데 탁월해서 행동을 잘 기억하여 나타낸다. 이러한 견해와 동일선상의 일부 연구에 따르면, 위치 기억은 나이의 변화를 거의 보이지 않고 있다. 다른 연구에 따르면 대다수 시공간 능력은 나이가 들면 변하며, 공간 위치를 기억하거나 퍼즐 맞추기 등 시공간 작업기억을 이용하는 일련의 활동에서 아동의 능력은 7세에서 11세로 상당히 증가하는 것으로 나타났다. 시공각 능력이 떨어진다는 것이 중요한 요소이기는 하지만 발달지연으로 볼 필요는 없다. 일부 탁월한 시공간 작업기억 능력은 영유아기에 발달되는 반면, 다른 능력은 각기 발달 시기가 다르다 (Cornoldi, 2003).

공간 작업기억에서 정보를 유지하기 위해 뒤통수엽, 척추, 마루엽, 상측 이마엽을 포괄하는 신경망을 구성한다. 공간 작업기억의 하위요소는 언어 시연과정이 아음성적 조음의 요소와 관련된 방식과 유사하게 함축적 안구운동 프로그램에 의존하는 것으로 나타났다. 따라서 눈이 사물을 따라 계속해서 움직이려면 기억의 도움이 필요하다는 점을 염두에 두어야 한다. 또한 사물에서 떨어진 불필요한 안구 움직임은 기억하기 어렵게 만든다. 또한 연구에 따르면 모든 운동 활동 (안구 운동을 포함)은 공간에 있는 사물을 기억하는데 방해가 된다고 한다. 예를 들어, 팔 움직임을 지시 받으면 공간 기억이 방해를 받는다 (Awh, 2001).

시각, 집중, 인식, 기억은 상호 연관성을 지니며 주의력의 주요한 요소이다. 시각은 일종의 착시이다. 눈으로 보는 세계를 순차적으로 추출되어 재구성되어 나타난 사물로 보는 것이 아니라 "바로 거기에 있는"것으로 여긴다. 우리 눈에는 세상을 볼 때 안구 움직임으로 인해 순차적으로 보이는데도, 시각이 동시에 나타나는 것처럼 보인다. 이런 현상은 유형 인식 대응에 의한 결과이다. 따라서 기억과 유형인식과정의 일부로 사용되는 시각적 정보의 실질적인 양은 가용정보의 일부분에 지나지 않는다. 시각적 사물은 특징의 조합으로, 시각적 경험을 통해 연합적으로 결합되고 기억에 저장된다. 뇌에서는 개별 특징이 아닌 그림으로써 정보를 처리하고 기억하지 않는 예가 필체와 인쇄이다.

필체의 인식을 설명하기에 앞서, 배경설명이 필요하다. 뇌는 사물을 구성하지만 사물은 전체 그림으로써 뇌에 전달되지 않는다. 따라서 눈으로 보는 문자는 뇌에서 체계화되며 한 문자는 전체 형태로 처리되지 않기 때문에 문자의 부분으로 처리된다. 문자는 선과 각도로 구성된다. 따라서 문자는 구성방식에 따라 선과 각도로 인식된다. 이 이론은 1958년 허블 데이비드 헌터 허블 (D.H. Hubel)과 토르세텐 닐스 비셀 (T.N. Wiesel)의 연구가 없었더라면 고려 대상이 되지 않았을 것이다. 이들은 실험에서 고양이 대뇌피질에서 각기 다른 세포를 추출해서 빛에 반응을 하는지를 보았는데, 현미경의 빛줄기로 기울여서 유리의 가장자리로 희미한 그림자가 비치는 것을 발견할 때까지 빛반응 결과를 얻지 못해서 어려움을 겪었다. 그림자가 망막의 일부분에 비치자 뇌세포가 반응을 일으킨다는 사실을 발견했다. 즉, 뇌세포는 분산된 빛이 아니라 그림자로 인해 생긴 선에 반응했다. 대뇌피질의 세포는 선, 다른 방향의 선 등 특정 형태에서만 반응을 보인다는 연구결과가 나왔다. 연구진은 대뇌피질 세포의 70~80%가 방향 선택적이라고 밝혔다. 뇌세포는 움직이는 사물과 고정된 사물에 반응하는 것으로 보인다. 따라서 선, 곡선, 각도와 같이 문자의 일부는 대뇌피질의 다른 세포를 활성화시키는 것으로 보인다. 그러나 이는 문자 인식의 내용을 개괄적으로 제시하지 못한다. 뇌는 선, 곡선 등 이들 자극을 결합해서 유형을 구성하고 그 유형이 인식되기 때문이다. 왜 이런 문제가 생기는 것일까? 원형이론이 그 해답이 될 것이다.

원형이론의 기본요소는"원형"이라는 기억 표상이다. 원형은 범주에 속하는 모든 개별유형을 평균 통계치로 나타낸다. 유형이 원형과 유사하면 범주에 속한다고 여긴다 (Boff, 1986). 다시 말해, "T"과 "t"의 경우, 뇌에서는 동일하게 인식된다. 두 글자가 "t"자의 원형에 속하기 때문이다. 원형이론은 유형을 범주화할 때 중요한 일부 특징에 주목한다는 점을 파악했다. 이렇게 말하는 또 다른 이유는 특징의 조합이 유형을 인식하는데 중요하기 때문이다. 예를 들어, 문자 원형패턴에서 "b"의 유형 인식을 보면 왼편에서 아래의 오른쪽과 곧은 수직선에 "고리모양"이다. 따라서 아이에게 글을 가르치려면 글자를 보여주면서 설명을 곁들여야 한다. 예를 들어, 글자 "b"는 선 하단 끝부분에서 둥근 고리모양의 직선인 반면, "p"는 선의 오른쪽 부분에서 고리모양의 직선이다. 기본수준의 범주의 경우 아동이 빨리 습득하지만, 일반적인 개가 아니라 개의 품종과 같은 상위 범주는 장기간의 발달이 필요하다는 연구가 나왔다. 아동을 대상으로 실시한 두 연구에서 3~5세 영유아는 성인과 마찬가지로 범주화하는데 큰 어려움은 없지만 5~8세가 되어야 완전히 발달한다. 가령 3세 영유아들도 의자, 자동차, 신발 사진을 범주에 맞게 구분하지만, 최소한 8세가 되어야

가구, 자동차, 옷 사진을 완벽하게 범주화할 수 있다(Boff, 1986). 이는 학업성취에 필요한 지각 기술을 개발하는 데 시간이 걸린다는 점을 보여준다. 또한 아동은 유년기에 범주화를 접해야 한다는 사실을 보여준다. 고리 모양의 모든 글자 ("B"와 "D")와 같이 범주화된 알파벳을 먼저 익힌 후 "T"처럼 직선으로 된 글자를 익히는 유익하다. "B"를 가르칠 때 아이에게 "B" 다음에 "T"를 보여주면 아이는 글자 중에서 차이점과 유사성을 파악할 수 있어서 도움이 된다. 글자의 기본 유형을 배우기 때문에 본 적이 없는 필체도 인식할 수 있다. 인쇄된 "T"는 세로선 위에 가로선이 놓여 있는 형태이다. 아무리 엉망으로 쓴 "t"자라 하더라도 세로선 위에 가로선이 놓인 형태일 것이다. 따라서 뇌에서는 다른 글자에 비해 "t"자와 유사해서 이 형태를 "T"자로 받아들이게 된다.

집행기능

집행기능이란 용어는 한 마디로 정의하기 어렵다. 이 용어에는 계획과 통제가 포함되어야 한다고 대다수는 강조한다. 또한 자기통제뿐만 아니라 지식과 전략적 자원을 감시, 계획, 관리, 채택하는 것도 포함되어야 한다. 집행기능은 현재 주의력의 특별한 예로 간주된다. 개인이 주위환경에서 발행한 사건에 초기 반응을 보이면 그 다음 반응을 보일 가능성을 변화시킨다. 초기 반응은 집행 행동 혹은 기능으로 분류된다. 단 개인이 다른 행동을 할 가능성을 직접적으로 변화시키는 역할을 할 때에 적용된다. 집행기능은 본질적으로 자기통제 기능을 한다. 개인의 다음 행동을 변화시키는 기능을 한다. 또한 개인이 행하는 모든 집행행동은 미래 혹은 목표지향으로 여긴다. 그 주된 이유는 집행행동이 간접적으로 개인의 미래 결과를 가져다 줄 가능성을 변화시키는 기능을 한다. 따라서 집행기능은 자기통제 이유뿐만 아니라 궁극적으로 미래지향적이기 때문에 그렇게 여겨진다 (Lyon, 2005).

집행기능에 속하는 폭넓은 인지능력은 두 범주로 나뉜다. 첫째 범주는 행동을 통제하는 것이다. 집행은 주의력과 행동을 통제하는 기능으로 작업기억 시스템을 통해 정보 흐름을 조절하며 영구 지식 시스템에서 정보를 인출한다. 두 번째 범주는 저장과 처리 능력이다. 중앙집행기능은 다양한 정보처리 요구조건에 반응하기 위해 유연하게 배치된 제한된 용량 처리자원의 도움을 받는다. 이러한 자원의 도움을 받는 것으로 보이는 활동에는 장기기억의 인출, 유지형 시연, 언어내용의 저장과 처리가 속한다 (Gathercole, 1994).

집행기능은 인간에게만 일어나는 고유의 기능이다. 다른 영장류는 이러한 기능이 없다. 집행기능에는 억제, 자기인식, 자기통제, 모방, 상징화, 생성(행동 쇄신의 정신적 자극)(Barkley, 2001).

다양한 접근방식을 토대로 한 연구에서 전방의 대상피질은 감정과 고통, 집중 등 다양한 기능에 관여하는 것으로 밝혔다 (Garavan, 1998). 또한 이는 내장운동, 내분비, 골격운동 시스템으로 향하는 출력을 통제하는 효과기 혹은 집행기능에 관여한다. 그러나 관장하는 주된 부분은 이마엽으로, 이는 연속적인 행동의 계획, 착수, 통제 및 검증 기능을 담당한다 (D' Esposito et al., 1995). 이마엽과 실행의 개입이 있는 사람들에게 나타나는 공통적 문제점은 다음과 같다.

- "시작"과 관련된 문제가 있다. 각 개인은 눈에 띄게 줄어든 행동의 개시와 자발성을 예로 들었다. 대부분의 경우, 행동할 의도를 말로 표현하고자 하지만 이행하지 못한다.
- "정지"와 관련된 문제가 있다. 이들 개인은 행동과 감정적 어조에서 탈억제, 충동성, 빠른 전환을 보인다.
- 정신적 혹은 행동 전환을 보이는데 어려움을 겪는다. 융통성 없거나 집요하게 반복하는 행위를 보이며 반응태세(response set)에 고정된 듯 보인다.
- 집중력에 문제가 있다. 이마엽 기능장애가 있는 사람은 산만하고 선택을 제대로 못하고 분리된 주의력을 보인다.
- 자신과 타인에 대한 인식에 어려움이 있다. 이들은 어려움과 모든 기능에 끼치는 영향에 있어서 제한적이거나 뚜렷한 이해나 공감이 없다.

집행기능을 잃게 되면, 자신의 성과를 관찰하고 행동을 통제하기 위한 피드백을 사용하는 능력이 악화된다. "중앙집행기 이상 증상 (dysexecutive syndrome)"은 주의력, 계획, 문제해결, 행동 통제 등 총제적으로 결함이 있는 상태로, 이는 앞이마엽 피질에 이상이 생기는 것과 연관 있다 (Manly, Hawkins, Evans, Woldt, Robertson, 2002).

집행기능은 주의력의 특별한 예이다 (Sohlberg, 2001). 이는 본질적으로 자기조절 역할을 하며 집중력이 필요가 없는 곳이다. 순서의 요소 중에서 시간의 근접성을 요하지 않는다. 즉, 순서의 요소 사이에 시간 지연을 넘어서 이들 순서를 처리하고 이에 따라 인간의 적응행동에 교차 시간적으로 처리한다. 또한 순간이 아니라 미래에 개인에게 일어날 결과를 변화시키게 되고 따라서 향후 개인에게 일어날 긍정적인 결과를 최대화시킨다. 마지막으로, 환경에 따른 사건에 제안자의 반응이 지연되어 발생한다.

주의력의 요소는 적어도 착수, 유지, 억제, 전환 등 4가지로 보고 있다. 이들 각각은 환경적 사건을 행하게 되는 "주의를 기울이는" 반응 혹은 반작용의 일반적인 어떤 형태를 말한다. 마찬가지로, 집행의 요소는 위와 동일한 4가지 형태를 지니고 있지만, 이는 개인이 환경(주의를 기울이는 반응)에 대한 일반적인 반응 중에서 하나가 그 다음에 일어날 가능성을 변화시키는 행동을 일컫는다. 또한 집행기능은 개인이 환경에 대한 일반적인 반응을 변화시키는 데 이용됨에 따라 착수, 유지, 억제, 전환된다.

집중력과 집행기능의 두 번째 연관성은 신경심리학 혹은 뇌기능 시스템 수준 분석보다 한 단계 위에서 나오며 그 단계에서 발생한다. 이미 주지하듯이, 주요한 세 가지 뇌기능 시스템(감각운동, 공간-순서, 억제-흥분 시스템)은 주의력을 이해하는 데 중요한 요소이다. 집행시스템은 사실상 교차 시간인 네 번째 기능을 제공하고, 미래지향적이며 목표지향적인 행동을 하는 데 있어 다른 세 가지 시스템을 통제하는 역할을 한다.

집중력은 뇌간 자극/각성시스템과 동기와 감정의 중추인 변연계 사이에서, 이들 두 영역과 감각운동과 피질의 운동전영역, 공간-순차처리 및 운동과 관련된 제 3의 후부 피질 영역 사이에서 활발한 상호작용으로 인해 생긴다. 집행시스템을 제공하는 앞이마엽 피질은 신경해부학적으로 이들 뇌 영역에 연결되어 있으며, 필요에 따라서 자기 제어, 목표 지향, 미래지향적인 행동을 하는 데 있어서 뇌 영역을 통제한다. 앞이마엽 피질은 후부 피질 감감 분석자와 충분히 연결되어 있어서 사건을 이들 제 3의 공간-순서 시스템으로 전송하여 병렬처리 하는데, 이는 대형 뇌의 분명한 이점이다. 연변계 하단의 위쪽에 위치하여 진화하는 앞이마엽은 대뇌연변의 동기 유발과 감정 상태를 수용, 통제, 상호적으로 유발하기도 함으로써 목표지향적인 행동을 이끄는 보조역할을 한다 (Lyon, 2005).

집행기능은 독해력을 높이는데 중요하다. 글자를 정확하게 읽는 것이 독서를 의미하지 않는다. 말 그대로, 독서는 독자, 주어진 상황, 과제, 의미의 해석이 되는 텍스트 간의 상호작용이다. 이해력이 생긴다고 말하려면 독자는 집행통제 능력, 즉 책을 읽는 동안 의미의 해석을 감시하고 책임지도록 하게 하는 의지적 과정을 이용한다. 집행통제가 가장 중요한 요소는 아니더라도 독해와 관련된 학생의 자질에서는 중요하다. 텍스트를 이해하는 집행통제 과정은 개인이 이해력을 달성하기 위한 다양한 인지구조와 과정을 계획, 지시, 선택, 조직하는 방법을 처리한다. 주로 언급되는 5가지 집행과정에는 계획, 우선순위 정하기, 조직하기, 사고방식 유연성 전환, 자기점검이 포함된다. 6번째 집행과정은 자기평가이다. 집행통제 과정을 통해 독자는 무엇을 읽고 있는지를 관찰하고 읽고 있는 것을 이해하고 있는지를 파악하게 된다 (Meltzer, 2007).

연구자들은 특정학습 장애가 있는 학생들은 작업기억의 집행처리가 가장 부족한 것으로 밝혔다. 집행 작업기억은 통제 기능을 맡으며, 기억 하위시스템을 통제하고 규제한다. 집행을 유도하는 작업기억 과제를 통해 학습장애아와 비장애아를 구별할 수 있다. IQ에 부합하는 또래와 비교해 볼 때, 학습장애가 있는 학생은 역으로 숫자 외우기 검사 (reverse digit span test)에서 비교적 어려움을 겪는 것으로 나타났다 (Dehn, 2008). 역숫자 외우기 검사를 제대로 수행하기 위해서는 집행기능이 역순으로 숫자를 유지한 다음 재구성해야 한다. 이는 집행기능을 실질적으로 검사하는 것이다.

다음은 학습의 종류와 밀접한 관련이 있는 기억 요소 목록이다.

- 독해 판독 : 음운 단기기억, 언어 작업기억, 작업기억의 집행기능
- 독해력 : 작업기억의 집행기능, 언어 작업기억

- 문자언어 : 집행 작업기억, 언어 작업기억, 음운 작업기억
- 수학 : 시공간 작업기억, 집행작업기억 (Dehn, 2008)

집행기능장애 (EXECUTIVE DYSFUNCTION)

집행기능(EF)영역에는 집중력과 작업기억이 포함된다. 두 기능은 따로 분리될 수 없다. 집행기능은 언어, 시공간 능력, 시각적 사물 판별, 언어 및 시각 기억 저장소, 운동 협응 등 뇌의 다른 영역과 동일하다. 시지각과 마찬가지로, 집행기능은 "장소"와 "시간"을 관장한다. 집행기능을 일컫어 "방법"과 "시간"기능을 총체적으로 말한다. 청소년과 부모에게 편하게 말할 때도, 집행기능은 "전열을 가다듬다"로 정의될 수 있다. 불완전한 억제적 행정통제의 지표는 주의력결핍 과잉행동장애(AD/HD) 아동에 관한 대다수 연구와 학습장애(LD) 아동에 관한 일부 연구에서 나타난다. 이는 언어와 처리 장애뿐만 아니라 독해장애를 의미한다.

AD/HD와 집행기능장애(EDF)(다른 하나 없이는 나머지 하나에 집중할 수 없다)가 있는 아동의 경우, 기본적인 독해력에 문제가 있다. 8세의 남자아이는 집행기능장애를 대다수 전문가에 비해 잘 포착해 냈다. 그는 마지막 묵음 "e" 법칙을 암기하고 장 · 단 모음을 설명할 수 있더라도 문장을 읽을 때 예측하는 것을 깜박한다고 점을 설명했고, 전략을 기억할 수 있지만 전략을 계획하는 것을 잊게 된다고 했다.

이는 집행기능장애의 핵심으로 "아는 것과 행동하는 것"간의 기묘한 분리현상이다. 이 소년이 어른이 되면 반복적인 연습효과로 전략적 접근을 제거하지만, 독해력을 평가하는 선생님의 질문에 대한 답변을 텍스트에서 제대로 얻을 수 없게 된다.

대다수 학습 장애아동의 어려움이 바로 계획(학습장애 용어로 순서화라고 함)과 작업기능의 장애이다. 제대로 집중을 못하고 지속적인 주의력이 없기 때문에 글자의 한 줄을 따라 이들의 눈을 움직이게 하면 집중력을 잃게 된다. 이는 대다수 학습 장애아동들이 직면한 문제점이라는 사실을 쉽게 알 수 있다.

정보화 시대에 아동들은 다양한 매체를 통한 자극에 노출되고 이전 세대에서는 요구되지 않던 강도 높은 멀티태스킹을 필요로 한다. 이러한 경험은 신경 연결의 특성에서 나타난다. 특히 환경적 맥락과 상호작용을 하는 이러한 뇌 체계에서 그렇다. 정보의 홍수는 보다 능률적이고 정교하게 조정된 집행시스템의 발달을 촉진시키거나 아니면 규칙이 느슨한 집행 시스템을 만들 수도 있다. 아동들의 행동 형성에 중요한 구조화된 환경이 없는 것은 안타까운 일이다 (Meltzer, 2007).

작업기억 능력 (WORKING MEMORY CAPACITY)

일반적으로 4세가 되면 영유아는 평균 세 자리 수를 순서대로 기억할 수 있다. 12세가 되면 숫자 범위는 6자리를 기억하고, 16세가 되면 정체기에 이르러 7~8자리 정도를 기억한다. 대부분의 아동의 경우 음운 단기기억이 3세쯤 정착된다. 일반적으로 4세가 되면 2~3세 마디 말을 연속적으로 기억할 수 있다. 그러나 4세에 발달하는 아음성적 시연은 중요한 역학을 한다. 전통적으로, 음운 단기기억의 발달은 나이와 관련된 기억 범위의 발달의 주로 언어 암기의 향상에 달려있다고 설명한다. 유년기 동안 조음비율의 증가하면 아음성적 시연과정이 효율적으로 진행되는 것으로 추정된다.

시공간 작업기억력은 5~11세에 두 배에 이르는데, 이 시기에는 4개의 항목을 파악할 수 있어 어른 수준에 이른다. 대부분의 인간들은 시공간 정보의 기록을 언어 부호화로 자연스레 귀착된다. 시공간 기록은 책을 읽을 수 있는 나이인 6~8세에 생긴다.

신경심리학 연구에 따르면, 집행 작업기억과 일반적인 작업기억력의 발달은 앞이마엽 피질의 성장과 관련이는 것으로 밝혀졌다. 9세 아동의 경우, 무관한 정보가 작업기억으로 들어오는 것을 막는데 어려움을 겪는다. 그러나 14세 청소년의 경우 억제기제가 잘 발달되어 있다. 따라서 영유아는 무관한 항목이 개입할 가능성을 억제하거나 저항할 집행자원이 필요하여 다른 과제를 행할 최소한의 집행자원만 남기게 된다. 집행 작업기억은 16~17세까지 발달한다 (Dehn, 2008).

기억력 발달 (MEMORY DEVELOPMENT)

뇌의 모든 부분이 일부 정보 저장소에 참여한다는 점은 유아기에 기억이 나타나는 방식을 이해하는 데 도움이 된다. 척수와 뇌간처럼 조기(早期)에 뇌의 하부에 저장될 수 있는 내재된(무의식)기억, 일종의 행동, 조건반응이 먼저 발달한다 (Eliot, 1999). 이는 의식적인 자각 없이 일어난다. 사실 뇌 체계의 대부분은 형태를 바꾸기 쉬운 가소성을 지니며 무의식에서 작동한다. 이들은 내재적 기억체계로 여겨진다. 내재적 체계에서 학습이 이루어지고 저장되는 자아의 측면은 자아의 내포적 측면을 구성한다. 우리는 이런 정보를 항시 이용하지만 이를 인식하지 못할 뿐이다. 걷고 말하는 방식은 물론 생각하고 느끼는 방식조차도 과거의 경험에 기반을 두고 작동하는 시스템의 작용을 나타내지만, 이들 작용은 인식하지 못하는 상태에서 일어나고 (LeDoux, 2003) 유아기에 형성되기 시작한다. 영유아의 내재적 기억력에서 사용 가능한 목록은 초기 유아기 동안 대뇌 기저핵과 소뇌가 급속히 성장하듯이 구조가 확장된다. 대뇌 피질에 의존하는 기억이 서서히 나타나는 이유는 성장단계에서 피질이 하부 피질 구조보다 훨씬 뒤떨어지기 때문이다. 피질의 발달은 아기의 의식적인 기억을 제한하는 단 하나의 요소만은 아니다. 해마가 유아기 기억상실 (infantile amnesia)의 원인을 제공한다는 중요한 단서가 나왔다. 첫째, 뉴런은 출생 후 형성되는 몇 안 되는 뇌영역가운데 하나이다. 초기 해마 중계에서 20%의 세포는 출생에서 9개월 사이에 추가된다. 둘째, 일부 주요한 해마의 출력과 입력경로는 뇌의 모든 섬유계에서 가장 늦게 유수화 (myelinate) 되는 부분이다. 특히 해마에서 얻은 정보를 시상으로 보내는 뇌궁은 생후 2년까지도 수초형성이 시작되지 않고 이 과정은 유년기 후반까지도 지속된다. 유아기기억상실은 어느 정도 기억상실이 있는 성인이 처한 문제와 동일한 것으로 해마의 기능상 장애이다 (Eliot, 1999).

9개월쯤 되면 기는 행동과 같은 운동기능이 나타나 유아에게는 중요한 역할을 하는데, 이는 이러한 기능이 새로운 양상의 물리 및 사회적 환경을 수행하기 때문이다. 또한 운동기능은 이 시기에 기억기능을 증진시킨다. 이는 최소한의 신호가 주어질 때 과거의 경험의 표상을 인출하는 등의 능력을 향상시킨다 (Ruff, 1996). 9개월 된 아기는 사건을 기억하고 20~24시간 후 그 사건을 재현할 수 있다. 14개월 된영유아는 TV에서만 본 행동을 모방하는 것으로 알려져 있다. 완전한 문장을 말하는 3세가 되면 유아는 1년 전에 있었던 사건까지도 기억할 수 있다. 과거에 심리학자들이 믿었던 것처럼, 언어가 의식적인 기억을 저장하는 데 전제조건은 아니다. 이와 달리, 언어능력이 다양한 기억능력을 따라가는 6세에 이르면 말하는 것보다 기억을 훨씬 더 잘하는 것으로 생각된다 (Eliot, 1999).

장기기억의 축적 (LAYING DOWN A LONG-TERM MEMORY)

- 0.2초 — 집중 : 사건을 기록하는 뉴런이 자주 발화하도록 한다. 이런 행동으로 경험은 보다 강도가 높아지는데, 그 이유는 뉴런이 발화할수록 연결고리가 강해지기 때문이다. 집중은 기억의 초기 단계에서 중요한 요소이다.
- 0.25초 — 감정 : 출산과 같은 강렬한 감정 경험은 집중을 높이기 때문에 기억을 강화시킬 수 있다.
- 0.5초~10분 — 작업기억 : 작업기억은 칠판의 글처럼 끊임없이 재생된다. 이는 경험에서 시작해서 경험이 반복을 통해 "마음속에 자리 잡게"됨에 따라 지속된다.
- 10분~ 2년 — 해마의 처리 : 특히 충격적인 경험은 작업기억에서 "벗어나는"데, 이곳에서 추가적인 처리가 이루어진다.
- 2년 이상 — 강화 : 기억이 뇌에서 굳건히 강화되기까지 최대 2년이 걸린다. 그 이후에도 변화되거나 사라질 수 있다. 이 시기에 경험을 부호화하는 신경발화 패턴은 해마와 피질간에 앞뒤로 처리된다 (Carter, 2009).

유아기 기억상실증(INFANTILE AMNESIA)

사람들은 3살 반 이전의 일을 거의 기억하지 못한다. 기억은 5~6세가 될 때까지 매우 구체적이지 않다. 75세 노인은 50년 동안 얼굴을 보지 않은 고등학교 동창이라고 하더라도 얼굴을 기억할 수 있지만, 10세 아동은 6년 전에 본 유치원 친구를 기억해 내기가 힘들다. 이런 현상이 생기는 이유는 무엇일까? 대부분은 유아기 기억상실이 언어와 같은 특정 인지기술이 없어서라고 생각한다. 현재는 유아기 기억상실이 영구기억을 저장하는 뇌의 일부 회로가 발달하려면 몇 년이 걸린다는 점을 통해 알게 되었다. 따라서 이는 인출의 문제가 아니라 저장의 문제이다. 초기 경험이 결코 장기기억으로 자리 잡을 수 없는 이유는 뇌의 기록조직이 아직 제 기능을 발휘하지 못하기 때문이다. 피질의 연합 영역이 기능적으로 덜 발달된 것이 유아기 기억상실의 원인이 될 수도 있다고 최근에 입증된 바 있다 (Lyon, 2005). 그렇다고 해서 영유아는 어떤 정보를 저장할 능력이 없다는 뜻은 아니다. 4개월도 채 안된 영유아도 비슷한 사람이나 인형은 알아본다. 미취학 아동은 있었던 사실을 이야기하거나 자신의 2번째 생일까지도 기억한다. 그러나 어른이 되면 기억을 못하게 된다 (Eliot, 1999).

남자와 여자 중 누가 더 기억력이 좋을까? 영유아의 경우, 여자아이일 것이다. 그 이유는 테스토스테론에 있다 (Eliot, 1999). 테스토스테론은 하측두 피질 등 특정 피질 영역의 세포발달을 지연시킨다. 이는 뇌의 각기 다른 부위에서 다른 성장관련 효과를 지니게 됨으로써 남아의 일부 기억력을 저해시키고 특정 정신기능의 특징을 촉진시키게 된다. 여아의 경우 만 1세가 될 무렵, 숨겨진 인형이 있는 장소를 기억하는 등 단기 기억 검사에서 한 달 정도를 앞선다. 여아는 최근 일어난 일에 대해 상세히 기억하는 등 언어적 회상 검사에서 뛰어났다. 이 같은 차이는 4살 때 나타나 성인에 이르러 지속되는데, 그 주된 이유는 바로 테스토스테론이다.

인간의 기억은 단기간에 엄청난 양의 정보를 유지하는 동시에 그 정보를 재생할 가능성이 없을 때조차도 10분의 1초간 일시적 기억 시스템에 보관한다. 이런 능력은 인간에게만 있는 특정한 것은 아니다. 동물에서도 볼 수 있다. 또한 1세 미만의 영유아는 상당한 시각 기억력을 지녀서 연속적으로 주어진 시각적 자극에서 한 부분 이상을 기억할 수 있다.

작업기억 활동
(WORKING MEMORY ACTIVITIES)

숫자-글자 위치

집중 영역 : 작업기억

자료 : 도표 3-1

방법 : 도표의 예시는 어떻게 이 활동을 준비하는지 보여준다. 몇 초간 상단 도표를 아동에게 보여준 다음 도표를 치운다. 아동은 빈 도표를 가지고 자신이 본 숫자나 문자의 위치를 빈 도표에 표시하도록 한다. 이 예시에서는 숫자 3을 사용한다.

글자 위치

집중 영역 : 작업기억

자료 : 도표 3-2

방법 : 아동에게 전체 글자도표를 보여준다. 도표를 치운 다음 아동에게 한 글자의 위치를 질문한다. 전체 글자도표를 기입하는데 걸리는 시간을 측정한다. 가장 빠른 횟수는 9회 정도이다.

빠른 경로

집중 영역 : 작업기억

자료 : 도표 3-3

방법 : 각각의 네모에 "시작"과 "X"가 쓰인 도표를 아동에게 5초간 보여준다. 그런 다음 "X"로 가는 가장 빠른 경로를 말하도록 한다. 대각선 경로도 가능하도록 한다. 상단 예시에서 빠른 경로는 4번 네모로, 왼쪽으로 2칸 오른쪽으로 2칸 대각선이다. 하단 예시에서 빠른 경로는 3번으로 2칸 대각선 1칸 위쪽이다.

수학문제

영역 : 음운 작업기억

자료 : 맞는 답과 틀린 답의 수학문제 목록. 예) 5+2=4, 6−3=3, 7+7=14

방법 : 수학문제 다음에 글자가 나온다. 예) 6−3=3 CAT, 5+2=4 HOUSE, 7+7=14 MAN 각 문제를 보고 맞는 지를 말한 뒤 문제 다음에 나오는 글자를 기억하는지 확인한다. 마지막 문제에서 올바른 순서대로 단어를 반복한다.

지도

영역 : 시공간 메모장

자료 : 지도, 백지

방법 : 지도를 보여주고 각 도시의 위치를 설명한다.

1. 대도시의 지명을 불러 주고 얼마나 빨리 찾는지 확인한다. 찾을 수 있도록 아래 오른쪽 등과 같이 힌트를 준다.
2. 지도에 익숙해지면 백지에 지도를 그리도록 한다. 지도에서 본 3곳의 지명을 불러주면 각자의 종이에 표시한다.

얼굴

영역 : 시공간 메모장

자료 : 잡지에서 오려낸 얼굴모양. 활동에 변화를 주기 위해 많은 얼굴사진을 준비한다.

방법 : 아동에게 얼굴사진 10개를 보여준다. 30초간 시간을 주어 관찰하도록 한 다음 사진을 치운다.

1. 관찰한 얼굴사진 10개와 함께 다른 사진을 섞는다. 아동이 본 10개의 얼굴사진을 말하게 한다.

지연 반응

영역 : 집행기능

자료 : 블럭 스트링(색구슬이 꿰어진 45cm 줄), 메트로놈. 아동은 줄의 한쪽 끝을 코에 대고 다른 쪽은 적당히 거리를 둔다.

방법 : 가까운 쪽 구슬을 주시하게 하고 먼 쪽 구슬을 주시하게 한 다음 다시 가까운 쪽 구슬을 주시하게 한다. 메트로놈의 박자에 맞춰 눈을 움직이도록 한다.

1. 메트로놈의 박자가 2~3박자가 될 때까지 기다리게 한 다음 눈을 움직이게 한다. 다른 박자에 맞춰 계속 시행한다.
2. 원하는 순서를 불러준 다음 아동이 지시를 따라 하도록 한다. 박자에 맞춰 빨강, 파랑, 노랑색 구슬을 바꾼다. 순서를 다르게 구성한다. 아동이 소리를 내어 순서를 기억하게 한다.

비단어(非單語)

영역 : 음운 작업기억

자료 : 비단어 목록(진짜 단어처럼 보이는 말, 예)

<table>
<tr><td>O</td><td></td><td>C</td></tr>
<tr><td></td><td>K</td><td></td></tr>
<tr><td>3</td><td></td><td></td></tr>
</table>

<table>
<tr><td></td><td></td><td></td></tr>
<tr><td></td><td></td><td></td></tr>
<tr><td>3</td><td></td><td></td></tr>
</table>

그림 3-1. 숫자-글자 위치

<table>
<tr><td></td><td></td><td></td></tr>
<tr><td></td><td></td><td></td></tr>
<tr><td></td><td></td><td></td></tr>
</table>

<table>
<tr><td>T</td><td>D</td><td>B</td></tr>
<tr><td>Y</td><td>X</td><td>G</td></tr>
<tr><td>O</td><td>K</td><td>A</td></tr>
</table>

그림 3-2. 글자 위치

cam, lovz, dat, lup

방법 : 비단어 목록을 보여준다. 3개에서 시작해서 7개까지 보여준다. 단어당 1초가량 보여 준 후(3단어=3초) 그 단어를 반복하게 한다. 올바른 단어배열에서, 아동이 소리를 내어 단어를 기억할 수 있도록 한다. 다음절 단어를 추가해서 어렵게 구성한다 (예-socamlot).

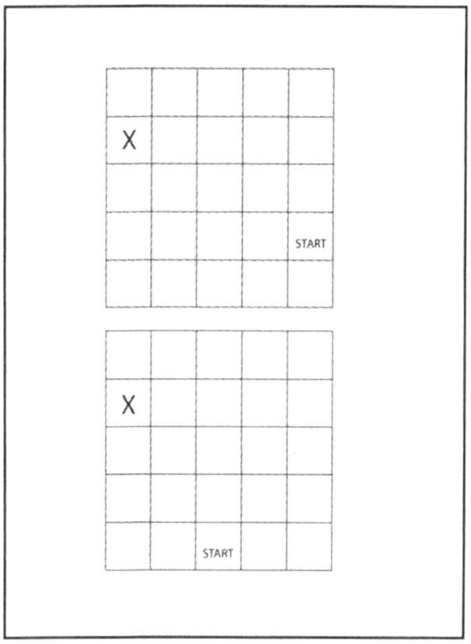

그림 3-3. 빠른 경로

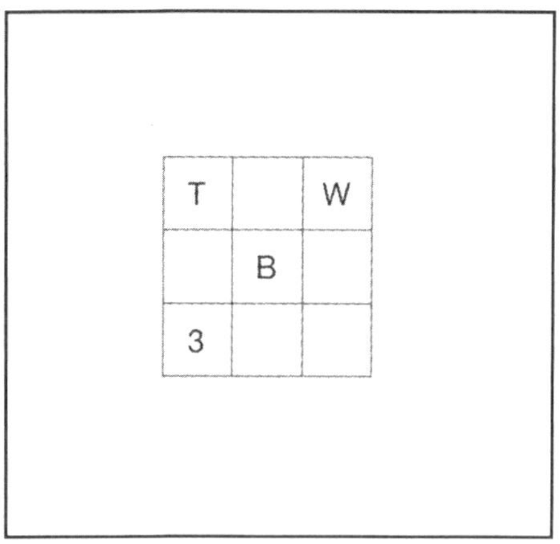

그림 3-4. 작업기억

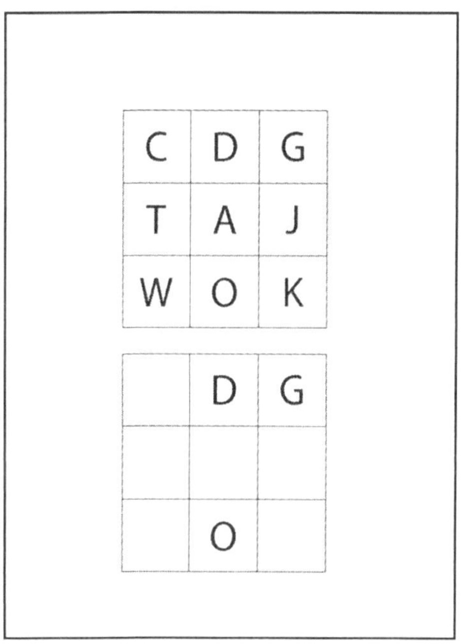

그림 3-5. 작업기억

마지막 글자

영역 : 음운 작업기억

자료 : 필수 단어(고양이, 소년, 집, 남자, 여자) 목록이 적힌 종이

방법 : 순서대로 큰소리로 읽게 한다. 읽은 후 눈을 감게 하고 기억하고 있는 마지막 단어가 어느 정도인지 확인한다. 2단어로 시작해서 5~7단어로 늘린다. 순서대로 기억하지 않아도 된다. 위의 예시는 t, y, e, m, y 이다.

역순 알파벳

영역 : 음운 작업기억

자료 : 알파벳순서를 섞은 목록 (예) H, G, B, O

방법 : 단어 목록을 주시하게 한 후 기억해서 알파벳 순으로 쓰게 한다. 스스로 단어를 말로 해보도록 한다. 위의 예시는 B, G, H, O이다.

시연 훈련

영역 : 음운 작업기억

자료 : 단어목록

방법 : 여러 단어를 천천히 반복해서 읽어준다. 2~3 단어로 시작에서 아동이 따라 읽기 어려울 때까지 계속 한다. 예를 들어, "개, 사람"이라고 말하면 따라 하게 된다. 단어를 추가해서 "개, 사람, 집"을 말하면 이를 따라 한다. 여러 단어를 기억해 내지 못할 때까지 반복한다. 이 단계의 목표치는 5~7개 단어이다.

암운 게임

영역 : 음운 작업기억

자료 : 필요 없음

방법 : 이 게임은 미취학아동과 영유아에게 효과가 있다. 말하려는 단어의 일부를 아동에게 말하면 어떤 단어인지를 추측해내게 한다. 1음절을 시작으로 올바르게 추측할 때까지 음절을 추가한다. 예를 들어, vacation을 한다고 치자. VA를 시작한 다음 VACA 그 다음 VACATION을 발음한다. "여름 때 부모님과 함께하는 것은 무엇일까요?" 와 같은 힌트를 준다.

사물 나열

영역 : 작업기억

자료

1. 숫자와 문자 나열.

   T B 3 W

2. 4개의 숫자와 문자가 쓰인 격자무늬 (도표 3-4).

3. 다른 숫자와 문자 나열.

   4 O 3 X

4. 빈 격자무늬

방법 : 숫자의 나열을 보여준다. 이제, 4개 숫자와 문자가 쓰인 격자무늬를 보여준다. 다른 나열을 보여준다. 새로운 나열을 보여준 후 원래 나열이 어떤 것인지 말하게 하고, 보여준 마지막 격자무늬에 어디에 위치한 지를 말하도록 한다:

예를 들어, 다음과 같이 보여준다.

T B 3 W

격자 #1을 보여준다.

이제 다음을 보여준다.

X D 3 P

3을 고른 다음 자신의 빈 격자무늬 칸에 놓는다.

이 연습은 작업기억의 3부분을 분석한다.

단어 격자무늬판

영역 : 작업기억

자료 : 두 개의 격자판 (6~9칸의 빈 격자판과 글자가 적힌 격자판 (도표 3-5)).

방법 : 20초간 문자가 적힌 격자판을 보여준다. 그런 다음 격자판을 치우고 격자판에서 본 단어와 동일한 위치의 단어를 어떻게 쓰는지 질문한다. 예를 들어, 맞는 네모 칸에 글자를 써서 "개"를 쓰도록 한다.

요약과 주의력의 요점
(SUMMARY AND ATTENTION TIPS)

1. 아동의 기억을 검사하는 데 있어 단순히 손뼉을 쳐서 따라 하는 것은 크게 중요하지 않다. 관건은 낱말이나 모음과 같이 언어단위를 순차적으로 기억해 내는 데 있다.
2. 기억력을 향상시키기 위해 아음성 (스스로 말하도록 함)을 쓰도록 가르친다. 이는 희미해져 가는 음운 표상을 복구시킨다. 공간 기억을 이용해 사물을 여러 번 훑어보게 하게 하면 공간기억이 향상된다. 시공간 입력을 언어적으로 기록하는 법을 가르친다. 예를 들어, "빨간 물체는 녹색 밑에 있다."와 같이 반복하도록 한다.
3. 손가락을 탁자에 두드리는 동시에 과제를 기억해 내도록 해 어려운 공간 기억과제를 제시한다.
4. 글자를 가르칠 때 글자만을 보여주지 말고 설명을 덧붙인다. 예를 들어, "p"자는 수직선 위에 고리가 달린 형이다.
5. 순서대로 단어를 보여준다 (예시: 소년, 개, 고양이). 그 다음 따라서 반복하도록 한다. 기억해 낼 단어를 점차 늘린다.
6. 구어 문장을 따라 하도록 한다.
7. 종이에 몇 개의 기하학 형태나 글자를 준비한 다음, 형태나 글자의 일부분을 천천히 보여준다. 나중에 전체 모양을 보여준다. 올바른 모양이나 글자를 어느 정도 빨리 인식하는지 확인한다.
8. 덩어리 방식 (chunking)은 긴 숫자나열을 기억하는 데 도움이 된다. 784962로 기억하기 보다는 78-49-62 나 784-962로 덩어리를 지어서 기억하는 방식이다.
9. 위의 항목은 아동이 일정시간 동안 자신의 반응을 유지함으로써 반응 · 비반응 검사로 구성될 수 있다.

참고문헌 (REFERENCES)

Awh, E. (2001). Overlapping mechanisms of attention and spatial working memory. *Trends by Cognitive Sciences, 5*(3), 119-126.

Baddeley, A. (1998). *Human memory: theory and practice.* Upper Saddle River, NJ: Pearson Education.

Barkley, R. A. (2001). The executive functions and self-regulation: an evolutionary neuropsychological perspective. *Neuropsychology Review, II*(1), 1-29.

Boff, K. (1986). *Handbook of perception and human performance* (vol. II). New York, NY: John Wiley and Sons.

Carter, R. (2009.) *The human brain.* New York, NY: D.K. Publishers.

Cornoldi, C. (2003). *Visuo-spatial working memory and individual differences.* London, UK: Psychology Press.

Coull, J. T., Frith, C. D., Frackowiak, R. S., & Grasby, P. M. (1996). A Fronto-parietal network for rapid visual information processing: a pet study of sustained attention and working memory. *Neuropsychologia, 34*(11), 1085-1095.

Dehn, M. (2008). *Working memory and academic learning.* New York, NY: John Wiley & Sons, Inc.

D'Esposito, M., Detre, J. A., Alsop, D. C., Shin, R. K., Atlas, S., & Grossman, M. (1995). The neural basis of the central executive system of working memory nature. *Nature, 378*(16), 279-281.

Eliot, L. (1999). *What's going on in there?* New York, NY: Bantam Books.

Farah, M. J. (2000). *The cognitive neuroscience of vision.* Malden, MA: Blackwell Publishers, Inc., U.S.A.

Garavan, H. (1998). Serial attention within working memory. *Memory and Cognition, 26*(2), 263-276.

Gathercole, S. (1994). Neuropsychology and working memory: a review. *Neuropsychology, 8*(4), 494-505.

Gazzaniga, M. (2004). *The cognitive neurosciences iii.* Cambridge, MA: The MIT Press.

Johnson, A. (2004). *Attention theory and practice.* Thousand Oaks, CA: SAGE Publications.

Kotulak, R. (1996). *Inside the brain: Revolutionary discoveries of how the mind works.* Kansas City, MO: Andrews McMeel Publishing.

LeDoux, J. (2003). *Synaptic self: How our brains become who we are.* New York, NY: Penguin Group (USA), Inc.

Logie, R. (1995). *Visuo-spatial working memory.* Oxfordshire, UK: Taylor & Francis, Inc.

Lyon, R. (2005). *Attention, memory, and executive function.* Baltimore, MD: Paul H. Brookes Publishing Co.

Maljkovic, V. (2000). Priming of popout: iii: a short-term implicit memory system beneficial for rapid selection. *Visual Cognition, 7*(5), 571-595.

Manly, T., Hawkins, K., Evans, J., Woldt, K., & Robertson, I. H. (2002). Rehabilitation of executive function: facilitation of effective goal managements on complex tasks using periodic auditory alerts. *Neuropsychologia, 40,* 271-281.

Meltzer, L. (2007). *Executive function in education.* New York, NY: The Guilford Press.

Milner, D.A. (2006). *Visual brain in action.* New York, NY: Oxford University Press.

Pesaran, B., Pezaris, J. S., Sahani, M., Mitra, P. P, & Andersen, R. A. (2002). Temporal structure in neuronal activity during working memory in macaque parietal cortex. *Nature Neuroscience, 5*(8), 805-810.

Pickering, S. J. (2006). *Working memory and education.* Philadelphia, PA: Elsevier.

Richardson, J. (1996). *Working memory and human cognition.* New York, NY: Oxford University Press.

Ruff, H. (1996). *Attention in early development.* New York, NY: Oxford University Press.

Sohlberg, M. (2001). *Cognitive rehabilitation.* New York, NY: The Guilford Press.

LiveScience Staff. (2009). Single cell can hold a memory. *Brain in the News, 16*(2), 7.

Styles, E. (2006). *The psychology of attention.* London, UK: Psychology Press.

추천도서 (SUGGESTED READING)

Garavan, H., Ross, T. J., Murphy, K., Roche, R. A., & Stein, E. A. (2002). Dissociable executive functions in the dynamic control of behavior: inhibition, error detection, and correction. *Neuroimage, 17,* 1820-1829.

Olesen, P.J., Nagy, Z., Westerberg, H., & Klingberg, T. (2003). Combined analysis of DTI and fMRI data reveals a joint maturation of white and grey matter in a fronto-parietal network. *Cognitive Brain Science, 18*(1), 48-52.

Parachin, V. (1997). A good memory means success: seven ways to sharpen memory. *Supervision, 10,* 9-11.

Posner, M. (2004). *Cognitive neuroscience of attention.* New York, NY: The Guilford Press.

Rugg, M. (2010). How are memories saved? where does the recording take place and how? *Scientific American Mind, January/February,* 74.

Stix, G. (2009). Turbocharging the brain. *Scientific American, Oct,* 46-49.

4

주의력결핍/과잉행동장애 [Attention Deficit (AD)/ Hyperactivity Disorder (HD)]

지난 10,000년 동안 인간은 초기 인류가 현대 침팬지의 조상에서 분리되어 나온 이후 보다 100배나 빨리 진화해왔다고 추정한다. 대부분의 나라에서 영유아 사망률이 높지 않다. 과거에는 사망하였을 수도 있는 치명적인 유전결함을 지닌 사람들이 현재는 생존해서 아이를 낳는다. 유전적 특성이 점차 인류에게 축적되고 이러한 특성은 결코 인류에게 유익하지 못하다는 연구가 나왔다. 일례로 투렛 증후군 (Tourette's syndrome)과 주의력결핍 과잉행동장애(AD/HD)와 같은 행동장애는 일부 유전자에 부호화되는데, 이 경우 유전될 확률은 상당히 높다. 두 행동장애의 전문가인 데이비드 커밍스 (David Comings)는 이들 질환이 과거에 비해 흔해지고 진화되는 것이 그 이유라고 주장했다. 그는 이들 행동장애가 있는 여성은 대학에 진학할 확률이 낮으며 장애가 있는 자식을 출산할 확률이 높다는 결과를 발표했다. 그러나 다른 연구자들은 커밍스의 방법론에 의문을 제기했다. 투렛 증후군과 AD/HD의 발병률이 실제로 증가하는지는 확실치 않다 (Ward, 2009).

AD/HD는 가장 흔하게 보이는 장애로 아동 정신 의학에서 가장 논란이 많은 질환이다. AD/HD는 학령기 아동 중 3.0~7.5% 가량이 발생하는 것으로 추정된다. 그러나 폭넓은 기준을 적용한 추정치에 따르면, 17% 이상 일부 학교에서는 남아 중에서 20%가 AD/HD치료제인 정신흥분제를 복용한다. 학령기 아동의 통제된 연구가 부족하고 장기 복용의 역효과에 대한 우려가 제기되는데도 불구하고, 흥분제를 2살 난 영유아에게 처방하는 추세이다 (Castellanos & Tannkoc, 2002).

추적역학조사에서 AD/HD는 과거에 비해 흔한 질병은 아니라고 주장한다. 통계수치가 증가한 까닭은 대중의 인식이 높아지고 진단이 개선되었기 때문이다. 최신 영상기법을 이용한 연구에 따르면, 동일 연령의 AD/HD와 비AD/HD 아동의 일부 뇌 영역에 차이가 있다고 한다. 평균적으로 마루엽과 관자엽과 마찬가지로 AD/HD 뇌에서 이마엽과 소뇌은 더 작았다. AD/HD는 이들 뇌 영역에서 비정상적인 정보처리로 인해 생긴 것으로 보이는데, 이마엽과 소뇌는 각각 감정을 담당하고 충동과 운동을 통제한다. 신경의 정보처리-경험과 행동의 토대-는 AD/HD가 있는 아동에게 발생하며 특히 완벽을 기하는 과제가 갑자기 뇌로 몰리는 때에 발생한다. 이런 상황이나 혹은 속도와 완벽함, 인내를 요하는 과제에 직면할 때, AD/HD뇌의 능력은 다른 아동의 뇌에 비해 급격히 감속한다. 한편, 자극이 부족하면 곧 지루해진다.

주의력 결핍은 특히 충동적인 행동에 제지를 받거나 주어진 과제에서 높은 수준의 성과를 유지하는 등 아동

Lane, K. A. *Visual Attention in Children: Theories and Activities* (pp. 87-98).

이 행동의 통제를 요구 받을 때 나타난다 (Rotenberger, 2007). 대다수는 AD/HD는 반응억제에서 중심부의 결함과 관련 있다고 주장한다 (Barkley, 2006). 행동억제의 결핍은 집행기능, 자기조절, 미래 지향적인 행동의 교차적인 구조에 악영향을 끼칠 수 있다. 행동억제는 4가지 집행기능의 발달과 사유화, 능숙한 작동에 중요하다. 4가지 집행기능은 비언어적 작업기억, 언어의 내재화 (언어 작업기억), 감정/자극/각성의 자기조절, 재구성(계획과 생성)이다. 이들 집행기능은 직접적인 환경의 통제에서 운동제어에 대한 영향력을 통한 정보의 내적인 표상 형태의 통제로 행동이 전환할 수 있다 (Barkley, 1997).

AD/HD의 영향을 받는 인간의 독특한 집행기능은 아래와 같다.

- 시간, 후판단, 선견지명의 감각
- 자아 지각
- 언어의 내재화와 행동에 관한 통제 (Berk & Potts, 1991)
- 효과를 사건이나 객관성에 반응하는 내용과 분리
- 목표지향적인 행동에 부차적인 효과적이고 동기유발하는 상태의 조절
- 재구성 즉, 사건과 메시지를 다른 것과 분리하기와 자세한 사실과 재구성을 처리하는 뇌 체계를 새로운 메시지나 반응과 유사하게 하기 위해 이들 요소의 단계별 분배

과잉행동은 AD/HD의 진단에서 특징적인 요소이다. AD/HD아동은 또래에 비해 지나치게 활동적이고, 한시도 가만히 있지 못하고, 꼼지락거린다. 그러나 가장 큰 어려움은 지속적으로 과제에 주의집중하고 의식하는 데에 있다. 장애는 산만하고 과제에 부정확한 반응의 유형으로 정의된다. 이런 장애는 반응을 지속적으로 억제하지 못하고, 지연된 보상이 제대로 이루어지지 않거나 사회적 맥락에서 행동을 조절하거나 억제하는 명령을 지키는 데 장애가 있는 경우를 말한다 (Incorvaia, 1999).

AD/HD 아동을 연구한 결과 뇌의 중요한 부분이 다른 아동에 비해 발달 속도가 더딘 것으로 나타났다. 속도는 무려 3년 정도 더디며 이마엽, 소뇌, 마루엽, 관자엽과 관련될 수 있다 (Rotenberger, 2007). 한 연구팀은 뇌 촬영을 통해 223명의 일반아동과 223명의 AD/HD 아동의 뇌에서 40,000군데의 피질두께를 측정했다. 뇌 촬영은 3년 간격으로 2회, 3회, 4회 반복해 실시했다. 두 집단에서 뇌의 뒤쪽과 상단에 있는 감각과정과 운동제어는 유아기 초반에 두께가 최고조에 달하는 반면, 고차 집행통제기능을 담당하는 이마엽은 이후에 10대에 이르러 최고조에 달하게 된다. 운동영역을 지닌 기능과 영역을 조정하는 고차 기능과 영역의 발달로 AD/HD 아동은 지체되었다. AD/HD 아동의 뇌에서 유일하게 빠른 성장을 보인 곳은 운동피질이다. 이 연구결과에서 AD/HD 아동의 공통점인 차분하지 못하고 가만히 있지 못하는 증세를 밝혔다 (Schmid, 2007).

주의력결핍 과잉행동장애는 어떤 부분에 영향을 끼치는가? (WHAT AREAS OF ATTENTION ARE AFFECTED BY ATTENTION DEFICIT HYPERACTIVITY DISORDER?)

선택적 주의력은 주의력 영역에서 가장 영향을 많이 받는 것 같다. 선택적 주의력은 우리의 환경에서 비롯된 현재 행동과 관련된 것이 무엇인지를 선택하는 동시에 관련 없는 것을 무시하는 과정이다. 개인이 어느 정도로 무관한 정보를 무시할 수 있는지는 나이, 각성상태, 시각처리 능력, 자극의 본질, 주의력결핍 장애의 존재하느냐에 따라 사정이 다르다. 선택적 주의력에 대한 발달 연구에서 2~12세 사이의 아동의 경우, 선택적으로 주의를 기울이는 능력이 상당히 향상되는 것으로 밝혀졌다.

연구결과에 따르면, 아동은 모두 방해자극에서 느린 반응을 보였다. AD/HD 아동의 경우 중요하지만 무관한 방해자극 실험에서 다른 반응을 보이지 않았다. 반면 일반아동의 경우 중요한 방해자극 상태에 비해 무관한 방해자극 상태에서 상당히 빠른 반응을 보였다 (더 낮은 방해자극 차이 점수)(Brodeur & Pond, 2001).

AD/HD는 또한 운동영역 외에 다른 영역에서 아동에게 영향을 끼치며 학창시절 후반기의 아동에게 영향을 준다. 초기 연구에서는 과잉행동 아동은 나이가 들어 증세가 "사라진다"고 주장했다. 이와 대조적으로 최근 연구에 따르면 증세가 호전됨에도 불구하고, 과잉행동 아동은 사춘기에 이르러서도 학습, 감정, 사회 문제가 심각한 것으로 드러났다. 일반아동과 비교해 볼 때, 과잉

행동 아동은 성적이 향상되지 않고 거의 모든 학교교과에서 성적이 상당히 부진한 것으로 나타났다. 또한 이들 연구에서 과잉행동 청소년은 사회 부적응은 물론 정서적 미성숙, 의욕부진, 절망감, 현저히 낮은 자존감을 보였다. 이 연구에서 반사회적 행동을 보인 경우는 25%, 부모의 말에 따르면 꾸준히 사귀는 친구가 없는 경우는 30%, 행동으로 표현하는 경우는 25%, 법위탁기관에 보내진 경우는 10%인 것으로 나타났다. 학습부진, 낮은 자존감, 반사회적 행동은 사춘기 AD/HD 청소년에게 나타나는 공통적인 특징이다 (Hoy, Weiss, Minde, Cohen, 1978).

일반 남아에 비해 과잉행동 증세가 있는 남아의 증세 가운데 하나는 운동억제/통제 시스템 결핍이다. 이는 별개의 분리된 움직임이 힘들다는데서 드러난다. 예를 들어, 손가락 하나를 굽히려면 구부리기를 요하는 동작을 활성화하고 나머지 네 손가락의 반사작용 관련된 수축을 억제해야 한다. 이렇게 연관된(과잉) 움직임은 운동억제/통제 결핍의 흔적으로 보이며 AD/HD의 주된 특징이다 (Denckla & Rudel, 1978).

검안가들은 수년간 단속성 안구의 고정에 관해서 AD/HD 아동의 운동통제가 힘든다는 점을 발견했다. 집행체계와 운동통제체계는 동시에 발달되어 이마엽-선조계, 소뇌 등 공유된 신경회로를 나타낸다. 이마엽 구조와 기능의 모델은 적어도 5가지 유사한 이마엽-피질하부 영역 회로를 형성한다. 가장 후면과 관계있는 것은 운동과 안구운동 기능이다 (피질의 골격운동과 안구운동에서 비롯됨). 가정 전면에는 중요한 것으로 여기는 고차원 행동의 통제 (예: 인지, "집행", 사회 정서적 통제)가 있다. 비효율적인 운동 속도와 조정, 과도한 움직임 등 운동 장애가 있는 AD/HD 아동은, 처리속도가 더디고 이마엽-피질하부 영역 회로의 변칙적 기능과 연관된 운동 반응의 가변성이 늦다.

AD/HD 아동은 세 가지 사례의 오류의 증가를 포함하여 안구운동 반응 억제에 결함이 있다.

1. 반 단속성 안구운동 (Antisaccades) — 본 검사에서 만년필형 손전등을 아동의 앞에 든다. 둘 중 하나를 켜면 반대편 불빛에 빠른 안구 움직임을 보이게 된다 (다른 쪽은 불이 꺼진 상태임).
2. 기억유도 단속성 안구운동(Memory-guided saccades) — 본 검사는 불빛의 비친 장소를 기억하게 한 다음 기억한 장소를 안구를 재빨리 돌리게 한다.
3. 지속과 정지의 결정(Go-no-go) — 본 검사에서 아동에게 하얀 사각형 중심을 주시하고 안구를 움직이라고 할 때까지 사각형을 주시하라고 지시한다. 불빛이 녹색이면 무시해도 되지만 안구를 움직이면 안된다.

이 검사결과에 따르면, AD/HD 아동은 일반아동에 비해 어려움을 겪었다. 한 가지 흥미로운 점은 여아가 시각유도 단속성 안구운동 (VGS)에서 상당히 어려움을 겪는 것으로 나타났다. 따라서 여아가 AD/HD 인지를 알아보기 위한 검사로 적합하다. 이 검사에서 아동에게 다음과 같이 지시한다. "표적 불빛이 켜지면 즉시 눈으로만 (머리를 돌리지 말고) 표적 불빛을 주시해야 한다." (Mahone, Mostofsky, Lasker, Zee, Denckla, 2009).

AD/HD를 판단하기에 수월하고 적합한 안구운동 영역 검사는 시추적 안구운동 (smooth pursuits)이다. 이 검사는 단안 (눈 한쪽만)으로 진행된다. 한 쪽 눈을 가리게 하고 수평으로 천천히 연필을 움직이면 머리는 고정시키고 연필을 따라 눈을 움직이도록 한다. 이는 오로지 주의력을 알아보는 검사이며, AD/HD 아동은 시추적 안구운동 검사를 제대로 수행할 수 없다는 점을 파악할 수 있다. 또한 응시의 실패와 정중선 떨림이 크다는 점을 발견하게 된다.

우뇌의 개입 (RIGHT SIDE INVOLVEMENT)

앞 장에서는 대뇌의 우측 반구가 주의력에 미치는 역할을 설명했다. 현재, 신경심리학 연구에서 AD/HD의 핵심 결함은 운동 반응을 억제하거나 지연시키지 못하는데 있지만 감각 감지 혹은 초기 언어처리는 손상되지 않는다고 밝혔다. 음운 및 신경 심리학 연구결과 AD/HD의 앞이마엽 장애가 원인이라고 밝혔다. 왼편 시야 "무시" (좌측의 표적에 대한 집중력 상실), 지연된 반응 과제, 무관한 자극의 차단 부족과 관련된 연구결과를 미루어 볼 때, AD/HD의 이마엽-선조계 회로의 우측 장애를 제기했다 (Carter, Krener, Chaderjian, Northcutt, Wofle, 1995, Casey et al., 1997, Castellanos et al., 1996).

도파민 이론 (DOPAMINE THEORY)

AD/HD는 실제로 다운 증후군 및 정신 분열증과 유사하다. AD/HD가 있는 사람은 뇌의 동기유발 조직에 두드러진 차이점이 있다. 성인 AD/HD 뇌를 정밀 촬영한 결과 도파민의 처리과정에 문제가 있었다. 무엇보다도 도파민은 새로운 정보를 인식하고 기쁨과 보상을 예측하는 역할을 한다. AD/HD가 있는 아동과 성인은 궁극적으로 도파민에 문제가 있다. AD/HD가 있는 사람은 주의력 장애뿐만 아니라 의욕이 떨어진다는 점이 있다. 다른 사람들처럼 저절로 흥미를 가질 수 없기 때문에 일반인과 동일한 열정을 끌어낼 수 없다. 이는 AD/HD 아동이 자신이 좋아하는 일을 몇 시간이건 할 수 있지만, 수업에 집중할 수 없는 이유를 설명해 준다 (Ellison, 2009). 이 증후군은 “흥미 장애”라고 말할 수 있다. AD/HD가 있는 사람은 도파민 수용기와 수송체가 자극과 즐거운 기대가 연관된 보상경로를 구성하는 중간뇌 구조에서 상당히 부족한 것으로 뇌 촬영 결과에서 밝혀졌다 (Ellison, 2009).

주의력은 뇌 전반과 후반 체계에서 통제한다. 그 특성이 단일 뇌 영역이거나 전체 뇌 영역이 아니다. 주의력 효과는 과제나 연구대상 뇌 영역에 따라 주의를 기울일 항목의 증진 혹은 주의가 필요 없는 항목의 억제함으로써 조정된다. 증폭효과의 기원은 이마엽과 마루엽의 전문화된 피질 영역에서 나타난다. 주의를 관장하는 역할은 마루엽(특히 오른쪽)이 맡는다. 반면 “집행통제”는 전측 대상회 (anterior cingulated)와 앞이마엽 영역을 포함한 이마엽 체계가 관리한다. 이들 영역은 억제와 작업기억에 관여한다. 감시망이 있는데, 감시망의 역할은 인식 상태를 지속적으로 유지하는 것으로 우측 이마엽의 노르아드레날린의 활동과 관련 있다. 작업기억과 억제처리에서 도파민 활성화 시스템의 역할은 AD/HD에 있어서 중요하다. 그러나 노르아드레날린 활성화 전달자는 새로운 자극으로 향하는 임무를 담당하고 작업기억에 개입한다 (Levy, Swanson, 2001). 따라서 전측 주의력 시스템은 신경 전달 물질인 도파민 [앞이마엽 피질, 전측 대상회, 뇌저 신경절 선조체]에 좌우되며 후측 주의력 시스템 (마루엽과 시상내부)은 노르아드레날린에 의해 좌우된다 (Rotenberger, 2007).

병인론 (ETIOLOGY)

AD/HD 사례의 80%는 유전적 요인으로 추적할 수 있다 (Durston et al., 2004). AD/HD의 원인은 다양하지만, 몇몇 가족을 대상으로 한 연구 결과를 보면 유전적 요인이 크다. 예를 들어, 일란성 쌍둥이에서 AD/HD의 일치율은 약 80%로 동일한 성별의 이란성 쌍생아의 일치율이 30%인데 비해 높았다. 이에 대한 후보 유전자는 도파민 D4 수용체 유전자 (DRD4)이다. 이 유전자는 시냅스 후반의 도파민 행동 (DA)을 조정하는 5가지 단백질 수용체 가운데 하나를 부호화하는 것으로, 인구의 상당한 변동성을 보여준다. 이 유전자가 선택된 이유는 다음과 같다 (1) DA 전달이 AD/HD에서 중요한 역할을 하는 것으로 보인다. (2) 뇌의 DRD4 mRNA의 분포는 전통적으로 D4 수용체와 연관된 운동 행동에 비해 더 많은 역할을 하는 것으로 나타났다. (3) 유전자는 기능적으로 중요한 고도의 변동성을 보여준다. 또한 두 차례의 연구에서 DRD4와 새로움을 추구 (탐사행동 감수성과 충동성의 특징이 나타나는 명확하고 심리적인 특성)간의 연관성을 입증했다 (La Hoste et al., 1996, Swanson, Flodman et al., 2000, Swanson, Posner, et al., 2001).

연구에서는 인식을 담당하는 신경망이 우측 이마엽의 중앙에 있는 결합된 뇌 영역과 관련 있고, 지향을 담당하는 신경망이 뒤통수 마루엽의 중앙에 있는 결합된 뇌 영역과 연관이 있으며, 집행통제를 담당하는 신경망은 기저핵을 포함한 앞쪽 대상회의 중앙에 있는 결합된 뇌 영역과 관련 있는 것으로 드러났다. 도파민 유전자와 AD/HD의 연관성은 도파민 수용체(인식망과 집행통제망)에 풍부한 뇌 영역을 포함하는 두 가지 주의 네트워크가 AD/ HD 장애를 규정하는 주의력 결핍에 관여하는 것으로 나타났다 (Swanson et al., 2001).

또한 환경이 AD/HD에 영향을 끼친다. 임신 중 산모가 술을 마시고 담배를 핀 경우 자녀 중에서 AD/HD의 확률이 높았다. 또한 조산, 저체중, 식품 알레르기 등도 영향을 끼친다. 사실 AD/HD의 유전적 소인을 지닌 산모가 임신 중 술과 담배를 소비하는 경향이 있다. 이들은 명확한 규칙과 효과적인 한계를 정하지 못하는 등 기본적인 양육에서도 실수가 잦다. 무질서한 가정은 생물학적 AD/HD 성향을 강화시키게 되며 따라서 악순환이 이루어진다. 다른 사회 · 심리적 요인에는 비협조적인 학교환경, 부모간의 심리적 갈등, 부모와 자녀간 유대감 약화 등이 있고, 이는 또한 잠재되어 있다가 나중에 장애로 이르게 된다 (Rotenberger, 2007).

태아기 알코올 증후군
(FETAL ALCOHOL SPECTRUM)

태아기 알코올 증후군 (FAS)을 인식한 시기는 성경으로 거슬러 간다고 한다. 천사가 삼손에게"미래의 모친은, 보아라...... 너는 아들을 잉태하여 낳게 될 것이다." 그리고 모친에게 말하기를 "와인이나 독주를 마시지 말지어다."현재 의사와 연구진은 전 영역에 걸친 태아 알코올 스펙트럼장애를 인정하고 있다. 이 장애는 자궁에서 알코올에 노출된 아동에게 나타난다. 이는 신체, 정신, 행동, 학습장애로 이어지며 평생 영향을 끼친다. 가장 심각한 문제가 FAS이다. FAS의 진단에는 중추신경계 이상, 안면 기형, 성장부진 등 3가지 기준이 있다.

FAS와 관련된 뇌 이상은 다양하다. FAS가 있는 아동은 과잉행동을 보이며 충동적이다. 이는 AD/HD의 진단에 부합하는 기준이지만, 음주가 뇌 발달에 끼치는 손상은 AD/HD에서 보이는 것 이상의 정신적 · 행동적 특징을 초래한다. 아동의 장애를 인지장애나 정신지체로 일반화하는 경우도 있다. 다른 경우에는 정신 지체는 아니지만, 심각한 학습장애를 비롯한 "집행기능"으로 알려진 운동 지연, 사교성, 기억 장애, 언어장애, 복잡한 정신기능 장애 (계획, 융통성, 의사결정 포함)을 포함한 발달장애를 지닌다.

FAS 아동은 안면에 그 특징이 있다. 눈은 작고 윗입술은 얇다. 평균적으로 윗입술에서 코까지의 거리가 길고 인중 (코 위에 파인 홈)이 밋밋한데, 이는 얼굴 부위에서 태아 요소의 융합으로 인해 홈이 결여된 결과이다. 또래에 비해 키가 작고 머리는 몸에 비해 상대적으로 작다 (Cohen, 2010).

주의력결핍 과잉행동장애(AD/HD)의 유병률은 어느 정도인가?
(HOW COMMON IS ATTENTION DEFICIT HYPERACTIVITY DISORDER?)

보고된 바에 따르면 유병률은 취학아동 가운데 1~2%이다 (Barbaresi, 2002). 대다수 연구에서는 7~16%대로 추정한다. AD/HD로 확진된 경우 치료제로 흥분제를 쓰는 비율은 86.5%, AD/HD 가능성의 경우 40%, AD/HD로 의심되는 경우는 6.6%를 사용한다. 학생의 경우 7.5%에 이르는 것으로 본다 (McMullan, 2007). 한 연구에서 이는 4~17세의 아동 총 4백 4십만 명에 이른다고 밝혔다.

주의력결핍 장애(AD) 대 주의력결핍 과잉행동장애(AD/HD)
(ATTENTION DEFICIT DISORDER VERSUS ATTENTION DEFICIT HYPERACTIVITY DISORDER)

AD/HD와 유사한 행동장애는 거의 100년간 논의되었다. 지난 100년간 행동장애로 운동항진, 미세 뇌기능장애, 주의력 결핍 장애 (과잉행동이 유무)라는 다양한 진단명이 나왔다. 최근 *AD/HD*로 명명되었으며, 이 질병명에서 보듯 과잉행동과 충동성에 중점을 두고 있다 (Incorvaia, 1999).

주의력 장애로 변경된 이름과 함께 강조된 다른 행동은 진단 기준의 따른 변화를 반영한다. 예를 들어, 정신질환 편람 (DSM-III)(미국 정신 의학회, 1980) 제3판에서 주의력결핍 장애를 두 가지 하위 분류로 나누며, 이는 과잉행동이 있는 주의력결핍 장애 (ADD+H)와 과잉행동이 없는 주의력결핍 장애 (ADD-H)이다. ADD+H의 주요 증상은 산만하고, 충동적이고 과잉행동을 보인다. ADD-H는 지속적인 주의력 결핍만이 주요한 증세이다. DSM-III-R (미국 정신 의학회, 1987)에서는 진단기준이 변경되었다. 변경된 내용에는 포함된 기준과 배제된 기준이 있다. 또한 AD/HD와 연관된 행동의 상황적 변동성을 인식하고 발달 기대치를 초과하는 증상을 기록할 필요를 인식하게 되었다. 그러나 그 당시 두 가지 하위분류를 입증할 만한 실증적인 자료는 없었다. 그 결과, ADD-H는 하위분류에서 제외되었다. 그 대신 미분화형 주의력결핍 장애가 산만한 하고 과잉행동과 충동성을 보이지 않는 아동의 특징으로 사용되었다.

DSM-IV(미국 정신 의학회, 1994)는 진단 분류에서

표 4-1. 주의력결핍 과잉행동장애

전공	AD/HD진단 가능한가?	필요한 약의 처방이 가능한가?	상담 및 치료법을 제공하는가?
정신과	예	예	예
심리학	예	아니오	예
소아과 혹은 가정의	예	예	경우에 따라
신경과	예	예	아니오

출처 : www.Mayoclinic.com

다른 변화를 제시한다. 이러한 변화는 주의력결핍과 과잉운동성-충동성이 두 가지 두드러진 특징이라는 실증적 증거가 나왔다는 점을 반영한 결과로, 장애 수준, 동반질환 특성이 존재, 사회적 인지적 발달, 발달 과정 등이 다르다는 점을 나타낸다. 산만, 충동성, 과잉운동성의 증상은 새로운 진단기준에도 포함된다. 그러나 이는 개별적으로 혹은 동시에 나타날 수 있으며 그 결과 아래 4개의 하위분류로 나누어진다.

1. AD/HD, 산만함이 우세한 유형
2. AD/HD, 과잉운동성-충동성이 우세한 유형
3. AD/HD, 결합된 유형
4. AD/HD, 별도로 지정되지 않은 유형(주의력결핍 혹은 과잉운동성-충동성의 뚜렷한 증세가 없는 장애로 위의 세가지 하위분류의 기준에 부합하지 않는 질환)(Incorvaia, 1999).

주의력결핍 과잉행동성장애 진단을 내리기에 적합한 사람은 누구인가?

표 4-1 미국 국립정신보건원 검사에서 AD/HD 진단과 치료제의 감독에 적합한 의사 유형이 나와있다. 그러나 AD/HD에 관한 구체적인 치료방법은 나와 있지 않다.

TV시청과 주의력결핍 과잉행동장애 (TELEVISION AND ATTENTION DEFICIT HYPERACTIVITY DISORDER)

영유아 TV시청에 관한 연구를 이끈 저자에 따르면 TV프로그램에서 특징인 현실에 맞지 않게 빨리 진행되는 시각영상이 일반적인 뇌 발달에 변화를 가져올 수 있다고 한다. 이 연구에서 TV는 과도하게 자극을 주고 발달 진행중인 뇌를 "재구성"하게 된다 (Tanner, 2004). 프랑스에서는 TV에서 뇌 발달 위험을 이유로 3세 미만의 영유아용 마케팅 프로그램을 금지했다. 프랑스인들은 TV시청이 3세 미만의 유아에게 뇌 발달에 치명적이고 일련의 문제를 일으켜서 소극성, 더딘 언어습득, 지나치게 흥분, 수면과 집중을 방해, 화면에 의존하는 등의 문제를 야기시킨다고 여긴다 (Olliver, 2009). 한 연구 결과에 따르면, 하루에 매시간 TV 시청한 1~3세 아동 두 부류에서 7세에 주의력 장애를 일으킬 확률이 10%는 증가했다. 이 연구는 TV시청이 주의력 범위를 단축시킨다는 이전 연구에 힘을 실어주고 2세 미만의 영유아는 TV시청을 해서는 안 된다는 미국 소아과 학회의 주장을 뒷받침한다. 영아 1세의 경우 36%는 TV를 시청하지 않지만, 37%는 매일 1~2시간 TV를 시청하며 이는 주의력결핍 장애를 일으킬 확률이 10~20% 높아진다. 14%는 매일 3~4시간 시청하는데, 이는 TV시청을 하지 않는 유아에 비해 30~40%가 증가한다. TV프로그램의 비현실적인 빠른 시각영상은 일반적인 뇌 발달에 영향을 준다고 연구진들은 여긴다 (Tanner, 2004).

TV, 뮤직비디오, 비디오게임은 TV기술을 이용하여 현실세계보다 빠른 속도감으로 전개되고 점차 속도감이 빨라져 사람들은 더 빠른 것을 요구하게 된다. 이는 TV 매체의 형태로 — 편집하고 줌 처리하고 카메라 회전하고 갑작스런 소음효과 — 파블로프가 말한 "정향 반응" 즉, 주위에서 갑작스러운 변화, 특히 갑작스러운 움직임을 감지할 때 나타나며 이를 활성화해서 뇌를 변화시킨다. 심박동수가 4~6초 동안 감소하는 등 생리학적 변화를 가져온다. TV는 우리가 살면서 겪는 것보다 훨씬 빠른 반응을 촉발시키게 되어 사람들이 TV화면에서 눈을 못 떼는 이유이기도 하다. 일반적으로 뮤직 비디오 행동장면과 광고는 정향 반응을 1초 간격으로 유발하기 때문에 TV시청은 회복할 여지도 없이 정향 반응을 지속적으로 하게 된다 (Doidge, 2007).

한 가지 실험에서 여성이 처음에는 잡지를 보고 나중에는 잡지를 읽으면서 TV 광고를 시청하게 하고 두뇌의 전극을 기록했다. 여성의 뇌는 활발한 각성상태를 기록했다. 그러나 TV시청에서는 "즉각적으로 느린 알파파가 나왔다. 이는 일반적으로 정신활동의 결여와 관련 있다." 전문가들은 영유아의 시청시간이 길어짐에 따라 앞이마엽 피질의 "지속적인 이러한 나태"는 심각한 결과를 초래할 수 있다고 전한다.

아동발달 전문가는 "전이"문제를 언급하는데, 즉 비디오 게임과 같은 인풋의 경우 우리가 경험한 내용을 독서와 같은 다른 곳에서 적용할 수 있는 능력을 어느 정도 배양할 수 있는가 라는 질문을 하게 된다. 대다수는 아동의 시공간 능력(예-빠른 속도의 게임하기)을 향상시킬 수 있는 것이라면 속독을 향상시킬 수 있다고 생각한다. 그러나 안타깝게도 뇌는 구체적인 특정영역에서 습득한 기술을 다른 곳에 적용하는데 어려움이 있다. 선생님이 학생에게 학습이 어떻게 전이하는지를 기대한다면, 누군가가 구체적으로 학생들에게 그 방법을 보여주어 역사교과에 동일한 이야기 개요 방법을 연습하는 경우가 아니라면 이는 영어로 이야기의 줄거리를 만드는 법을 가르친다고 해서 학생들이 역사교과서에 동일한 기술을 자동적으로 적용한다는 의미는 아니라는 사실을 말한다. 게임과 관련된 아동의 경험은 대부분 일반적으로 학업에 전이 가치는 없다고 말해도 무방하다 (Healy, 1990).

이 주제를 바꾸기에 앞서 필자는 비디오 게임과 관한 정보를 좀 더 제시하고자 한다. 폭력과 파괴보다는 복잡한 목표와 전략에 초점을 맞추는 비디오 게임도 있다. 이런 복잡한 시각 환경은 청소년기에 추상적 사고와 계획의 발달을 요하는 영역인 아동의 이마엽에 심각한 영향을 미친다. 그러나 일본 도후쿠 대학의 가와시마 류타(Ryuta Kawashima)교수는 아동이 게임을 하는 동안 뇌는 이마엽 회로를 이용하는 것이 아니라, 시각과 움직임을 통제하는 제한된 뇌 영역을 이용한다는 점을 밝혔다. 이는 아동이 간단하고 지루한 수학문제를 풀 때 나타나는 반응과는 상반된다. 학습 지원자들이 한 자릿수 덧셈 계산을 할 때 뇌는 보다 넓은 뇌 영역의 뉴런을 구성하여 학습, 기억감정, 충동조절까지도 통제하는 지역인 이마엽을 포함했다 (Small, 2008). 또한 필자는 AD/HD 아동을 관찰한 결과 이들이 게임은 잘 했지만, 시각 추적과 시각 운동기능은 여전히 떨어진다는 점을 발견했다. 따라서 학업에 중요한 이들 기능의 전이는 그다지 많이 일어나지 않는것으로 생각된다.

주의력결핍 과잉행동장애의 진단
(DIAGNOSING ATTENTION DEFICIT HYPERACTIVITY DISORDER)

행동평가 설문지

AD/HD의 진단방법은 두 가지로, 설문지를 통한 방법과 아동의 반응시간, 주의력, 충동성을 컴퓨터상의 아동반응으로 평가하는 방법이 있다.

다음은 AD/HD의 진단기준으로 미국 정신 의학회의 DSM-IV를 재구성한 것이다.

A. (1)이나 (2)에 해당하는 경우

1. 다음 6가지 이상의 산만한 증상이 적어도 6개월간 지속되어 부적응 단계에 이르고 발달단계에 부합하지 않는 경우

주의력 산만

a. 세부사항에 집중하지 못하거나 공부, 일 또는 일상생활에서 부주의력하여 실수가 잦다.

b. 과제나 놀이활동에서 주의력을 지속하기가 어렵다.

c. 다른 사람의 이야기를 듣지 않는 것처럼 보인다.

d. 반항하거나 지시사항을 이해 못한 것도 아닌데, 지시사항을 따르지 못하고 학교 공부, 일, 과제를 제대로 끝내지 못한다.

e. 일이나 활동을 조직적으로 체계화시켜 처리하는 데에 어려움이 있다.

f. 학교 공부 또는 숙제 등 정신적인 노력이 필요한 일이나 활동을 피하거나, 싫어하거나 또는 하기를 꺼린다.

g. 장난감, 숙제, 연필, 책 등 필요한 물건들을 자주 잃어버린다.
h. 외부의 자극에 쉽게 산만해진다.
i. 일상생활에서 해야 할 일을 번번히 잊어버린다.

2. 다음 6가지 이상의 과잉행동–충동성 증상이 적어도 6개월간 지속되어 부적응 단계에 이르고 발달단계에 부합하지 않는 경우
   a. 자리에 가만히 앉아 있지 못하고 손발을 꼼지락거린다.
   b. 교실처럼 한 자리에 가만히 앉아 있어야 할 상황에서 이곳 저곳 돌아다닌다.
   c. 공공장소에서 뛰어다니거나, 지나치게 높은 곳을 오르는 행동을 보인다.
   d. 놀이에 어려움이 있거나, 여가활동을 조용히 하지 못한다.
   e. 마치 모터가 달린 것처럼 쉴새 없이 움직인다.
   f. 말을 너무 많이 한다.
   g. 질문이 끝나기도 전에 불쑥 대답한다.
   h. 다른 사람의 대화나 놀이에 불쑥 끼어들어 방해한다.

B. 장애를 초래하는 과잉행동–충동성 혹은 주의력 결핍 증상이 7세 전에 나타난다.
C. 이들 증상으로 인한 장애가 학교 혹은 직장 및 가정 등에서 나타난다.
D. 사회, 학업, 업무 기능 등에서 심각한 장애 진단으로 확실 시 되는 증거가 있다.
E. 이들 증상이 전반적 발달장애, 정신분열증 혹은 다른 정신 질환이 진행되는 안에만 발생하는 것이 아니며, 기분장애, 불안장애, 해리성 장애 혹은 인격 장애 등 다른 정신 장애로 설명되지 않는 경우이다.

정신 질환 편람의 권한으로 재판됨, 제4판, 본문개정, (저작권 2000). 미 정신 의학회

주의력 변수 테스트

어떤 단일 절차, 관찰, 혹은 행동 특징만으로 AD/HD 진단을 뒷받침해 줄 만한 것은 없다는 점에 동의한다. 예를 들어, 교사와 부모간의 과잉행동 평가의 상관관계는 보통에 불과하고 대부분은 낮거나 거의 없는 경우가 많다고 나왔다. 마찬가지로, 심리학자의 상담실 혹은 진료소에서 보인 아동의 행동과 집이나 학교에서 보인 아동의 행동 간에는 거의 관련성이 없는 것으로 잘 알려져 있다 (Forbes, 1998). 주의력 변수 검사 (TOVA)는 연속수행검사로, 아동이 컴퓨터상에 작성하는 방식이다. 아동은 주어진 지루한 문제를 23분간 푼다. 그런 다음 컴퓨터가 AD/HD 진단을 받은 또래의 아동과 문제의 응답을 비교하여 분석한다. 이 검사는 AD/HD 아동 표본의 80%를 확인하고 AD/HD가 없는 아동의 72%를 올바르게 확인한 것으로 나타났다. 이 검사의 유용성은 약물이 AD/HD를 치료하는 데 적합한지를 알아보기 위해서 약물치료 전후에 가능하다는 점이다.

약물과 행동 훈련을 결합하는 것이 최고의 치료법일까–? 그 해답은 예이다.

미 국립정신건강연구소 (NIMH)가 2000년 실시한 이해력 검사에서 AD/HD의 의료 및 행동 치료의 효율성을 평가했다. 2년간 실시한 다중 치료 연구 (MTA)에는 6개 의대부속병원에서 579명의 AD/HD 아동이 포함되었다. 책임 연구원은 피실험자 7~9세를 각기 다른 치료법을 시행할 4집단으로 구분했다. 약물치료와 행동 치료를 병행한 결과 좋은 성과를 거두었다 (Rotenberger, 2007). AD/HD의 비약물 치료법에는 상담, 인지 행동 치료, 지원단, 부모 교육, 한방 치료, 생체 자기 제어, 식이요법 조정, 지압 요법 등이 있다.

실험 결과 행동 치료, 약물 치료 혹은 두 가지 병행이 성공적으로 나타났다.

- 매일 처방된 약물로 치료한 아동의 25%에서 정규화된 행동을 보임
- 약물치료없이 집중 행동 치료로 34%는 특별한 증상을 나타나지 않음
- 아동과 부모의 상담이 병행된 맞춤형 약물 치료로 56% 아동이 도움을 받음
- 약물치료와 행동치료 병행으로 68%의 성공률 보임 (Robenberger, 2007)

주의력결핍 과잉행동장애 치료
(TREATING ATTENTION DEFICIT HYPERACTIVITY DISORDER)

주의력에 초점을 맞춘 약물은 수년간 상용되었다. "신경각성제"로 통하는 암페타민은 19세기에 발견되었다. 1940년대에 이르러, 중추신경 각성제는 천식치료제로 널리 쓰였고 "흥분제"와 다이어트 치료제로 인기가 높았다. 군대에서 쓰였으면 위험과 피로가 끊이지 않지만 많은 임무에 경계를 끈을 놓으면 안 되는 조종사가 많이 이용했다. 환각, 식욕 부진, 심장 질환, 심각한 부작용이 끊이지 않았던 덱스트로암페타민(상표명은 덱세드린으로 스피드로 더 잘 알려짐)은 오늘날 일반인은 거의 사용하지 않는다. 그러나 암페타민은 애더럴(Adderall)와 암페타민 관련 약물 (리탈린, 메틸닌, 콘써르타)는 오늘날 일반적으로 처방제로 쓰인다. 이들 약물의 효능은 미지수이지만, 리탈린과 모다피닐 등 각성제는 신경전달물질인 도파민과 집중력과 기억력에 필수적인 노르에피네프린에 영향을 준다. 두 종류의 각성제는 뉴런이 이들 신경전달물질의 재흡수를 방해하여 결국 이들 행동을 지연시킨다. 또한 모다피닐은 뇌에서 뉴런이 사용하는 신경전달 물질인 글루탐산의 행동에 간접적으로 변화를 가한다. 이들 약물의 주된 작용은 집행기능을 관장하는 뇌의 앞이마엽이다 (Baker, 2009).

미국에서 9%의 남아와 4%의 여아가 AD/HD 치료제로 각성제를 복용하는 것으로 추산된다. 대다수는 리탈린 혹은 콘써르타를 복용하는 반면, 그 외는 애더럴 등 암페타민을 복용한다.

지난 15년간, 의사들은 급속한 추세로 늘어나는 AD/HD 환자에게 각성제를 처방해 왔다. 또한, 환자들은 초등학교 다니는 몇 년간 약물을 복용하지 않지만 성인이 되어서도 약물을 복용할 것을 권장 받는다. 그 결과, 2007년 실시한 연구에 따르면, 리탈린과 애더럴의 처방은 2000년과 2005년 사이 21% 증가했다.

장기적으로 봤을 때 이들 약물이 부작용을 일으키는가-? 최근 일부 연구 (대다수가 동물실험임)에서 각성제는 기분을 우울하게 하고, 불안을 촉진시키고 인지 결핍을 초래하는 등 뇌 구조 및 기능을 변화시킨다고 밝혔다. 사람을 대상으로 한 실험 결과에 따르면, 약물이 아동의 성장에 심각한 부작용을 줄 수 있는 것으로 나타났다. 2007년 아동 579명을 대상으로 한 연구에서 3년간 약물을 복용하지 않은 7~10세 아동과 각성제를 복용한 아동의 성장률을 비교했다. 약물 치료를 받은 아동은 성장률이 감소하고 키는 2cm 작고 몸무게는 2.7kg 덜 나갔다. 약물 치료 아동은 그렇지 않은 아동의 성장을 따라갈 수 없었다. 동물 실험에서는 낮은 수준의 도파민과 선조체의 신경 말단에 있는 적은 수의 도파민 전달체로 인해 암페타민이 뇌 손상을 초래했다. 또한 도파민과 관련 분자의 감소로 이어지는 결과는 파킨슨병이다. 사람을 대상으로 2006년 발표한 연구에서 파킨슨병과 어떤 형태로든 암페타민에 장기 노출간의 연관성을 밝혔다(Higgins, 2009). 현재까지 사람을 대상으로 한 연구에서는 성장률만이 이들 약물을 입증하는 결과임을 강조했다. 그럼에도 불구하고, 증거가 나오는 점을 미루어 볼 때 대다수 의사와 연구자들은 의학적으로 각성제 사용에 신중할 것을 권고한다.

2009년 미 일간지 USA *투데이* 기사에서 AD/HD 치료제로 쓰는 각성제로 인해 잠재적인 심장질환이 없는 아동이 돌연사를 일으킬 확률이 높아질 수 있다고 했다. 2006년 이후, 각성제류의 약물은 심각한 심장이상이 있는 아동에 있어 돌연사 확률이 높다는 경고문을 부착했다. 그러나 이는 각성제와 건강한 아동의 상관관계를 밝혀낸 최초의 연구이다. 과학자들은 돌연사한 564명의 청소년의 각성제 사용과 자동차 사고로 사망한 564명을 비교했다. 명백한 이유 없이 갑자기 사망한 이들 중에서 10명(1.8%)은 리탈린은 복용했다. 교통사고로 숨진 2명(0.4%)만 각성제를 복용했다 (Rubin, 2009). 이는 리탈린 복용으로 사망할 확률이 교통사고보다 높다는 사실을 보여준다.

각성제 약물 외에도, 니코틴은 일반 성인의 집중력과 정보처리속도를 향상시키는 것으로 나타났다. 이는 흡연가에게는 담배나 니코틴 패치를, 비흡연가에게는 소량의 니코틴 패치를 나누어 준 결과 나타났다. 니코틴으로 유도된 주의력 향상은 니코틴 치료가 주의력 장애에 있어 유용하다는 가능성을 열어 놓았다. 니코틴이 집중력에 미치는 작용은 명확하지 않다. 니코틴은 세로토닌과 아세틸콜린 등 기타 전달체뿐만 아니라, 도파민과 노르에피네프린의 배출을 활성화시킨다. 카테콜아민 자극의 증가는 리탈린과 덱세드린의 기능과 유사하다 (Levin, Conners, Silva, Canu, March, 2001).

뇌전도 신경자기제어

약물에 증세 호전이 보이지 않는 20~25%의 아동은 몇 가지 이유가 있다. (1) 위장 장애 등 심각한 부작용 (2) 틱 증세가 보일 때 틱 장애 증가(리탈린의 문제일 가능성 있다) (3) 발작 장애 (4) 두통 (5) 소변 장애 (6) 당사자 혹은 가족의 애착 관계 변화 (Schwartz, 1995). 약물에 차도가 보이지 않는 사람의 경우 신경자기제어(neurofeedback)이 효과가 있다. 신경자기제어는 약물과 함께 처방한다. AD/HD 아동의 상당수는 과잉행동이 상당히 심해 신경자기제어 치료로도 제어하기 어렵다.

신경자기제어는 뇌전도 (EEG)의 한 형태로 급격히 발달되어 1970년대 AD/HD 치료에 처음으로 사용되었다. 지난 20년간 이 분야에 관심이 점차 증가하고 있다. 10년 전, 무려 800 그룹에서는 주의력결핍 치료를 위해 신경자기제어를 사용했다. 약물과는 달리, 신경자기제어는 장기간 지속된다 (Evans, 1999).

신경자기제어의 결과는 인상적이었다. 캘리포니아에서 실시한 연구에서 10 개정 WISC지능검사 (WISC-R) 점수가 높았고 산만함이 현저히 줄었다. 다른 연구에서는 언어와 수행 IQ는 10점 이상 높았다. 일부는 20점 이상 높은 것으로 나타났다 (Schwartz, 1995).

신경자기제어의 절차에는 치료제로 쓰이는 정확한 계획서(protocol)을 확인하기 위한 세타와 베타 활동 비율을 파악하기 위해 아동의 섭취량 (기준치) 평가가 포함된다. 세타 (일반적으로 4~8Hz의 뇌파로 정의)는 산만함과 연관되는 반면, 베타 (12~16Hz의 뇌파)는 주의력과 관련 있다. 뇌전도는 두피의 정확한 위치에 놓고 세타/베타의 비율을 확인한다. 세타/베타 비율이 세타에 가까우면 아동은 주의(베타)모드 대신 산만한 모드라는 뜻이다. 그런 다음 비율은 세타가 줄고 베타가 늘어남으로써 이 비율로 조정된다.

요약과 주의력의 집중
(SUMMARY AND ATTENTION TIPS)

1. 모든 치료프로그램에 지속과 정지의 결정 (Go-no-go)활동이 포함되어야 한다. AD/HD 아동은 자신의 행동을 통제하기 어렵다. 예를 들어, 오른쪽으로 가서 왼쪽으로 돌라고 말하는 등 행동을 미루게 하거나 요청한 것과는 다르게 행동하도록 한다면 어려움을 느끼게 된다.
2. 결과를 예측하도록 하라. 탁자 위에 (정면으로) 5개의 카드를 놓고 아동이 탁자에서 떨어트린 카드가 바닥에 떨어진 후 그 카드가 어떤 모양인지를 그려보게 한다 (Incorvaia, 1999).
3. 아동에게 둔감하고 섬세한 운동기능을 구분하여 가르친다. 다른 손가락을 움직이지 않고 동시에 한 손가락을 굽히는 방법을 가르친다.
4. 반 단속성 안구운동 (Antisaccadics) — 두 개의 만년필형 손전등을 아동의 눈앞에 둔다. 한 쪽 손전등은 켜놓고 다른 쪽 손전등에 따라 빠르게 움직이도록 한다.
5. 앞으로 똑바로 보게 하고 주변 시야에 빛을 비춘다. 빛이 비친 곳을 기억해서 그 장소를 향해 단속적으로 안구의 움직임을 보이도록 한다.
6. 지속과 정지의 활동 — 아동이 흰 사각형 모양과 같은 목표물을 보게 한다. 아동에게 말하기 전까지 사각형모양에서 눈을 떼지 말라고 지시한다. 그런 다음 아동에게 보여준 목표물을 따라 단속적으로 안구를 움직이도록 한다.

참고문헌 (REFERENCES)

American Psychiatric Association. (1980). Diagnostic and statistical manual of mental disorders, 3rd ed. Washington, DC: Author.

American Psychiatric Association. (1987). *Diagnostic and statistical manual of mental disorders, 3rd ed.* Revised. Washington, DC: Author.

American Psychiatric Association. (1994). *Diagnostic and statistical manual of mental disorders, 4th ed.* Washington, DC: Author.

Baker, S. (2009). Building a better brain. *Discover Magazine, April,* 56-59.

Barbaresi, W. (2002). How common is ADHD? *Archives of Pediatrics & Adolescent Medicine, 156,* 217-224.

Barkley, R. A. (1997). Behavioral inhibition, sustained attention, and executive functions: constructing a unifying theory of ADHD. *Psychological Bulletin, 121*(1), 65-94.

Barkley, R. A. (2006). *Attention-deficit hyperactivity disorder.* New York, NY: The Guilford Press.

Berk, L. & Potts, M. K. (1991). Development and functional significance of private speech among attention deficit hyperactivity disorder and normal boys. *Journal of Abnormal Child Psychology, 9*(3), 357-375.

Brodeur, D. A. & Pond, M. (2001). The development of selective attention in children with attention deficit hyperactivity disorder. *Journal of Abnormal Child Psychology, 29*(3), 229-239.

Carter, C. S., Krener, P., Chaderjian, M., Northcutt, C., & Wolfe, V. (1995). Asymmetrical visual-spatial attentional performance in ADHD: evidence for a right hemispheric deficit. *Biological Psychiatry, 37*(11), 789-797.

Casey, B. J., Castellanos, F. X., Giedd, J. N., Marsh, W. L., Hamburger, S. D., Schubert, A. B., . . . Rapoport, J. L. (1997). Implication of right frontostriatal circuitry in response inhibition and attention deficit/hyperactivity disorder. *Journal of the American Academy of Child and Adolescent Psychiatry, 36*(3), 374-383.

Castellanos, F. X., Giedd, J. N., Marsh, W. L., Hamburger, S. D., Vaituzis, A. C., Dickstein, D. P., . . . Rapoport, J. L. (1996). Quantitative brain magnetic resonance imaging in attention deficit hyperactivity disorder. *Archives of General Psychiatry, 53*(7), 607-616.

Castellanos, F. X. & Tannock, R. (2002). Neuroscience of attention-deficit/hyperactivity disorder: the search for endophenotypes. *Nature Reviews, 3*(8), 617-628.

Cohen, M. (2010). Vital signs. *Discover Magazine, March,* 30-31.

Denckla, M. B. & Rudel, R. G. (1978). Anomalies of motor development in hyperactive boys. *Annals of Neurology, 3*(3), 231-233.

Doidge, N. (2007). *The brain that changes itself.* New York, NY: Penguin Group (USA), Inc.

Durston, S., Hulshoff Pol, H. E., Schnack, H. G., Buitelaar, J. K., Steenhuis, M. P., Minderaa, R. B., . . . van Engeland, H. (2004). Magnetic resonance imaging of boy with attention deficit/hyperactivity disorder and their unaffected siblings. *Journal of the American Academy of Child and Adolescent Psychiatry. 43*(3), 332-340.

Ellison, K. (2009). Brain scans, link ADHD to biological flaw tied to motivation. *Brain in the News, Oct,* 6.

Evans, J. (1999). *Introduction to quantitative EEG and neurofeedback.* Philadelphia, PA: Elsevier.

Forbes, G. B. (1998). Clinical utility of the test of variables of attention (TOVA) in the diagnosis of attention deficit/hyperactivity disorder. *Journal of Clinical Psychology, 54*(4), 461-476.

Healy, J. (1990). *Endangered minds.* New York, NY: Simon & Schuster.

Higgins, E. (2009). Do ADHD drugs take a toll on the brain? *Scientific American Mind, July/August,* 38-43.

Hoy, E., Weiss, G., Minde, K., & Cohen, N. (1978). The hyperactive child at adolescence: cognitive, emotional, and social functioning. *Journal of Abnormal Psychology, 6*(3), 311-324.

Incorvaia, J. (1999). *Understanding, diagnosing, and treating AD/HD in children and adolescents.* Lanham, MD: Jason Aronson, Inc.

La Hoste, G., Swanson, J. M., Wigal, S. B., Glabe, C., Wigal, T., King, N., & Kennedy, J. L. (1996). Dopamine d4 receptor gene polymorphism is associated with attention deficit hyperactivity disorder. *Molecular Psychiatry, 1*(2), 121-124.

Levin, E. D., Conners, C. K., Silva, D., Canu, W., & March, J. (2001). Effects of chronic nicotine and methylphenidate in adults with attention deficit/hyperactivity disorder. *Experimental and Clinical Psychopharmacology, 9*(1), 83-90.

Levy, F. & Swanson, J. M. (2001). Timing, space and ADHD: the dopamine theory revisited. *Australian and New Zealand Journal of Psychiatry, 35*(4), 504-511.

Lyon, R. (2005). *Attention, memory, and executive function.* Baltimore, MD: Paul H. Brookes Publishing Co.

Mahone, E. M., Mostofsky, S. H., Lasker, A. G., Zee, D., & Denckla, M. B. (2009). Oculomotor anomalies in attention-deficit/hyperactivity disorder: evidence for deficits in response preparation and inhibition. *Journal of the American Academy of Child and Adolescent Psychiatry, 48*(7), 749-756.

McMullan, D. (2007). Inside your child's brain. *D Magazine, April,* 66-70.

Olliver, C. (2009). *French TV banned from marketing shows for kids younger than 3.* Associated Press.

Rotenberger, A. (2007). Informing the ADHD debate. *Scientific American, September,* 36-39.

Rubin, R. (2009). Sudden death in kids, ADHD drugs linked. *USA Today.* Tuesday, June 16, 2009.

Schmid, R. (2007). ADHD kid's brains develop more slowly. *Brain in the News, December,* 1-2.

Schwartz, M. (1995). *Biofeedback: a practitioner's guide.* New York, NY: The Guilford Press.

Small, G. (2008). *iBrain: Surviving the technological alteration of the modern mind.* New York, NY: Collins Living Publishers.

Swanson, J., Flodman, P., Kennedy, J., Spence, M. A., Moyzis, R., Schuck, S., . . . Posner, M. (2000). Dopamine genes and ADHD. *Neuroscience and Biobehavioral Reviews, 24*(1), 21-25.

Swanson, J., Posner, M., Fusella, J., Wasdell, M., Sommer, T., & Fan, J. (2001). Genes and attention deficit hyperactivity disorder. *Current Psychiatry Reports, 3*(2), 92-100.

Tanner, L. (2004). Children's TV habits may lead to attention problems. *Ft. Worth Star Telegram,* April 5.

Ward, P. (2009). What will become of homo sapiens? *Scientific American, January,* 68-73.

추천도서 (SUGGESTED READING)

Berry, C.A. Shaywitz, S. E., & Shaywitz, B. A. (1985). Girls with attention deficit disorder: a silent minority? A report on behavioral and cognitive characteristics. *Pediatrics. 76*(5). 801-809.

Nealy, J. (1990). *Endangered minds.* New York, NY: Simon & Schuster.

Swanson, J., Oosterlaan, J., Murias, M., Schuck, S., Flodman, P., Spence, M. A., . . . Posner, M. I. (2000). Attention deficit/hyperactivity disorder children with a 7-repeat allele of the dopamine receptor d4 gene have extreme behavior but normal performance on critical neuropsychological tests of attention. *Proceedings of the National Academy of Sciences, 97*(9), 4754-4759.

5

자폐증 (Autism)

"우리 아들 제이크가 두 번째 생일을 맞이했을 때, 우리는 그 아이가 차도에 얼굴을 묻고 누워서 자신의 볼을 땅에 비비는 것을 봤습니다. 그 아이는 우리를 바라보지 않았으며, 우리에게 어떤 얘기를 건네지도 않았습니다. 마치 부모인 우리가 그곳에 없다고 생각하는 것처럼 보였습니다."

"2주 후에, 제이크는 자폐증 진단을 받았습니다."

"제이크가 태어난 후 17개월 동안, 그 아이는 제대로 성장하는 모습을 보였습니다. 그 아이는 걸음마를 익혔고, 말을 배웠습니다. 제이크는 나이에 맞는 몸무게와 키를 가지고 있었습니다. 다른 사람들의 말에 따르면, 그 아이는 전형적인 그 나이 또래의 아이들이 나타내는 모습을 가지고 있었습니다. 그 후에 6개월 동안 프랭클린과 저는 한때 활동적이고 말이 많았던 아이가 무기력하고 조용한 모습을 갖춘 아이로 성장하는 것을 보았습니다. 그것은 마치 그의 뇌 속에 있는 차단기들이 하나씩 내려가는 것과 같았습니다." (Exkom, 2006, 85쪽)

자폐 범주성 장애(ASD)는 발달성의 장애로 생각되며, 이와 같은 장애는 사회적 상호 관계 및 의사소통과 관련된 장애, 그리고 반복적으로 나타나는 상동적 행동으로 고려될 수 있다. ASD를 겪는 아이들은 자신들이 가진 집중력, 학습능력, 그리고 감각자극과정 등에 의해서 영향을 받는다. '범주 (spectrum)'라는 용어는 이와 같은 상황이 분명하게 드러나는 상당한 변화의 범위를 의미한다. 예를 들어, 인식적인 측면에서 볼 때, ASD를 겪는 아이들은 탁월한 재능을 나타내거나 심각한 장애를 보이거나, 말이 많은 모습을 보이거나 전혀 말을 하지 않거나, 독립적인 성향을 나타내거나 지속적으로 개별적 관심을 필요로 하는 모습을 나타낼 수 있다. ASD의 증상은 3세 이전에 나타나기 시작하며, 평생에 걸쳐서 존재하는 모습을 볼 수 있다. ASD는 모든 인종단체, 민족단체, 그리고 사회경제단체 내에서 발생하며, 여자아이들보다 남자아이들에게 있어서 4배 더 흔하게 발생한다.

ASD를 겪는 것으로 진단을 받은 아이들이 일관적으로 나타내는 행동과 관련하여 다음과 같이 3개의 영역들에 대한 평가가 이루어질 수 있다.

1. 사회적 상호 관계 — 시선을 마주치는 횟수가 줄어들며, 얼굴의 표정이 제대로 나타나지 않고, 친구들을 제대로 사귀지 못하며, 사회적/감정적 교류가 제대로 이루어지지 않는다.
2. 의사소통 — 구어의 발달이 두드러지게 지연되는 것을 볼 수 있으며, 대화를 제대로 이끌어가지 못하고, 상상력을 제대로 발휘하지 못하며, 창의적인 놀이를 제대로 하지 못한다.

Lane, K. A. *Visual Attention in Children: Theories and Activities* (pp. 99-120).

3. 반복적으로 나타나는 상동적 행동패턴 - 규칙을 쉽게 바꾸지 못하고, 사물을 일렬로 배열하는 것과 같은 반복적인 행동패턴을 나타내며, 특정 사물의 전체를 보지 않고 세부적인 부분에 집착하는 성격을 보인다 (Coulter, 2009).

현재 연구에 따르면, ASD에 이르는 과정에는 다수의 요인들이 개입될 수 있다. 특히 유전적 영향과 관련된 내용을 뒷받침하는 상당한 연구가 이루어졌다. 유전적 요인들과 태아의 출생 전 발달과정 등은 아이가 자폐증을 겪도록 만들거나, 같은 효과를 가지는 출생 전 문제와 출생 후 문제 등에 취약하도록 만들 수 있다 (Greenspan, 2004).

자폐증은 원인적 측면에서 여러 특징들을 나타내는 장애라고 할 수 있다. 그럼에도 불구하고, 현재 자폐증을 초래하는 대부분의 원인들은 복잡한 유전적 성향 때문에 발생하는 것으로 알려져 있다. 자폐증이 1943년에 처음으로 명시된 이후, 이와 같은 장애의 원인들에 대한 여러 심리학적 가정과 생물학적 가정이 제시되었다. 하지만, 1970년대와 1980년대에 이루어졌던 쌍둥이 및 가족에 대한 연구를 기반으로, 자폐증과 관련된 유전적 요인들에 대한 명백한 증거가 제시되었다 (Moldin, 2006).

자폐증의 역사 (HISTORY OF AUTISM)

50년 전에 리오 카르머(Leo Karmer)는 비정상적인 형태로 의사소통 기술을 발달시키고 정서적인 접촉과 관련된 문제를 나타냈던 아이들에 대한 사례연구를 제시했다. 또한, 해당 아이들은 특이한 행동, 비정상적인 감각적 흥미, 그리고 "동일성에 대한 주장" 등을 나타냈다. 카르머는 이 아이들을 묘사하기 위해서 '자폐적 (autistic)'이라는 용어를 인용했다. [이 용어는 1911년에 블루어러(Blueler)가 정신 분열증의 경우에 관찰할 수 있었던 사회적 고립을 묘사하기 위해서 처음으로 이용했다.] 특히 이 아이들의 경우에 놀라웠던 것은 효과적인 관계를 발전시킬 수 있는 능력과 특정 대상에 대해 아이들이 구축하는 지적인 관계 사이에 나타나는 차이였다. 카르머가 주장했던 내용에 따르면, 비사회적 과제를 이행하는 능력과 관련하여 상당한 지적 수준을 나타내는 사람들이 사회적 상호 관계 및 의사소통과 관련해서는 부족현상을 나타낼 수 있다고 한다. 사회적 경쟁력과 지능의 구별은 자폐증을 진단하는 과정에서 핵심적인 요소라고 할 수 있다 (Huebner, 2001).

우리는 현재 유전자가 자폐증의 범주에 크게 영향을 미친다는 사실을 알고 있다. 비록 지금까지 최대 15개의 부위들이 관련된 것으로 알려졌지만, 쌍둥이 및 가족 등과 관련된 자료에 대한 잠재유형분석에 따르면, 최소 3~4개 정도의 소인적 유전자들이 연루된 것을 알 수 있다. (Risch 등, 1999) 다좌위 모형의 경우, 어떤 단일 변종도 그 자체적으로 필요하거나 충분하다고 할 수 없다. 그리고 표현형을 만들어내기 위해서는 1개 이상의 유전자 내에 있는 다중의 소인적 변종이 전달되어야 한다. 성별 및 환경적 영향 등의 기타 요인들도 표현형 식의 정도에 영향을 미칠 수 있다.

자폐증과 관련된 염색체이상을 파악하는 것으로, 유전적 영향이 자폐증과 같은 장애의 발달에 있어서 중요하다는 관점이 강화되었다. 다수의 문헌보고서를 통해서, 자폐증과 관련된 염색체이상에 대한 내용이 보고되었다 (Gillberg, 1998). 15번 염색체의 이상 및 성별염색체의 구조적/수치적 이상 등이 가장 빈번하게 보고되고 있다. 가장 만연한 15번 염색체의 이상에는 15번 과잉 동완 염색체와 15q11-q13 영역의 내부적으로 파생되는 간극 중복 등이 포함될 수 있으며, 이와 같은 이상은 특히 정신지체 및 발작 등을 겪는 사람들에게서 볼 수 있다. 7번 염색체의 연결과 관련된 용어색인을 참고하여, 최근 여러 유전자와 관련된 연구들이 이와 같은 내용에 초점을 맞추고 있다 (Moldin, 2006).

태아나 어린 아이에게 있어서, 유전자와 환경은 서로 밀접하게 관련되어 있으며, 이와 같은 관련성이 신체의 세포기능을 변화시킬 수 있고, 결과적으로 다수의 취약한 장기들 내에서 조직 및 신진대사 등에 영향을 미칠 수 있다. 이와 같은 여러 문제들이 결과적으로 뇌의 감각처리과정에 변화를 주고 뇌의 기능을 악화시킨다. 이와 같은 문제들을 겪는 뇌는 우리가 자폐증이라고 부르는 비정상적인 행동을 초래한다 (Neimark, 2009).

초기 징후 (EARLY SIGNS)

자폐증을 겪는 많은 아이들이 오랜 기간 동안에 음식 및 호흡기와 관련된 알레르기를 경험하며, 20~30회의 이염, 습진 및 만성적인 설사 등을 겪는다 (Neimark, 2009). 하지만, 대부분의 부모들은 자녀들이 2~3세가 되었을 때, 그들에게서 이상 징후를 발견한다. 정신건강 연구소 (NIMH)에 따르면, 어떤 경우에는 자녀들이 더 어릴 때에 부모들이 이와 같은 징후를 파악하기도 한다. 초기에 나타나는 ASD의 징후들은 다음과 같다.

- 1세가 될 때, 아이가 옹알거리거나, 손가락으로 무엇인가를 가리키거나, 특정한 의미를 담고 있는 몸짓을 나타내지 않는다.
- 16개월이 될 때, 아이가 한 마디도 하지 않는다.
- 2세가 될 때, 2개의 단어들을 조합하지 않는다.
- 자신의 이름에 반응을 나타내지 않는다.
- 언어 혹은 사회적 기능을 상실한다.
- 시선을 회피한다.
- 장난감을 어떻게 가지고 노는지에 대해서 아는 것처럼 보이지 않는다.
- 장난감이나 기타 물건들을 지나칠 정도로 정렬시킨다.
- 특정한 1개의 장난감이나 물건에 집착한다.
- 웃지 않는다.
- 때때로 청각 장애를 겪는 것처럼 보인다 (Exkom, 2006).

적어도 부모들의 30~50% 정도는 자녀들이 1세가 되는 시점에 이상증세를 나타냈던 것으로 기억한다. 그들이 기억하는 이상증세들에는, 걱정스러운 수준의 소극성, 지나치게 격앙된 모습, 시선의 회피, 부모의 목소리에 대해 제대로 반응하지 않는 모습, 그리고 놀이 등에 적극적으로 참여하지 않는 모습 등이 포함된다. 언어의 구사와 관련하여 나타나는 지체 및 정형적인 행동을 반영하는 핵심적 징후들은 주로 아이들이 2세가 되는 시점에 나타난다. 이와 같은 징후들을 나타내는 아이들은 무리 내에서 웃는 모습을 보이지 않으며, 표정을 통해서 감정을 제대로 표현하지 못하고, 무엇인가를 제대로 가리키거나 보여주지 않으며, 비정상적인 근육의 긴장, 자세 및 운동패턴 등을 보인다. 주의력, 행동적 반응, 감정의 규제, 그리고 활동 수준 등과 관련하여 초기에 나타나는 비정상적인 징후들은 초기에 볼 수 있는 사회적 상호관계의 질적 수준 및 횟수에 영향을 미치고, 결과적으로 이후의 사회적 소통능력에 있어서 중요하다고 할 수 있는 신경계의 발달과 관련하여 전제적인 체험적 조건으로 제시된다.

시각적 주의력을 분리시키는데 있어서 장기적인 잠재기가 존재하는 것처럼 보인다. 즉, 주위 환경 내에서 특정한 사물에 시선을 고정시키고 표현적이고 수용적인 언어를 제대로 구사하지 못하는 경향을 나타낸다. 또한, 장난감의 바퀴와 같은 특정한 대상의 여러 구성요소들에게 집착하거나, 장난감의 냄새를 맡는 것과 같은 비정상적인 감각적 반응을 나타낸다 (LeCouteur 등, 1989).

이 모든 사항들을 참고할 때, 1세가 될 때에 자폐증을 겪는 아이가 나타내는 놀라운 임상적 모습을 파악할 수 있다. 자폐증을 겪는 아이들은 6개월이 되는 시점에 다소 수동적인 모습을 보이며, 상대적으로 낮은 수준의 동기부여를 나타낸다. 또한, 해당 아이들은 주의력을 기울이는데 있어서 낮은 수준의 반응도를 나타내며, 12개월이 되는 시점에 다른 아이들보다 늦게 말을 시작하는 모습을 보인다. 행동과 관련된 특징에 대한 평가에 따르면, 해당 아이들은 시선을 제대로 마주치지 못하는 모습을 나타내며, 시각적 주의력과 관련된 이상증상 (낮은 수준의 시각적 추적능력 등)을 보인다 (Zwaigenbaum 등, 2005).

대뇌피질과 백질은 보통의 전반적인 뇌 부피의 80% 정도를 구성한다. 그래서, 대뇌피질의 이상성장은 명백히 뇌와 머리를 비정상적으로 크게 만들 수 있다. 전반적인 뇌 부피의 경우와 마찬가지로, 어린 아이들에게서 자폐증과 관련된 이상성장이 나타나는 것을 볼 수 있다. 이와 관련하여 5세 이전의 기간이 중요하다고 할 수 있는데, 이 기간 동안에 아이들이 가지는 뇌 부피에 대한 독자적인 연구가 진행되었다 (Courchesne, Saitoh 등, 1994). 이 연구에 따르면, 어린 아이들에게 있어서 이미 뇌 부피의 상당한 확대가 이루어지는 것을 볼 수 있다. 명백히, 이 기간이 도래하기 이전에 이미 대뇌가 이상성장을 겪었다는 것을 알 수 있다. 2~3세 아이들에게서 볼 수 있는 가장 큰 수준의 확대는 이마엽(15%의 유조직 확대)에서 발생했으며, 그 다음으로는 관자엽과 마루엽(각각 14% 및 9%의 유조직 확대)에서 발생했다. 또한, 가장 높은 비중을 차지하는 고차 다중피질을 포함하는 대뇌 영역에서 더 극단적인 수준의 이상증상이 발생하는 것을 볼 수 있다. 자폐증과 관련하여 가장 눈에 띄게 나타나는 결핍증상은 고차 인지기능과 관련이 있다. 특히 이마엽과 같은 영역이 보통 개체발생적으로 가장 늦게 발달한다.

자폐증을 나타내는 뇌가 빠르게 발달한다는 사실을 기준으로, 경험 구동형 가소성이 고차 영역의 원형 발달에 생물학적으로 중요한 영향을 미치는 시점에, 하위 1차/2차 감각령이 완전히 성장하지 못할 수도 있다는 것을 알 수 있다. 즉, 하위 영역이 제공하는 입력요소 (경험)가 제대로 된 정보를 반영하지 못할 수도 있다는 것이다. 부적절한 입력요소가 제공되면, 연합영역의 경험 구동형 구축이 제대로 이루어지지 않을 것이다 (Moldin, 2006).

통계치 (STATISTICS)

해당 범주 내에서 적어도 하나의 장애를 나타내는 3~10세 아이들은 1,000명 당 3.4명으로 나타났다. 현재, 질병대책센터(CDC)는 1,000명 당 2~6명의 아이들이 해당 장애를 가지고 있는 것으로 추정한다. (500명 당 1명에서 150명 당 1명으로 증가되었다.) 남아가 여아보다 해당 장애를 겪을 확률이 3~4배 정도 더 큰 것으로 보인다. 비록 이와 같은 비율이 지적장애의 경우에 볼 수 있는 비율 (1,000명 당 9.7명)보다는 낮지만, 뇌성마비 (1,000명 당 2~8명), 난청 (1,000명 당 1.1명), 그리고 심각한 시력장애 (1,000명 당 0.9명)의 유병률보다는 높다 (Maino, 2009).

또 다른 연구에 따르면, 자폐증의 유병률은 1,000명 당 2~4명으로 추정된다. CDC가 이행했던 연구의 결과에 따르면, 자폐증의 유병률은 250명 당 1명으로 나타났으며, ASD의 유병률은 대략적으로 150명 당 1명으로 나타났다. 이와 같이 현재 제시되는 추정치와 비교할 때, 10~15년 전의 비율은 현저하게 낮게 나타났다. 비록 이와 같은 수치가 이행되는 연구에 따라서 크게 다르게 나타날 수 있지만, 가장 일반적으로 적용되는 자폐증의 유병률은 2,000~2,500명 당 1명으로 생각되었다. 비록 더 나은 수준의 파악 및 진단 등에 따라서 유병률이 증가했을 수도 있지만, 실질적으로 더 많은 아이들이 자폐증을 겪게 되었다고 믿는 연구자들도 많이 있다 (Greenspan, 2004).

진단적 평가 (DIAGNOSTIC ASSESSMENT)

다음의 내용은 '정신장애에 대한 진단적/통계적 안내서 — *제 4판 (Diagnostic and Statistical Manual of Mental Disorders/DSM-IV)*'에서 제시하는 자폐장애 (299.00)에 대한 부분이다.

A. (1), (2), 그리고 (3)에서 총 6개(혹은 그 이상) 항목. (1)에서 최소 2개 항목, 그리고 (2)와 (3)에서 각각 1개 항목에 해당하는 경우

1. 적어도 다음에서 제시되는 2개 항목을 기반으로 나타나는 사회적 교류와 관련된 질적 장애:
   a. 상대방의 눈을 정면으로 응시하는 모습, 얼굴의 표정, 자세, 그리고 몸짓 등과 같이 사회적 교류에 영향을 미치는 것으로 생각될 수 있는 다중적 비언어 행동을 확연하게 제대로 이행하지 못하는 경우
   b. 발달수준에 적합한 교우관계를 제대로 형성하지 못하는 경우
   c. 즐거움, 흥미 혹은 성취감 등을 다른 사람들과 자발적으로 공유하지 못하는 경우 (예: 흥미의 대상을 보여주거나, 가져오거나, 가리키지 못하는 경우)
   d. 사회적/감성적 호혜가 부족한 경우
2. 적어도 다음에서 제시되는 1개 항목을 기반으로 나타나는 의사소통과 관련된 질적 장애:
   a. 구어의 발달과 관련하여 지체 혹은 결핍증상이 나타나는 경우 (몸짓이나 무언의 행동과 같은 대안적인 방식을 통해서 의사를 표현하려는 의지가 없는 경우)
   b. 제대로 말을 할 수는 있지만, 다른 사람들과 대화를 시작하거나, 유지할 수 있는 능력이 확연하게 부족한 경우
   c. 상투적이거나, 반복적인 형태의 언어를 활용하거나, 특이한 형태의 언어를 활용하는 경우
   d. 발달수준에 적합하다고 생각될 수 있는 다양한 형태의 가장놀이 혹은 사회활동 놀이 등을 자발적으로 시작하려는 의지가 부족한 경우

3. 적어도 다음에서 제시되는 1개 항목을 기반으로 나타나는 관심대상에 대한 제한적/반복적/상투적 형태의 행동 및 활동:
   a. 강도 혹은 집중의 측면에서 비정상적이라고 할 수 있을 정도로 관심대상에 대해 제한적/상투적 형태의 집착을 1회 이상 나타내는 경우
   b. 특정한 일정이나 의례 등에 명백히 제대로 따르지 못하는 경우
   c. 반복적/상투적 형태의 행동적 버릇 (예: 손이나 손가락을 움직이거나 비트는 행위) 혹은 복잡한 형태의 전신 움직임을 나타내는 경우
   d. 사물의 특정 부위에 집요하게 몰두하는 경우

B. 3세 이전에 적어도 다음 중 하나의 영역에서 기능을 제때 이행하지 못하거나, 비정상적인 기능을 나타내는 경우
   1. 사회적 교류
   2. 다른 사람들과의 의사소통 혹은 상징물을 가지고 노는 창의적인 놀이 등에서 나타나는 언어의 활용

C. 해당 장애는 레트증후군 혹은 아동기 붕괴성장애 등으로 가장 잘 묘사될 수 있다.

상기 내용은 '정신장애에 대한 진단적/통계적 안내서' 제4판/편집본 (Diagnostic and Statistical Manual of Mental Disorders)' *(저작권 ⓒ 2000)에서 발췌된 부분이다. 미국정신의학협회.*

감각처리장애
(SENSORY PROCESSING DISORDERS)

감각통합은 작업치료의 범위 내에서 점차적으로 더 많은 관심을 받는 영역이다. *'감각처리기능장애'* 라는 용어는 1972년에 진 에어스 (A. Jean Ayres) 박사가 *'감각통합 및 학습장애 (Sensory Integration and Learning Disorders)'* 라는 저서에서 처음으로 사용했다. 이후에 여러 학자들이 '감각통합' 이라는 용어를 여러 분야들 내에서 사용했다. 감각통합과 관련된 이론은 뇌가 어떻게 감각을 처리하는지 그리고 감각처리과정을 통해서 나타나는 움직임, 행동, 감정 및 주의력 등의 반응에 영향을 미치는지 등에 초점을 맞춘다. 감각통합평가과정은 감각처리와 관련하여 발생하는 문제들을 기준으로 사람들을 평가하는 과정이라고 할 수 있다. 감각통합치료는 하나의 개입방식이라고 할 수 있다.

에어스 (Ayres)가 처음에 감각통합이론을 제시한 이후로, 많은 이론가들, 연구자들, 그리고 임상의들이 이 이론을 추가로 발전시켰다. 이와 같은 연구의 결과로, *'감각처리기능장애 (SPD)'* 라는 용어가 만들어졌다. 이 용어는 감각처리과정과 관련된 장애가 일상적인 생활이나 역할에 부정적인 영향을 미치는 경우에 사용된다. SPD는 세 가지 유형들로 나누어진다. 각 유형은 세부적인 양식 및 하위유형으로 나눌 수 있다.

양식 1: 감각조절장애

감각조절은 특정 문제에 대한 최적의 성과 및 적응능력 등을 유지하기 위해서, 감각에 영향을 미치는 투입요소들의 정도, 강도, 그리고 성숙도 등을 단계적인 적응과정을 통해서 조절하고 이행하는 능력을 의미한다. 주의력 결핍 및 과잉행동장애(AD/HD)를 겪는 아이들에 대한 연구에 따르면, 해당 아이들은 AD/HD와 관련된 두 하위유형들로 나눌 수 있다. 그 중에서 첫 번째 하위유형은 일반적인 감각처리기능을 갖춘 아이들로 구성되며, 두 번째 하위유형은 감각조절기능장애(SMD)를 겪는 아이들로 구성된다. AD/HD와 관련된 하위유형 내에서 감각기능장애를 겪는 아이들로 구성된 하위유형을 파악하는 것으로, 더 효과적인 치료법에 대해서 알 수 있다(Mangeot 등, 2001).

감각조절은 중추신경계가 감각적 자극요소들에 대해 제공하는 정보를 통제하는 경우에 발생한다. 감각정보의 정도, 특성 혹은 강도 등의 요소들에 의해서 영향을 받는 행동을 나타내면서, 감각에 영향을 미치는 투입요소들에 대응하는데 어려움을 겪는 경우에, SMD를 겪는 것으로 진단을 받을 수 있다. 각 상황을 통해서 제시되는 요구사항과 그에 대한 반응은 일치하지 않을 수 있으며, 일상적인 생활에서 접할 수 있는 감각과 관련된 문제에 대응

하는 과정에서 불가변성이 발생하는 것을 볼 수 있다. SMD의 경우, 3개의 하위유형들이 존재한다.

감각조절장애 하위유형 1: 감각과민반응

감각과민반응(SOR)을 나타내는 사람들은 다른 사람들보다 감각에 더 빠르게 반응하며, 이와 같은 반응은 전형적인 감각반응을 나타내는 사람들의 경우보다 더 강렬하고, 더 오랫동안 지속된다.

SOR은 사람들이 효과적인 기능적 반응을 나타내지 못하도록 만들 수 있다. 특히 새로운 상황이나, 상황의 전환이 발생하는 경우에, 이와 같은 문제가 발생할 수 있다. 이례적으로 나타나는 반응은 고의적이라고 할 수 없다. 이와 같은 반응은 자동적으로 발생하며, 무의식적으로 나타나는 감각에 대한 생리적 반응이라고 할 수 있다. 감정적인 반응들에는, 성급함, 변덕스러움, 깊은 슬픔, 그리고 다른 사람들과 제대로 어울리지 못하는 성격 등이 포함될 수 있다. SOR을 겪는 사람들은 스스로 엄격하고 절제하는 모습을 종종 나타낸다.

감각조절장애 하위유형 2: 감각과소반응

감각과소반응 (SUR)을 나타내는 사람들은 자신들이 살아가는 환경 내에서 감각에 영향을 미치는 투입요소들을 무시하거나, 해당 요소들에 반응을 나타내지 않는다. 그들은 들어오는 감각정보를 감지하지 못하는 것처럼 보인다. SUR을 겪는 사람들은 종종 내성적인 행동을 보이며, 제대로 행동을 이행하지 못하고, 부주의력한 모습을 보이며, 자신들에게만 몰두하는 모습을 나타낸다. 일반적으로, SUR은 유아기에 감지되지 않는다.

감각조절장애 하위유형 3: 감각추구 및 갈망

감각추구 및 갈망 (SS)을 나타내는 사람들은 비정상적인 수량 및 형태로 감각에 영향을 미치는 투입요소들을 갈망하며, 각 양상에서 여러 다른 능력을 가지는 것으로 보인다. (예: 시각적/청각적 차별장애를 가지지만, 다른 모든 양상의 경우에는 양호한 수준의 차별을 나타낸다.) 이와 같은 하위유형에 해당되는 사람들은 감각적 자극요소들의 핵심적인 측면을 처리하는데 있어서 추가적인 시간을 필요로 할 수 있으며, 이와 같은 과정을 통해서 자신들의 행동을 "나타낸다". 낮은 수준의 자신감, 관심을 구하는 행위, 그리고 짜증 등이 결과적으로 나타날 수 있다.

양식 2: 감각차별장애

감각차별장애 (SDD)를 겪는 사람들은 감각적 자극요소들의 특성을 해석하는데 어려움을 느낄 수 있으며, 감각적 자극요소들 사이의 유사점과 차이점을 인식하지 못한다. 이와 같은 사람들은 자극요소들이 존재한다는 것을 인식할 수 있으며, 해당 자극요소들에 대한 자신들의 반응을 조절할 수 있지만, 정확히 어떤 자극요소가 어떤 상황에서 발생하는지에 대해서는 제대로 알지 못하고 있다. SDD는 모든 감각적 양상에서 볼 수 있다. SDD를 겪는 사람들은 각 양상에서 여러 다른 능력을 가질 수 있다. (예: 시각적/청각적 차별장애를 가지지만, 다른 모든 양상의 경우에는 양호한 수준의 차별을 나타낸다.)

양식 3: 감각 기반의 운동장애

감각 기반의 운동장애 (SBMD)를 겪는 사람들은 감각과 관련된 문제로 인해서 낮은 수준의 자세나 의지에 따른 행동을 나타낸다. SBMD에는 2개의 하위유형들이 존재한다.

감각 기반의 행동장애 하위유형 1: 자세장애

자세장애(PD)를 겪는 사람들은 특정한 행동을 이행해야 하는 상황에서 움직이거나 가만히 있는 경우에 안정된 자세를 취하는데 어려움을 느낀다. PD는 저항에 맞서서 이행하는 부적절한 근육의 긴장, 낮은 수준 혹은 높은 수준으로 나타나는 근육의 긴장, 부적절한 행동조절, 혹은 부적절한 근육의 수축 등으로 나타날 수 있다. 신체부위를 구부리거나 뻗는 행동 사이에서 균형이 제대로 이루어지지 않을 수도 있으며, 낮은 수준의 안정성, 복원력, 평형반응, 중심이동 및 몸체회전, 그리고 낮은 수준의 안구운동조절 등이 발생할 수도 있다.

감각 기반의 행동장애 하위유형 2: 통합운동장애

통합운동장애는 새로운 행동을 구상하고, 계획하며, 배열하고, 이행하는 능력과 관련된 장애라고 할 수 있다.

이와 같은 장애를 겪는 사람들은 전체적인 영역, 세부적인 영역, 혹은 입의 움직임과 관련된 영역에서, 어색한 모습을 나타내거나, 제대로 된 기능을 이행하지 못하는 모습을 보인다. 통합운동장애를 겪는 이들은 자신의 신체가 공간 내에 존재하는지에 대해서 제대로 인지하지 못하며, 자신과 사물 혹은 사람 사이의 거리, 혹은 사물과 사람 모두를 기준으로 자신이 얼마나 떨어져 있는지를 제대로 파악하지 못한다. 그들은 사고를 당하기 쉬우며, 움직이는 동안에 힘의 조절을 제대로 하지 못해서 장난감이나 기타 사물을 빈번하게 망가뜨린다. 그들은 활동적이지 못한 모습을 보이며, TV를 보거나, 비디오 게임을 하거나, 책을 읽는 것과 같이 정적인 활동을 선호하며, 이와 같은 성향은 비만을 초래할 수 있다 (Miller, Anzalone, Lane, Cermak, & Osten, 2007).

자폐증을 겪는 아이들은 일반적으로 다양한 감각처리 기능과 관련된 문제들을 겪는다. 이와 같은 문제들은, 반응의 표출, 정보의 여과, 습관화, 그리고 환경 내에서 감각에 영향을 미치는 사건에 대한 해석 등과 관련하여 나타난다. 이 아이들은 감각에 영향을 미치는 사건에 대해 과도하거나, 저조하게 반응을 나타낼 수 있으며, 시간이 경과함에 따라서 반응의 변화를 보이기도 한다. 자폐증을 겪는 많은 아이들은 행동에 대한 계획 및 이행, 혹은 움직임에 대한 통제 등에 있어서 어려움을 가질 수 있다.

자폐증을 겪는 아이들이 나타내는 감각처리장애는 두 가지로 정의될 수 있다. 첫 번째 형태의 장애는 감각에 영향을 미치는 투입요소에 대한 인지 혹은 반응과 관련이 있다. 이와 같은 형태의 감각처리장애를 겪는 아이들은 감각에 영향을 미치는 요소들에 정상적으로 반응을 나타내다가도, 한 순간 같은 요소들에 대해 과잉 혹은 과소반응을 나타낸다. 이와 같이 수시로 변하는 반응은, 감각에 영향을 미치는 요소들에 대한 높은 한계점으로 인해서 일관되지 않게 나타나는 인지과정에 기인한다.

두 번째 형태의 감각처리장애는 아이의 신경계가 특정한 자극요소를 인지한 이후에 해당 요소를 제어하거나 조정하는 과정과 관련하여 나타난다. 저조한 수준의 조정능력을 나타내는 아이들은 특정 시점에는 자신들의 행동을 조정하는 모습을 보이지만, 다른 시점에는 그렇지 않은 모습을 나타낸다. 이 아이들은 감각에 과도하게 반응을 나타낼 수 있으며, 결과적으로 감각과 관련된 방어적 성향을 보일 수 있다.

자폐증을 겪는 200명의 아이들을 대상으로 하는 광범위한 도표에 따르면, 해당 아이들의 95%가 감각의 조정과 관련하여 어려움을 나타냈다. 직업치료사들을 대상으로 하는 설문조사에 따르면, 자폐증을 겪는 아이들이 감각의 조정, 촉각 및 전정기능, 그리고 신체의 인지 등과 관련하여 어려움을 겪는 것을 알 수 있다 (Huebner, 2001).

아스퍼거 증후군 및 고기능 자폐증
(ASPERGER'S SYNDROME AND HIGH-FUNCTIONING AUTISM)

다음에 나오는 내용은 고기능 자폐증의 예이다.
(아스퍼거 증후군)

1. 조셉은 "항상 총명한 아이처럼 보였다. 그는 첫 번째 생일을 맞이하기도 전에 말을 하기 시작했으며, 이것은 자신의 누나 및 형의 경우와 비교했을 때, 조셉이 상당히 총명하다는 것을 나타내는 사실이라고 할 수 있다. 그는 어른스럽게 자신을 표현했으며, 항상 공손한 태도를 나타냈다. 그는 아주 어릴 때부터 글자에 관심을 가지고 있었으며, 18개월이 되던 시점에, 전체 알파벳을 암기하는 모습을 보였다. 그는 세 번째 생일을 맞이하기 전에 독학으로 읽는 법을 배웠다. 조셉은 공이나 자전거와 같은 일반적인 장난감에는 크게 관심을 가지지 않았으며, (자신의 부모가 자랑스럽게 생각했던) 지리 및 과학 등과 같은 '어느 정도 큰' 아이들이 관심을 가지는 것을 선호했다. 2세가 되던 시점부터, 그는 많은 시간을 거실에서 보내며, 세계지도를 바라보고는 했다. 5세가 되던 시점에, 그는 지리학적 위치에 대한 묘사를 기준으로 모든 국가들의 이름을 얘기할 수 있었다. (브라질의 제일 북쪽에는 어떤 도시가 위치하고 있는가?)" 그의 부모가 생각했던 것처럼, 조셉은 총명하다. 그는 또한 아스퍼거 증후군을 겪고 있다.
2. 9세인 세스는 거실에서 비디오게임을 하고 있었고, 그의 어머니는 곧 도착할 손님들을 위해서 집을

청소하고 있었다. 세스의 어머니가 거실에서 전구를 교환하기 위해서 사다리를 타고 올라갔을 때, 그녀는 균형을 잃고 뒤로 넘어졌다. 그녀가 바닥에 누워서 숨을 헐떡일 때, 세스는 그녀를 넘어서 부엌으로 간식을 가지러 가면서, "안녕, 엄마"라고 말했다. 세스는 고기능 자폐증을 겪고 있다.

3. 클린트는 곧 30세가 된다. 그는 대학교를 졸업하면서 공학 학위를 획득했고, 멋진 곳에 위치한 아파트에 살고 있으며, 최근에 중고차를 구매했고, 영화관에 가는 것을 즐긴다. 하지만, 그는 직업을 구하거나 유지하는데 있어서 어려움을 느낀다. 종종 그의 직장 상사들은 클린트가 보여주는 느린 업무처리능력과 다른 동료들과 제대로 어울리지 못하는 모습 때문에 당혹스러움을 느낀다. 클린트는 세부적인 내용에 집착하며, 특정 프로젝트를 완료하기 위해서 그와 관련된 목표를 설정하는 것을 힘들어 한다. 스키장에 위치한 호텔의 객실을 청소했던 두 번째 직장에서 해고된 이후에, 그는 다른 고용주들에게 "내보낸다"의 의미가 대부분의 사람들에게 "해고"로 받아들여진다는 사실을 자신이 모르고 직장에서 해고되었다고 말했다. 수 개월 동안 그는 직장을 찾지 못했다. 그가 직업상담사를 찾았을 때, 상담사는 그가 심리적 평가를 받을 필요가 있다고 말했다. 클린트는 고기능 자폐증을 겪고 있었으며, 이것은 이전에 한 번도 제대로 진단된 적이 없는 것이었다 (Ozonoff, 2002).

다음에 나오는 내용은 DSM IV 진단기준
(아스퍼거 증후군)(299.80)에서 발췌한 것이다.

A. 적어도 다음에서 제시되는 2개 항목들을 기반으로 나타나는 사회적 교류의 측면에서 나타나는 질적 장애:
   1. 상대방의 눈을 정면으로 응시하는 모습, 얼굴의 표정, 자세, 그리고 몸짓 등과 같이 사회적 교류에 영향을 미치는 것으로 생각될 수 있는 다중적 비언어 행동을 확연하게 제대로 이행하지 못하는 경우
   2. 발달수준에 적합한 교우관계를 제대로 형성하지 못하는 경우
   3. 즐거움, 흥미 혹은 성취감 등을 다른 사람들과 자발적으로 공유하지 못하는 경우 (예: 흥미의 대상을 보여주거나, 가져오거나, 가리키지 못하는 경우)
   4. 사회적/감성적 호혜가 부족한 경우

B. 적어도 다음에서 제시되는 1개 항목을 기반으로 나타나는 제한된 형태의 반복적이고 상투적인 형태의 행동관심 및 활동:
   1. 강도 혹은 집중의 측면에서 비정상적이라고 할 수 있을 정도로 관심대상에 대해 제한적/상투적 형태의 집착을 1회 이상 나타내는 경우
   2. 특정한 비활동적 일정이나 의례 등에 명백히 제대로 따르지 못하는 경우
   3. 반복적/상투적 형태의 행동적 버릇 (예: 손이나 손가락을 움직이거나 비트는 행위) 혹은 복잡한 형태의 전신 움직임을 나타내는 경우

C. 방해적인 행동이 사회적, 직업적, 그리고 기타 기능성을 반영하는 영역에서 임상적으로 상당한 수준의 장애를 초래하는 경우

D. 임상적인 측면에서 언어와 관련하여 상당한 수준의 지연이 발생하지 않는 경우 (예: 2세가 되는 시점에 개별적인 단어를 습득하고, 3세가 되는 시점에 대화를 위한 구문을 익히는 경우)

E. 인지발달이나 나이에 적합한 자립능력 및 적응행동의 발달 등과 관련하여 상당한 수준의 지연이 발생하지 않는 경우 (사회적 교류의 경우는 제외)

F. 다른 특정한 발달장애 혹은 정신분열증 등과 관련하여 기준이 충족되지 않는 경우

DMS IV 혹은 국제질병분류법 (ICD)에 따르면, 아스퍼거 증후군의 발병이 각각의 연구에 있어서 다르게 나타나는 것을 알 수 있으며, 평균적으로 10,000명의 아이들을 기준으로 0.3명에서 8명 사이의 아이들이 이 증후군을 겪고 있다는 것을 알 수 있다 (Baird 등, 2000). 연구자료를 통해서 제시되는 예측비율은 1/330000과 1/12000에서 변하는 모습을 나타낸다 (Attwood, 2007).

자폐증의 원인(ETIOLOGY OF AUTISM)

백신

거버(Gerber)와 오펫(Offet)이 작성한 논문에서는, 1998년 2월 28일에 영국의 위장병학자인 앙드레 웨이크필드(Andre Wakefield)와 그의 동료들이 *랜셋 (Lancet)* 지에 투고한 논문의 내용이 다루어진다. 웨이크필드와 그의 동료들이 투고한 논문에서는, 홍역/볼거리/풍진(MMR)백신을 투여 받고 1개월 내에 자폐증의 첫 번째 증상을 나타냈던 8명의 아이들이 등장한다. 이 아이들은 모두 림프결절성과증식뿐만 아니라, 위장병과 관련된 증상 및 징후를 나타냈다. 웨이크필드가 제시했던 내용에 따르면, MMR백신이 장염을 초래할 수 있으며, 일반적으로 침투할 수 없는 펩티드가 혈류 및 뇌에 진입하도록 만들 수 있다. 펩티드는 결과적으로 아이의 발달에 영향을 미친다. 하지만, 그가 특정한 증명과정을 통하지 않고 제시했던 이와 같은 결론에는 여러 문제들이 존재한다. 자가보고를 통해 자료를 제공한 관련집단의 존재, 통제 대상의 부족, 동시성 발생에 대한 인과관계의 결정, 그리고 제대로 이행되지 못한 연구 (이중맹검법을 통하지 않았기 때문에, 체계적이지 못한 방식으로 불완전한 자료가 수집되었다.)(Maino, 2009) 등으로 인해서, 이와 같은 문제들이 발생하게 되었다. 2010년 3월에, *랜셋 (Lancet)*지는 백신과 자폐증 사이의 연관성에 초점을 맞춘 해당 연구의 내용을 철회했다 (Wang, 2010).

백신이 ASD와 어떤 연관성도 가지지 않는다는 주장에 모든 사람들이 동의하는 것은 아니다. ASD의 발병과 백신 사이에는 어떤 연결고리도 존재하지 않는다고 수년간 주장했던 미국 정부는 연방청구재판소에서 백신과 자폐증 사이의 연관성을 인정했다.

연방 "백신법원"에서 현재 미결된 상태로 남겨진 4,900건의 자폐증과 관련된 사건들 중의 한 건이, 미국 정부의 피터 카이슬러 (Peter Keisler) 법무부 보좌관 및 기타 사법부 관계자들에 의해서, 모든 백신법원의 사건들에서 "피고"로 등록된 보건사회복지부를 대신하여 인정되었다.

자신이 겪는 자폐증의 원인이 수은을 함유한 백신이라고 주장하면서 정부에 대해 소송을 제기했던 한 아이에 대한 사건은, 3명의 연방청구재판소의 판사들로 구성된 특별사법위원회에 의해서 현재 검토중인 티메로살과 자폐증 사이의 연관성에 초점을 맞춘 이론과 관련된 3건의 "시범사건들" 중의 하나로서 생각될 수 있다.

카이슬러에 따르면, 백신피해보상부서(DVIC)의 의학관계자가 해당 사건을 검토했고, "보상이 필요한 것으로 결론을 내렸다."

의사들은 이 아이가 18개월이 되는 시점에 육아방문이 이루어질 때까지 건강해고 보통의 발달상태를 나타냈다는 사실을 인정했다. 생후 18개월이 되는 시점에, 이 아이는 한 번에 9개의 서로 다른 질병들에 대한 백신을 투여 받았다. (그 중에서 2개의 백신들이 티메로살을 함유했다.)

나중에, 해당 아이는 질병에 취약한 모습을 나타냈고, 전반적으로 힘들어하는 모습을 보이기 시작했다. 이 아이는 구두지시를 듣고 어떤 행동도 보이지 않았으며, 언어능력을 상실했고, 시선을 마주치지 않았으며, "관계"를 상실했고, 불면증을 보였으며, 끊임없이 소리를 질렀고, 몸을 둥그렇게 구부렸으며, "검사가 진행되는 동안에 형광등을 반복적으로 응시했다." 이 모든 증상들이 자폐증으로 인해서 초래되었다고 할 수 있다.

해당 아이가 백신을 투여 받고 몇 개월이 지난 후에, 케네디 크리거 아동병원(Kennedy Krieger Children's Hospital) 신경과의 저명한 신경학자인 앤드루 지머맨(Andrew Zimmerman) 박사는 이 아이가 겪는 병을 "퇴행성 뇌병증 (뇌질병)"으로 진단했다. 퇴행성 뇌병증은 일반적인 발달과정을 거친 후에 나타나는 자폐성장애의 경우와 일치하는 특징들을 나타낸다. 이 아이는 또한 자폐증과 관련된 DSM-IV의 공식적인 기준을 충족시켰다.

성명을 통해서 정부는 이 아이가 이전에 미토콘드리아 장애를 겪고 있었으며, 그와 같은 장애가 백신의 투여를 통해서 "악화"되었고, 결과적으로 ASD의 진단에 도달하게 되었다고 발표했다. 미토콘드리아는 복잡한 산화적 인산화 과정을 통해서 음식을 전기에너지로 전환시키는 세포 내의 작은 동력실이라고 할 수 있다. 이 과정에서 문제가 발생한다면, 미토콘드리아 장애가 발생할 것이다 (Kirkby, 2011).

웨이크필드 (Wakefield) 연구는 백신과 관련된 논란의

"시발점"이라고 할 수 있다. 관련된 연구에 따르면, 미국 아이들의 2.1% 정도가 2000년에 MMR 백신을 처방 받지 않았으며, 이 수치는 1995년의 0.77%에서 상승된 것이었다.

메이요 의료원 (the Mayo Clinic)에서 의학/전염병 분야를 담당하고 있으며, 미네소타주의 로체스터에 위치한 백신연구그룹의 책임자로 있는 그렉 폴란드(Greg Poland) 교수가 말한 내용에 따르면, 웨이크필드는 홍역 백신에 대한 우려를 나타냈지만, 지속적으로 백신이 자폐증을 초래한다는 관점에 압박을 가했다. 이와 같은 관점의 철회를 통해서, 웨이크필드가 내세웠던 가설은 틀렸음이 밝혀졌다 (McKhann, 2009; Wang, 2010).

뇌의 영역과 자폐증
(AREAS OF THE BRAIN AND AUTISM)

뇌의 부위

관련된 연구에 따르면, ASD를 겪는 아이들의 뇌에서는 회로망의 분열을 볼 수 있다. 어떤 부위들은 서로 과도하게 연결되어 있는 모습을 나타내며, 어떤 부위들은 서로 제대로 연결되어 있지 않는 모습을 보인다. 뇌의 회로망과 관련된 연구에 따르면, ASD를 겪는 사람들은 일반적인 사람들의 경우와는 다른 뇌의 부위에서 정보를 처리한다는 것을 알 수 있다. 예를 들어, 이 사람들은 일반적으로 모양에 대한 정보가 처리되는 뇌의 부위를 통해서 알파벳을 기억한다.

뇌의 비정상적인 특징과 관련된 초기의 발달적 단서도 존재한다. 태어나는 시점에는 머리의 크기가 작았지만, 생후 6개월이 되는 시점과 2년이 되는 시점 사이에 과도하게 머리가 커지는 경우에, 과도한 성장에 해당되는 부위에 만성적인 염증이 발생할 수 있다. 의사결정 및 사회적 동기의 부여 등과 같은 고차적인 처리과정에 신경세포가 영향을 미치는 이마엽은 일반적으로는 가장 늦게 발달되는 뇌의 부위라고 할 수 있지만, 앞서 언급된 경우에는 가장 크게 발달되는 부위라고 할 수 있다. ASD를 겪는 아이들은, 비록 이마엽이 커진다고 할지라도, 신경세포가 실질적으로 보통의 신경세포보다 훨씬 더 작기 때문에, 인지영역에서 문제를 겪을 수 있다.

제대로 연결되지 않은 상태를 나타내는 이론을 기준으로, ASD를 겪는 사람들 중의 일부가 특정 영역에서 전형적이거나 훨씬 더 우수한 능력을 보이지만, 다른 영역에서는 그렇지 않다는 것을 알 수 있다. 카네기멜론센터 (Carnegie Mellon's Center)에서 인지뇌영상 분야를 담당하는 책임자인 마르셀 저스트 (Marcel Just) 박사는 이와 같은 개념을 설명하기 위해서 스포츠 분석법을 이용한다. 일반적인 사람의 뇌에서는, 관련 부위들이 힘을 합해서 노력하지만, ASD를 겪는 사람의 뇌에서는, 이와 같은 협력을 볼 수 없다. 이와 같은 차이로 인해서, 복잡한 사고, 사회적 능력, 그리고 전반적인 태도에 있어서 문제가 발생할 수 있다 (Exkom, 2006).

편도체 및 자폐증

이와 같은 뇌의 부위에서는, 사회적 동기부여, 사회적 중요성에 대한 평가, 그리고 사회적 상황에서의 감정의 도출 등과 같은 사회적 행동에 대한 여러 과정들이 이행된다.

자폐증과 관련하여 편도체 병리학을 통해서 이루어지는 행동조절은 아직까지 제대로 이해되지 않고 있다. 편도체 병리학은 공포 및 걱정 등과 같은 반응을 정확하게 제어하기 위한 능력에 변화를 줄 수 있다. 실제로, 걱정은 일반적으로 낮게 평가된 자폐증의 특징이라고 할 수 있다.

자폐증을 겪는 사람들이 얼굴로부터 사회적 정보를 처리할 수 있는 능력이 손상되었다는 사실을 뒷받침하는 상당한 증거가 존재한다 (Grelotti, Gauthier & Schultz, 2002). 자폐증을 겪는 대상은 얼굴을 볼 때, 안구추적과정을 통해서 비정상적인 시각적 주사경로를 나타내며, 눈과 같은 핵심적인 사회적 기능에 시간을 거의 소비하지 않는다. 이와 같은 발견이 잠재적으로 편도체를 포함하는 눈 부위의 적극적인 회피를 반영하는지, 아니면 시선을 마주치지 못하는 것이 사회적 관심 혹은 동기부여의 부족을 반영하는지는 확실하지 않다. 새롭게 제시되는 가설에 따르면, 편도체는 시각적 주의력이 눈으로 향하도록 만드는 역할을 한다 (Grelotti, Gauthier & Schultz, 2002). 비록 얼굴, 특히 눈에 대한 집중력의 결여가 자폐증을 반영하는 초기의 가장 일관적인 증상이라고 할 수 있지만, 이와 같은 사회적 집중력의 비정상적인 형태를 초래하는 주요한 원인에 대해서는 알려진 바가 거의 없다. 한 가지 가능성은 자폐증을 겪는 사람들이 사회적 동기부여요소를 제대로 갖추고 있지 않으며, 결과적으로 얼굴에 집중하는 과정에 흥미를 느끼지 않는다고 할 수 있다. 또 다른 관점에 따르면, 자폐증을 겪는 사람들은 사회적 관계를 위협적인 요소로 간주할 수 있으며, 결과적으로 이와 같은 관계를 걱정을 완화시키는 수단으로써 회피하는 모습을 나타낸다 (Moldin, 2006).

얼굴에 대한 인식과정에서 관심의 시점을 측정하는 연구에 따르면, 보통의 성인들은 자신들의 주의력 대부분을 얼굴의 핵심적인 특징들 (즉, 눈, 코, 그리고 입)에 대해 나타내고, 그 외의 특징들에 대해서는 거의 시간을 할애하지 않는다. 실제로, 참가자들은 눈, 코, 그리고 입 등에 시선을 고정시키는 모습을 나타냈으며, 이 중에서 눈에 70% 정도의 집중력을 쏟는 모습을 볼 수 있었다. 자폐증을 겪는 사람들은 인식과정에서 전반적인 구성보다는, 얼굴의 개별적인 부위에 크게 의존하는 모습을 나타낸다. (예를 들어, 얼굴의 아랫부분이나 입 주위에 시선을 고정시키는 모습을 나타낸다.) 자폐증을 겪는 사람들은 얼굴 외의 대상에 대한 인식과정에서 보통의 사람들이 나타내는 부분적인 인식전략을 수용하는 것처럼 보인다 (Pelphrey 등, 2002). 자폐증을 겪는 사람들은 사람의 얼굴을 감정을 나타내는 얼굴이 아닌, 하나의 사물로서 인식한다.

또 다른 실험에서는, 똑바른 형태로 제시되거나 거꾸로 된 형태로 제시되는 얼굴에 대한 집착적 행동이 보통의 아이들과 자폐증을 겪는 아이들 사이에서 다르게 나타나는지의 여부가 조사되었다. 관찰된 내용에 따르면, 자폐증을 겪는 아이들은 거꾸로 된 형태로 제시되는 얼굴과 똑바른 형태로 제시되는 얼굴을 보는데 있어서 같은 양의 시간을 소비한다. 하지만, 보통의 아이들은 거꾸로 된 형태의 얼굴을 보는데 더 적은 양의 시간을 소비한다. 자폐증을 겪는 아이들이 얼굴의 방향에 대해 덜 민감한 모습을 보인다는 사실을 통해서, 자폐증을 겪는 사람들이 실제로 전체적인 처리방식에 덜 의존한다는 것을 알 수 있다 (Van Der Geest, Kemner, Verbaten & van Engeland, 2002).

이마피질

여러 관련 연구들을 통해서, 초기 자폐증을 겪는 아이들의 이마엽이 출생 후 제대로 발달되지 않는다는 것을 알 수 있다. 3~4세가 되는 시점에, 자폐증을 겪는 아이들은 국부적인 대뇌혈류 (CBF) 증상을 나타낸다. 이와 같은 증상을 겪는 아이들은 뚜렷한 형태의 정면저관류를 보이기도 한다. 이와 같은 증상은 2세 정도 더 어린 보통의 아이들을 통해서도 관찰될 수 있다. 이와 같은 초기의 확실한 차이점에도 불구하고, 자폐증을 겪는 아이들은 3년이 지난 시점에 보통 수준의 대뇌혈류를 나타낸다. 자폐증을 겪는 아이들의 경우에, 이마엽의 CBF 발달이 지연되는 것은 인지발달과 관련하여 나타나는 여러 주요한 이상 현상들과 크게 일치하는 모습을 나타낸다. 예를 들어, 자폐증을 겪는 아이들은 실행 가능한 일과 관련하여 저조한 성과를 나타낸다. 이와 같은 저조한 성과는 이마엽의 발달상태와 밀접하게 관련이 있다고 할 수 있다 (Ozonoff, Pennington & Rogers, 1991). 또한, 전액골피질은 세상에 대한 이차적인 인지적 표상의 형성에 필요하다고 할 수 있으며, 자폐증을 겪는 아이들의 경우에, 이 부분이 크게 손상된 모습을 나타내며, 결과적으로 정신적 상태의 측면에서 다른 사람들의 행동을 예측하거나 설명할 수 없는 상태가 초래될 수 있다. 몇몇 사람들은 이와 같은 상태를 자폐증과 관련하여 발생하는 핵심적인 인지적 기능장애로서 고려한다.

이와 같은 발견을 통해서, 자폐증과 관련하여 발생할 수 있는 비정상적인 외피연결성 및 활성화에 대해서 알 수 있다. 외피 성숙의 후기 단계에서는 부분적으로 신경계의 활동에 따라서 주요한 시기에 시냅스의 선택 및 소거가 발생할 수 있다고 생각되기 때문에, 출생 후 나타나는 신경계의 연결형태는 자폐증을 겪는 아이들의 뇌구조를 기준으로 여러 다른 모습을 나타낼 수 있다. 그 이유는, 자폐증을 겪는 아이들의 경우에, 2세와 4세 사이에 일반적으로 이마엽에 충분한 물질이 삽입되지 않기 때문이다. 요약하자면, 이마엽이 제대로 발달되지 않았다는 것은, 복잡한 정보의 처리과정을 담당하는 신경망이 제대로 발달되지 않았다는 것을 의미한다고 할 수 있다 (Zilbobius 등, 1995).

소뇌

자폐증과 관련해서 가장 일관된 형태로 나타나는 신경병리학적 발견으로써, 평균 30%의 하락비율로 줄어드는 소뇌의 푸르키네 세포의 수를 예로 들 수 있다. 놀랍게도, 자폐증을 겪는 5세 미만의 아이들에 대한 연구에 따르면, 해당 아이들의 소뇌가 놀라울 정도로 확대되었다는 것을 알 수 있다. 3~4세 아이들과 2~3세 아이들의 경우에, 약 7% 정도의 확대비율을 확인할 수 있다 (Courchesne, Saitoh 등, 1994). 하지만, 이와 같은 현상은 더 나이가 많은 아이들에게서는 볼 수 없다. 더 나이가 많은 아이들의 경우에, 소뇌 회백질의 부피가 특히 정상적인 크기보다도 상당히 작은 것을 볼 수 있다. 이전의 생각과는 대조적으로, 이와 같은 사실은 소뇌의 푸르키네 세포의 손실이 유년기 후반의 경우처럼 나중에 발생할 수 있다는 것을 나타낸다 (Moldin, 2006).

변연계

편도체 및 해마와 같은 변연계 구조는 MRI 연구를 통해서 다루어졌다. 이와 같은 연구를 통해서, 소뇌의 경우처럼, 해당 부위의 발달 및 성숙에 당사자의 나이가 중요한 영향을 미친다는 것을 알 수 있다. 편도체는 유년기 초반 (2~4세 혹은 3~5세), 그리고 유년기 후반 (7.5~12.5세)에 비정상적으로 커지는 것처럼 보인다. 하지만, 청소년기와 성년기의 경우에, 편도체의 부피는 정상적이거나 정상보다 더 작은 모습을 나타낸다. 이와 같은 현상을 통해서, 초기에 나타나는 과도한 성장률로 인해서 이후에 성장이 멈추거나, 세포의 위축현상이 발생할 수 있다는 것을 알 수 있다. 이와 같은 현상은 대뇌의 경우와 같다고 할 수 있다.

뇌간

뇌신경계의 기능장애와 자폐증 사이에 연관성이 있다고 가정할 때, 어느 정도의 수준까지 비정상적인 뇌간의 체계가 자폐성행동에 영향을 미칠 수 있는지에 대해서 생각해봐야 할 것이다. 사회적 관계, 언어 및 의사소통, 그리고 사물에 대한 반응 등과 관련하여 나타나는 자폐성행동은 양자통합적/동기부여적 행동이 크게 간섭을 받는 상태를 나타낸다고 할 수 있다. 자폐성행동을 나타내는 사람들은 의사소통능력, 처리 및 계획과정에서 경험을 적용할 수 있는 능력, 다른 사람들과의 관계를 기준으로 하는 자아에 대한 인식, 그리고 결정 및 선택을 할 수 있는 능력 등과 관련된 문제들을 겪을 수 있다. 또한, 손상된 지각과정이 사회적 인지 및 동기부여에 큰 영향을 미친다고 할 수 있다. 이 경우에, 지각과정은 비정상적인 운동능력에 의한 보상 등에 의존한다. 그리고 자폐증을 겪는 아이들은 "지각적인 분석보다는 지각적인 활동에 더 많이 의존하며," 감각을 이해하기 위해서 자신들의 비정상적인 운동성을 이용하기도 한다. 이와 같이 뇌간이 감각에 영향을 미치는 요소들 및 운동생산량의 조정에 간섭할 수 있다 (Ornitz, Atwell, Kaplan & Westlake, 1985).

DNA 및 자폐증

16번 염색체에 대한 특정한 구조적 변화가 자폐증의 위험을 급격하게 증가시킨다.

자폐증은 강한 유전적인 연관성을 나타내는 것으로 알려져 있고, 자폐증을 겪는 아이들의 90% 정도가 실제로 유전적인 연관성을 나타낸다. 하지만, 이와 같은 장애가 각각 작은 역할을 이행하는 유전적인 변형요소들의 결합과 관련이 있기 때문에, 특정한 유전적인 요소들을 일일이 파악하는 것은 쉬운 일이 아니다. 관련 연구에 따르면, 과학자들은 자폐증을 겪는 2,000명 이상의 사람들의 DNA를 수집하기 위해서 미세배열기술을 이용했다. 그들이 찾은 내용에 따르면, 16번 염색체 상에서 거의 500개 정도에 이르는 같은 DNA의 제거 혹은 복제 등이 자폐증과 크게 관련되어 있다는 것을 알 수 있다 (Singer, 2008).

반사경 뉴런

뇌파도, 기능성 자기공명 (fMRI), 그리고 경두개 기자극장치 (TMS) 등을 이용한 연구에 따르면, 자폐증을 겪는 아이들과 성인들은 반사경 뉴런체계의 기능장애를 겪는다. 자폐증과 관련된 반사경 뉴런 이론이 제시하는 내용은, 이행/관찰 일치체계의 기능장애로 인해서, 다른 이들에게서 관찰할 수 있는 행동, 표정, 움직임, 그리고 감정 등에 대한 내적인 표현이 허용되지 않는다는 것이다. 이와 같은 장애로 인해서, 자폐증을 겪는 사람들은 내적인 표현을 통해서 다른 이들에 대한 즉각적이고 직접적인 경험을 하지 못한다. 모방 및 동정과 관련된 결핍증상을 포함하는 사회적인 결핍, 그리고 마음 이론 등이 이와 같이 사회 내에서 다른 이들에 대한 즉각적이고 경험적인 이해가 부족한 상태에서 제기된다. 반사경 뉴런과 모방적인 행동의 억제와 관련된 뇌의 부위 사이에서 나타나는 연관성의 분열로 인해서, 자폐증 징후학의 또 다른 측면 즉, 반향언어 및 반복적인 행동에 대해서 파악할 수 있다 (Pineda, 2009).

불완전한 주의력 회로망은 자폐증과 관련하여 반사경 뉴런체계에 대한 여러 주입요인들에 영향을 미칠 수 있다. 관련된 연구에 따르면, 8개월 정도되는 아기들의 경우를 포함하여, 자폐증을 겪는 사람들은 사회적 정보에 대한 집중력이 감소되는 모습을 나타낸다. 이와 같이 감소된 사회적 집중력은 반사경 뉴런체계의 차별적인 활성화와 관련된 기능장애로 이어질 수 있다. 소뇌와 편도체, 그리고 방추상회 및 복내측시상하핵 앞이마엽 피질과 같은 뇌의 다른 부위들도 자폐증과 관련되어 있다는 것을 알 수 있으며, 자폐증과 관련하여 신경기반의 특성을 이해하기 위해서는, 이와 같은 뇌의 부위들과 반사경 뉴런체계 사이에서의 상호연결에 대해 우선적으로 이해할 필요가 있다.

반사경 뉴런체계에 대한 주입요인들과 관련된 내용을 파악하는 것으로, 자폐증을 겪는 사람들이 나타내는 이 체계의 차별적인 활동을 더 잘 이해할 수 있다. 가장 간략하게 제시될 수 있는 설명에 따르면, 함께 호응하는 다수의 회로들에 대한 간섭은 자폐증의 경우에 볼 수 있는 사회적 장애의 패턴으로 이어질 수 있다 (Pineda, 2009).

행동

아스퍼거 증후군을 겪는 사람들은 사고방식과 행동의 이행과 관련하여 다른 방식을 가지고 있다고 할 수 있다. 걷거나 뛸 때, 해당 아이의 조정능력은 충분히 발달되지 않았다고 할 수 있으며, 아스퍼거 증후군을 겪는 성인들은 능숙함과 효율성이 부족한 이상한 걸음걸이를 나타낼 수 있다. 이와 같은 상황을 조심스럽게 관찰해보면, 특히 뛰는 경우에, 팔과 다리의 움직임과 관련하여 공시성이 부족하다는 것을 알 수 있다. 부모는 아이가 걷는 법을 1~2개월 정도 늦게 배우는 것을 볼 수 있으며, 해당 아이가 신발끈을 묶거나, 옷을 입거나, 식기도구를 이용하는 경우처럼 수동적인 손재주를 필요로 하는 활동을 학습하는 과정에서 상당한 지도를 필요로 한다는 것을 알 수 있다. 교사들은 세밀한 행동능력(예: 글을 쓰는 능력 및 가위를 이용하는 능력 등)과 관련된 문제들을 인지할 수 있다. 조정과 균형을 필요로 하는 행동 (예: 자전거, 스케이트, 그리고 스쿠터를 타는 능력 등)도 영향을 받을 수 있다. 아스퍼거 증후군을 겪는 아이들은 자신의 신체가 공간 내에서 어디에 위치하는지를 쉽게 알 수 없으며, 결과적으로 넘어지거나, 사물에 걸리거나, 음료수를 쏟는 것과 같은 행동을 나타낸다. 이와 같은 증후군을 겪는 아이들은 전반적으로 어설픈 모습을 나타낸다 (Attwood, 2007).

발가락으로 걷는 모습, 괴이하거나 극단적인 형태의 자세, 등을 휘는 모습, 그리고 목을 최대한 뻗는 모습 등과 같은 비정상적인 자세는 자폐증을 겪는 아이들에게서 일관되게 볼 수 있는 것이다. 한 연구를 통해서 제시된 내용에 따르면, 자폐증을 겪는 아이들이 나타내는 비정상적인 자세는 전정계가 아니라, 중간피질이나 소뇌에서 발생한다는 것을 알 수 있다 (Kohen-Raz, Volkmar & Cohen, 1992).

주의력/지각/시야
(ATTENTION/PERCEPTION/VISION)

이 세 가지 영역들은 한 번에 다루어질 필요가 있다. 그 이유는, 여러 연구들을 검토한 후에, 이 영역들을 따로 다루는 것이 어렵다는 것을 알게 되었으며, 따로 다루는 것 자체가 불가능하다는 것을 알 수 있었다.

부적절한 자극요인들을 무시하고, 중요한 요인들에 대해 선택적으로 주의력을 기울일 수 있는 능력은 인지기능에 있어서 중요하다. 손상된 선택적 주의력은 높은 수준의 산만함과 감소된 인지기능으로 이어질 수 있다. 그 이유는, 부적절한 자극요인들에 대한 반응이 특정 정보에 대한 처리과정을 방해할 수 있기 때문이다 (Lane, 1982). 흔히 알려진 바에 따르면, 자폐증을 겪는 아이들은 자신들이 처한 환경 내에서 명백하게 의미를 가지고 있지 않는 자극요인들을 더 선호하고, 적절한 자극요인들을 무시하는 것처럼 보인다. 하지만, 우리는 어떤 자극요인들이 적절하고 어떤 것들이 그렇지 않은지에 대한 결정이 일반적인 경험과 지식에 기반을 둔다는 것을 기억해야 한다. 자폐증을 겪는 사람들은 자신들이 중요하다고 생각하는 것에 집중하지만, 이와 같은 기준은 자폐증을 겪지 않는 사람들의 기준과는 다르며, 특이한 관심집중이라고 묘사될 수 있다 (Bogdashina, 2003).

선택적인 관심 없이, 경험은 완전한 혼란이라고 할 수 있다 (James, 1890). 일화로, 이와 같은 혼란은 종종 ASD와 관련하여 관찰될 수 있으며, ASD를 겪는 사람들은 자신들의 환경 내에서 적절하지 않은 정보에 비정상적으로 집착하는 모습을 나타낸다.

(주의력과 관련된) 초기선택이론에 따르면, 지각을 나타내기 위해서는 선택적 주의력이 필요하다. 그렇기 때문에, 선택은 자극요인들의 기본적인 물리적 특성들이 처리되는 경우에만 발생한다. 역으로 말하면, 후기선택과 관련된 논쟁이 반영하는 내용은, 선택은 자극요인들이 자동적이고 평행적인 방식으로 완전히 지각된 이후에 비로서 발생할 수 있다는 것이다. 랭스 (Lance)는 이와 같은 논쟁을 해결할 수 있는 방법을 제안했다. 그녀가 제시하는 내용에 따르면, 선택의 초점은 논의되는 과제에 대한 지각적 부담(잠재적으로 과제와 적절한 연관성을 가지는 정보량)에 의존한다. 특정한 과제의 지각적 부담이 낮고, 지각적 능력을 초과하지 않는다면, 정신을 산만하게 하는 요소들이 처리된다. 하지만, 지각적 부담이 높다면, 적절하지 않은 여러 정신을 산만하게 하는 요소들이 처리되지 않는다. 지각적 부담은 과제의 이행과 관련하여 느낄 수 있는 어려움과 같은 의미를 가지는 것이 아니다.

연구대상의 하위집단 내에서 지각적 부담이 가지는 효과가 조사되었다. 아이들과 노인들은 젊은 성인들보다 더 낮은 집단크기에서 초기선택을 나타내며, 이것은 아이들과 노인들이 지각적 능력의 감소를 겪는다는 것을 나타낸다. 이것이 의미하는 것은 복잡한 장면으로 인해서 이 집단에 속하는 대상들은 선택적 주의력을 나타내는 것을 어려워할 수 있다. 하지만, ASD를 겪는 경우에, 그 반대의 결과가 나타날 수 있다. ASD를 겪는 사람들은 자극적 요인들을 접하는 경우에, 제대로 반응을 나타내지 못하도록 만드는 비효율적이고 매우 넓은 형태의 주의렌즈를 가지고 있는 것처럼 보인다. 지각적 부담과 관련된 이론에 따르면, ASD를 겪는 사람들은 정신을 산만하게 만드는 요인들을 배제하기 위해서 높은 수준의 지각적 부담을 필요로 하는 것처럼 보인다. 이와 같은 발견을 기준으로, ASD를 겪는 사람들에게서 증가된 수준의 지각적 부담이 나타나는 것을 알 수 있다 (그림 5-1).

그림 5-1A는 높은 수준의 지각적 부담을 나타내며, 그림 5-1B는 낮은 수준의 지각적 부담을 나타낸다. 만약에 대상이 X라면, 높은 수준의 지각적 부담을 가지는 것으로 보이는 ASD를 겪는 아이들은 A내에 포함되는 다른 글자들에 의해서 크게 산만해지지는 않을 것이다. L은 A와 비교할 때, B 내에서 ASD를 겪는 아이들을 크게 산만하게 만든다. 이것은 우리가 일반적으로 생각하는 것과는 반대의 경우라고 할 수 있다. 보통의 아이들은 B와 비교할 때, A의 경우에 X에 대해 주의를 기울이는데 있어서 더 큰 어려움과 산만함을 겪을 수 있다 (Remington, Swettenham, Campbell & Coleman, 2009).

자폐증을 겪는 아이들은 매우 좁은 범위의 관심집중을 나타낸다. 자폐증을 겪는 사람들은, 감각적 정보의 과부하를 피하기 위해서, 하나의 단일 채널에 관심을 집중해야 하는 경우에, 단일처리방식과 같은 자발적이거나 비자발적인 형태의 전략 및 보상을 필요로 하며, 전체 대신에 세부적인 부분에 집중하는 경우에는, 소위 "터널 지각"이라고 부르는 방식을 필요로 한다. 자폐증을 겪는 사람들은 이와 같은 주의력 패턴을, 주위의 모든 것이 회색으로, 혹은 흐리게 나타나는 반면에, 하나의 점(자폐증을 겪는 사람들이 매우 명확하게 볼 수 있는 높은 관심집중의 대상이 되는 부분)만을 강조하는 섬광, 레이저 포인터, 혹은 레이저빔처럼 마음을 가지는 것과 비교한다. 이것은 일종의 집중력 터널효과라고 할 수 있다 (Bogdashina, 2003). 이와 같은 높은 수준의 집중된 관심을 나타내는 하나의 극단적인 예로서, 회전하는 팽이에 지나치게 몰두하여 주위 환경에 제대로 반응을 나타내지 못하는 자폐증을 겪는 아이의 경우를 들 수 있다. 이와 같은 부주의력은, 자신의 관심집중 대상 외의 감각적 정보에 제대로 반응을 나타내지 못하는 후부피질의 병변을 가지는 환자들의 경우에 관찰할 수 있는 경우와 유사하다 (Townsend, 1994).

자폐증을 겪는 사람들과 병변을 가지는 환자들은 행동

과 관련된 유사점들을 나타낸다. 자폐증을 겪는 하위집단의 환자들은 후부피질의 손상을 겪을 수 있다. 자폐증과 관련하여 가장 일반적으로 보고되는 구조적 병리학은 비정상적인 신소뇌에 초점을 맞추고 있다. 하지만, 신경방사선검사 및 MRI 영상을 통한 양적평가 등을 기준으로, 많은 자폐증을 겪는 성인들 (43%)의 마루엽에서 양방향으로 비정상적인 수준까지 증가된 구의 너비를 볼 수 있다. 마루엽의 손상은 관심의 대상이 되는 위치 (즉, 조명에 맞춘 주의력) 외에 다른 곳에서 발생하는 자극요인들에 대한 처리능력을 감소시킨다. 이와 같은 부주의력은 선택된 관심집중의 위치에서 감각적 자극요인들을 비정상적으로 강하게 향상시키거나, 주위의 다른 위치에서 감각적 자극요인들을 비정상적으로 약하게 향상시키는 좁은 분포의 주의자원을 나타낸다 (Townsend, 1994). 이것은 주의력을 돌리는데 있어서 어려움을 느끼도록 만들 수 있으며, 자폐증을 겪는 사람들이 자신의 왼쪽에 크게 주의력을 기울이지 못하도록 할 수 있다. 자폐증을 겪는 사람들에게 있어서는 특히 왼쪽에 대한 주변 훈련이 매우 중요하다고 할 수 있다.

변화적 주의력은 자폐증을 겪는 사람들이 가질 수 있는 또 다른 주요한 어려움이라고 할 수 있다. 관련된 연구에 따르면, (a) 소뇌가 움직임의 통제를 위해서 이행하는 역할과 비슷한 방식으로 주의력을 조정하는 과정에 개입하며, (b) 소뇌의 발육불량으로 인해서, 자폐증을 겪는 아이가 여러 사회적 정보 내에서 빠르게 변하는 언어, 몸짓, 자세, 촉감, 그리고 얼굴의 표정 등과 같은 신호를 받아들이기 위해 자신의 정신적 관심집중을 조정하지 못한다는 것을 알 수 있다. 소뇌와 관련된 병리학은, 240건의 자폐증과 관련된 사례들을 연구했던 9개의 독자적인 연구집단들이 제시한 16건의 정량적 자기공명(MR) 및 부검 보고서들을 통해서 확인되었다. 이와 같은 결과에 따르면, 소뇌에 손상을 입은 환자들의 경우처럼, 자폐증을 겪는 환자들은 감각적 자극요인들 사이에서 자신의 주의력을 정확하고 빠르게 자발적인 방식으로 전환시킬 수 있는 능력을 제대로 갖추고 있지 못하다 (Courchesne, Townsend 등, 1994).

훈련절차를 통해서, 자폐증을 겪는 환자들이 감각적 자극요인들 (예: 시각적 혹은 청각적 자극요인들) 사이에서 자신들의 주의력을 빠르게 전환시킬 수 있는 방법을

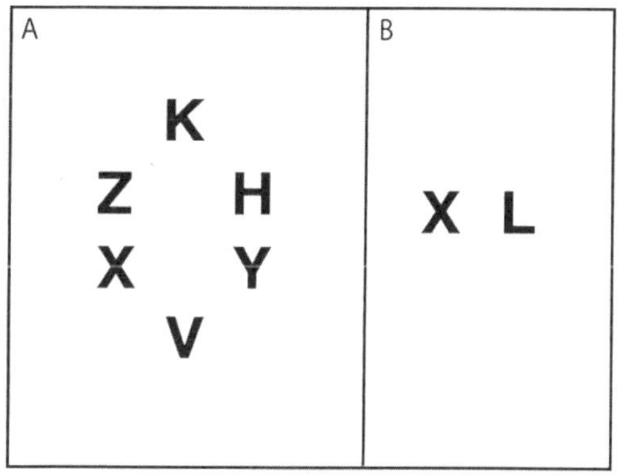

그림 5-1. (A) 높은 수준의 지각적 부담
(B) 낮은 수준의 지각적 부담

배울 수 있다.

과민증이라는 것은 자폐증을 겪는 아이들에게 있어서는 큰 걱정거리가 될 수 있다. 예를 들어, (보통 사람들의 귀에 어떤 방해하는 소리도 들리지 않는 경우에도) 빈번하게 자신의 귀를 가리는 아이들은 과민한 청력을 가지고 있다고 할 수 있으며, 어떤 소리가 이들을 방해하는지를 찾아야 할 것이다. 만약에 아이들이 자신들의 눈 앞에서 손가락을 핥고 있다면, 해당 아이들은 과민증이나 저감수성 시야를 가지고 있다고 할 수 있다 (Bogdashina, 2003).

감광성은 자폐증과 관련된 증상으로 오랫동안 거론되었다. 자폐증을 겪는 사람들의 50% 정도가 형광등에 극도의 민감성을 나타내는 모습을 보였다. 연구자들에 따르면, ASD를 겪는 아이들이 나타내는 반복적인 행동은, 이들이 백열등이 있는 방에 있는 경우보다, 같은 강도의 형광등이 있는 방에 있는 경우에 증가한다는 것을 알 수 있다 (Colman, Frankel, Ritvo, Freeman, 1976). 자폐증을 겪는 사람들은 형광등의 깜박거림에 극도로 민감한 모습을 보이며, 어떤 보고에 따르면, 이들은 60회 주기의 깜박거림을 볼 수 있다. 조명 및 색깔에 대해 나타나는 높은 수준의 민감성 때문에 이와 같은 과민증이 발생할 수 있다.

ASD를 겪는 아이들에게서 볼 수 있는 색깔에 대한 인식과 관련된 연구에 따르면, 색깔에 대한 기억, 여러 색깔들을 구별할 수 있는 능력, 그리고 (어떤 색깔도 포함되지 않는) 무채색의 배경에서 색깔을 탐지하는 능력 등과 관련하여 차이가 나타나는 것을 볼 수 있다. 보고에 따르면, 자폐증을 겪는 사람들은 흰색의 음식만을 먹으며,

특정한 색깔을 나타내는 장난감을 가지고 놀지 않는 것을 알 수 있다. 시력측정의사들은 읽는 속도를 증가시키기 위해서 다양한 색깔용지들을 활용했으며, 어떤 이들은 착색렌즈의 도움을 받기도 했다 (Coulter, 2009).

시각적 과민증은 또한 자폐증을 겪는 아이들에게 우수한 시각적 검색능력을 부여하며, 이 경우에 특징에 대한 구별능력이 증가되며, 특정한 정보를 수용하는 과정을 억제하지 않는 모습을 볼 수 있다.

시각적 정보에 대한 저감수성이 발생하는 경우도 있는데, ASD를 겪는 사람들은 자신의 각성도 수준, 몸의 위치, 감촉, 그리고 청각적 자극요소 등을 통제하기 위해서 노력한다.

다음에 나와있는 내용은 과민한 사람들이 어렵게 느낄 수 있는 환경적 공격 요소들이라고 할 수 있다.

- 다른 사람들이 입고 있는 옷
  - 합성섬유
  - 복잡한 패턴
  - 금속모양
  - 반사성향의 액세서리(예: 스팽글, 시계 등)
  - 소리를 내는 물건(예: 짤랑거리는 팔찌 등)
- 조명
  - 형광등
  - 할로겐등
  - 섬광등
  - 깜박거리는 태양빛(예: 나뭇잎이나 블라인드를 통해서 들어오는 햇빛 등)
  - 심각한 수준의 대비
  - 조명 달린 거울
  - 반사성향의 물체
  - 특정한 색깔(예: 노란색-주황색 등)
  - 색상대비(예: 검은색/빨간색 등)
  - 흰색의 종이(예: 광이 나는 잡지 등)
  - LCD 사인보드
  - 밤이나, 비가 오는 날에 보이는 자동차의 불빛
  - 흰색의 타일로 덮인 터널 속에서 보이는 자동차의 불빛 (Lemer, 2008)

손을 펄럭거리는 행동 및 손가락을 튕기는 행동

대상의 시야 내에서 손가락과 손을 자발적이고 반복적으로 움직이는 행동은 ASD와 밀접한 연관성을 나타내는 또 다른 증상이라고 할 수 있다. 얼굴 가까이에서 손을 펄럭거리거나 손가락을 튕기는 행동은 낮은 수준의 시공간적 능력, 그리고 과도한 자극요소에 대처하기 위한 집중력/초점 등에 대한 보완적 행위라고 할 수 있다. 이와 같은 행동을 나타내는 사람들은 자신의 신체부위가 어디에 있는지, 혹은 다른 사물들과 비교할 때에 그들의 신체가 어디에 있는지를 파악하기 위한 시공간적 능력을 제대로 갖추고 있지 않다. 결과적으로, ASD를 겪는 사람들은 자신들이 공간 속에서 어디에 있는지를 자신들에게 알려줄 수 있는 추가적인 감각적 입력요소들을 찾는 것으로 이와 같은 부족한 능력을 보완하는 것이다.

좁은 시야 (터널시)(TUNNEL VISION)

관련 연구에 따르면, 자폐증을 겪는 아이들은 여러 신호들이 서로 매우 가까운 위치에서 함께 제시되는 경우에, 이와 같은 다수의 신호들에 반응을 나타낸다는 것을 알 수 있다 (Rincover & Ducharme, 1987). 이것은 일종의 좁은 시야 (터널시)라고 할 수 있으며, 자폐증을 겪는 아이들이 나타내는 심각한 결핍증상이라고 할 수 있다. 이것은 자폐증과 관련하여 나타나는 여러 행동적 결함(예: 발화 및 사회적 행동의 지연, 새로운 행동을 제대로 습득하지 못하는 경우, 그리고 관찰을 통한 학습을 제대로 이행하지 못하는 경우 등)을 초래할 수 있다. 보고된 바에 따르면, 자극요인들 사이의 거리가 커질수록, 자폐증을 겪는 아이들은 이와 같은 자극요인들의 일부에만 선택적으로 반응을 나타낸다는 것을 알 수 있다. 결과적으로 자폐증을 겪는 사람들은 측면보다는 중앙에 위치한 자극요인들에 더 빠르게 반응을 나타낼 수 있다. (Wainwright & Bryson, 1996) 좁은 시야 (터널시)는 자폐증을 겪는 아이가 특정한 자극요인들을 선택하고 해당 요인들에 반응을 나타내는 과정에서 필요한 청각적 능력을 저해하며, 결과적으로 과도한 선택을 초래할 수 있다 (Searfoss, 2000).

낮은 수준의 눈맞춤 (시선 혐오감) [POOR EYE CONTACT (GAZE AVERSION)]

시선 혐오감은 자폐증을 겪는 사람들에게서 볼 수 있는 시각적 행동이라고 할 수 있으며, 이와 같은 모습을 나타내는 사람들은 다른 이들과의 눈맞춤을 피하는 경향을 나타낸다. 비록 시선 혐오감이 주위의 영향을 받지 않는 성장기의 아기들이 지나친 자극을 받거나, 피로할 때에 나타내는 모습이라고는 하지만, 이것은 ASD를 겪는 이들에게서는 더 심각한 형태로 나타나며, 더 장기적으로 지속되는 모습을 보인다 (Coulter, 2009).

보통의 신생아들은 그들의 머리를 어머니의 목소리가 들리는 방향으로 돌리며, 그들이 성장하는 동안에 그들의 눈은 어머니의 얼굴을 향하게 된다. 이후에, 그들은 얼굴에 특별한 애착을 가지게 된다. 보통의 아이들은 얼굴을 전체적으로 인식한다. 우리의 뇌는 각각의 특징들(눈, 코, 입, 턱, 그리고 이마 등)을 개별적으로 하나의 사물로서 인식하지는 않는다. 실험을 통해서, 보통의 아이들이 사물보다 얼굴을 더 빨리 인식한다는 것을 알 수 있었다. 이에 반해, ASD를 겪는 아이들은 얼굴의 특징들을 전체적으로 보는 것이 아니라, 개별적으로 인식한다는 것을 알 수 있었다.

특히 ASD를 겪는 아이들은 안구조절을 어렵게 느낄 수 있다. 그 이유는, 얼굴이 정적인 상태를 거의 유지하지 않기 때문이다. 인간의 눈썹은 놀란 상황에서 위로 올라가며, 인간의 눈은 생각을 하는 상황에서 위나 옆을 향하게 된다. 또한, 행복하거나 슬플 때에 입의 가장자리가 올라가거나 내려가기도 한다. ASD를 겪는 아이들은 전체보다는 부분적인 요소들로서 얼굴을 인식하며, 이들은 얼굴을 바라보는 과정 자체에 대해 지나칠 정도의 부담감을 느낄 수 있다.

신경과학자들은 인간의 뇌의 특정한 부분이 얼굴의 인식과 관련이 있다고 믿는다. 이 부분은 대뇌피질의 일부로서, 사람들이 사물이 아닌 사람의 얼굴을 보는 경우에 활성화된다. 신경과학자들은 이와 같은 뇌의 부분을 '방추모양표면영역(FFA)' 이라고 명명하고 있다. 예일아동센터(Yale Child Center)에서 fMRI를 이용하여 연구를 진행했던 적이 있다. 정상적인 대상에게 얼굴의 사진을 보여주었던 경우에, FFA와 관련하여 높은 수준의 활동성이 나타나는 것을 알 수 있었다. 하지만, ASD를 겪고 있는 대상에게 얼굴의 사진을 보여주었던 경우에, FFA와 관련하여 활동성이 거의 나타나지 않는 것을 알 수 있었다. 이 경우에, 연구자들은 해당 부분에 인접하는 다른 부분 즉, 사물의 인지과정에 이용되는 부분에서 높은 수준의 활동성이 나타나는 것을 발견했다 (Exkom, 2006).

마음맹증 (다른 사람의 정신적 상태를 이해하지 못하는 병)

마음맹증은 눈맞춤을 제대로 이행하지 못하는 것과 관련이 있다. 사람들의 얼굴, 특히 눈을 쳐다보지 않는 경우에, ASD를 겪는 아이들은 다른 사람들의 정서나 감정상태를 제대로 파악하지 못하게 된다. 사람의 말이 실질적인 감정적 상태를 꼭 나타내는 것은 아니기 때문에, "너의 얼굴에 다 나와 있다"와 같은 표현을 통해서 알 수 있는 것처럼, 사람은 다른 사람의 감정을 파악하기 위해서 직관력 및 비언어적 단서 등에 크게 의존한다. ASD를 겪는 사람에게 있어서, 다른 사람이 나타내는 얼굴표정은 그 무엇도 의미하지 않는다. 그 이유는, ASD를 겪는 사람은 그와 같은 표정 자체를 읽을 수 없기 때문이다. ASD를 겪는 많은 아이들이 마음맹증을 겪고 있기 때문에, 그들은 무의식적으로 자신들의 행동을 통해서 자신들과 다른 사람들 사이에 거리를 두게 된다. 이와 같은 상황은 특히 집이나 학교에서 힘들게 느껴질 수 있다. 가족의 구성원들이나 친구들은 이와 같은 상황을 겪을 때에 자신들이 무시나 멸시의 대상이 되는 것처럼 느낄 수 있다 (Exkom, 2006).

공동주의력 (JOINT ATTENTION)

공동주의력(JA)의 결핍은 대부분의 진단도구와 유아기에서 나타나는 자폐증을 검사하기 위한 목적으로 개발된 측정도구의 경우에 자폐증을 정의하는 기준으로 적용된다 (Moldin, 2006). 공동주의력은 부모와 아이가 같은 대상을 보거나, 특정한 활동을 같이 이행하기 위해서, 함께 집중력을 나타내는 과정을 의미한다. 부모와 보통의 발달상태를 보이는 아이 사이에서 나타나는 공동주의력은 아이가 8개월 정도에 이를 때, 볼 수 있다. 이 시기에, 아이는 새로운 장난감이나, 벽에 붙어 있는 콘센트 등을 건드려도 되는지를 확인하기 위해서 어머니의 반응을 살핀다. 아이는 어머니의 얼굴을 보고, 얼굴에 나타나는 표정을 관찰한다. 어머니의 얼굴에 나타나는 미소는 자신의 행동이 괜찮다는 것을 의미하며, 주름진 눈썹은 자신이 해당 대상에서 “멀리 떨어져 있어야 한다”는 것을 의미한다. 10개월이 되는 시점에, 아이가 주위 환경 내에서 볼 수 있는 여러 대상들을 가리키는 경우에, 아이는 공동주의력을 나타낸다. 하지만, 보통의 아이가 자신이 가리키는 것에 항상 관심을 가지는 것은 아니다. 아이는 해당 대상에 대한 부모의 반응에 관심을 가지며, 자신이 가리키는 것을 항상 원하는 것은 아니다. 아이는 특정 대상을 바라보는 것에 대한 경험을 자신의 부모와 공유하기만을 원하는 것일 수도 있다.

ASD를 겪는 아이에게서 공동주의력의 결핍이 나타나는 것을 반영하는 첫 번째 징후는 유아기에 볼 수 있으며, 이 경우에 아이는 부모의 얼굴을 통해서 나타나는 반응을 살피지 않고, 자신의 주위 환경 내에서 볼 수 있는 대상을 물리적으로 가리키는 능력을 가지지 않는다. ASD를 겪는 아이들 중에서 특정 대상을 가리키는 능력을 가진 이들은 그와 같은 경험을 다른 누군가와 공유하기 위해서라기보다는, 자신이 원하는 대상을 획득하기 위한 목적으로 해당 대상을 가리킨다.

ASD를 겪는 아이가 더 나이가 들수록, 완전히 발달된 발화능력과 언어능력을 갖춘 아이에게서 공동주의력의 결핍이 나타나는 것을 볼 수 있다. 이런 아이는 종종 양방향의 의사소통을 이끌어나가는데 있어서 어려움을 겪는데, 그 이유는 이 아이가 다른 사람의 의도나 정신상태를 제대로 파악하지 못하기 때문이다. ASD를 겪는 많은 사람들은 대화를 주도하며, 일방적인 의사소통을 이끌고, 다른 사람에 대한 관심을 거의 나타내지 않는다 (Exkom, 2006).

예일대학교의 의과대학에서 에이미 클린(Ami Klin) 박사가 이행했던 실험에 따르면, 자폐증을 겪는 아기들은 동시에 발생하는 소리를 접하는 경우에 인간의 움직임에 더 많은 주의력을 나타낸다. 이와 대조적으로, 보통의 아기들은 보통 수준의 생물학적 범위 내에서 발생하는 인간의 움직임에 더 많은 주의력을 나타낸다. 이와 같은 실험의 결과에 따르면, 자폐증을 겪는 아이가 소리와 움직임이 동시적으로 발생하는 경우에, 다른 사람의 입을 바라보는 경향을 나타낸다는 것을 알 수 있다. 연구자들이 가설로 제시한 내용에 따르면, 자폐증을 겪는 아기들은 움직임과 소리가 동시에 발생하는 시점에 예측 가능한 범위 내에서 더 많은 주의력을 나타낸다 (Smith, 2009).

안구의 움직임과 자폐증
(EYE MOVEMENTS AND AUTISM)

안구의 움직임과 자폐증에 대한 다수의 연구가 진행되었다. 이와 같은 연구를 참고하면, 여러 요점들이 부각되는 것을 알 수 있다.

- 보고에 따르면, 자폐증을 겪는 사람들은 다른 이들을 제대로 바라보지 않으며, 서로 마주보는 것을 어려워한다. 비록 이와 같은 모습이 사회적 기능의 손상으로 인해서 발생한 것으로 생각될 수도 있지만, 시각적 주의력의 이상으로 인해서 발생할 가능성도 제시되고 있다. 일반적으로, 안구의 움직임과 시각적 주의력은 서로 밀접한 관련이 있다. 이 두 가지 요소들은 서로 직접적으로 관련이 있으며, 동일한 뇌의 영역을 공유한다. 실제로, 여러 반응-시간 연구를 통해서, 자폐증을 겪는 사람들이 나타내는 시각적 주의력과 관련된 이상증상을 볼 수 있었다 (Courchesne, Saitoh 등, 1994). 시각적 주의력을 변화시키는 신경심리테스트를 통해서 고기능 자폐증을 겪는 사람들이 겪는 여러 문제들에 대한 보고가 이루어졌다. 이와 같은 연구에 따르면, 자폐증을 겪는 아이들은 새로운 관심 대상을 제대로 구축하지 못한다. 이와 같은 연구의 결과는 주의력의 이탈과 관련된 문제를 나타낸다. 켐너(Kemner), 베르바튼(Verbaten), 쿠페루스(Cuperus), 캠퍼먼(Camfferman), 그리고 반 엥겔랜드(van Engeland) (1998) 등에 따르면, 자폐증을 겪는 아이들은 수동적인 시각적 과제를 통해서 제어집단의 아이들보다 더 많은 도약안구운동을 이행한다. 제시된 바에 따르면, 자폐증을 겪는 아이들이 나타내는 비정상적으로 높은 안구의 도약주기는 더 취약한 수준의 주의력을 나타낸다고 할 수 있다. 또한, 자폐증을 겪는 사람의 경우에, 마루엽이 주의력 장애의 근원이 될 가능성이 높다는

것을 알 수 있다. 자폐증을 겪는 아이들은 주의력의 이탈 등과 같은 문제를 겪는 것이 아니라, 더 낮은 수준의 주의력을 나타내는 것이라고 할 수 있다 (Van Der Geest 등, 2002).

- 자폐증을 겪는 아이들이 확실하게 나타내는 증상들 중에는, 자극요소들이 제시되는 경우 사이에 나타나는 비정상적으로 높은 안구의 도약주기가 있다. 자폐증을 겪는 아이들은 태어날 때부터 비정상적인 안구의 도약주기를 나타냈을 수 있다. 임상적 관찰에 따르면, 자폐증을 겪는 어린 아이들은 적절한 행동을 보이지 않는다. 이와 같은 적절하지 못한 행동은 도약안구운동의 간섭으로 발생하거나, 제시되는 자극요소들에 대한 일반적인 무반응을 나타낸다고 할 수 있다. 자폐증을 겪는 아이들은 시각적인 자극요소들이 제시되는 경우 사이에 더 많은 도약안구운동을 하는 것으로 알려졌던 적이 있다 (Kemner, Verbaten, Cuperus, Camfferman & van Engeland, 2004).
- 자폐증을 겪는 사람들은 비정상적인 추적체계를 나타내며, 특히 이와 같은 증상은 청소년기 중반 이후에 볼 수 있다. 시각적 추적의 경우에, 공간을 통해 움직이는 대상을 시각적으로 추적하기 위해서는, 뇌의 여러 영역들 내에서 빠르고, 일시적으로 정확하게 행동을 통합시켜야 한다. 적절한 뇌의 회로망에는, 감각적 정보를 움직임에 대한 명령으로 전환시키는 (시각적 운동정보의 처리과정을 이행하는) 시각령의 선조외 영역, 피층의 안구영역 및 소뇌, 그리고 움직임에 대한 명령을 이행하는 선조체 및 뇌간 등이 포함된다. 자폐증을 겪는 아이들이 나타내는 추적능력의 결핍은 주의력의 부족보다는 사용되는 동작에 대한 문제와 관련되어 있다고 할 수 있다. (이것은 주의력과 관련된 도약안구운동과는 다르다.) 추적능력의 결핍과 사용되는 동작과 관련된 장애 사이의 연관성을 기준으로, 관찰되는 추적능력의 결핍이, 시각적인 동작에 대한 정보의 감각적 분석이나 추적능력의 조절 등과 관련하여 나타나는 크게 선택적인 간섭보다는, 시각적 감각운동의 변화 등과 관련하여 나타나는 일반적인 문제로 인해서 발생한다는 것을 알 수 있다. 또한, 이와 같은 결과에 따르면, 감각운동의 통합과정에서 발생하는 장애가 시각적 정보의 형태(시각적 운동 대 시각적 공간) 혹은 운동산출의 형태(안구의 움직임 대 손의 움직임) 등에 국한되지 않는다는 것을 알 수 있다. 이와 같은 연구에 따르면, 자폐증을 겪는 사람들은 뇌의 우반구에서 제시되는 정적인 시각적 신호에 대해 장기적인 잠복기를 통해서 수동적인 반응을 나타낼 수 있기 때문에, 정확한 움직임에 대한 반응을 나타내기 위해 오른쪽 반시야로부터 제공되는 시각적 정보를 이용하는데 있어서 문제를 겪을 수 있다 (Takarae, Minshew, Luna, Krisky & Sweeney, 2004).

프리즘 및 자폐증 (PRISMS AND AUTISM)

시력측정의사들은 자폐증을 겪는 사람들을 치료하는 경우에 동향프리즘을 빈번하게 이용한다. 그 이유는 동향프리즘의 기반이 같은 방향을 나타내기 때문이다. 그렇기 때문에, 이 프리즘은 양안문제(혹은 정렬문제)를 겪는 눈을 돕기보다는, 인식되는 이미지를 한 방향 (상하좌우)으로 굴절시키거나, 벗어나게 만든다. 아이들이 이 프리즘을 착용하는 경우에, 세상에 대한 시각적 이미지가 프리즘의 기반과는 다른 방향으로 바뀔 것이다. 그래서, 기반이 아래를 향하는 프리즘은 착용자가 인식하는 이미지를 위로 향하게 만든다. 그 다음에 뇌는 시신경과 운동신경 사이에서 나타나는 불일치를 파악한다. 이미지가 위로 향하는 경우에도, 신체는 여전히 해당 이미지가 앞에 존재한다고 느낀다. 실제로, 뇌는 균형을 잡거나, 일관성있는 신체도식을 나타내기 위해서, 시신경과 운동신경 사이에서 발생하는 불일치를 다루어야 한다. 신체가 움직이는 방향과 관련하여 변화를 겪는 이유는 눈의 근육이 다른 형태의 정렬을 나타내기 때문이 아니라, 뇌가 운동과정 및 자기수용과정 등으로 구성된 전정과정을 통해서 운동정보 및 시각적 정보를 일치시키려고 하기 때문이다. 이와 같은 과정을 통해서, 감각의 재구성이 이루어질 수 있다 (Lemer, 2008). 동향프리즘은 공간적 인식능력을 자극하고, 시각적 초점을 조정하며, 시각적 주의력을 향상시키고, 변화를 촉진시킬 수 있다. 동향프리즘에 익숙한 시력측정 의사들은 해당 아이와 시간을 보내면서 어떤 프리즘이 아이에게 가장 큰 혜택을 안겨주는지를 알아내기 위해서 여러 다른 프리즘을 적용한다. 그들은 여러 다른 프리즘을 적용하면서 해당 아이가 여러 다른 행동을 이행하도록 하여 처방하기에 가장 적합한 프리즘을 파악한다. 그들은 모든 아이들에게 같은 프리즘을 반복하여 처방하지는 않는다. 당신이 동향프리즘의 처방을 위해서 아이를 시력측정의사에게 데려가는 경우, 우선 해당 의사가 아이를 대상으로 제대로 된 정밀검사를 이행하는지, 아니면 반복적으로 같은 프리즘안경을 처방하는지에 대해서 알 필요가 있다.

요약과 주의력의 요점

(SUMMARY AND ATTENTION TIPS)

1. 자폐증을 겪는 아이들은 다른 아이들과 다르게 시각적 공간이 가득 찬 경우 (높은 수준의 지각적 부담)에 더 나은 성과를 나타낸다. 이와 같은 아이들의 앞에는 1~2개가 아닌 다수의 정신을 산만하게 만드는 요소들을 제시하는 것이 더 좋다고 할 수 있다.
2. 자폐증을 겪는 아이들은 그들의 왼쪽에서 발생하는 일에 집중하는 것을 어려워한다. 그들이 집중하는 것을 원한다면, 그들의 약간 오른쪽에 서야 한다.
3. 특히 자폐증을 겪는 아이들의 왼쪽을 향해서 많은 주변 인식훈련을 이행해야 한다.
4. 자폐증을 겪는 아이들은 측면보다는 중앙에 있는 자극요소들에 더 빨리 반응한다.
5. 자폐증을 겪는 아이들이 주의력을 전환하는 활동을 이행하도록 한다. 시각적인 측면과 청각적인 측면에서 아이들이 주의력을 더 빨리 전환시킬 수 있도록 훈련시킨다.
6. 자폐증을 겪는 아이들의 절반 정도는 형광등에 민감한 모습을 나타낸다. 백열등을 이용하는 것이 좋다.
7. 자폐증을 겪는 아이들 중의 일부에게는 색 오버레이 (담청색)가 독서에 도움을 줄 수 있다.
8. 다음의 목록은 과민증을 나타내는 아이들에게 해를 입히는 환경적 요소들을 포함하고 있다.

    다른 사람들의 옷

    - 합성섬유
    - 복잡한 패턴
    - 금속성의 모양

(계속)

요약과 주의력의 요점

(SUMMARY AND ATTENTION TIPS)

8. (계속)

    - 반사적인 액세서리 [예: 스팽글 (반짝거리도록 옷에 장식으로 붙이는 작고 동그란 금속편),
    - 시계 소리를 내는 물건 (예: 짤랑거리는 소리를 내는 팔찌)

    조명

    - 형광등
    - 할로겐등
    - 섬광등
    - 깜박거리는 태양광선 (예: 나뭇잎이나 블라인드를 통해서 보이는 햇살)
    - 극심한 색상대비
    - 조명이 달린 거울
    - 반사적인 거울
    - 특정한 색깔 (예: 검정색/빨강색)
    - 흰색 종이 (광택지로 된 잡지)
    - LCD 간판
    - 밤이나 비가 올 때에 보이는 자동차 불빛
    - 흰색의 타일로 덮인 터널 내에서 보이는 자동차 불빛
9. 추적활동을 이행한다. 우선, 해당 아이가 자신의 한쪽 눈을 당신이 가리도록 해 준다면, 한 번에 한쪽 눈을 검사한다.
10. 자폐증을 겪는 아이들은 왼쪽에서 나타나는 시각적 단서들을 바라보는데 있어서 큰 어려움을 겪을 수 있다.
11. 자폐증을 겪는 아이들을 시각측정의사에게 보내서 프리즘안경을 처방 받는 경우, 그 아이들이 프리즘안경을 처방 받기 이전에 의사로부터 완전한 정밀검사를 받도록 해야 한다.
12. 시력으로 인한 과민반응:

    - 지나치게 눈을 깜박거린다.
    - 눈을 가린다.
    - 먼지를 만지작거린다.
    - 시선을 제대로 마주치지 않는다.
    - 낮은 수준의 초점을 나타낸다.
    - 낮은 인지수준을 나타낸다.
    - 반사되는 모양에 매료된다.
    - 손가락으로 눈의 주위를 가볍게 친다.

(Lemer, 2008)

참고문헌 (REFERENCES)

Attwood, T. (2007). *The complete guide to Asperger's syndrome*. London, UK: Jessica Kingsley Publishers.

Ayres, J. A. (1972). Sensory integration and learning disorders. *Western Psychological Services.*

Baird, G., Charman, T., Baron-Cohen, S., Cox, A., Swettenham, J., Wheelwright, S., & Drew, A. (2000). A screening instrument for autism at 18 months of age: a 6 year follow-up study. *Journal of the American Academy of Child and Adolescent Psychiatry, 39*(6), 694-762.

Bogdashina, O. (2003). *Sensory perceptual issues in autism and Asperger syndrome*. London, UK: Jessica Kingsley Publishers.

Colman, R. S., Frankel, F., Ritvo, E., Freeman, B. J. (1976). The effects of fluorescent and incandescent illumination upon repetitive behaviors in autistic children. *Journal of Autism and Developmental Disorders, 6*(2), 157-162.

Coulter, R. (2009). Understanding the visual symptoms of individuals with autism spectrum disorder (ASD). *Optometry & Vision Development, 40*(3), 164-175.

Courchesne, E., Saitoh, O., Yeung-Courchesne, R., Press, G. A., Lincoln, A. J., Haas, R. H., & Schreibman, L. (1994). Abnormality of cerebellar vermian lobules vi and vii in patients with infantile autism: identification of hypoplastic and hyperplastic subgroups with MR imaging. *American Journal of Roentgenology, 162*(1), 123-130.

Courchesne, E., Townsend, J., Akshoomoff, N. A., Saitoh, O., Yeung-Courchesne, R., Lincoln, A. J., . . . Lau, L. (1994). Impairment in shifting attention in autistic and cerebellar patients. *Behavioral Neuroscience, 108*(5), 848-865.

Exkom, K. (2006). *The autism sourcebook*. New York, NY: Harper-Collins Publisher.

Gillberg, C. (1998). Chromosomal disorders and autism. *Journal of Autism and Developmental Disorders, 28*(5), 415-425.

Greenspan, S. I. (2004). *The first idea*. New York, NY: Da Capo Press.

Grelotti, D. J., Gauthier, I., & Schultz, R. T. (2002). Social interest and the development of cortical face specialization: what autism teaches us about face processing. *Developmental Psychobiology, 40*(3), 213-225.

Huebner, R. (2001). *Autism: a sensorimotor approach to management*. Austin, TX: Pro-Ed.

James, W. (1890) *The principles of psychology*. New York, NY: Dover.

Kemner, C., Verbaten, M. N., Cuperus, J. M., Camfferman, G., & van Engeland, H. (1998). Abnormal saccadic eye movements in autistic children. *Journal of Autism and Developmental Disorders, 28*(1), 61-67

Kemner, C., van der Geest, J. N., Verbaten, M. N., & van Engeland, H. (2004). In search of neurophysiological markers of pervasive developmental disorders: smooth pursuit eye movements. *Journal of Neural Transmission, 111*(112), 1617-1626.

Kirkby, D. (2011). *Government concedes vaccine-autism case in federal court. Now what?* Internet, Jan, 2011.

Kohen-Raz, R., Volkmar, F. R., & Cohen, D. J. (1992). Postural control in children with autism. *Journal of Autism and Developmental Disorders, 22*(3), 419-431.

Lane, D. (1982). The development of selective attention. *Merrill-Palmer Quarterly, 28,* 317-337.

LeCouteur, R., Rutter, M., Lord, C., Rios, P., Robertson, S., Holdgrafer, M., & McLennan, J. (1989). Autism a diagnosis interview: a standardized investigator-based instrument. *Journal of Autism and Developmental Disorders, 19*(3), 363-387.

Lemer, P. (2008). *Envisioning a bright future: Interventions that work for children and adults with autism spectrum disorders*. Santa Ana, CA: Optometric Extension Program Foundation.

Maino, D. (2009). The etiology of autism. *Optometry & Vision Development, 40*(3), 150-156.

Mangeot, S., Miller, L. J., McIntosh, D. N., McGrath-Clarke, J., Simon, J., Hagerman, R. J., & Goldson, E. (2001). Sensory modulation dysfunction in children with attention-deficit-hyperactivity disorder. *Developmental Medicine & Child Neurology, 43*(6), 399-406.

McKhann, G. (2009). A decade of research shows no link between vaccines and autism. *Brain in the News, March,* 3.

Miller, L. J., Anzalone, M. E., Lane, S. J., Cermak, S. A., & Osten, E. T. (2007). Concept of evolution in sensory integration: a proposed nosology for diagnosis. *The American Journal of Occupational Therapy, 61*(2), 135-140.

Moldin, S. (2006). *Understanding autism*. Oxfordshire, UK: Taylor & Francis, Inc.

Neimark, J. (2009). Solving the mystery: an affliction. *Discover Magazine, Summer,* 73-77.

Ornitz, E. M., Atwell, C. W., Kaplan, A.R., & Westlake, J. R. (1985). Brain-stem dysfunction in autism. Results of vestibular stimulation. *Archives of General Psychiatry, 42,* 1018-1025.

Ozonoff, S., Pennington, B. F., & Rogers, S. J. (1991). Executive function deficits in high functioning autistic children: relationship to theory of mind. *Journal of Child Psychology and Psychiatry, 32*(7), 1081-1105.

Ozonoff, S. (2002). *A parent's guide to Asperger syndrome & high functioning autism*. New York, NY: The Guilford Press.

Pelphrey, K. A., Sasson, N. J., Reznick, J. S., Paul, G., Goldman, B. D., & Piven, J. (2002). Visual scanning of faces in autism. *Journal of Autism and Developmental Disorders, 32*(4), 249-260.

Pineda, J. (2009). *Mirror neuron systems*. New York, NY: Springer-Verlag.

Remington, A., Swettenham, J., Campbell, R., & Coleman, M. (2009). Selective attention and perceptual load in autism spectrum disorder. *Association of Psychological Science, 20*(11), 1388-1392.

Rincover, A. & Ducharme, J. M. (1987). Variables influencing stimulus overselectivity and "tunnel vision" in developmentally delayed children. *American Journal of Mental Deficiency, 91*(4), 422-430.

Risch, N., Spiker, D., Lotspeich, L., Nouri, N., Hinds, D., Hallmayer, J., . . Myers, R. M. (1999) A genomic screen for autism: evidence for a multilocus etiology. *American Journal of Human Genetics, 65*(2), 493-507.

Schumann, C. M., Hamstra, J., Goodlin-Jones, B. L., Lotspeich, L. J., Kwon, H., Buonocore, M. H., . . . Amaral, D. G. (2004). The amygdala is enlarged in children but not adolescents with autism: hippocampus is enlarged at all ages. *The Journal of Neuroscience, 24*(28), 6392-6401.

Searfoss, J. (2000). Tunnel vision: a loss of visual sensitivity in school age children. *Journal of Optometric Vision Development, 31,* 117-130.

Singer, E. (2008). DNA deletion linked to autism. *Brain in the News, Feb,* 1-2.

Smith, M. (2009, March). Combined sound and motion draw autistic children. *Nature*. Retrieved from http://www.medpagetoday.com/Pediatrics/Autism/13472.

Takarae, Y., Minshew, N. J., Luna, B., Krisky, C. M., & Sweeney, J. A. (2004). Pursuit eye movement deficits in autism. *Brain, 127*(Pt. 12), 2584-2594.

Townsend, J. (1994). Parietal damage and narrow "spotlight" spatial attention. *Journal of Cognitive Neuroscience, 6*(3), 226-232.

Van Der Geest, J. N., Kemner, C., Verbaten, M. N., & van Engeland, H. (2002). Gaze behavior of children with pervasive developmental disorder toward human faces: a fixator study. *Journal of Child Psychology and Psychiatry, 43*(5), 669-678.

Wainwright, J. & Bryson, S. E. (1996). Visual-spatial orienting in autism. *Journal of Autism and Developmental Disorders, 26*(4), 423-438.

Wang, S. (2010). Lancet retraction study tying vaccine to autism. *Brain in the News, March,* 1-2.

Zilbobius, M., Garreau, B., Samson, Y., Remy, P., Barthélémy, C., Syrota, A., & Lelord, G. (1995). Delayed maturation of the frontal cortex in childhood autism. *American Journal of Psychiatry, 152*(2), 248-252.

Zwaigenbaum, L., Bryson, S., Rogers, T., Roberts, W., Brian, J., & Szatmari, P. (2005). Behavioral manifestations of autism in the first year of life. *International Journal of Developmental Neuroscience, 23,* 143-152.

추천도서 (SUGGESTED READING)

Courchesne, E., Karns, C. M., Davis, H. R., Ziccardi, R., Carper, R. A., Tigue, Z. D., . . . Courchesne, R. Y. (2001). Unusual brain growth patterns in early life in patients with autistic disorder: an MRI study. *Neurology, 57*(2), 245-254.

Lavie, N. (1995). Perceptual load as a necessary condition for selective attention. *Journal of Experimental Psychology, Human Perception and Performance, 21*(3), 451-468.

6

읽기 장애 (Reading Disability)

이번 장을 시작함에 있어서 시각 치료 병동에서 최근에 퇴원한 3명의 아이들에 대해서 논의하고자 한다. 이 아이들은 내가 지난 30년 동안 치료했던 수백 명의 아이들과 크게 다르지 않은 모습을 나타낸다. 내가 이행하는 시각 치료는 다른 수 많은 시력 측정 의사들의 치료와 다르지 않다. 하지만, 나는 안구의 운동을 중요하게 여기며, 실행하는 치료의 대부분은 이와 관련된 동안 신경계에 초점을 맞춘다. 안구의 운동과 더불어, 우리는 또한 안구의 집중 및 조절작용에도 초점을 맞춘다. 이와 같은 동안, 집중 및 조절작용과 같은 3개의 영역들은 우측 마루엽과 많은 관련이 있다. 우측 마루엽은 대세포의 경로, 시공간적 능력, 그리고 가장 중요한 시각적 주의력 등과 크게 관련이 있다. 읽기라는 것이 대부분 시각적으로 이행되는 일이기 때문에, 읽기의 효율성에 있어서 중요하게 생각되는 시각적 능력 및 시각적 주의력을 향상시키는 것으로 우리는 아이의 전반적인 읽기 속도를 크게 개선시킬 수 있다. 내가 나중에 언급하겠지만, 진정으로 독서 장애를 겪는 아이를 찾는 것은 쉽지 않다. 당신이 치료하는 아이들의 대부분은 독서 장애를 겪는 것이 아니라, 매우 저조한 동안신경기능을 초래하는 심각한 수준의 시각적 주의력으로 인해서 악화된 학습장애를 겪고 있는 것이다. 시각적 주의력 및 동안력을 개선시키는 것으로 아이가 나타내는 읽기의 효율성은 크게 향상될 수 있다. 이와 같은 목표를 성취하기 위해서는 아이가 글을 다시 읽는데 소비하는 시간 (퇴행시간)을 줄일 필요가 있다. 이와 같은 시간은 아이가 글을 읽다가 현재 읽는 곳을 놓치거나 글자 및 단어 등을 제대로 읽지 않아서 발생할 수 있다. 글을 다시 읽는데 소비하는 시간을 줄일 수 있다면, 독해속도를 향상시킬 수 있을 것이다. 아이가 독해를 더 쉽게 느낄 수 있도록 만들 수 있다면, 아이는 더 많은 글을 읽게 될 것이고, 결과적으로 이와 같은 과정을 통해서 아이의 이해속도가 빨라질 것이다.

내가 언급한 3명의 아이들은 브리아나 (Breanna), 그리어(Greer), 그리고 맥그리거(MacGregor)이다. 이 아이들은 모두 주 2회 기준으로 6개월 동안 우리 시각 치료 프로그램에 참가했고, 2010년 2월에 이루어진 두 번째 재평가 이후에 퇴원했다.

브리아나는 4학년에 재학 중인 9세 아이였다. 그 아이는 인쇄된 글자가 흐릿하게 보인다고 불평했으며, 글을 읽는 것을 좋아하지 않았다. 그 아이에 대한 초기 평가에 따르면, 브리아나는 1분에 115개의 단어들을 읽을 수 있었고, 60%의 이해력을 보였다. 그 아이에 대한 마지막 평가에 따르면, 브리아나는 이전보다 향상된 모습을 나타냈다. 그 아이는 1분에 300개의 단어들을 읽을 수 있게

Lane, K. A. *Visual Attention in Children: Theories and Activities* (pp. 121-132).

되었으며, 90%의 이해력을 나타냈다. 브리아나는 현재 독서를 매우 좋아한다.

그리어는 4학년에 재학 중인 10세 여자아이였다. 그 아이는 글을 읽는 것이 어렵다고 불평했으며, 읽는 곳을 놓치지 않기 위해서 자신의 손가락을 이용해야 했다. 그 아이는 또한 글을 읽는 중에 단어들을 제대로 읽지 않는 모습을 보였다. 이와 더불어, 그 아이는 저조한 시각적 운동능력을 가지고 있었으며, 이 영역에서 7.9세의 나이 수준을 나타냈다. 초기에 이행된 평가에 따르면, 그리어는 1분에 162개의 단어들을 읽을 수 있었다. 마지막에 이행된 평가에 따르면, 그리어는 1분에 210개의 단어들을 읽을 수 있게 되었고, 그 아이의 시각적 운동능력은 10.7세 기준으로 향상되었다.

맥그리거는 1학년에 재학 중인 6세 아이였다. 그 아이는 읽는 것을 싫어했고, 독서를 피하려고만 했다. 초기 평가에 따르면, 맥그리거는 1분에 56개의 단어들을 읽을 수 있었으며, 자신의 나이수준에 있어서 하위 25%에 속하는 시각적 기억력을 나타냈다. 마지막에 이행된 평가에 따르면, 그 아이는 1분에 87개의 단어들을 읽게 되었으며, 그의 시각적 기억력은 자신의 나이수준을 기준으로 상위 25%로 개선되었다.

이 아이들 중에서 그 누구도 치료프로그램이 진행되는 6개월 동안 읽기와 관련된 추가적인 도움을 받지 않았다. 이와 같은 결과는 드문 것이 아니다. 당신이 치료하는 아이들 중에도 안구의 운동을 치료하는 것으로 도움을 줄 수 있는 경우가 있을 것이다. 당신은 낮은 수준의 시각적 운동능력을 가지고 있기 때문에 글을 제대로 읽지 못하는 유형의 아이를 인지할 필요가 있다. 해당 유형의 아이는 자신의 소근육 운동능력을 개선시키기 위해서 당신의 치료프로그램에 참여하는 것일지도 모른다. 또한, 이와 같은 유형의 아이는 낮은 수준의 대근육 운동능력 및 균형능력을 겪을 수도 있다. 이 책에서 언급되는 안구의 운동 및 주의력과 관련된 사항을 해당 아이의 치료 프로그램에 추가한다면, 그 아이는 읽는 것을 더 쉽게 느끼게 될 것이다.

진단적/통계적 매뉴얼-IV 읽기 장애의 정의 (DIAGNOSTIC AND STATISTICAL MANUAL-IV DEFINITION OF READING DISORDER)

A. 읽기의 정확성 혹은 이해력과 관련하여 개별적으로 적용되는 표준 테스트를 기반으로 측정된 읽기 성취도는, 당사자의 생활연령, 측정된 지능, 그리고 나이에 적합한 교육 등을 고려할 때, 예상되는 수준보다 현저하게 낮은 모습을 나타낸다.

B. A항목을 통해서 제시되는 저조한 읽기 성취도는 읽기 능력을 필요로 하는 학업적 성취도 혹은 일상적인 활동에 크게 부정적인 영향을 미친다.

C. 특정 감각이 존재하지 않는다면, 이와 같은 감각의 부재로 인해서 초래되는것 이상의 장애가 읽는 과정에서 발생할 수 있다.

*'난독증'*이라는 용어는 일반적으로 읽기와 관련하여 뒤쳐진 아이들을 구분하기 위해서 공립학교 체계에서 이용된다. 특정 아이가 난독증을 가지는 것으로 진단을 받는다면, 학교에서는 추가적인 도움을 제공하고, 교육 체계에 변화를 줄 수 있다. 여기서 우리가 생각해봐야 할 문제는, 모든 아이들이 난독증을 겪는지에 대한 것이다. 한 아이가 난독증을 겪는 것으로 진단을 받으려면, 그 아이는 읽기능력과 관련하여 해당 인구의 하위 5%에 속해야 한다. 진정한 난독증이라는 것은 찾기가 쉽지 않다. 내가 아이들을 치료했던 전체 기간 동안에 진정한 난독증을 겪는 것으로 판명된 아이들은 10명도 되지 않았다. 난독증을 겪는 아이들은 읽기와 관련된 극도의 장애를 겪고 있었다. 예를 들어, 내 의견으로는, 난독증을 겪는 아이는 1학년에서도 여전히 글자를 인지하는데 어려움을 겪을 것이다. 당신이 치료를 이행하는 동안에 가장 쉽게 접할 수 있는 유형은 학습 장애를 겪는 아이이다. 이와 같은 유형의 아이들은 학생들의 20% 정도를 차지하며, 읽기 장애와 관련하여 앞서 제시된 진단기준을 충족시키지만, 해당 인구의 하위 5%에 속하지는 않는다. 직업 치료사들은 매우 낮은 수준의 소근육 운동능력과 대근육 운동능력으로 인해서 학습과 관련된 장애를 겪고 있는 많은 아이들을 보게 될 것이다. 가장 두드러진 증상들에는, 매우 낮은 수준의 공간적 능력 및 시각적

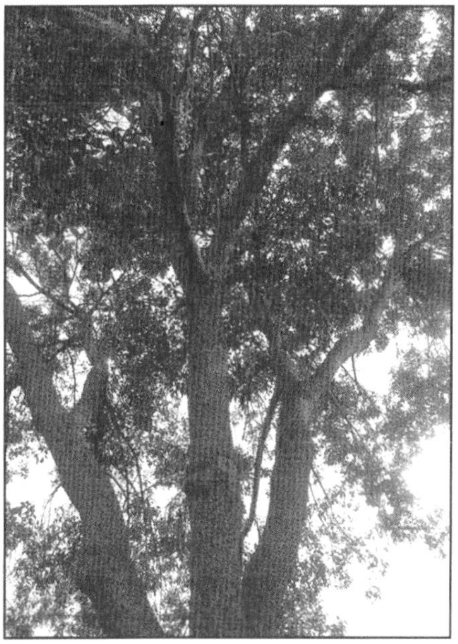

그림 6-1. 나뭇가지들이 만들어낸 각과 곡선.

운동능력 등이 포함될 수 있다. 병력을 고려할 때, 해당 아이의 부모 중의 한 명이 학교에서 힘든 시기를 보냈을 가능성이 있다. 또한, 해당 아이는 언어능력 혹은 운동 능력의 발달과 관련하여 지연현상을 겪을 수도 있다.

'*인지 신경과학 III(The Cognitive Neurosciences III)*'은 발달성 난독증과 관련된 내용에 있어서 다음과 같은 흥미로운 주요 문장을 포함하고 있다. "명백히 장애를 초래하는 요인들을 제외시킨 후에도 학생들의 5% 정도가 여전히 높은 수준의 읽기 장애를 겪는다는 것은 놀라운 사실이다." (Gazzaniga, 2004, 818쪽) 여기서 우리가 생각해봐야 하는 실질적인 문제는, 읽는 행위가 복잡한 신경학적 처리과정이라는 사실을 고려할 때, 왜 읽기 장애를 겪는 학생들을 많이 볼 수 없느냐이다. 1962년 노벨상 수상자인 존 스타인벡 (John Steinbeck)은 다음과 같이 말했다. "어떤 사람들은 성장하면서 겪었던 읽기와 관련된 고된 여정을 잊는다. 읽기라는 행위는 아마도 인간이 이행할 수 있는 가장 큰 단일 노력이라고 할 수 있을 것이며, 이와 같은 행위는 유년기에 실행되어야 한다."

내가 앞서 언급했듯이, 읽기 과정의 복잡성을 고려할 때, 많은 아이들이 난독증을 겪지 않는다는 것은 놀라운 일이라고 할 수 있다. 영국의 신경 심리학자인 앤드류 엘리스 (Andrew Ellis)는 다음과 같이 말했다. "결과적으로 난독증이 어떤 것으로 판명되든지 간에, 그것은 읽기 장애라고 할 수는 없다." (Wolf, 2007, 168쪽) 엘리스는 인류의 진화와 관련하여, 사람의 뇌가 처음부터 읽기능력을 갖출 것을 예상하지는 못했을 것이라고 말했다. 우리가 알고 있듯이, 읽기능력에만 국한되는 유전자나 생물학적 구조는 존재하지 않는다. 대신에, 읽기능력을 발휘하기 위해서, 사람의 뇌는 오래된 영역들을 연결하는것으로 새로운 신경회로를 구축하는 방법을 배워야 한다. 사람의 뇌는 애초에 사물에 대한 인식과 같은 작업들을 위해서 만들어졌고 유전적으로 발달되었다. 난독증을 뇌의 "읽기 영역" 내에서 발생할 수 있는 결함적인 요소로서 쉽게 정의할 수는 없다. 그 이유는 그와 같은 요소가 존재하지 않기 때문이다. 실제로, 모든 철자들이 유사한 선, 각 및 곡선 등을 이용해서 글자들을 만들기 때문에, 초기에 철자들을 만들어낸 사람들은 자신들이 하루 종일 쉽게 볼 수 있었던 각, 선, 그리고 곡선 등을 이용해서 글자들을 만들어 냈을 것이다 (그림 6-1).

사람들이 처음에 다른 무엇인가를 이용했다면, 우리는 읽는 방법을 배우지 않았을 것이다. 난독증의 원인을 규명하기 위해서, 우리는 뇌의 오래된 구조를 관찰하고, 빠르게 동시적으로 규합되어서 읽기회로를 형성하는 다중 처리과정, 구조, 신경세포 및 유전자 등을 연구해야 한다 (Wolf, 2007).

우리가 아이들에게 기대하는 것은 실제로 놀라운 것이다. 읽기와 관련된 유전자가 존재하지 않기 때문에, 각각의 새로운 뇌는 읽는 방법을 배우기 위해서 처음부터 시작해야한다. 인간의 조상들이 철자부호를 만들어 내는데 2,000년 정도가 소요되었지만, 아이들이 이와 같은 부호를 완전하게 익히는데 있어서는 2,000일 (6~7세까지) 정도만이 소요된다. 이와 같이 어려운 학습과정을 이행하는데 있어서 아이들은 최상의 노력을 기울여야 한다.

애초에 언어와 관련해서 진화가 이루어지지 않았던 것이 확실하다. 그렇기 때문에, 성도(vocal tract)의 발달이 발화로 이어지는데 많은 시간이 소요되었던 것이다. 또한, 읽기와 관련해서도 진화가 이루어지지 않았던 것이 확실하다. 읽기능력의 진화가 처음부터 고려되었다면, 언어와 읽기능력에 필요한 뇌의 영역이 어떻게 생겨날 수 있었겠는가? 새로운 뇌의 영역이 만들어졌던 것은 아니다. 뇌는 기존의 영역을 활용하고 해당 영역을 확장했던 것처럼 보인다. 이와 같이 언어와 읽기능력을 위해서 이용되기 시작했던 영역과 그 영역이 선택된 이유를 알 수 있다면, 읽기와 관련된 장애를 이해할 수 있다고 본다. 뇌는 언어와 발화를 위해서 좌뇌를 선택했는데, 그 이유는 좌뇌가 빠른 순차적 운동기능 (예로, 손의 움직임)을 처리하는 역할을 이행하기 때문이다. 뇌는 새로운 영역을 만들어낼 필요가 없었다. 뇌는 필요에 적합한 기존의 영역을 선택했다. 언어와 관련된 영역들에는 이마엽의 보안운동중추와 브로카영역, 그리고 관자엽이 마루엽과 만나는 외측구 주위에 있는 베르니케영역과 같은 3개의 영역들이 포함된다 (Diamond, 1999).

읽기의 시작 (START OF READING)

5,000년 전에 단어를 표기하기 위해서 문자로 만든 상징물이 사용되었을 때, 뇌는 음성언어가 처음으로 이용되었을 때와 같은 딜레마에 사로잡혔다. 과연 뇌의 어느 부분이 이와 같은 문자로 만든 상징물의 활용을 전담해야했을까? 문자가 사용되면서, 언어는 청각적 처리과정뿐만 아니라, 시각적 처리과정의 측면에서 고려되기 시작했다. 그리고 유사한 기능을 이행하는 영역을 사용해야 했다. 다시 한 번, 좌뇌가 선택되었다. 사물의 인지와 같은 유사한 기능을 이행하는데 있어서 이용되었던 뇌의 영역이 또 다시 이용되었다. 사람이 읽는 법을 배울 수 있었던 이유는, 영장류의 시각계가 크게 유사한 형태의 다른 일을 할 수 있도록 진화되었고, 결과적으로 읽기 영역을 전담하기 위한 목적으로 "재활용"되었기 때문이다. 이와 같이 이용되는 뇌의 영역은 인간의 사물인지 경로에 영향을 미치는 피질부위 내에서 뇌의 왼쪽에 위치한다. (De Haene, 2003) 이 영역은 의미가 아닌 시각적 형태의 파악과정에만 관여한다. 이 시각적 단어형태 부위의 활성화는 읽기에 더 능숙해지면서 계속해서 증가하는 모습을 보인다. 이 부위는 양단간의 형태를 기준으로 활성화되는 것처럼 보인다. 이것은 마치 특정 사물이 전체적인 하나의 사물로서 인식되는 것처럼, 단어 내에 포함되는 모든 글자들은한 번에 인식된다. 즉, 긴 단어가 짧은 단어보다 읽는데 더 오랜 시간을 필요로 하는 것은 아니라는 말이다. 난독증을 겪는 성인들은 단어의 시각적 형태를 인식하는 과정을 쉽게 이행하지 못할 수 있다. 이들에게 있어서는 해당 부위의 활동을 통한 일반적인 성인수준의 성취가 이루어지지 않을 수 있다. 이와 같은 감소된 반응은 원인보다는 읽기와 관련해서 나타나는 장애의 결과라고 할 수 있다. 뇌의 해당 부위는 단어를 구성하는 글자들을 분석하고, 다른 피질부위에 해당 글자들의 특징 및 순서 등과 관련된 정보를 제공한다. 정말로 이해할 필요가 있는 사실은, 이 부위가 각 단어가 위치하는 시각적 영역에는 관심을 가지지 않는다는 것이다. 이 부위는 각 단어가 위치하는 시각적 영역이 왼쪽이든 오른쪽이든, 같은 방식으로 반응을 나타낸다. 독자의 왼쪽에 제시되는 단어들은 초기에 뇌의 오른쪽 부위를 통해서 분석되며, 오른쪽에 제시되는 단어들은 뇌의 왼쪽 부위를 통해서 분석된다. 왼쪽에 위치하는 시각적 단어형태를 담당하는 영역은 뇌의 양쪽 반구에서 시각적 신호를 수집해야 하며, 이와 같은 과정은 0.20초 내로 이행될 수 있다 (De Haene, 2003). 단어들을 인식하는 뇌의 영역이 처음에는 시각적 형태를 인식하기 위한 목적으로 발달되었다고 생각할 수 있다. 인간의 시각계는 특정 사물들이 회전을 하든 다른 방향을 향하고 있든, 자동적으로 해당 사물들을 같은 것으로 인식할 수 있다. 결과적으로 인간이 사물을 다른 각도에서 인식하는 것은 쉬운 일이다. 하지만, 이와 같은 능력은 읽기와 관련해서는 단점으로 적용될 수 있다 (De Haene, 2003). 인간의 뇌가 언어나 읽기와 관련된 새로운 환경에 적응해야 하고, 이와 관련하여 유사하지만 같은 것이라고는 할 수 없는 기존의 영역을 이용해야 하는 상황에 처해 있다는 사실 때문에, 어떤 아이들은 읽기를 배우는 과정을 어렵게 느낄 수 있다.

시각주의력 및 읽기 (VISUAL ATTENTION AND READING)

주의력결핍 과잉행동장애 (AD/HD)와 기타 형태의 학습장애 (LD) 사이의 정확한 관계는 분명하지 않다. 하지만, 전문가들은 두 영역들 사이에는 50~90% 정도가 겹치는 것으로 추정하고 있다. 많은 이들이 생각하기로, LD 영역의 확대는 주의력 장애를 겪는 아이들의 수가 급격하게 상승한 사실과 관련이 있다 (Healy, 1999).

단어의 인식과 관련하여 주의력의 중요성을 나타내기 위해서, 매리언 울프 (Maryanne Wolf)가 저술한 '프루

스트와 오징어(Proust and the Squid)' 에서 발췌한 다음의 문장을 고려할 필요가 있다. "모든 단어는 0.5초의 명성을 가진다." (Wolf, 2007, 145쪽)

0.0초~0.1초: 모든 읽기과정은 주의력에 기반을 두고 시작된다. 실제로는 여러 형태의 주의력에 기반을 두고 읽기가 시작된다고 할 수 있다. 전문 독자가 특정 단어("been" 등)를 볼 때, 다음과 같은 3개의 인지과정이 처음에 이행된다. (1) 다른 일에 더 이상 집중하지 않는다. (2) 새로운 것에 주의력을 기울인다. (즉, 글의 내용에 집중한다.) (3) 새로운 글자와 단어를 인식한다. 이와 같은 주의력 및 형상화와 관련된 연구에 따르면, 각각의 세부적인 과정은 뇌의 다른 부위를 통해서 이행되는 것을 알 수 있다.

다른 일에 집중하지 않는 과정은 마루엽의 뒤에 위치한 영역을 통해서 이행된다. 주의력의 전환은 '상구' 라고 불리는 안구 운동을 전담하는 중뇌의 부위를 통해서 이루어진다. 그리고 새로운 것에 주의를 기울이는 과정은 '시상' 이라고 불리는 인간의 내부전환기를 통해서 이행된다. 시상을 통해서 뇌의 모든 5개 층들로부터 수집되는 정보가 편성된다.

0.05초~0.15초: 다수의 시각적/맞춤법 기준의 표상적 과정들이 0.05초에서 0.15초 사이에 이행된다. 그리고 0.15초에서 0.2초 사이에 이마엽의 실행 및 주의력을 전담하는 부위가 활성화된다. 이 때, 실행을 전담하는 부위가 다음으로 발생하는 안구의 움직임에 영향을 미친다. 실행체계를 통해서 0.25초가 되는 시점에 새로운 단속성 영역으로 나아갈 정도로 글자 및 단어의 형태에 대한 충분한 정보가 존재하는지, 그리고 더 많은 정보를 얻기 위해서 퇴보가 요구되는지 등이 결정된다.

0.1초~0.2초: 이 시점에서 뇌는 글자와 소리, 그리고 맞춤법과 음운법을 연결시킨다. 음운적 처리과정에 대한 현재의 연구에 따르면, 이마엽, 관자엽, 그리고 뒷통수엽을 포함하는 여러 피질영역 내에서 0.15초에서 0.2초 사이에 이와 같은 과정과 관련된 해부학적 활동이 크게 발생하는 것을 볼 수 있다.

0.2초~0.5초: 관련 연구에 따르면, 0.2초에서 0.6초 사이에 전기 활동이 폭발적으로 발생하는 것을 알 수 있다. 종종 우리는 "인어(mermaid)"와 같은 부조화적 단어에 대한 검색이 0.4초가 되는 시점에서 최고조에 도달하는 것을 보게 된다. 관련 연구는 이와 같은 시점과 관련하여 두 가지 정보를 제시한다. 우선, 일반적인 독자의 경우에 있어서, 의미론적인 정보는 0.2초가 되는 시점에 처음으로 회수된다. 두 번째로, 인간은 특히 0.4초가 되는 시점에서 예측되는 내용과 관련하여 의미론적인 불일치가 발생하는 경우에 지속적으로 정보를 더하는 모습을 보인다.

이와 같은 결과를 기준으로 우리는 양호한 수준의 주의력을 갖춘 일반적인 독자에게 있어서 단어의 인식과정이 얼마나 복잡한지에 대해서 알 수 있다. 이와 같은 과정은 저조한 수준의 주의력과 읽기능력을 갖춘 아이에게 있어서 훨씬 더 복잡하게 느껴질 수 있다.

관련 연구에 따르면, 읽기능력과 관련하여 자신의 현재 나이보다 1년이 뒤쳐진 모습을 나타내는 아이들은 시각적 주의력 과제의 이행과 관련하여 양호한 수준의 읽기능력을 나타내는 아이들이나 성인들과는 크게 다른 모습을 나타낸다. 양호한 수준의 읽기능력을 갖춘 아이들과 성인들은 안구를 움직이지 않고 시각적 공간 내에 위치하는 여러 다른 지점들로 주의력을 분산 시킬 수 있다. 이와 같은 양호한 수준의 읽기능력을 갖춘 아이들이나 성인들과는 다르게, 저조한 수준의 읽기능력을 갖춘 아이들은 부중심와를 통해서 어떤 글자가 나타나는지를 알기 위해서 부중심와에 제시되는 단서에 기반을 두는 위치와 관련된 정보를 이용하지 않는다. 이와 같은 사실을 기준으로, 저조한 수준의 읽기능력을 갖춘 아이들이 겪는 일종의 주의력 결핍에 대해서 생각해볼 수 있다. (Brannan & Williams, 1987) 관련 연구에 따르면, 저조한 수준의 읽기능력을 갖춘 아이들은 일반적으로 주변의 시각적 단서에 반응하는 과정에서 보통 수준의 읽기능력을 갖춘 아이들보다 자동적으로 주의력에 변화를 주는 것을 어려워한다. 자동적인 주의력 전환체계의 부족은 다음과 같은 원인들 때문에 발생할 수 있다. (1) 초기에 나타나는 주변의 시각적 자극요소를 처리하는 능력의 선택적 감손. (2) 주의력을 전환하는 1차적인 단계에서 나타나는 감소된 속도. 자동적인 주의력 전환체계의 부족은 안구의 움직임(단속성 운동)을 정확하게 계획하는 과정을 방해할 수 있다. 안구의 움직임은 읽기과정에서 글의 내용을 빠르게 이해하는데 있어서 중요하게 생각될 수 있고, 난독증을 겪는 아이들에게 있어서 변화된 형태로 나타날 수 있다 (Facoetti & Molteni, 2001).

다수의 연구들에 따르면, 난독증을 겪는 사람들은 특정 대상의 선택을 필요로 하는 시각적 검색과제를 이행하는데 있어서 더 느리고 정확하지 않은 모습을 나타낸다 (Casco, Tressoldi & Dellantonio, 1998). 관련 연구에 따르면, LD (읽기장애 [RD])를 겪는 대상들은 선택적인 주의력 과제와 관련하여 통제집단보다 더 많은 실수를 했다 (Facoetti & Molteni, 2001). 이와 같은 결과는 2003년에 이행된 연구에서도 볼 수 있었다 (Facoetti, Lorusso, Paganoni, Umilta & Mascetti). 그리고 난독증과 관련된 시각적 자극요소와 일반적인 주의력 결핍 사이의 관계를 파악할 수 있었다 (Heiervang & Hugdahl, 2003). 우리가 글을 읽는 중에 파악하는 단어들을 어떻게 앞서 가는지를 증명하는 것은 어렵지 않다. 글을 크게 소리를 내면서 읽는 중에 친구가 불을 끄도록 요청하여, 갑자기 시각적 정보의 획득이 중단되도록 만들어보자. 이와 같은 상황이 발생한다고 해도, 당신은 4~5개의 단어들을 지속적으로 "읽을 수" 있을 것이다. 불이 꺼질 때, 당신의 눈은 목소리가 도달한 지점보다 1초 이상 (3~4개의 안구 움직임) 앞서 있을 것이다. 이와 같은 현상은 *시선-음성 주기*라고 알려져 있다. 이 용어는 다소 오해의 여지를 나타낼 수 있는데, 그 이유는 우리가 바라보는 특정한 단어의 소리를 발화과정으로 옮기는데 있어서 1초 이상이 필요하다고 생각할 수 있기 때문이다. 하지만, 이와 같은 내용은 잘못되었다. 우리는 특정한 단어를 파악하기 위해서 1초도 필요로 하지 않는다. 시간적인 차이는 생각이 시선보다 얼마나 뒤쳐지는지를 나타내는 것이 아니라, 생각이 얼마나 음성보다 앞서는지를 나타낸다. 의미와 관련된 결정을 내리고 개별적인 단어들을 사전에 파악하기 위해서 시선을 앞에 둔다. 실제로, 시선-음성 주기는 읽는 내용에 대해서 제대로 이해하는 경우에만 존재한다. 우리가 제대로 파악할 수 있는 내용 ("빠른 여우가 게으른 개 위로 뛰어오른다 [the quick fox jumps over the lazy dog]")이 아닌 제대로 파악하지 못하는 내용 ("개 게으른 위로 뛴다 여우 빠른 [dog lazy the over jumps fox quick]")을 읽는다면, 우리의 시선과 음성은 같은 지점 위에 집중될 것이다. 그리고 시선-음성 주기는 사라질 것이다 (Smith, 1994). 이와 같은 사실을 기준으로 우리는 다음과 같은 결론을 내릴 수 있다. 아이가 저조한 수준의 안구 운동능력 및 주의력 등으로 인해서 각각의 단어들을 개별적으로, 혹은 계속적으로 읽어야 한다면, 읽기과정은 극도로 느리게 이행될 것이다.

단어의 의미를 파악하는 것과는 별개로, 읽기과정을 완벽하게 이행하는 것은 정말 어렵다. 아이가 읽기를 배워가는 동안에 극복해야 하는 장애물이 존재한다. 일반적인 순차적 검색은 기억력에 의존하지 않는 무작위 과정이라고 할 수 있다. 이것은 검색된 위치에 대한 기록을 남기는 체계적인 절차가 아니다. 하지만, 읽기의 경우에, 주의력의 전환은 같은 방식으로 이행될 수 없으며, 각 줄에 위치한 철자 및 공간 등을 기준으로 연속적으로 이행되어야 한다. 아마도 이와 같은 훈련으로 인해서 읽기를 배워가는 과정이 어려워질 수 밖에 없는지도 모른다. 우리가 읽기를 이행하는 동안에, 우리의 눈은 단속성 운동을 통해서 1개의 고정지점으로부터 또 다른 고정지점으로 이동하며, 각각의 고정지점들에서 우리는 대략적으로 0.25초 동안 머물게 된다. 그리고 단속성 운동은 그 자체적으로 0.025초 정도 지속된다. 각각의 고정지점들에서 대부분의 독자들은 7~8개의 글자들을 받아들인다. 고정시간동안에 1개의 글자로부터 또 다른 글자로 주의력이 옮겨가며, 결과적으로 1~2개의 글자들만이 한 번에 처리될 수 있다. (Vidyasagar, 2004)

이 연구가 제시하는 바에 따르면, 시공간적 주의력이 향상될 수만 있다면, 읽기과정이 그렇게 어렵게 느껴지지는 않을 것이다. 난독증을 겪는 아이들과 성인들이 보이는 안구 운동의 유형을 보면, 높은 수준의 다시 읽는 비율과 각 고정지점에서 소요되는 긴 시간 등을 파악할 수 있다.

그림 6-2는 난독증을 겪고 있는 4학년에 재학 중인 아이를 보여준다. 상위 열은 2009년 10월 13일 기준으로 이 아이의 안구 운동을 나타낸다. 하위 열은 3개월 후인 2010년 1월 29일 기준으로이 아이의 안구 운동을 나타낸다. 해당 아이는 시각적 훈련과정을 겪은 후에 1월에 이르러서 상당히 빠른 읽기 속도를 보였다. (시각적 훈련과정을 이행하기 이전과 이후에 90%의 같은 이해력이 나타나는 것을 볼 수 있다.) 이 아이의 읽기 속도는 분당 157단어에서 분당 214단어로 증가했다. 이와 같은 향상이 이루어진 주요한 이유는 다시 읽는 비율이 40%에서

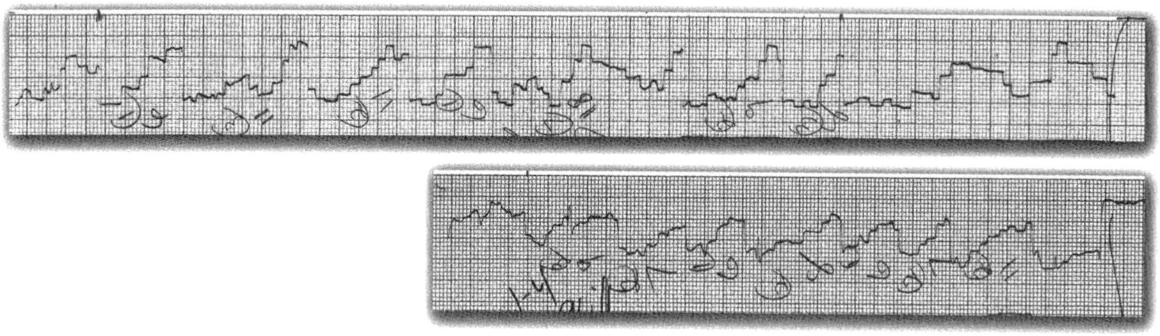

그림 6-2. 시각적 치료과정을 이행하기 이전과 이후의 안구추적분석.

28%로 감소되었기 때문이다. 반면에, 이 아이의 이해 속도가 감소되는 것도 볼 수 있었다. 해당 아이가 이와 같이 크게 개선되는 모습을 보였기 때문에, 현재 대학생이 이 아이에 대한 논문을 작성 중이다.

작업치료사들 및 시력측정 의사들은 감각통합 (SI) 및 시각적 치료 (VT) 프로그램에 있어서 공간적 주의력 훈련을 포함시키는 것으로 난독증을 겪는 아이들에게 큰 도움을 줄 수 있다. 이와 같은 과정을 통해서 아이들은 왼쪽에서 오른쪽으로 순차적으로 이동하면서 시공간적 정보를 처리할 수 있는 능력을 키울 수 있다. 이것은 학습되어야 하는 것이며, 특히 해당 아이에 대한 소근육 훈련을 시킬 때, SI 및 VT 프로그램의 일부로서 이행되어야 한다.

과거에 난독증은 음운적 이해력의 부족으로 인해서 초래되는 것으로 생각되었다 (Shaywitz, 1998). 지난 몇 년 동안에 이행되었던 발달성 난독증에 대한 연구를 통해서, 난독증의 시각적 측면에 대한 관심이 새롭게 나타나는 것을 볼 수 있다. 예를 들어, 읽기 장애는 해당 아이가 개별적인 단어들보다는 글로 만들어진 단어들을 읽도록 요청을 받는 경우에 더 쉽게 파악될 수 있다 (Lovegrove, 1990).

시력측정 의사들은 안구 운동의 부족현상이 읽기 장애를 초래하는 것을 알고 있다. 이와 같은 요소가 유일한 원인이 아닐 수도 있지만, 문제의 발생에 영향을 미치는 것은 확실하다. 앞서 논의했던 것처럼, 수렴과 관련된 문제는 RD를 겪는 아이들에게 있어서 흔하게 발생한다. 하지만, 주의력은 여전히 주요한 요소로서 생각된다. 독해부진아들은 고정된 영역에 집중하고 주변 영역으로부터 정보를 억제하는데 있어서 문제를 겪을 수 있다. 이와 같은 문제는 느린 음운적 이해과정을 통해서 왼쪽에서 오른쪽으로 순차적으로 내용을 파악하는 방법을 방해하며, 직접적인 방식으로 시각적으로 단어를 빠르게 인식하는 방식에도 부정적인 영향을 미친다 (Lorusso 등, 2004).

앞쪽 안구영역과 마루엽은 모두 시각적 주의력을 이끌어내는 과정에 영향을 미친다. 또한, 뒤통수마루엽 및 중간 관자엽(MT)은 앞쪽 안구영역을 향해서 돌출된 형태를 나타내며, 이와 같은 형태가 주의력에 추가적으로 영향을 미칠 수 있다. 앞쪽 안구영역과 상구는 모두 정보를 뇌간에 보내며, 뇌줄기는 결과적으로 안구의 근육에 운동명령을 내린다. 이와 같은 해부학상의 연결고리는 다중의 안구 운동조절 구조를 나타내며, 주의력의 조절에 맞춰서 정확하게 움직여지는 여러 부위들을 제시한다. 이와 같은 여러 부위들 중에서 단 하나라도 피해를 입는 경우에는, 읽기 장애가 발생할 수 있다. 다중의 안구 운동조절과정에 크게 영향을 미치는 요소는 오른쪽 마루엽이라고 할 수 있다. 다른 연구들에 따르면, RD를 겪는 아이들은 오른쪽보다는 왼쪽에 있어서 시각적 과제를 제대로 이행하지 못하는 모습을 나타낸다 (Eden, Stein, Wood & Wood, 1994).

우리는 RD를 겪는 아이들이 주의력 주기의 감소를 나타내는 것을 알고 있다. 이와 같은 문제는 안구 운동과정을 방해할 수 있다. 그 이유는, 아이들이 각 단어에 집중하고, 각 단어가 안구의 중심와에서 부중심와로, 그리고 다시 중심와로 이동하며 인식되기 때문이다. 일반적인 독자의 경우에, 고정부위와 집중부위가 겹치는 경우에는, 시각적 과제가 더 효율적으로 이행될 수 있다. 그 이유는, 응시의 방향 및 집중의 방향이 공간적으로 일치하기때문이다. 이와 같은 기술은 자발적 주의력이라고 불리며, 임상적으로 훈련할 수 있다. 안구 운동의 준비상태는 재고정 운동의 이행 이전에 나타나는 시각주의력과 관련된 변화에 따라서 달라질 수 있다는 것을 인지해야 할 것이다. 이와 같은 주의력에 따라서 단속성 운동이 전개된다 (Solan, Hansen, Shelley-Tremblay & Ficarra, 2003).

나는 경험을 기반으로 당신에게 다음과 같은 사실을 얘기해줄 수 있다. 어떤 사람들은 안구 운동이 아이의 읽기능력에 어떤 영향도 미치지 않는다고 얘기할 것이다. 안구 운동과 관련된 훈련을 통해서 아이에게 읽는 방법을 지도하지는 않지만, 이와 같은 훈련과정을 통해서 아이가 읽는 것을 훨씬 더 쉽게 받아들일 수 있다. 지난 10년 동안에 시력 및 읽기와 관련된 새로운 이론들이 제시되었다. 새로운 이론들 중에는 시력 및 읽기 장애에 대한 대세포 이론이 있다.

대세포 이론 (MAGNOCELLULAR THEORY)

앞서 나는 망막에서 뇌에 이르는 2개의 시각적 경로에 대해서 언급한 적이 있다. 이 2개의 평행적인 경로들을 통해서 시각계에서 이루어지는 피질 투영의 85%가 이루어진다 (Chase, Ashourzadeh, Kelly, Monfette & Kinsey, 2003). 이 경로들은 여러 다른 시공간적 특징과 일시적인 (시간) 특징에 민감하게 반응한다. 소세포 경로(P)는 사물에 대한 인식 및 미세한 세부적 내용에 대한 중심적 시각 등에 영향을 미치는 시각적 경로라고 할 수 있다. 반면에, 대세포경로(M)는 마루엽을 향해서 돌출된 형태를 취하고 있으며, 주변 시야 및 공간적 조직 등과 더 큰 연관성을 나타낸다. 대세포 경로는 한동안 읽기와 관련된 문제를 초래하는 원인으로 고려되었다. (Borsting 등, 1996; Burr, Morrone & Ross, 1994; Cornelissen, Hansen, Hutton, Evangelinou & Stein, 1996; Demb, Boynton & Heeger, 1998; Heiervang & Hugdahl, 2003; Pammer, 2006; Stein & Walsh, 1997; Vidyasagar & Pammer, 1999) 리빙스턴 (Livingstone), 로젠(Rosen), 드리슬린(Drislene) 및 갈라부르바(Galaburba)(1991) 등은 난독증을 겪는 아이들에게서 볼 수 있는 외측슬상핵 (LGN)의 대세포층과 관련된 이상현상을 처음으로 보고했다. 본 연구와 기타 연구에 따르면, 난독증을 겪는 대세포 장애가 시각계 내에서 발견될 수 있다는 것을 알 수 있다. 그렇기 때문에, 특정한 형태의 발달성 난독증을 초래할 수 있는 대세포 경로에 대해서 제대로 파악할 필요가 있다. 브라이트마이어(Breitmeyer)(1980)가 이와 관련하여 한 가지 초기 이론을 제시했다. 그가 제시했던 읽기와 관련된 모형에 따르면, 대세포 경로가 문자의 인식과 관련하여 간접적인 역할을 한다는 것을 알 수 있다. 그의 모형에 따르면, 문자는 소세포 경로를 통해서만 처리될 수 있다. 소세포 경로를 통한 반응의 지속시간이 단속성 고정시간을 넘어설 수 있기 때문에, 대세포 경로의 기능은 눈이 다음의 고정지점으로 이동하는 경우에 소세포 경로의 활동을 억제할 수 있다 (Chase 등, 2003). 즉, 읽기활동이 이행되는 중에 눈이 문장 내의 한 고정지점에서 또 다른 고정지점으로 이동하는 경우에, 다음의 고정지점에 의해서 처리되는 시각적 정보가 차단된다. 이와 같은 정보가 차단되지 않는다면, 이전의 고정지점을 통해서 제시되는 시각적 정보가 다음 고정지점의 정보와 서로 충돌하게 된다. 이와 같은 상황은 마치 여러 잔상들이 서로 충돌하는 것과 같으며, 결과적으로 단어의 인식과 관련된 문제들을 초래할 수 있다. 그 후로 이행되었던 여러 연구들에 따르면, 단속적 운동이 이행되는 동안에 억제되는것은 소세포경로가 아니라 대세포 경로라는 것을 알 수 있다 (Facoetti 등, 2003; Skottun, 2000). 그렇기 때문에, 읽기와 관련된 문제를 초래할 수 있는 대세포 경로에 대해서 제대로 파악할 필요가 있다. 대세포 경로는 공간적 주의력에 영향을 미치는 것처럼 보인다. 공간적 주의력은 읽기능력에 큰 영향을 미치는데, 그 이유는 읽기행위가 글자의 위치에 대한 정확한 지식을 필요로 하는 과정이기 때문이다. (왼쪽에서 오른쪽으로 이동하며 문자를 시각적으로 파악하는 과정에서는 눈의 움직임과 관련하여 공간적 특성이 고려된다.) (특히 글자들이 서로 가까이 위치한 경우에) 저조한 시각적 검색능력을 나타내는 아이들은 높은 수준의 능력을 갖춘 아이들과 비교할 때, 저하된 수준의 읽기 속도 및 정확성을 나타낸다 (Facoetti 등, 2003). 또한, 특정한 유형의 LD를 겪는 아이들은 특히 시각적 초점주의력과 관련된 테스트에서 저조한 성취도를 나타냈고, 독해부진아들은 자신들의 시각적 주의력을 빠르게 발휘하기 위해서 주변 정보를 활용하는 것처럼 보이지 않았다 (Brannan & Williams, 1987). 관련 연구에 따르면, 일시적인 시각적 주의력이 대세포 경로를 통한 투입물에 의해서 주도되며, 대세포 경로가 1차적인 시각적 주의력과 관련하여 주요한 역할을 이행하는 것을 알 수 있다. 그렇기 때문에, 시각적 집중치료는 그 자체적으로 독해능력에 크게 영향을 미쳤다 (Solan 등, 2003).

그렇기 때문에, 대세포의 결핍은 공간적 초점주의력과 관련하여 문제를 초래하는 것처럼 보인다. 읽기를 배워가는 과정에서 고려되는 주요한 생리학적 요소는 한 줄에 있는 단어들을 연속적으로 검토할 수 있는 주의력을 갖출 수 있도록 아이들을 훈련시키는 것이다. 일반적인 시각적 검색은 무작위로 이행되며, 검사된 위치에 대한 기록을 남기지 않는다. 이와 같은 방식이 인간의 진화과정에서 유용한 전략으로 이용될 수 있었던 이유는, 그것이 검색기록에 대한 세부적인 내용을 유지하는데 있어서 계산적인 부하를 발생시키지 않고, 검색과정에서 발생할 수 있는 변화에 민감한 시각계를 유지할 수 있도록 하기 때문이다 (Vidyasagar & Pammer, 1999).

읽기는 인간의 진화과정에서 이전에 이행되지 않았던 부자연스러운 방식으로 시각적 검색의 이행을 필요로 한다. 읽기는 위치정보와 관련된 공간적 주의력(Pammer, 2005), 적절한 특징의 결합여부, 그리고 결과적으로 단어의 인식 등을 필요로 한다. 그렇기 때문에, 특히 왼쪽에서 오른쪽으로 내용을 읽어가는 패턴과 관련하여 시각적 검색과정을 강조하는 시각적 훈련은 실제적으로 시각적 주의력의 훈련이라고 할 수 있으며, 읽기와 관련하여 중요하다고 생각되는 대세포 경로의 기능을 향상시키는 과정이라고 할 수 있다.

요약과 주의력의 요점
(SUMMARY AND ATTENTION TIPS)

1. 읽기 장애를 겪는 아이들은 시각적 과제를 오른쪽보다 왼쪽에서 더 힘들게 이행하는 모습을 나타낸다. 이와 같은 경우에 읽는 내용을 약간 오른쪽에 둘 필요가 있다.
2. 안구의 운동을 위한 프로그램을 이행하는 방법:
   a. 항상 빈 공간에서 시작하고, 특정 사물을 원활하게 추적하는 훈련을 받도록 한다. 한 번에 한 쪽 눈을 훈련할 수 있도록 하고, 아이가 연필을 따라가도록 만드는 것과 같은 활동을 하도록 만든다.
   b. 마스던볼 훈련을 많이 이행하도록 한다. 이 경우에 아이가 공의 바로 아래에 눕도록 만든다. 그리고 공을 수평방향으로 천천히 흔든다.
   c. 아이가 각각의 눈에 있어서 우수한 추적움직임을 나타낸다면, 양쪽 눈을 같이 움직이도록 만든다.
   d. 추적훈련에서 아이가 우수한 성적을 나타낸다면, 단속성 고정훈련을 시작할 수 있다.
   e. 한 번에 한 쪽 눈을 훈련할 수 있도록 하고, 아이가 연필이나 철자연필 (측면에 철자가 붙어있는 연필) 등과 같은 2개의 사물들 사이를 응시하도록 만든다. 가능하다면, 메트로놈을 이용해서 해당 과제에 소리를 더한다.
   f. 긴 자의 위에 있는 핀과 같은 여러 대상들 사이를 아이가 응시하도록 만든다.
   g. 아이가 각각의 눈에 있어서 여러 과제들을 동등한 수준으로 이행할 수 있다면, 두 눈으로 해당 과제들을 이행하도록 만든다.
   h. 단속성 훈련에 추가적으로, 아이가 집에서도 훈련을 할 수 있도록 문제집들을 이용한다. 우리가 이용하는 문제집들은 다음과 같다.
      i. 시각적 주사 — 아이가 한 페이지의 인쇄물에 포함된 숫자나 글자를 빠르게 살펴보고 그 위치를 파악할 수 있도록 훈련을 시킨다.
      ii. 맞춤법 추적 — 아이가 읽는 과정에서 왼쪽에서 오른쪽으로 이행되는 적합한 수준의 시각적 주사를 학습하도록 만든다.

(계속)

요약과 주의력의 요점 (SUMMARY AND ATTENTION TIPS)

2. (계속)
   - iii. 시각적 추적 — 아이가 눈과 손을 조화롭게 이용하도록 훈련을 시키고, "왼쪽"과 "오른쪽"의 개념을 이해하도록 도와준다.
   - iv. 숫자 추적 — 아이가 우수한 읽기능력에 있어서 요구되는 빠른 눈의 움직임을 익히도록 훈련시키고, 읽기속도와 효율성을 향상시키도록 도와준다.
   - v. 시각적 운동 — 어린 아이들이 시각적 운동능력을 발달시킬 수 있도록 도와준다.
   - vi. 뒤바뀐 모양에 대한 인식 — 아이가 글자 및 숫자의 올바른 방향을 익힐 수 있도록 훈련시키고, 글자 및 숫자를 쓰고 읽는데 있어서 뒤바뀐 모양으로 인해서 초래되는 혼란을 겪지 않도록 도와준다.
   - vii. 시각적 기억 — 아이가 시각적 주의력 및 순차적 기억을 발달시킬 수 있도록 도와준다.

i. '안구 운동 및 시각적 지각능력 개발 *(Developing Ocular Motor and Vision Perception)* / 케네스 A. 레인 (Kenneth A. Lane)' / 출판사: SLACK, 1995.

j. 웨인 단속성 고정기. 이 도구를 이용해서 이행하는 활동은 주변시야 및 눈과 손의 속도를 개선시키는 있어서 매우 좋은 훈련이 될 수 있다. 이 훈련에 참여하는 아이는 단속성 고정기 앞에 서서 원하는 순서대로 켜지는 조명을 건드려야 한다.

k. 페그보드 회전기 (그림 6-3) — 아이는 회전기 앞에 서서 나무못을 돌고 있는 회전기에 꽂아야 한다.

l. 아이포트 (그림 6-4) — 이 도구는 단속성 안구 훈련을 위해서 이용될 수 있으며, 이것을 이용하는 아이는 순서대로 반짝이는 조명을 따라가기 위해서 자신의 눈을 움직여야 한다.

m. 브록스트링 (Brock string) 훈련이나 공중에 매단 공과 방망이를 이용하는 시각적 운동조절 훈련 등은 안구의 운동능력을 향상시키는데 있어서 우수한 효과를 나타낸다.

(계속)

요약과 주의력의 요점 (SUMMARY AND ATTENTION TIPS)

n. 가이드리더 (그림 6-5) — 이 도구는 우리가 지금까지 이용했던 것 중에서 가장 우수한 수준으로 안구 추적활동을 이행하도록 도와준다고 할 수 있다. 이 도구를 이용하는 프로그램의 경우에, 훈련에 참여하는 아이가 읽었던 내용을 다시 읽을 필요없이 한 번에 빠르게 읽을 수 있도록 도와주기 위해서 움직이는 창문이 이용된다.

참고문헌 (REFERENCES)

Borsting, E., Ridder, W. H. 3rd, Dudeck, K., Kelley, C., Matsui, L., & Motoyama, J. (1996). The presence of a magnocellular defect depends on the type of dyslexia. *Vision Research, 36*(7), 1047-1053.

Brannan, J. & Williams, M. C. (1987). Allocation of visual attention in good and poor readers. *Perception & Psychophysics, 41*(1), 23-28.

Breitmeyer, B. C. (1980). Unmasking visual masking: a look at the "why" behind the veil of the "how." *Psychology Review, 87,* 52-69.

Burr, D. C., Morrone, M. C., & Ross, J. (1994). Selective suppression of the magnocellular visual pathway during saccadic eye movements. *Nature, 371,* 511-513.

Casco, C., Tressoldi, P. E., & Dellantonio, A. (1998). Visual selective attention and reading efficiency are related in children. *Cortex, 34,* 531-546.

Chase, C., Ashourzadeh, A., Kelly, C., Monfette, S., & Kinsey, K. (2003). Can the magnocellular pathway read? evidence from studies of color. *Vision Research, 43*(10), 1211-1222.

Cornelissen, P. L., Hansen, P. C., Hutton, J. L., Evangelinou, V., & Stein, J. F. (1996). Magnocellular visual function and children's single word reading. *Vision Research, 38*(3), 471-482.

De Haene, S. (2003). Natural born readers. *New Scientist, 179*(2402), 30.

Demb, J. B., Boynton, G. M., & Heeger, D. J. (1998). Functional magnetic resonance imaging of early visual pathways in dyslexia. *The Journal of Neuroscience, 18*(17), 6939-6951.

Diamond, J. (1999). *Guns, germs and steel: The fates of human societies.* New York, NY: WW Norton and Company.

Eden, G., Stein, J. F., Wood, H. M., & Wood, F. B. (1994). Differences in eye movements and reading problems in dyslexic and normal children. *Vision Research, 34*(10), 1345-1358.

Facoetti, A. & Molteni, M. (2001). The gradient of visual attention in developmental dyslexia neuropsychologia. *Neuropsychologia, 39,* 352-357.

Facoetti, A., Lorusso, M. L., Paganoni, P., Umiltà, C., Mascetti, G. G. (2003). The role of visuospatial attention in developmental dyslexia: evidence from a rehabilitation study. *Cognitive Brain Research, 15,* 154-164.

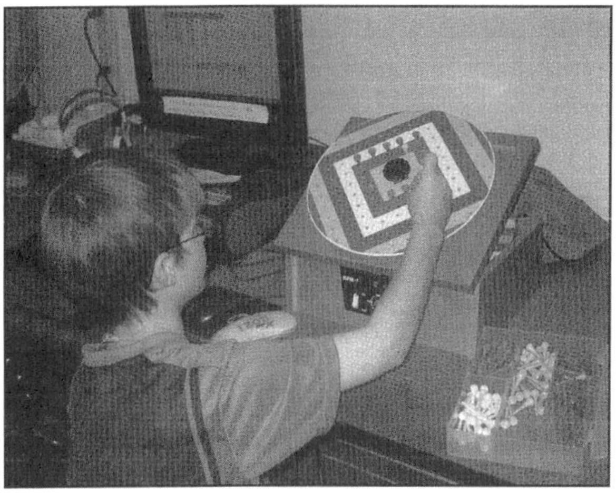

그림 6-3. 페그보드 회전기.

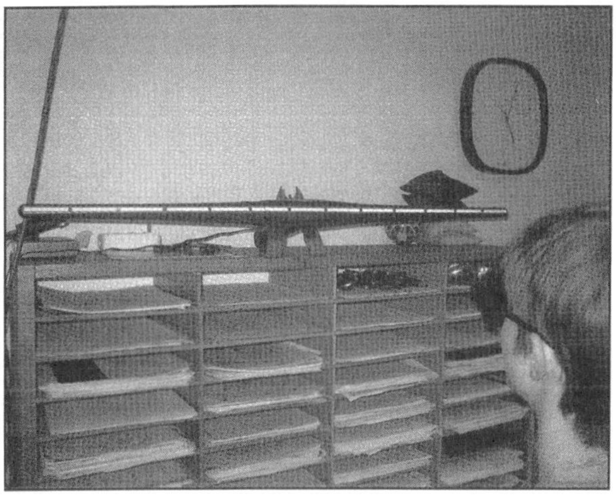

그림 6-3. 아이포트.

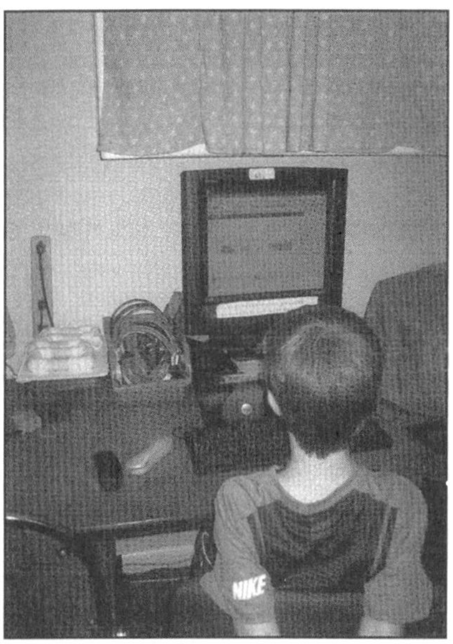

그림 6-4. 가이드리더.

Gazzaniga, M. (2004). *The cognitive neurosciences iii.* Cambridge, MA: MIT Press.

Healy, J. (1999). *Endangered minds.* New York, NY: Simon & Schuster.

Heiervang, E. & Hugdahl, K. (2003). Impaired visual attention in children with dyslexia. *Journal of Learning Disabilities, 36*(1), 68-73.

Livingstone, M., Rosen, G. D., Drislane, F. W., & Galaburda, A. M. (1991). Physiological and anatomical evidence for a magnocellular defect in developmental dyslexia. *Proceeds of the National Academy of Science, 88,* 7943-7947.

Lovegrove, W. (1990). The effect of text presentation on reading in dyslexic and normal readers. *Perception, 19*(A), 46.

Lorusso, M., Facoetti, A., Pesenti, S., Cattaneo, C., Molteni, M., & Geiger, G. (2004). Wider recognition in peripheral vision common to different subtypes of dyslexia. *Vision Research, 4,* 2413-2424.

Pammer, K. (2005). Integration of the visual and auditory networks in dyslexia: a theoretical perspective. *Journal of Research in Reading, 28*(3), 320-331.

Pammer, K. (2006). Attentional shifting and the role of the dorsal pathway in visual word recognition. *Neuropsychologia, 44,* 2926-2936.

Shaywitz, S. (1998). Dyslexia. *The New England Journal of Medicine, 338*(5), 307-312.

Skottun, B. C. (2000). The magnocellular deficit theory of dyslexia: the evidence from contrast sensitivity. *Vision Research, 40,* 111-127.

Smith, F. (1994). *Understanding reading* (5th ed.). Mahweh, NJ: Erlbaum.

Solan, H., Hansen, P. C., Shelley-Tremblay, J., & Ficarra, A. (2003). Coherent motion threshold measurements for M-cell deficit differ for above- and below-average readers. *Optometry, 74*(11), 727-734.

Stein, J. & Walsh V. (1997). To see but not to read; the magnocellular theory of dyslexia. *Trends in Neurosciences, 20*(4), 147-152.

Vidyasagar, T. R. & Pammer K. (1999). Impaired visual search in dyslexia relates to the role of magnocellular pathway in attention. *NeuroReport, 10,* 1283-1287.

Vidyasagar, T. R. (2004). Neural underpinnings of dyslexia as a disorder of visuo-spatial attention. *Clinical and Experimental Optometry, 85*(1), 4-10.

Wolf, M. (2007). *Proust and the squid: The story and science of the reading brain.* New York, NY: HarperCollins Publishers.

추천도서 (SUGGESTED READING)

Facoetti, A., Paganoni, P., & Lorusso, M. L. (2000). The spatial distribution of visual attention in developmental dyslexia. *Experimental Brain Research, 132*(4), 531-538.

Facoetti, A. Paganoni, P., Turatto, M., Marzola, V., & Mascetti, G. G. (2000). Visual spatial attention in developmental dyslexia. *Cortex, 36*(1), 109-123.

7

가소성 (Plasticity)

몇몇 경우들에서 아동의 뇌와 성인의 뇌가 수정이 될 수 없다면 훈련프로그램은 유용하지 않을 것이다. 좋은 소식은 특히 아동의 경우, 경험이 뇌에 시냅스를 수정할 수 있다는 것이다. 이러한 변화들은 결정적으로 이러한 학습과 기억 등의 미세 조정 감각과 운동 시스템뿐만 아니라, 인지 과정에 광범위하게 참여한다는 가설이다. 뇌는 수정될 수 있고, 주의력 역시 훈련이 가능하기 때문에 이 장에서 가소성과 스트레스들에 대해 다룬다.

분명한 증거는 학습과 경험이 성인 뇌의 물리적 변화를 일으킨다는 것이다. 작은 범위에서, 시냅스 활동의 수정은 수상돌기 가지치기이며, 돋아나는 신경돌기의 발생은 지속적으로 모든 아동과 성인에 존재하는 과정이다. 뉴런의 손상으로 입력을 잃은 뉴런은 동일한 회로에서 다른 뉴런에서 또다른, 더 멀리 떨어져있는 회로로부터 정보를 수신할 수 있는 새로운 수상돌기 또는 수상돌기 가시 쪽을 만들 수 있다. 이런 시냅스의 가소성은 회복과정과 정상적인 학습 모두에 나타난다. 중요한 것은 그것이 직접적으로 관련되고 실제 경험에 의존한다. 시스템을 입력하지 않고는 이러한 새로운 연결은 형성되지 않는다 (Sohlberg, 2001).

그것은 전-후 시냅스 뉴런이 동시에 활성화될 때 시냅스 연결의 강화가 발생하는 가설이었다. 각각 분리된 뉴런에 동시 활성화를 일으키면 다른 회로에 연결된 경우 동시 활성화가 발생할 수 있다. 이 원리는 다음과 같이 정의되었다 "같이 연결된 세포들이 함께 활동한다." 현재 작업은 가소성이 실제로 신경 연결의 구조 조정과 변화가 이루어 곳이기 때문에, 시냅스의 속성으로 나타난다는 것을 제안한다 (Sohlberg, 1989).

다음의 예는 인간의 뇌의 놀라운 가소성이다. 뇌가 절반으로 태어난 10살 소녀는 한눈에 양쪽 시야를 가지고 있다. 3살 때, 그녀는 그녀의 왼쪽에 무의식적인 꿈틀 발작 고통을 받은 후 자기 공명 영상 (MRI) 검사를 받았고, 소녀는 충분히 발달하지 못한 뇌를 알게되었다. 그녀는 왼쪽에 조금의 약화가 있고, 발작을 제외하고는 성공적으로 치료되었고 정상적인 발달과 의학적 병력을 가지고 정규 학교 및 롤러 스케이트 등의 활동에 참여하였다. 소녀의 오른쪽 뇌반구는 자궁에서 발달하지 못했다. 아시다시피, 일반적으로, 왼쪽과 오른쪽 영상 입력란은 뇌의 반대편에서 처리하고 지도화되지만, 그 소녀는 뇌의 오른쪽 반구의 망막 섬유가 왼쪽으로 우회하는 것으로 나타났다 (Daily Mail, 2009).

Lane, K. A. *Visual Attention in Children: Theories and Activities* (pp. 133-144).

유년과 성인의 가소성
(CHILDHOOD AND ADULT PLASTICITY)

아동이 1세 때 즈음, 거대한 수의 신경 연결이 대뇌 피질에 존재한다. 대부분의 이러한 발생들은 아직 기능적으로 불특정하다. 이 시점에서 시냅스들이 기능적 회로로 포함되는데 외부의 입력(경험)이 필수적인 반면, 비활성화되어 남아있는 것들은 결국 사라진다. 어떤 주어진 기능이 잘 발달하거나 하지 않는 것 그리고 어떻게 그것이 잘 발달될 것인가의 여부는 환경 입력의 종류와 시간의 크기 정도에 따라 달라진다. 예를 들어, 대뇌 피질의 언어영역들은, 1살과 2살의 뇌에서 신경 연락이 거의 최대 수에 도달하여 언어를 처리하는 준비를 한다. 유아기와 유년기 동안의 어떤 언어의 부족한 노출이 영구적으로 언어 발달에 영향을 준다 (Huttenlocher, 2002).

미성숙한 뇌는 50% 더 많은 뉴런과 시냅스 연결을 가지고 있기 때문에 유아들은 청소년과 성인들에 비해 더 많은 뇌 가소성을 가지고 있다. 아동이 청소년이 되면 뇌에서 대규모의 "가지치기를 하고" 사용되어 지지않는 시냅스 연결들과 뉴런은 광범위하게 갑자기 죽는다. 당신에게 아동 뇌 성장에 대한 생각을 부여하려면, 출생 시 평균 신생아 뇌는 단순한 330g 무게 있다는 사실을 고려해야한다. 이는 어른의 뇌 무게의 1/4 이다. 아동이 2세 때 즈음, 그 무게는 세배, 그리고 7살에, 그것은 1,250g 이고 성인 무게의 90% 이다 (Healy, 1999).

가소성의 일부 부정적인 측면이 있다. 가장 좋은 예는 시력이다. 연구에서는 처음 8주 또는 그 시기에, 시각 피질의 정상적인 발달동안 시각 이미지를 형성하는 것에 거의 노출되지 않는 것으로 나타났다. 영구적 손상 없이 나타난 시각적인 결핍이 출생 후 8주 동안 최소한의 "유예 기간"이 있는 것으로 보인다. 인간의 급속한 시냅스발생 기간은 약 2개월 때까지 시작되지 않기 때문이다. 약시의 반전은 최대 6~7세 까지 가능하다. 그 나이 이후, 약시는 영구적이다. 나는 6 또는 7세 아동이 다시 20분의 20시력을 추가할 필요가 없을 수 있지만, 이 시기의 약시 아동들은 자신들의 시력이 최소한 40분의 20에서 종종 향상 할 수 있다. 이런 증가된 증거는 초기 차별화된 시각 피질의이 기능적으로 중요한 변화를 가질 수 있다.

1993년 연구는 초기 맹인의 시각적 피질에 있는 청각 반응을 보여 주었다. 여러 연구도 초기실명 대상자들의 시각적 피질에서 체성감각 처리의 증거를 발견했다. 또한, PET 반응들에서 맹인들을 대상으로 점자를 읽는 동안 시각 피질의 활성화를 볼 수 있었다. 다른 감각 피질을 사용하는 가소성의 이 형태는 흔히 나타난다. 여기에는 선천적 맹인의 점자 읽기와 공간에서 이동할 수 있는 향상된 기능과 같은 한가지 감각 입력 장애인들에서 그것은 특별한 기술획득들의 근거가 된다 (Huttenlocher, 2002).

경험이 없는 두뇌는 어떤 기본적인 프로그램의 구축과 하드 드라이브에 남아있는 공간의 추가되는 정보의 컴퓨터와 같다. 점점 더 많은 자료가 컴퓨터의 메모리에 입력할 때, 그 정보에 바로 접근할 수 있게 발달한다. 이것은 바로 새로운 신경로를 나타낸다. 자기 시간 표를 암기한 유아는 더 이상 그들의 손가락으로 계산하거나 종이에 곱하여 수학 문제를 풀어 내는 것의 일부의 좀더 어려운 신경 경로를 사용하지 않는다. 이런 가소성은 미성숙한 뇌에서 줄어드는 성인의 뇌보다 새로운 기술을 쉽게 그리고 좀더 효율적으로 배울 수 있다. 가장 좋은 예 중 하나는 아동 두뇌의 언어 습득력이다. 유아들은 새로운 언어의 소리를 더 쉽게 받아들이고 단어와 구문을 훨씬 빠르게 배울 수 있다. 과학자들은 외국어 소리를 구별할 수 있는 일반 유아의 예리한 능력이 12개월때 감소하기 시작하는 것을 알아냈다 (Sma11, 2008). 사실, 외국 음성 소리를 구별 할 수 있는 유아의 능력은 일찍이 6개월에 약해지기 시작한다. 이 나이에, 영어를 배우는 아기는 이미 특정 독일어, 스웨덴어 모음의 차이를 4개월에 일부분 구별하는 능력을 가진다. 외국 모음은 첫 번째 종류의 음운이(음성의 최소 단위)가야 한다. 그런 다음, 10 또는 12개월에, 일본아기들은 r/s 및 l/s와 같은 외국 자음을 구별할 수 있는 능력이 없어지게 된다. 이러한 손실은 아기의 성장 감성과 함께 동반하여 그녀의 모국어로 이동한다. 매번 그 소리에 대한 그녀의 지각적 카테고리가 각각 말하면 들리는 거리에서의 경험이 넓어져 그녀는 자신의 모국어의 일부가 아닌 근처 소리(즉, 유사한 물리적 특성을 가진)들을 바탕으로 부분적인 음소를 고치게 한다. 그래서 아기가 전 세계의 음성 소리에 모국어를 해석하는 데 필요한 몇 가지 음소 카테고리에 포함된 대부분은 이 작은 범주의 차별을 구분할 수 있는 능력이 필요하다 (예를 들어, 영어는 모두 단 40음소 있다). 더욱이, 각 카테고리를 넓힘으로써, 그들 사이의 경계가 선명해진다. 최종 결과는 아기가 더 빠르게 주변의 모든 사람들이 사용하는 것 몇 가지 유형의 하나로서 이들은 각 음성의 소리(아무리 실수 발음을)를 식별할 수 있다는 것이다.

음소지각은 발달하는 뇌의 또 다른 예로 "그것을 사용하거나 또는 그것을 잃는다." 음성소리의 우리 경험은 하나의 모국어에 대한 경험이 매우 일찍 노출되면서 변형되게 된다. 매우 일찍 형성된 음소 인식은 외국어 학습에 중요한 영향을 미칠 수 있다. 물론, 당신이 더 낳은 외국어 소리를 다루기 위해서는 더 일찍 배워야 할 것이다. 아기가 매우 일찍 이 능력을 잃게 되어도, 그들의 뇌는 갑자기 자신이 새로운 언어에 익숙해 찾을 수 있으려면 초기에 외국 음소 인식을 복구할 수 있도록 해야한다. 반대로 성인에서 우리가 잘 모르는 언어로 연설을 들었을 때 우리 왼쪽 뇌반구가 더 활성화되지 않는다. 집중적인 노력과 함께 더 어려운 외국 음성 소리의 일부를 구별하는 법을 배우는 것이, 비록 우리는 할 수 있지만, 우리는 쉽게 그것을 할 수 없다. 아동에게 자연적으로 완벽하게, 아니면 제대로 외국 음소를 발음하는 아이들의 능력에 미칠 수 없다. 이는 왜 성인들이 새로운 말의 언어 습득하면 분명한 억양으로 나오는 지이다 (Eliot, 1999).

유아의 언어 학습은 초인적인 힘을 필요로 하는 작업이다. 비록 단어 습득이 어떤 경우 좀더 점진적으로 나타나지만 일찍이 '단어의 분출' 은 14~22개월 사이 대부분의 아동에서 설명되어 진다. 초기 단어 분출 동안, 아동은 주로 개체단어를 매일 평균적으로 새로운 세 단어를 배울 것이다. 어휘 성장은 이후 유년기에서 훨씬 더 빠르다. 1학년과 3학년 사이에, 그들은 어림잡아 평균 약 9000단어로 증가되고 하루에 12개의 새로운 단어를 사용한다. 이는 깨어있는 매 90분 마다 새로운 하나의 단어를 만들어 내는 양이다.

아동의 언어학습의 경우 오른쪽 대뇌 반구의 뇌 영역은 그렇게 간단한 언어 기능의 처리 등에 더 이상 필요하지 않으며 음악을 배우는 것과 같은 다른 이후의 발달 기능들에서 구체화 될 것이다. 연구는 간단한 단어 인식 작업에 대한 언어의 왼쪽 측면이 오래 구성할 수 있는 능력에 의존하는 것으로 생각되어 언어 기능에서 가소성의 기간이 종료되기 전에 20개월 때에 매우 초기에 발생하는 것으로 나타나며, 오른쪽 뇌의 기능은 8세와 사춘기사이에 발생하는 것으로 추정된다. 이러한 차이의 설명은 무엇인가? 왼쪽에 있는 언어 영역은 점진적 과정이며, 이후 의 나이에 더 어려운 언어 작업은 왼쪽 뇌일 가능성이 높다 정상 성인의 지속적인 언어 과제들의 진행 과정에 어떤 오른쪽 대뇌 활동이 영상에서 증거가 된다.

임상 및 유발 잠재적 연구는 처음에는 대뇌 피질의 표현이 중복 기능이 보다 엄격한 대뇌 피질의 현지화와 함께 확산되는 경향을 확인했다. 발달이 진행되면서, 대뇌 피질 표현의 증가 제한은 하나의 기능을 위해 대뇌 피질 영역의 사양에 이른다. 다시 말해, 발달하는 동안, 대뇌 피질의 나타냄은 더 조절 하나에 분산 시스템에서 이동한다. 발달은 피질 영역의 기능적 설명에 의해 효율적인 처리를 가져다 줄 수 있지만, 이 처리의 대체 방법들에 대한 비용을 제거해야 할 수 있다. 이러한 대체 경로(예를 들어, 언어 처리의 오른쪽 반구의 경로)는 미숙한 뇌의 가소성을 위한 중요한 기질이 될 수 있다. 성인의 처리 효율성 향상은 감소된 가소성으로 가능할 수 있다 (Huttenlochel, 2002).

반대로, 이전의 가정들은 신경 경로의 변화는 발달의 중요한 기간 동안에만 가능하지만, 현대 신경 과학은 평생동안 동적인 구조로 뇌를 볼 수 있다. 지난 몇 년 동안, 신경가소성에 관한 연구가 많이 이루어졌다. 그러나, 과학 사회가 정말 성인 뇌 가소성의 개념을 포용하기 시작하는 1990년대 비 침투 기능의 신경영상화의 개발할 때까지는 아니었다. 지난 10년 간, 재조직화에 대한 뇌의 놀라운 능력의 이해 증가로 신경재활의 패러다임이 변하였다 (Huang, 2009).

사실, 신경과학과 인간 행동의 관찰에서 뇌는 근본적인 경험에 의해 변해야 의심의 여지가 없다 (Sohlberg, McLaughlin, Pavese, Heidrich, & Posrler, 2000). 신경가소성 개념의 구조 및 기능을 변경하고 변화하는 뇌의 용량은 특히 재활과 관련된다. 이 책의 활동 목적은 아동의 기능, 특히 주의력이 개선될 수 있도록 뇌 경험을 제공하는 것이다. 신경사소성이 없다면 불가능하다; 그러나, 우리는 경험이 뇌를 변경할 수 있다는 것을 안다. Michael Merzenich, 세계 최고의 연구자들은 정신적 작업을 수행하도록 생각하고 뇌지도의 교육 특정 처리

영역으로 뇌를 새롭게 디자인하여 인식하는 사람들의 능력 향상 전문으로 한다. 그는 오른쪽 조건하에서 새로운 기술을 연습하는 수백만 중 수백의 가능성이 우리의 뇌지도에서 신경 세포 사이의 연결 수십억을 변경할 수 있다고 주장한다. 각각의 신경 시스템은 특히 가소성과 환경에 민감하고 급속하게, 유익한 성장을 하는 동안 다른 특별한 기간이나 시간의 창을 가지고 있는 것 같다. 우리는 언어 발달을 논의하고 있다. 그것은 8살과 사춘기 사이에 끝나는 중요한 기간이다. 이 중요 기간이 끝난 후, 사람은 억양의 제한없이 두 번째 언어를 배울 수 있다. 사실, 중요한 기간이 지나면 알게 되는 두 번째 언어는 모국어로써 뇌의 같은 부분에 처리되지 않는다. 많은 우리가 사용하는 우리의 모국어는 더 많은 우리의 언어지도 공간을 지배한다. 이는, 이 역시 우리의 뇌가 가소성이 있고 가소성이 경쟁적으로 새로운 언어를 습득하는데 어렵게 한다.

이게 사실이라면 왜, 우리가 어릴 때부터 쉽게 두 번째 언어를 배우는 것인가? 이는 역시 경쟁하지 않는 것인가? 정말 중요한 기간에 만약 두 언어를 같이 배운다면, 둘다 확실해 질 것이다. 이중 언어를 사용하는 아동에, 두 언어의 모든 소리는 하나의 큰 영역에서, 두 언어의 소리의 목록은 공유할 수 있다. 가소성은 왜 우리의 나쁜 습관을 깨기가 어렵거나, 더 좋은 단어의 부족 “잊어버림”에 대한 설명을 한다. 우리는 대부분 뇌를 그 속에 무언가를 넣고 학습하는 것으로 생각한다. 우리가 의기소침한 나쁜 습관을 하려할 때, 우리는 컨테이너에 어떤 새로운 것을 넣는 것으로 해결한다고 생각한다. 하지만 우리가 나쁜 습관을 배울 때, 뇌영역을 통해 반복될 때마다, 그 지도의 더 많은 통제권을 주장하고 “좋은 습관에 대해 해당 공간의 사용을 방해할 수 있다. 그것은 왜 “배우지 않은”것은 종종 배움보다 더 많은 그리고 ‘왜 빠른 유년기 교육이 그렇게 중요한 것인가 이다. 이것은 나쁜 습관이 경쟁 우위를 얻을 수 있으며 뇌지도 제어 바로 전에 먼저 이해를 하는 것이 좋다.

신경과학의 가장 유명한 실험 중 하나는 원숭이 손 뇌지도와 관련된다. 원숭이의 가운데 손가락이 절단됐을 때, 몇 개월 후 원숭이 지도 및 절단 손가락의 뇌지도가 사라졌고 인접 손가락의 지도가 원래 가운데 손가락에 지도화되어 성장했다는 것을 알게되었다 (Doidge, 2007).

그것은 배우게 될 수 있는 특정 기술에 대한 뇌에 새로운 공간을 찾는 문제가 아니라는 것을 설명한다. 그렇게 기술을 뭔가 다른 그 공간을 차지하기 전에 초기 충분한 학습을 할 수 있다. 이는 또한 시력감퇴로 나타났다. 아이가 사시 또는 백내장으로 인해 눈을 사용하지 않는 경우, 다른 눈은 사용하지 않는 눈의 뇌 영역에 자리 잡고 있다.

가소성을 강조해야 할 가장 중요한 점 중 하나는 주의력이 긴시간의 가소성을 위해 필수적이라는 것이다. 수많은 실험에서, 실험에 사용 된 원숭이가 집중할 때에만 지속적인 변화가 발생했음을 알게 되었다. 동물들이 집중하지 않고 자동으로 작업을 수행 할 때, 그들은 그들의 뇌지도를 변경하지만, 결국 변화는 없었다 (Doidge, 2007). 우리는 종종 문헌에서 자녀가 부분적인 관심을 배울 수 있지만 여러 가지 일을 한번에 할 수 있는 능력을 사용하는 학습은 결국 하지 않는다. 한번에 여러일을 하는 것의 또 다른 표시는 항상 좋지 않는 다음의 예이다. 만약 우리가 원하는 TV를 시청하고 근처에 우리 아이들의 소리를 무시하였을 때, 우리의 이마엽 영역은 시각 정보나 청각적 정보를 약하게 하여 중요한 것들부터 형성한다. 또한, 우리가 들릴 때까지 뇌의 영역은 우리의 아이들 중 하나의 비명, 말에서 우리를 유지한다 (Hamilton, 2008).

성인 뇌의 변화도 가능하지만, 유아의 어린 나이에 집중을 향상시키기 위해 중요하다. 예를 들어, 3세의 아동이 왼쪽 반구 급성 기전으로 주요 언어 위치와 심지어 전체적으로 대뇌반구의 수술적 제거에서 몇일 동안 무언이겠지만 급속하게 언어는 다시 정상수준으로 얻게 된다. 집중적인 언어치료에도 불구하고 성인에서 비슷한 병변으로 모든 것을 잃거나 그와 그녀의 수용 및 표현 언어의 대부분을 상실하고 언어기능에 있어 종종 그들의 아주 조금 아니면 전혀 회복될 수 없다 (Huttenlocher, 2002).

이 책에서, 우리는 주로 아동에 대해 다루는 것을 기억해야 할 것 같다. 비록 이런 활동들은 어떤 연령이나 도움이 될 수 있지만 우리가 얘기하는 아동의 뇌는 주로 사춘기 이전이다. 그것은 또한 우리의 집중 훈련에 대한 주요 영역에 스트레스를 받을 필요가 있으며, 집중과 기억은 함께 가야 한다는 것을 우리는 기억해야 한다. 당신은 집중력 없이 기억을 발달 시킬수 없다, 그리고 기억 또한 역시 집중력이 중요하다. 예를 들어, 우리가 다루고 있는 것이 네 가지 집중적인 요소 (1) 집중되고, (2) 유지되고, (3) 선택되고, 그리고 (4) 이동되는 — 모든 것이 기억에 중요하고 제대로 작동하기 위해 모든 기억이 필요하다. 기억뿐만 아니라 대부분의 작업기억은 아이들이 성공적으로 학교와 매일의 생활에서 중요하다.

원숭이와 인간의 뇌에서 매우 수정 가능한 영역으로 두정부 관련 영역에 대한 조사가 있어 왔다.(PRR) 이 연구에서, 인간을 대상으로 하는 수행에서 지연된 단속운동과 지연된 지시가 나타났고 원숭이에서는 유사하게 지연된 단속운동과 뻗는 실험들에서 잘 나타났다. 관련 사건과 연관된 기능적 MRI에서, 그들은 단속운동과 비교하여 포인팅하는 움직임 계획에서 두정 피질 부위에 지연된 실험 기억에서 먼저 반응하였다.

인간의 PRR은 운동 피질에서 다른 특성을 가진다. 이는 신경 보철학에 대한 제어 신호를 파생하는 데 유용할 수 있다. PRR의 주요 감각 피드백이 시각적인 것 같은 반면, 운동 피질의 주요 감각의 의견은 체성감각의 입력에서이다. 종종, 시력이 아닌 반면 체성감각 피드백은 마비와 함께 손실된다. 마지막 움직임 평가에서 오류에 대한 피드백이 좀 더 자연스럽게 PRR에 전달될 수 있다. 또한, 커서 중앙 작업 중에 PRR에서 본 놀라운 가소성은 외부 장치를 제어할 수 있는 학습 영역의 능력에 대해 잘 나타낸다는 것이다. PRR은 더 마비되거나 병적인 변화를 받아야 운동 영역에서 제거된다. 따라서, 그것은 PRR이 척수피질 예상 (척추 부상에서와 같이)에 직접 손상에 따라 쓰지 않음으로써 변경 결과에 더 탄력적이 될 수 있다 (Gazzaniga, 2004). 커서 조절 작업들을 학습하는 실험에서 원숭이가 어떻게 빨리 사용하는지 이 영역에 가소성을 나타내다.

기억의 단계들에서 첫 번째 가장 중요한 집중과 함께 집중, 해석, 저장, 그리고 복구는 대부분 동의한다. 우리는 집중을 다루는 사람의 뇌 영역이 없는 것을 배웠지만, 이마엽 피질과 뒤쪽 마루엽이 가장 중요하게 나타난다. 이마엽 피질은 인간 두뇌의 세 번째로 구성되어 있다. 우리는 높은 인지 기능에 관여할 수 있게 하는 구조이다. 수학 물리학을 이해하고 추상적 추론, 집행 기능을 포함한 소위 높은 기능의 대뇌 피질의 표현과 가소성에 대해 적게 알려져 있다. 더 적은 것은 창의성의 해부학적 기질이 알려져 있다; 새로운 지식과 예술 작품의 창조. 이러한 집단은 "선택 뇌 기능"으로 나타낸다. 그들은 전문 교육 및 학습에 완전히 의존한다는 점에서 같은 시력, 청력 및 운동 등의 기본 또는 의무 대뇌 피질의 기능과는 다르다. 이 중 두 가지는 독서하고 악기를 배우는 것이다. 이마엽 피질과 뒤쪽 두정 피질: 대뇌 피질의 높은 기능은 주로 두 피질 영역에 표시된다. 이 두 대뇌 피질의 영역은 늦게 발달하고 매우 복잡한 수상돌기가 발달되어 복잡한 정보의 처리에 필요한 것으로 나타난다. 뇌의 언어 영역이 성숙하고 이러한 대뇌 피질의 영역에서 신경 밀도가 최대에 접근하는 2살 정도에 아동은 구두 언어를 얻는다. 반면에, 읽기는 대부분의 아이들이 6 또는 7세까지 얻지 못한다. 몇 년간 이러한 읽기와 같은 선택 기능의 발달과 이러한 감각 자극을 자발적인 운동 활동, 구두 언어의 처리와 같은 기본적인 대뇌 피질의 기능의 출현은 상호 시냅스 발생 이후이다. 자료에 따르면 왼쪽 각이랑 또는 읽기를 위해 중요하다고 생각하는 다른 뇌 영역, 나중에 다른 언어 영역들보다 발달 증거를 보여주지 못한다. 우리는 이 대뇌 피질 영역의 기능이 취학 이전인지 알지 못한다. 매력적인 가설은 각이랑은 5세 이전 다른 언어 기능이 필요하다는 것이다. 가능성은 각이랑이 베르니케 감각 음성 영역에 입접하다는 사실에 의해 증가된다 (Huttenlocher, 2002).

음악 능력은 초기 입력을 요구한다. 예로, 콘서트 바이올리니스트는 발전된 수행을 완벽하게 이끌기 위해 많은 연습을 한다. 바이올리니스트가 자신의 대뇌 피질의 해부학적 기능을 변경하려면, 자신의 행동을 통해 할 수 있다. 처음 연구는 음악 교육의 결과로 뇌 가소성을 보여주었다. 그것은 정기적으로 음악 교육과 연습을 받은 아이들은 소리구별과 훌륭한 운동 작업에 더 나은 수행을 보여준다. 더욱이, 뇌 영상이 능력과 관련된 네트워크의 변화를 보여준다. 예술 훈련, 그 결과는 교육을 받은 어린이의 뇌 가소성의 증거를 발견했다, 교육의 집중력을 포함해 인지의 다른 영역에서 도움을 받는 것으로 보인다. 또 다른 연구는 음악 교육과 수학 추론 사이의 긴밀한 상관 관계를 발견했다. 예술 훈련이 집중력을 포함한 인지에 영향을 준다는 것에 의해 몇 년의 신경영상은 우리에게 그럴듯하게 추정되는 메커니즘을 주고 있다. 훈련 강화 영역은 집중력, 자기통제, 그리고 일반적인 지능과 연관된다. 이 연구는 실행의 집중 네트워크에 초점을 맞추었다. 증가된 과제관련의 집중력에 조절된 훈련이 네크워크 집중력에 효과가 있고 범위 역시 증가되었다.

조절된 훈련이라면 집중력을 증가 시킬 수 있고 아마도 예술 훈련의 지속적인 것에 초점을 두고 조절된, 또한 일반적인 인지 향상에 효과가 있다 (Bakalar, 2008; Mauk, 2009).

집중 및 기억 관련 분야의 교육이 뇌 발달에 영향을 미치는 것에 의심의 여지가 없다. 한 연구는 동일한 교육을 받지 않은 동물과 비교해 경험이 풍부한 대뇌 피질의 조직 부분에서 시냅스의 수가 20% 증가하는 것을 발견했다. 뿐만 아니라 기억과 교육에 관련된 모든 동물에서 신경 당 더 많은 시냅스, 더 많은 별아교세포 물질, 더 많은 혈액을 모세 혈관, 더 높은 미토콘드리아 양을 포함한다(Kolb, 1998).

말하는 또 다른 방법은 "작업 기억"은 "작업 집중"이다. 그들은 함께 간다. 작업 기억의 인지 신경 심리학적 모델을 기반으로 집중력 훈련은 효과적인 방법 인 것 같다. 사실, 작업 기억 훈련으로 주의력결핍 과잉행동장애 (AD/HD) 학생의 기능과 운동 활동을 향상시킬 수 있다 (Klingberg, Forssbelg, & Wosterberg, 2002). 두정 피질과 작업 기억 훈련은 중앙 이랑과 두정 피질의 위쪽과 아래쪽에 뇌 활동을 증가시켰다. 작업기억 훈련 후 피질 활동 변화에서 작업 기억 기초의 신경 시스템에서 훈련은 가소성의 증거이다 (Olesen, Westerberg, & Klingberg, 2004).

특히 집행 기능과 집중력 시스템 훈련에 결과를 평가하는 여러 연구가 있었다. 이 중 일부는 외상성 뇌 손상 환자와 함께 할 뿐만 아니라, 집행 기능의 문제를 가지고 아이들과 함께 사용할 수 있다. 하나는 I. H 로버트슨에 의해 개발된 목표 관리 이론 (GMT) 이라고 한다. 그리고 이마엽의 병변에 따른 분열행동이 J. Drienean의 이론이다. 이마엽의 장애가 있는 대부분의 환자는 주의력과 집중의 문제를 보인다. 그들은 종종 작업에 지속적인 주의력과 문제를 설명하고 주의를 산만하게 할 수 있는 가능성과 더 복잡한 작업에 대한 주의적인 자원의 원활하고 효과적인 할당에 문제가 발생할 가능성이 있다. 또한 역시 집중의 이동 그리고 분리적 주의력에 어려움을 가질 수 있다. 중요한 이마엽 손상을 가진 많은 뇌 부상자들은 주의적인 기술들의 연습과 교육이 실질적인 효과를 보인다 (Sohlbelg, 1993). Sohlberg 및 Mateer은 주의력 교육 자료 패키지의 효능을 개발하고 평가하는 것은 관심의 다섯 단계로 계층 구조 모델; 집중된, 유지된, 선택적 교대와 나눔을 기초로 한다. 청각과 시각적 과제들에 대한 디자인은 치료 세션에서의 주의력 사용이 6에서 8주간의 길이로 다른 측면의 훈련이다. 몇몇 대규모 연구는 이 프로그램의 이득을 나타냈다. 그들의 주의력 훈련은 작업 기억의 향상을 보였다 ('Mateer, 1989 Park, 1999; Soh:berg & Mateer, 1987; Sohlberg et al, 2000).

또다른 프로그램 1991년 Von Cramon의 문제 해결 훈련 (PST)이다. 이는 다섯단계로 GMT와 매우 유사하다. 참가자들은 기억훈련 획득의 제어 그룹과 비교하여 실험실 작업과 실제 행동 비율 양쪽 모두에서 유의하게 획득하는 것을 보였다. 이 집행 기능 결손의 치료에 대한 임상 지원의 또 다른 예이다 (Levine et al., 2000).

많은 훈련 연구들은 뇌손상을 다룬다. 사실, 뇌손상의 개념은 외상, 감염, 혈관 손상, 또는 악성종양으로 인해 후천적으로 발생하는 상황들이다. 최대 뇌손상 환자의 50%는 신경 심리적 후유증 (질병으로 인한 장애)이 보고되었다. 뇌손상에서 주의력과 기억의 손상은 가장 흔한 인지 기능장애이고 종종 아동과 성인 모두에서 유의한 장애를 일으킨다. 뇌 손상 아동 역시 발달 과정과 그러한 장애로 인해 기능에 영향을 준다. 그러나, 주의력과 기억 기능들은 교육과 사회 적응의 중요한 부정적인 영향을 준다. 또다른 중요한 어려움은 뇌손상에서 정보처리의 감소가 흔히 보고된다. 그것은 느린 처리 속도가 제한된 주의력 능력으로 제안되어 왔다. 작업 기억의 문제도 이마엽 시스템의 손상으로 묘사되어 왔다. 연구는 암스테르담 (Amsterdam)에서 실시되었다. Sohlberg와 Mateer의 연구는 교육병원을 기반으로 하였다 (1987). 그것은 세 가지 수준의 훈련으로 : 지속적 주의력, 선택적 주의력, 정신 추적, 그것은 또한 세단계의 기억 기능 수준에서 작업된다 : 감각 등록, 작업 기억, 그리고 장기 기억. 9~16세 아동의 향상된 수행의 결과를 보여 주었다. 측정 사정에서 지족적 주의력 그리고 선택적 주의력의 증가가 기록되었다. 기억 측정들은 또한 낮은 수행 향상을 보였다 (van' t Hooft, Andersson, Sejersen, Bartfai, & von Wendt, 2003).

주의력결핍 과잉행동장애 아동 역시 주의력 훈련으로 개선을 보여 주었다. 사실, 이러한 결과는 주의를 개선하기 위한 직접적인 개입에서 주의력 결핍 과다 장애를 가진 아동의 인지 효율성을 개선하기 위한 중요한 치료 선택사항이 될 수 있다 (Kerns, 1999; Selnrud—Llikenlan et a1., 1999).

성인 뇌
(THE ADULT BRAIN)

"당신은 늙은 개에게 새로운 요령을 가르칠 수 있다." 성인의 뇌는 잠재적으로 새로운 세포를 성장하고 새로운 연결은 만들 수 있다 (Steed, 2008). 그래서, 성인 뇌의 뉴런은 실제로 신경사소성을 설명할 수 있다. 짧은 대답은 '예' 이다. 성인 신경 줄기 및 또는 조상 세포는 현재 지속적으로 포유류의 중추 신경계의 여러부분에서 생활하는 동안 새로운 뉴런을 생성하는 것으로 알려져 있다. 성인의 학습 기억과 기분 조절의 일부 형태가 발생하는 신경발생이 필요하다 (Maino, 2009).

거기에 많은 증거를 가지고 일반 연관 학습과 경험을 대뇌 피질의 감각과 운동 묘사 분야의 변화를 그대로 보여주고 있다. 그것은 이러한 일반적인 학습의 근간이 메커니즘 작동에 따라 뇌 손상 복구에 관여하는 메커니즘에 기초 할 수 있다고 주장했다. 경험 체성감각 피질 넘어 돋는 수상돌기의 의존 변화뿐만 아니라, 경험에 의존 개선 행동 증거로 해석 증거가 피질의 해당 언어 영역에서 시냅스 연결의 변화에 의해 준비할 수 있다. 최근의 연구는 또한 성인 해마와 쥐 뇌 세포 재생의 가능성을 보여준다. 이러한 재생은 경험에 의해 영향을 받을 수 있다 (Eriksson et a1., 1998; Gould et a1., 1999; Lie et a1., 2002; Mesulaln, 1990; Pallner, Markakis, WiIlhoite, Safar, & Gage, 1999). 경험 의존 신경 변화에 대한 증거는 놀라운 증거를 제공하지 않는 시냅스에 양 중추신경시스템 그리고 말초신경시스템은 어떤 경우에는, 자연환경 조건에 따라 지속적인 조직의 손상의 부재를 뒤집는다는 것이다. 이러한 전망은 쥐의 등쪽 신경절에 대한 자료에 의해 지지된다. 다른 많은 재검토는 많은 경험에 의존 변경 숫자가 신경 연결의 변경 등의 성인 뇌에서 발생하는 변화를 지지한다.

뇌와 뇌가소성에 관한 다섯가지 가정이 있다:

1. 뇌는 다양한 상황에서 스스로 시냅스를 바꾸고 지속적으로 이를 응시하고 명백한 손상의 결손에서도 가능하다.
2. 이 신경 변경은 어느 정도 경험을 하고 뇌 손상에 따라 학습과 기능의 회복은 모두 하부 핵심 메커니즘이다.
3. 뇌 손상 후 회복 과정은 정상적인 학습과 경험에 의존 가소성 과정과 일반적인 메커니즘을 보여준다.
4. 경험으로 변형 및 손상된 신경 회로를 사용할 입력은 시냅스 간 연결을 형성함으로써 복구에 영향을 미칠 것이다.
5. 손상되지 않은 중추 신경계의 정상적인 짧고 긴 가소성의 결정요인들의 분석에서 기능 회복은 재활 방법으로 보호하고 형성할 수 있는지 여부와 방법을 결정하여 변수에 유용한 가이드를 얻을 것이다. 기능을 다음과 같은 병변의 매우 중요한 회복은 장애의 여러 유형에 설명되어 있다. 이러한 획득 언어장애 지각 결손 (Wilson & Davidoff 1993), 편측무시(Stone, Pate1, Greenwood, & Halligan, 1992), 주의력 결손 (Van Zomeren & van den Burg, 1985), 그리고 촉각 구별 (Weder etal., 1994). 또한 연구들에서 특정 언어 장애로 고통받는 아동에 음소 차별 향상 피질 재 구조의 변화 훈련을 유발 변경에 의해 강화될 것으로 보여준다.

우리가 재활을 다루면, 집행 기능은 더 간단하다. 인지기능 영역은 뇌에서 적어도 잘 이해되지만 마루엽이 포함된 것은 지속적인 주의력의 집행 기능으로 흔히 알려진 것이다. 그러므로, 이 영역이 훈련을 통해 개선된다면, 집행 기능은 증진될 가능성이 있다. 지속적 집중은 뇌의 오른쪽 반구에 두정 전부에 위치하고 있으며 단조로운 조건에서 명료상태의 유지를 포함하는 시스템으로 알려져 있다. 지속적 주의력 결과들에 대한 재활에서 오른쪽 전 두정 네트워크의 증가된 활동성을 얻을 수 있었다 (Robertson, 1996).

이 주의력은 기본에 있는 정보뿐만 아니라 뇌의 2차 감각 영역의 처리로 이동할 수 있는 풍부한 증거가 있으며, 주의력의 회로에 대한 논의는 적어도 이마엽을 기반으로 기초가 된다고 간주된다 (1995). 1995년 기본 감각 피질에 해당 혈액의 흐름을 보여 주었다는 주의력 기대 변수를 사용하여 수정할 수 있다, 이러한 혈액 흐름은 자극이 예상되지 않는 체세포의 영역에서 흐름이 들어온다. 또 다른 연구에서, 참가자가 자신의 손끝 진동에 주의력 집중할 때 기능적 이미지들은 동일한 자극을 받지만 집중하지 않은 경우보다 뇌의 상응하는 감각 영역에서 13 % 더 활성화됨을 보여 주었다.

주의력도 뒤쪽 회로에 시냅스 활동을 조절할 수 있다. 주의력은 동물의 신경을 연결하고, 인간 주의력 가소성에 대한 직접적인 증거는 Pascual Leone 등에 의해 연구에서 영향을 준다 (1995). 그들은 훌륭한 운동 기술을 순수 정신 연습 학습 기술의 제정에 의해 활성화 운동 피질의 영역을 확대 하는 것으로 나타났다. 숙련된 동작을 촉진 신경 회로의 확대는 통과하는 자석 자극에 의해 측정 및 기능 MRI도 훌륭한 운동 기술의 물리적 연습 후 확대를 보여 있지만 순수하게 정신적 연습 훈련이 이렇게 신경 연결에 영향을 미칠 수 있다는 최초의 증명이었다 (Robertson, 1996).

이마엽 피질의 주요 기능 중 하나는 주의력 조절이다; 그러므로, 이 시냅스 연결에 정신연습 (지속적 주의력) 효과는 뇌의 더 뒤쪽 신경 회로의 앞 주의력 시스템의 하향식 효과에 있다는 그럴듯한 가설이다. 이 가설은 정면에 기반된 주의력 회로가 뇌의 뒤쪽 감각 회로에 처리로 이동 할 수 있는 증거에 의해 강화된다. 동일한 시각적 배열에서의 주의력 활동과 비교해 수동적으로 보면서 시각적 작업을 하는 동안 인간 뇌의 활성화로부터 역시 지지된다. 시냅스 활동하고, 따라서 가소성이 부분적으로 이마엽 피질에 따라 주의력 회로에 의한 하향식(top-down) 방식으로 변조할 수 있다는 전망의 지원은 뒤통수와 정수리 피질의 출입을 금지 변화가 이마엽 피질에서 자신을 조절하는 소스를 잃게 발견 주의력 관찰이다.

이 정보는 뇌의 신경 회로의 다양한 범위가 뇌의 주의력 시스템의 무결성에 의해 영향받을 가능성이 보인다는 점에서 매우 흥미로운 것이다. 가소성의 가장 흥미로운 사례 중 하나는 Michael Merzenich과의 학습장애아동 수행 작업이다. 1990년대 중반, Rutgers University의 Paula Tallal와 협력하여 과학적 배움이라는 회사가 빠름을 위한 단어라는 컴퓨터 기반의 프로그램을 생산하고 판매하였다. 아이디어는 언어로부터 분리된 b를 구분해서 들을 수 있는 언어 처리의 어려움을 가진 아동은 천천히 확실할 ba 그리고 da의 연구를 기반으로 한 것이다. 수백번의 반복훈련 과정에서, 수 개월 동안 1주에 20시간 지속될 수 있는 게임을 하면서 이런 소리들은 점진적으로 시간 내에 가속화 될 수 있다, 아동이 정상 속도로 소리를 듣고 처리하는 법을 배우게 된다. 연구에 따르면, 빠른 단어를 위한 난독증 아동의 그룹은 읽기 능력에서 뿐만 아니라 그들 뇌 변경이-다른 영역 언어를 처리도 향상되었다 (Ellison, 2007; Holloway, 2003).

텔레비젼과 비디오 게임 (TELEVISION AND VIDEO GAMES)

모든 가소성이 우리에게 좋은가요? 나는 배심원단 질문이 아직 생각난다.

연속 및 동시 (병렬) : 보통 인간의 뇌는 그들의 처리 정보의 두 가지 특별한 방법이 있다. 연속 처리는 한 번에 하나씩이다. 반대는 동시처리로 이는 동시에 처리되는 많은 연합이 요구된다. 인간 뇌는 지속적으로 동시 및 순차 처리를 혼합한다. 뇌가 훈련되는 방법은 두 프로세스 사이의 균형을 결정하는 데 도움이 된다. 그러나, 컴퓨터는, 극단적으로 순차적 처리 사고에 잠겨 있다. 인간이 감정적 센터에 의해 완화하는 두 반구를 가지고 우리는 큰 그림을 볼 수 있는데, 컴퓨터는 단지 좌측 반구만을 가지고 있다 (Healy; 1999). 우리는 우리의 아이들을 이렇게 생각하고 싶지 않다. 영어 선생님은 그녀가 컴퓨터에서 생활하기 시작한 그녀의 학생들이 어떤 말의 문제가 없었다고 언급을 했다. "그들은 단지 한 가지를 작성하고 그들은 또 하나를 작성한다 그리고 그들은 개념을 연결하지 않으며, 그들은 그들 사이의 관계를 참조하거나 개발하지 못하는 것이다 (Healy; 1999, p. 326)."

컴퓨터의 개념이 모두 나쁘지는 않다. 공간에 아동 자신의 신체 움직임 화면에 시공간 활동 관련 프로그램과 다양한 작품이 시공간 추론의 적어도 일부 유형을 향상시킬 수 있는 몇 가지 증거가 있다.

연구는 플레이어가 빠르게 떨어지는 블록을 회전 방향으로 보유하고 있는 테트리스, 같은 게임이 뇌를 변하게 하는 것으로 나타났다. 테트리스 훈련 3개월 후 십대 소녀들은 게임을 더 잘하는 것 뿐만 아니라 그들의 뇌가 좀 더 효과적이었다. 뇌의 활동을 확인하는 검사에서 3개월 끝에, 소녀들은 과제의 두뇌 게임을 완료하는 데 더 적은 노력을 한 것으로 나타났다. 어떤 피질의 더 많은 '부분은 실제로 두꺼웠다. 그 두꺼운 영역은 감각 데이터 통합과 계획 시공간 능력을 처리하였다 (Anthes, 2009).

또한 컴퓨터를 사용하는 성인의 뇌에서 일부 향상을 보였다. 대부분의 정신 교육 프로그램들은 기억을 돕는 요령 학습을 강조한다. 유아들에게 유용할 수 있지만, 나이가 있는 사람들은 수행을 잘 하지 못한다. 주된 이유는 나이에 따라 인지 기능이 감소하기 때문이다. 뇌의 재부호화 처리가 감소하게되고, 그 것을 고정할 수 없다면 당신은 기억을 끌어낼 수 없다. 젊은 사람은 음절 당 약 10중 8의 청각 표본을 처리한다. 80세에서는 음절 당 두 개 미만의 표본을 처리한다. 말과 언어기억은 왜 나이든 개인의 이해를 그렇게 어렵게; 그리고 시각 시스템에서도. 상황을 해결하는 유일한 방법은 점점 더 어려운 자극을 뇌에 도전하여 신경 처리 속도를 높이는 것이다. 이것을 하는 뇌 피트니스라 불리는 프로그램이 있다. 이것은 또한 시각 시스템에 사용할 수 있다. 그것은 마치, 우리가 나이를 먹어 가면서, 우리의 주의력 집중 능력에 감소를 나타낸다. 동시에, 노인 뇌는 시각적 자료의 흐름이 좀더 느리게 처리된다. 더 향상된 일을 위해 이 영상 회로를 유지하는 모든 활동은 전체 인지 기능을 향상시킬 수 있다.

컴퓨터에서 이 섹션을 요약하는 가장 좋은 방법은 jane Healy의 책 위기에 처한 마음 섹션에서 언급한다 (1999). Healy 뇌 과학자는 사람들이 식사를 하는 동안의 대화 부분을 다루었다.

과학자는 자신의 딸의 지적 능력에 대한 자랑을 했다. 그는 그녀가 컴퓨터에 자신의 사진을 보면 그녀가 모든 공룡의 이름을 암송할 수 있다고 언급을 했다. 자신의 딸이 그녀의 컴퓨터를 사랑하고 시간을 많이 보내기 때문에 그는 흥분했다. 질문을 했다 : 이 작은 소녀는 그냥 놀이를 하나요 - 그녀 혼자 아니면 다른 아이들과 하나요?

"물론" 그는 순간 생각했다. "하지만 그녀는 정말 컴퓨터를 사랑합니다! 그들은 이 나이에 배울 수 있다는 것이 얼마나 훌륭하지 않나요? "

"컴퓨터가 그녀의 뇌에 어떨 것이라 생각하세요?" 나는 물었다.

그는 잠시 머물렀다. "당신도 알다시피", 그는 천천히 말했다. 나는 그것에 대해 생각해보지 않았다. 나는 단서가 없다.

나는 미취학의 뇌에 중요한 일은 실제적 세상의 작동들 그리고 이 접촉과 느낌의 신체움직임으로 감각정보를 조직하고 통합하는 원리를 배우는 것이라 생각한다. 더 많은 강조를 필요로 이 조절 시스템의 기초를 두고 주의력 그리고 동기 다음 가득찬 자료의 상점의 방해는 성인을 스마트하게 만드는 것 같다 (Healy 1990).

배심원은 여전히 컴퓨터에 배제하지만 TV에 관한 많은 동의를 하는 것으로 보인다. 텔레비전 기술을 사용하는 모든 텔레비전, 뮤직 비디오, 비디오 게임, 실생활보다 훨씬 빠른 속도로 전개하고, 더 빨라지고, 어떤 사람들은 그 미디어의 고속 전환에 대한 증가된 욕망을 발달시키게 된다. 그것은 텔레비전 매체 - 컷, 수정, 확대, 팬, 그리고 갑작스러운 소리 그것들은 우리가 우리 주변의 세계에 급격한 변화를 감지 할 때마다 발생하는 "응답 방향"으로 언제나 우리 감각들은 세상의 주변에서 갑작스러운 변화에 특히 갑작스러운 움직임을 보인다. 우리는 본능적으로 무엇이든 방해가 되면 집중하여 우리는 다시 돌아서 우리의 방향을 얻는다. 틀림없이, 적응 반응은 발전된다, 우리 조상들은 포식자와 먹이 둘다이고 간단한 소설상황의 음식이나 성 갑작스런 위기나 기회 상황에서 반응이 필요한 이유이다. 응답은 생리적이다; 심장 박동이 4~6초 감소한다. 텔레비전 기폭장치들의 이런 반응은 우리 삶의 경험보다 훨씬 더 빠른 속도로 이는 우리가 TV 화면에서 눈을 땔 수 없는 이유이다. 심지어 친밀한 대화 중간에, 그리고 사람들이 그들의 의도보다 더 많은 TV를 보는 이유이다. 전형적인 뮤직비디오, 액션 순서, 그리고 광고 트리거 방향에 대한 반응들의 초당 비율이, 극복하지 않고 지속적으로 반응하는 이유이다. 의심할 여지없이 사람들은 TV 시청을 통해 지친다고 보고하고 있다. 그러나, 우리는 거기에 맛을 느끼며 느린 변화의 지루함을 찾는다. 그러한 활동으로써 비용은 독서 복잡한 대화, 그리고 강의를 듣는 것은 좀 더 어렵다 (Doidge, 2007).

2004년 5월 4일 *포트 워스 스타*의 기사는 같은 문제를 언급했다. 하루에 매시간동안 TV를 보는 두 그룹의 아동들 1세 그리고 3세에서 7세가 되면 주의력 문제를 가진 사람이 10% 증가하는 것으로 나타났다 (Tanner, 2004). 2살 미만의 유아는 TV를 시청하지 않는 것이 좋다고 미국 소아과 학회는 추천한다. 미국의, 1세 아동의 약 36%가 TV 시청을 하지 않는 반면, 37%는 매일 1~2시간 그리고 10~20%의 주의력 문제위험이 증가하는 것으로 나타났다. 14%는 하루 3~4시간 시청하고 텔레비전을 시청하지 않는 아동에 비해 30~40%의 의험증가를 보인다. 나머지는 적어도 하루에 5시간 시청한다. 3세 아동 중 단 7%가 TV시청을 하지 않고, 44%는 하루에 1~2시간, 27 %는 하루에 3~4시간, 거의 11%가 5~6시간 시청하고 약 10%는 하루에 7~9시간 시청한다.

문제는 대부분 TV 프로그램에서 전형적으로 너무 빠르게 진행되는 영상이 정상 뇌 발달을 변경할 수 있다는 것이다. 신생아 뇌는 인생의 첫 2~3년 동안 매우 빠르게 발달하고 있다. 연구에서 시각적 자극의 다른 수준에 노출된 신생아 쥐는 자극의 양에 따라 구조적 매우 다른 형태의 뇌를 가지는 것으로 나타났다 (Tanner, 2004).

우려의 가장 흔한 표현은 많은 텔레비전 시청은 좌 뇌 반구의 발달 시간과 공간을 빼앗는다는 것이다. 그것은 오른쪽 뇌의 비언어적인 시스템이 TV에 의해 과자극되고 있고, 심지어 유리한 어린이 음성 및 서면 언어와 중요한 생각의 발전에 필수적인 신경 경로를 다치게 되어 완전히 발달되지 않은 것을 제안했다 (Elnery; 1980).

요약과 주의력의 요점
(SUMMARY AND ATTENTION TIPS)

1. 약시가 발견 된 경우, 7세 아동은 여전히 안대가 도움이 될 수 있다. 당신은 하나 또는 두 눈에 문제가 있는 자녀 중 의심되는 경우, 가능한 빨리 검안의에 문의하라.
2. 아동은 부분적 집중을 배울 수 없다. 그 또는 그녀가 지시에 모든 집중을 하지 않는 경우 학습 활동은 저장되지 않는다.
3. 기억 훈련을 할 경우, 당신은 또한 주의력을 훈련을 한다. 당신의 훈련 프로그램에서 기억 활동을 사용한다.

(계속)

요약과 주의력의 요점 (계속)
(SUMMARY AND ATTENTION TIPS)

4. 악기를 배우는 것은 인지와 유아들이 관심의 영역을 돕기 위해 표시되었다.
5. 작업 기억 훈련은 주의력 훈련에 도움이 된다.
6. TV는 2세 이전 아이들에게 좋지 않다. 부모는 TV보기를 제한해야 한다.

참고문헌 (REFERENCES)

Anthes, E. (2009). How video games are good for the brain. *Brain in the News, Nov,* 2-3.

Bakalar, N. (2008). Memory training shown to turn up brain power. *Brain in the News, May,* 6.

Buchel, C. & Friston, K. J. (1997). Modulation of connectivity in visual pathway by attention: cortical interactions evaluated with structural equation modelling and fMRI. *Cerebral Cortex, 7*(8), 768-778.

Cicerone, K. D. (2002). Remediation of "working attention" in mild traumatic brain injury. *Brain Injury, 16*(3), 185-195.

Daily Mail. (2009). Girl born with half a brain is only person in world to see both fields of vision through one eye. *Brain in the News, August,* 5.

Doidge, N. (2007). *The brain that changes itself.* New York, NY: Penguin Group (USA), Inc.

Drevets, W. C., Burton, H., Videen, T. O., Snyder, A. Z., Simpson, J. R. Jr, & Raichle, M. E. (1995). Blood flow changes in human somatosensory cortex during anticipated stimulation. *Nature, 373,* 249-252.

Eliot, L. (1999). *What's going on in there?* New York, NY: Bantam Books.

Ellison, K. (2007). The plastic brain. *Discover, May,* 47-52.

Emery, M. (1980). The vacuous vision: the TV medium. *Journal of the University Film Association, 32*(30).

Eriksson, P. S., Perfilieva, E., Björk-Eriksson, T., Alborn, A. M., Nordborg, C., Peterson, D. A., & Gage, F. H. (1998). Neurogenesis in the adult human hippocampus. *Nature Medicine, 4*(11), 1313-1317.

Gazzaniga, M. (2004). *The cognitive neurosciences iii.* Cambridge, MA: MIT Press.

Gould, E., Reeves, A. J., Fallah, M., Tanapat, P., Gross, C. G., & Fuchs, E. (1999). Hippocampal neurogenesis in adult old world primates. *Neurobiology, 96*(9), 5263-5267.

Hamilton, J. (2008). Think you're multitasking? Think again. *Brain in the News, Nov,* 4.

Healy, J. (1999). *Endangered minds.* New York, NY: Simon & Schuster.

Holloway, M. (2003) The mutable brain. *Scientific American, Sept,* 79-84.

Huang, J. (2009). Neuroplasticity as a proposed mechanism for the efficacy of optometric vision therapy & rehabilitation. *Journal of Behavioral Optometry, 20*(4), 95-99.

Huttenlocher, P. (2002). *Neural plasticity.* Cambridge, MA: Harvard University Press.
Kerns, K. (1999). Investigation of a direct intervention for improving attention in young children with ADHD. *Developmental Neuropsychology, 16*(2), 273-295.
Klingberg, T., Forssberg, H., & Westerberg, H. (2002). Training of working memory in children with ADHD. *Journal of Clinical and Experimental Neuropsychology, 24*(6), 781-791.
Kolb, B. (1998). Brain plasticity and behavior. *Annual Review of Psychology, 49,* 43-64.
Levine, B., Robertson, I. H., Clare, L., Carter, G., Hong, J., Wilson, B. A., . . . Stuss, D. T. (2000). Rehabilitation of executive functioning: an experimental-clinical validation of goal management training. *Journal of International Neuropsychological Society, 6*(3), 299-312.
Lie, D. C., Dziewczapolski, G., Willhoite, A. R., Kaspar, B. K., Shults, C. W., & Gage, F. H. (2002). The adult substantia nigra contains progenitor cells with neurogenic potential. *The Journal of Neuroscience, 22*(15), 6639-6649.
Maino, D. (2009) Neuroplasticity teaching an old brain new tricks. *Review of Optometry, January,* 62-67.
Mateer, C. (1989). *Training executive function skills.* Puyallup, WA: Good Samaritan Hospital, 1989 Workbook.
Mauk, B. (2009). Music training changes brain networks. *Brain in the News, May,* 1-2.
Mesulam, M. M. (1990). Large scale neurocognitive networks and distributed processing for attention language and memory. *Annals of Neurology, 28,* 597-613.
Olesen, P. J., Westerberg, H., & Klingberg, T. (2004). Increased prefrontal and parietal activity after training working memory. *Nature Neuroscience, 7*(1), 75-79.
Palmer, T. D., Markakis, E. A., Willhoite, A. R., Safar, F., & Gage, F. H. (1999). Fibroblast growth factor–2 activates a latent neurogenic program in neural stem cells from diverse regions of the adult CNS. *The Journal of Neuroscience, 19*(19), 8487-8497.
Park, N. (1999). Evaluation of the attention process training programme. *Neuropsychological Rehabilitation, 9*(2), 135-154.
Pascual-Leone, A., Nguyet, D., Cohen, L. G., Brasil-Neto, J. P., Cammarota, A., & Hallett, M. (1995). Modulation of muscle responses evoked by transcranial magnetic stimulation during the acquisition of new fine motor skills. *Journal of Neurophysiology, 74,* 1037-1045.
Robertson, J. (1996). *Goal management training: a clinical manual.* Cambridge, UK: Psyconsult.
Robertson, I. H. & Murre, J. M. (1999). Rehabilitation of brain damage: brain plasticity and principles of guided recovery. *Psychological Bulletin, 125*(5), 554-575.
Semrud-Llikeman, M., Nielsen, K. H., Clinton, A., Sylvester, L., Parle, N., & Connor, R. T. (1999). An intervention approach for children with teacher and parent-identified attention difficulties. *Journal of Learning Disabilities, 32*(6), 581-590.
Small, G. (2008). *iBrain: Surviving the technological alteration of the modern mind.* New York, NY: Collins Living Publishers.
Sohlberg, M. (1989). *Introduction to cognitive rehabilitation.* New York, NY: The Guilford Press.
Sohlberg, M. (1993). Contemporary approaches to the management of executive control dysfunction. *The Journal of Head Trauma Rehabilitation, 8*(1), 45-50.
Sohlberg, M. (2001). *Cognitive rehabilitation.* New York, NY: The Guilford Press.
Sohlberg, M. & Mateer, C. A. (1987). Effectiveness of an attention training program. *Journal of Clinical and Experimental Neuropsychology, 9*(2), 117-130.
Sohlberg, M., McLaughlin, K. A., Pavese, A., Heidrich, A., & Posner, M. I. (2000). Evaluation of attention process training and brain injury education in persons with acquired brain injury. *Journal of Clinical and Experimental Neuropsychology, 22*(5), 656-676.
Steed, J. (2008). It's never too late to grow your brain. *Brain in the News, Dec,* 8.
Stone, S.P., Patel, P., Greenwood, R. J., & Halligan, P. W. (1992). Measuring visual neglect in acute stroke and predicting its recovery: the visual neglect recovery index. *Journal of Neurology, Neurosurgery and Psychiatry, 55*(6), 431-436.
Tanner, L. (2004). Children's TV habits may lead to attention problems. *Fort Worth Star,* 04/05/04.
van't Hooft, I., Andersson, K., Sejersen, T., Bartfai, A., & von Wendt, L. (2003). Attention and memory training in children with acquired brain injuries. *ACTA Paediatrica, 92,* 935-940.
Van Zomeren, A. H. & van den Burg, W. (1985). Residual complaints of patients two years after severe closed head injury. *Journal of Neurology, Neurosurgery and Psychiatry, 48,* 21-28.
Von Cramon, D. (1991). Problem-solving deficits in brain-injured patients: a therapeutic approach. *Neuropsychological Rehabilitation, 1,* 45-64.
Weder, B., Knorr, U., Herzog, H., Nebeling, B., Kleinschmidt, A., Huang, Y., . . . Seitz, R. J. (1994). Tactile recognition of shape after subcortical ischaemic infarction studied with pet. *Brain 117,* 593-605.
Wilson, B. A. & Davidoff, J. (1993). Partial recovery from visual object agnosia. a 10 year follow up study. *Cortex, 29*(3), 529-542.

추천도서 (SUGGESTED READING)

Duncan, J. (1986). Disorganization of behavior after frontal lobe damage. *Cognitive Neuropsychology, 3,* 271-290.
McAuliffe, K. (2008). Mental fitness. *Discover, Sept,* 56-60.

8

뇌졸중과 외상성 뇌손상 (Cerebrovascular Accident and Traumatic Brain Injury)

뇌졸중 (CEREBROVASCULAR ACCIDENT)

1996년 12월 10일 하버드 뇌 훈련 과학자인 37세의 jill Bolte Taylor는 왼쪽 뇌 반구에 커다란 뇌졸중이 발생했었다. 그녀는 4시간만에 걸을 수 없고, 말하기, 일기, 쓰기 또는 삶의 어떠한 부분도 회상할 수 없다는 것을 알게됨으로서 그녀의 마음이 약해졌다. Taylor는 오른쪽 뇌의 운동감각과 직관적인 느낌에서 그녀는 감각이 정상적이라는 것에 안도감을 느꼈고, 왼쪽뇌의 논리와 순서는 뇌졸중 발생 후 의식을 완전히 잃기전에 도움을 청했다고 다시 떠올렸다. 뇌졸증이 완전히 회복하는데 8년이 걸일 것이다 (Taylor, 2009).

뇌졸중 (CVAs)은 다양한 심각성들의 부족으로 발생한다. 뇌허혈 징후와 증상은 24시간 내에 허혈 발작으로 나타난다.

흥미롭게도, 일과성 뇌허혈 발작 (TIAs) 환자의 29% 그리고 약한 뇌졸중의 57%에서는 증상이 없었다고 보고되었다. 가장 일반적으로 나타내는 결함은 암점 위쪽 영역에 대부분 또는 주로 위치하고 있다 (85%의 경우들에서). 암점은 시야에서의 좁은 시야 영역이나 시야의 일부의 시력을 손실한다.

지난 24시간 이상 하지만 3주에 의해 해결되는 징후 및 증상은 치료 허혈성 신경 결손 (표피)으로 분류된다. 일정시간 경과된 (3주가 지난) 뇌졸중은 돌이킬 수 없는 뇌 손상의 결과를 보이며, 다음 뇌졸중을 고려해야 한다 (Optom, 2010).

뇌졸중은 우리 사회를 무력화시키는 하나의 요인이며 세 번째로 많은 사망원인이다. 신경질환은 종종 대뇌 피질의 고위 인지 층을 포함하고, 뇌졸중은 왼쪽 대뇌 반구에서 4배 더 흔하게 발생하기 때문에, 언어를 만들거나 이해하는 능력은 종종 손상된다. 뇌졸중 용어는 뇌 세포에 산소를 운반하는 혈관에 문제를 의미하며, 기본적으로 두종류가 있다: 허혈성과 출혈성 (Taylor, 2009). 모든 뇌졸중의 65~80%는 혈전이나 색전증으로 인해 뇌졸중이 발생하고 이는 일차적 허혈 현상으로 간주된다. 나머지 20%~35%는 기본 출혈성으로 간주된다. 이는 자연이 지주막하 출혈로 인해 발생할 수 있다 (Optom, 2010).

혈액덩어리가 동맥이 너무 좁아져 어떤 덩어리도 통과하지 못하는 직경까지 피가 흐르다가 허혈성 뇌졸중이 된다. 풍부한 혈액의 흐름이 세포에 산소를 공급하지만, 혈액 응고 장애물이 발생하여 결과적으로 뇌 세포에 문제를 일으켜 종종 사망하게 된다.

혈액이 뇌동맥의 손상으로 빠져 나올 때 출혈성 뇌졸중

Lane, K. A. Visual Attention in Children: Theories and Activities (pp. 145-158).

이 발생한다. 혈액이 뉴런에 직접 접촉될 때 독성이 되기 때문에 혈액의 출혈은 뇌에 많은 영향을 미칠 수 있다.

뇌졸중 의심 증상
(WARNING SIGNS OF STROKE)

S = 음성, 또는 언어문제
T = 따끔거림 또는 신체문제
R = 기억, 또는 기억 관련문제
O = 협응의 어려움과 함께 균형의 어려움
K = 심한 두통
E = 눈, 또는 시야 관련 문제

후천성 뇌손상
(ACQUIRED BRAIN INJURY)

후천성 뇌손상 (ABI)은 갑작스런 신경학적 변화로 머리의 외상, 뇌졸증 또는 수술 후 합병증을 말한다. ABI 환자는 분명한 감각의 잔상을 가진다; 운동, 언어, 지각 결손에서 많은 재활을 해야한다. ABI의 자연 회복은 1년 정도 가능하나, 결국 읽기와 눈 돌림 장애에 관한 시각적 확인의 기능 장애 등 여러 가지 잔류 장애가 남아 불완전할 수 있다. 시력 결손을 포함하여 이런 잔류 결손들은 부정적인 자신의 재활뿐만 아니라, 다른 여가활동 및 직업적 목표에 영향을 줄 수 있다.

문헌에 의하면, 뇌손상 환자들의 눈 돌림 결손은 40%~ 85%에서 발생한다. 기본적인 눈돌림 결손들 (갑자기 움직이고, 시계추 안구진탕, 고정적 이동감소, 꿈틀 운동 실조, 감소된 꿈틀 대기)을 포함하고; 추적의 어려움을 보인다. 이러한 눈 돌림 신호는 장소의 상실, 속도 감소 결과로, 읽는 동안 번역, 및 시각 운동 감각에 문제를 준다 (Kapoor, Ciuffreda, & Han, 2004).

ABI 환자들에서 집중, 주의 산만, 건망증, 그리고 한 번에 하나 이상의 일을 하는 것에 어려움이 들이 보고된다. 심지어 개인적 집중력의 작은 감소는 아마도 새로운 학습 그리고 학습수행들에 영향을 줄 것이다. 주의력 장애는 흔히 집행 장애를 동반한다. 환자는 다른 인지 요구와 시간을 공유하고 처리하는 활동 전환 및 일상적이지 않은 상황에 직면할 때 자동적 반응을 극복, 집중을 하는데 문제가 발생한다 (Sohlberg, 2001).

주의력과 기억력의 결손은 ABI에서 가장 일반적인 인지 기능 장애이며, 종종 성인과 아동 모두에서 상당한 장애를 보인다. 아동 뇌 손상은 기존 기능의 방해뿐만 아니라, 발달 과정의 기능과 아직 가지지 않은 새로운 것에 영향을 준다 (Boll & Barth, 1981). 완전히 뇌 손상에서 회복한 것처럼 보이는 아동은 : 오랜 시간 동안, 인지 행동 및 사회정서 기능의 저하를 보인다.

기억력과 주의력은 학습에 매우 중요하다; 이러한 기능 손실은 학업과 사회 적응에 많은 부정적인 영향을 줄 수 있다. 뇌손상의 또다른 주요 문제는 흔히 정보처리력의 속도 감소라 보고 된다. 그것은 느린 처리 속도, 주의력 능력을 제한하는 것으로 제시되었다. 작업 기억의 문제는 역시 이마 뇌 시스템에 손상으로 설명되었다 (van't Hooft, Andersson, Sejersen, Bartfai, von Wendt, 2003).

외상성 뇌손상
(TRAUMATIC BRAIN INJURY)

두개골에 심한 외부 힘이 발생하는 경우 아동과 성인은 외상성 뇌손상 (TBI)을 받는다. 유년기의 대부분은 외상성 뇌 손상이 예방되지만, 불행하게도, 자전거 헬멧 및 자동차 좌석 등 다양한 잠재적 원인의 보호 조치는 항상 적절하게 또는 지속적으로 사용되지 않는다. 매년 약 100,000명 당 180명의 아동이 외상성 뇌손상을 당하는 데 모든 아동 손상 사망자들의 30%정도로 집계된다. 상대적으로 심한 부상을 당한 사람들의 생존자에서 매우 오래 질병을 가진다. 여아보다 남아에서 높은 비율을 차지하고, 떨어짐들이 어린 아이들에서 가장 흔한 원인이며, 자동차 사고는 좀 더 나이가 많은 아이들에서 많이 나타난다 (Donders, 2007).

매년 미국에서는 머리 손상으로 400,000~700,000명이 병원 입원을 필요로 하며 100,000명이 치명적인 머리 손상으로 사망하는 것으로 알려져 있다. 머리손상은 이 나라에서 네 번째 사망원인이다. (스스로 머리 손상에 기인한 16안에 1명 사망) 또한, 이러한 환자 중 일부 50,000~ 70,000명이 다양한 수준의 손상을 보인다. 머리에 외상을 입은 생존 환자의 20%가 충분한 기능 회복으로 직장으로의 복귀가 가능하다. 대략 60%는 경쟁력 있는 능력으로 돌아오지 않으며, 50%가 혼수상태에서 회복되지 않는다. 이는 연간 4백만 달러의 경제적 손실이 추정 된다. 아마도 더 악화된 뇌 손상과 개인의 생산성, 환자의 가족과 친구들의 삶에 문제를 일으킬 것이다 (Optom, 2010).

실제로 뇌는 종종 젤리 같이 굳어 있는 덩어리로 볼 수 있다. 그것은 뇌척수로 완전히 뒤덮은 딱딱한 두개골 안에 떠있다. 폐쇄성 뇌 손상 (머리 부상의 가장 일반적인 형태)일 경우 경질이 변경되지 않은 상태를 유리한다. 경질은 뇌와 척수를 덮고 있는 세 막의 섬유로서 가장 바깥쪽의, 강한부위이다. 머리 뼈가 골절되면, 경막이 손상될 수 있고, 머리뼈를 골절 시키기에 충분한 힘은 뇌 손상을 일으킬 가능성이 있다.

시신경, 시각교차, 신경로, 방사, 또는 기본 및 관련 시각 대뇌 피질 영역의 손상은 시각적 시스템 장애의 결과를 초래한다. 시신경 손상은 폐쇄성 뇌 손상의 경우에서 단 1% ~ 2%에서 발생한다. 시신경의 완전 손상은 0.5%에서 발생한다. 눈구멍 위와 앞쪽 머리 부상은 시신경 장애를 일으킬 가능성이 가장 높다; 관자, 정수리와 뒤통수 영역의 손상은 신경을 손상할 가능성이 적다. 그러나, 모든 경우에, 심지어 사소한 머리 부상이 심각한 시력 손실을 야기 할 수 있다는 것이 중요하다 (Optom, 2010).

일반적으로 가벼운 머리 부상에서 아이들은 좋은 회복을 보인다; 그리고 불과 몇은 장기 후유증을 가진다. 다른 한편으로는 심각한 부상의 아이들에서 낮은 지능, 느린 운동 속도, 기억 문제, 표현 언어 장애, 읽기, 문제 및 행동 장애의 둔화를 보인다 (Brown,Chadwick, Shaffe-, Rutte, & Traub, 1981).

글라스고우 혼수 척도 (GLASGOW COMA SCALE)

글라스고우 혼수척도는 종종 머리 부상의 심각도를 설명하는 데 사용된다. 척도는 뇌손상의 점수 13이상의 경한, 8-12 중간, 7이하 점수의 심각한으로 정의한다. 점수는 의식과 다른 신경 결과의 손실을 기준으로 한다.

일반적으로 유아들의 빠른 회복이 어른들에 비해 좀더 완벽하다고 할 수 없다. 문헌에서 외상 후 IQ 점수의 향상은 그들의 부상 시 10살 이상에 비해 10살 이하 아동에서 유의적인 차이를 보이지 않지만 어린 그룹에서 좀더 향상되는 경향이 있다. 임상 관찰은 유아에서 보다 빠르고 완벽한 회복을 제안한다 : "Kennard의 원칙"에 의하면 뇌손상 이후 초기의 삶이 뇌손상의 장애를 줄일 수 있다고 한다.

그것은 머리 부상의 영향에서 가장 민감한 기능이 많은 시운동 속도와 조정 구성 요소들인 것으로 나타났다. 심각한 그룹의 경우 긍정적인 결과는 혼수 상태와 외상 후 기억 상실 (PTA) 기간의 길이에도 불구하고, 놀라게 개선된 지적기능이 발생하는 것이다. 경미한, 중간, 심각한 모든 세그룹에서 그들의 IQ 점수는 일정 기간동안 향상되었다. 그럼에도 불구하고, 이러한 과민성, 부주의함, 그리고 사회적 상호 작용 문제는 행동 장애의 지속적 개입 전략이 계속되어야 할 것이다 (Knights et al., 1991).

아동 뇌 손상은 기존 기능을 방해뿐만 아니라, 그 발달 과정에 기능과 발달을 아직 시작하지 않은 부분에 영향을 준다. 기본기술의 붕괴는 이후의 속도, 아동의 학습 수준의 변화에 영향을 줄 것이다. 설립 기본 능력에 따라 고차원 기술, 이후 불완전, 부정확하게 발달할 수 있다. 대부분의 경우, 아이들은 처음에 부상 (아무 잔류 결손 포함)에서 완전히 회복하는 것으로 보이나, 시간이 지남에 따라, 인지 행동 및 사회감정기능의 저하를 보이기 시작한다. 이 과정은 종종 "결손된 성장"으로 지칭된다 (Mateer, Kerns, & Eso, 1996).

외상성 뇌손상과 뇌졸중에서의 뇌영역과 영향들 (AREAS OF THE BRAIN AND EFFECTS OF TRAUMATIC BRAIN INJURY AND CEREBROVASCULAR ACCIDENT)

당신은 뇌의 다른 영역과 그 제어 기능을 잘 이해하지 않으면 좋은 치료 프로그램을 효과적으로 할 수 없다. 이 정보를 사용하면 '당신 환자에 대한 최상의 결과를 달성하기 위해 개선을 지시할 수 있을 것이다. 이 장의 다음 절은 시각의 뇌 영역, 무시, 그리고 뇌의 다른 영역들의 특별한 기능들이 TBI와 CVA에 영향을 받을 수 있다는 것에 대해 이야기한다.

뇌의 시각 영역
(VISUAL AREAS OF THE BRAIN)

영역 17 기본 시각 피질

기본 시각 피질 (VI) (그림 8-1)은 직접적인 망막지도로서 시각적 정보를 받는 곳으로 Brodmann 17영역으로 불려진다. 그것은 뒤통수 극 근처에 불균형하게 많은 황반 섬유로 구성되어 있다. 영역 17은 유일하게 시각적 받아들임에 참여하고 그 것은 매우 독특한 기능을 한다. 이 영역의 손상은 제대로 발휘되지 못하는 시력과 시야의 결손을 나타낸다. 그것이 거의 두개골 바닥부분이므로, 시각 피질의 다른 영역들보다 외상과 부종 이후에 영향을 받기 쉽다.

영역 18 시각 관련 영역

외상은 다른영역에 비해 뒤통수 피질에서 시 감각 결손을 초래 할 수 있다. Brodmann 18영역은 두 번째 시각 영역으로, 왼쪽 반구의 언어 센터와 오른쪽 뇌의 공간적 관계 및 기타 비언어적 기술과 상호 작용한다. 그것은 주로 개체인식의 해석에 참여하고, 모양, 색상 및 크기의 시각적 인식과 구별이 이루어지는 영역도 있다. 이 영역이 손상되면 결정적으로 단어와 문자를 제대로 인식하지 못한다.

영역 19 시각관련 영역

제 3지대로 알려진 Brodmann 19영역은 매우 다양한 기능을 하는 부위로 시각 정보의 번역, 부호화, 통합, 그리고 저장을 한다. 이 영역의 일반 기능은 사물 인식해석에 중요하다. 그리고 영역 18와 함께 영역 19는 시각적인 협력 연결 및 분류 관련 영상 메시지에 대한 센터이다, 그것은 결과적으로 고위인지센터에 (중심 방향) 피드백을 제공하고 단속적 눈의 움직임에 기여한다 (Optom, 2010).

영역 8 이마 안구영역

영역 8은 모든 자발적인 눈 움직임이 이 영역에서 발생된다.

눈 바깥의 근육은 이마 눈 영역 (지역 8)과 두정-뒤통수 눈 영역 (지역 17, 18, 19) 모두에 의해 조절된다. 영역 8은 왔다 갔다하는 움직임 이미지에 (단속적 운동) 영향을 주고 17~19영역은 이미지 (추적)를 유지할 수 있게 해준다. 다섯가지 수준의 안구 움직임은 이런 센터들에 의해 조절된다. 이러한 움직임은 다음과 같습니다.

- 부드러운 추적
- 단속적 운동
- 시운동성 안진
- 전정반사
- 수렴

손상으로 인해 안구 운동 제어 센터 또는 눈 바깥 근육 자체에 안구 기능장애가 발생한다. 그들은 또한 시지각 완성영역, 전경배경 구분, 시각 기억에 문제를 일으킬 수 있다.: 그러므로 환자의 움직임 관찰로부터 눈운동기능 획득 원리의 이전 지식없이 시지각 기술의 정확한 사정이 실시되지 못한다 (Optom, 2010).

다음은 대뇌 피질의 문제와 시각 장애를 나열 요약한 것이다.

- 실인증 - 이해하거나 의미하는 해석 불가
- 실독증 - 서면 또는 인쇄 단어를 인식하거나 이해하는 것의 어려움
- 실어증 - 인지, 이해의 어려움, 서면 또는 인쇄 단어를 표현하지 못함
- 색깔 실어증 - 색의 이름이나 인지가 어려움
- 색시증 - 색을 보는 것이 어렵거나 색맹
- 안면실인증 - 친숙한 얼굴이나 복잡한 비언저적 자극을 인지하지 못함
- 동시실인증 - 한번에 하나이상의 요소를 인지하지 못함
- 시각성 운동 실조증 - 물체에 도달하거나 가리킬 때 위치를 벗어남 (Optom, 2010)

외상 후 시각 증후군
(POST-TRAUMA VISION SYNDROME)

뇌 손상, 뇌졸증, 다발성 경화증, 뇌성 마비 후; 자폐나 몇 가지 시각 주위의 기능에 영향을 받을 수 있다. 이 문제

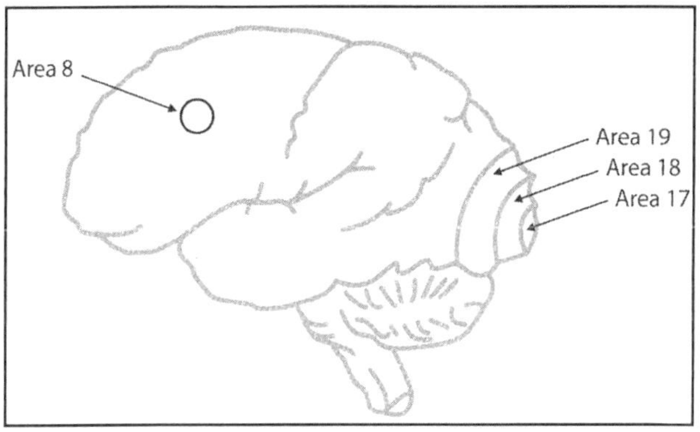

그림 8-1. 뇌의 시각 영역.

가 발생하면 정보는 미리 정해진 공간없이 뒤통수 피질에 의해 접수된다. 사람은 종종 자신의 시야가 매우 극한된 경험을 하게 될 것이다. 예시에서와 같이, 변경된 상태의 이러한 시각적 세계는 종종 복시와 같은 증상으로 많이 경험을 한다. 단어를 보고, 인쇄물의 이동, 응시 변화, 쇼핑몰 등과 같은, 주의에서의 환경 적응의 어려움을 보인다. 주변 과정은 시각적 공간 세계의 안정에 책임을 지고 있다. 우리는 보여지는 세상의 위치 변화없이 한 점에서 다른 곳으로 우리의 눈을 이동할 수 있다. 주변 처리는 또한 우리가 이 과정을하지 않고 특히 방향을 바쁘게 움직이는 환경 내에서 이동 및 유지 보수를 할 수 있도록 모든 운동은 세부로 표시되며, 뿐만 아니라 매우 교란될 수 있지만, 우리의 공간 방향을 유지하는 능력을 방해할 수 있다. 주변 시각 처리 장애를 가진 사람들은 종종 바쁜 슈퍼마켓에 상당한 어려움을 겪는다고 한다. 자신의 주변 시력 운동이 압도적이라는 것을 알게 될 수 있다.

주변 시각 시스템은 우리의 말초 시력이 다룬다는 것을 기억해야 한다. 주변 시력은 몸의 중심 선 자세와 방향의 개념을 발달하기위해 감각운동 과정을 따라 일치된다. 일단 이것이 달성되고, 피드 포워드 현상이 발생한다. 정보가 자세하게 초점되기 전에 공간의 영상 정보를 보고 방법을 알고 높은 표시 영역을 이전 프로그램 뒤통수 피질에 중간뇌 에서 최대로 중계된다. 이것은 주위 시각적 과정이라고 한다. 이러한 방법으로, 뒤통수 피질은 먼저 공간의 자세한 내용을 보고하기 전에 정보를 조직할 것이다. 즉, 우리가 어디에 무엇을 보고 알아 차리기도 전에 알 수 있는 것이다 (Padula & Argyris, 1996).

직업치료사 (OTs)는 우리가 아동과 성인을 치료할 때 우리 주위의 시각 시스템이 얼마나 중요한 것인지에 대해 이해하는 것이 매우 중요하다. 이전 이 책에서, 우리는 또한 이를 M 시스템이라 불렀다. 하나의 지점에서 눈의 위치를 이동하려면, 우리는 자세히 살펴 눈을 이동하기 “전에” 다음 목적지까지의 방향공간을 인지해야 한다. 주위 과정은 초점 시스템 같은 의식 과정이 아니다. 우리는 무의식적으로 이 시스템을 제어할 수 있는 운동 정보를 사용한다. 주위 시각 시스템 없이, 우리는 시야로의 조직화 뿐만 아니라, 우리 자세 그리고 운동 조직화의 어려움을 가질 것이다.

외상 후 시각 증후군 (PTVS) 환자는 작업치료와 발달 평가사 모두의 도움이 필요하다. 연구는 외상성 뇌 손상 환자에 대한 시각 유발 전위검사 (VEP)에 측정된 뇌파 반응을 평가하기 위해 실시되었다 (Padula, Argyris, & Ray; 1994). 그룹 치료 연구에서 향상을 보여 주었다. 치료는 프리즘과 양 쪽 코의 가림 (두 수직 막대는 각 렌즈의 코 옆에있는 안경을 배치)의 낮은 수준으로 구성했다. 이는 프리즘과 양쪽 비강의 폐색은 뒤통수 피질에서 생성된 파형에 영향을 주어, 집중과정에서 공간 지각을 회복하기 위해 나타낸다. 뇌 손상이 없는 사람들로 구성된 제어 그룹에서 같은 치료로 감소 진폭을 보여 주었다. 이 양쪽 코의 가림과 프리즘은 뇌가 손상되지 않은 사람들을 위한 주변 영상 처리에 방해가 있다는 것을 의미한다. 이 주변 시력을 향상시키기 위한 양쪽 코 가림은 나의 이전 제안과 반대하는 것 같다; 하지만 뇌손상자들에서 나의 이전 제안은 짧은 시간동안 (약 10분) 모두 가리지 않고 하는 것이다.

그것은 그 렌즈/프리즘과 양쪽 코의 가림 사용을 통해 주위 시각적 과정을 재조정하여 발견되었다 (모든 개발 검안의 감독까지), 주위 시각적 과정은 재균형을 잡을 수 있으며, 운동감각 기능에 대한 관계와 시각 시스템의 높은 초점 처리가 향상될 수 있다 (Padula et al., 1994)

뇌 손상 후 시각 시스템의 일반적인 특성은 외사시 (“눈이 밖으로 도는”), 수렴의 부족, 조절 장애(가까운 곳에 초점이 어려움), 그리고 눈 돌림 장애이다. PTVS의 다른 증상은 균형과 자세의 어려움으로 눈 깜박임 및 공간 방향 감각을 상실 (Optom, 2010)이 포함된다.

Padula과 Argyris (1996)의 연구는 시각처리가 자세에 관한 중심선의 개념을 인식한다는 것을 입증하였다.

시각 주변의 처리를 통한 정보는 운동감각, 고유 감각과 전정감각 정보, 그리고 나서 시각 중심선의 개념으로 높은 시각적 지각 처리를 통해 정의되는 것과 일치한다. 이는 사람의 얼굴 앞의 물체를 통과하고 개체가 직접 자신의 코앞으로 나타날 때 그나 그의 답을 얻을 수 있다. 동측성 반맹 (시야의 오른쪽 또는 왼쪽 반 실명)과 같은 시야손상의 경우에 그와 그녀의 코 앞의 목표물에 대해 알지만, 옆으로 이동하면 시야에서 잃게 된다. 반신부전마비 또는 반신마비 환자와 함께 할 때 흥미로운 관찰이 발생한다. 그 사람 또한 많은 경우에서 신경학적인 속상 측으로부터 먼 중심선을 예상할 것이다. 반신부전마비(한쪽의 근육 약화) 그리고/또는 동측성 반신의 시각 중심의 개념 이동은 시각 중심선 이동 증후군(VMSS) 그리고 생존 메커님즘의 발생으로 불려진다. 이렇게 하면 정중선 변화는 좀 더 기능적으로 한쪽으로 체중지지를 할 수 있게 된다. 그러나, 재활의 측면에서 물리 치료사가 영향을 받는 측면에 체중을 지지할 수 있는 능력을 발휘하기 위해 시도하는 것을 제한한다. 거리에 영향받는 측에서 시각 중심선의 변화 개념은 기본적으로 무시을 강화시켜준다. 시야 중심 선의 이동은 또한 다발성 경화증, 뇌성 마비, Friedreich 운동 실조증, 그리고 자폐증과 같은 신경 조건의 다른 유형에서 문제가 발생할 수 있다.

신경 검안 재활 검사를 통해 검안의는 공간의 왜곡에 대응함으로써 보다 중심 위치로 중심선을 이동하는 데 사용할 수 있는 프리즘을 처방한다. 같은 방향으로 꼭대기와 프리즘의 기본 끝 (결합 프리즘)으로 양쪽 눈 전에 적절한 각도의 프리즘을 배치하는 것은 시각적인 중심선 이동 증후군에 적용 공간 왜곡에 대응한다. 검안의는 종종 물리 및 직업 치료와 함께 프리즘 착용을 처방한다. 조합은 재활에 있는 개인에 대한 잠재적 극대화를 할 수 있다 (Padula & Argyris, 1996).

편측 무시
(UNILATERAL NEGLECT)

무시는 일반적으로 왼쪽 인식 장애와 공간의 한면에 표시 자극 반응 감소로 이어지는 시공간 주의력 장애이다 (Sohlbelg, 2001). 여기서 핵심 단어는 주의력 장애이다. 공간에 무시를 가진 환자는 종종 자신의 세계에 한 측면이 더 이상 존재하지 않는 것처럼 행동한다. 분명한 행동이나 장면의 묘사에 있어 환자는 아마 사람, 물건 그리고 반대측 (병변 반대측, 주로 왼쪽)에서 발생하는 상황들을 무시한다. 그들의 눈, 머리, 그리고 몸통은 아마 오른쪽을 지향할 것이다. 그들은 접시의 오른쪽 음식만을 먹고, 면도하고, 자신의 오른쪽 얼굴만 화장하거나 단지 그들의 몸 오른쪽만 옷을 입을 것이다; 그리고 길에서 보지 못하거나 왼쪽으로 회전하는 것을 잊을 수 있다. 왼쪽 손이 마비되지 않은 경우에도, 그들은 그것을 자발적으로 사용할 수 없다.

무시는 같은 사람이 다른 공간도에서 발생할 수 있다. 뿐만 아니라 환자는 자신의 환경에서 극단적인 왼쪽 자극 무시로, 각 단어의 한쪽 끝에서 오른쪽 페이지의 왼쪽에있는 작은 책이나 심지어 편지에서도 단어를 읽을 때 왼쪽 페이지를 무시할 수 있다. 많은 무시 환자들은 그들의 놓친 정보를 인식하지 못한다. 일부 환자는 자신의 병변도 반대병변 사지의 마비가 발생하면, 알아차리지 못한다. 무시 환자의 눈을 가리고 촉각조사를 할 때 동측병변(병변과 같은 쪽)으로 작업이 어려울 수 있다 (Gazzaniga, 2004)

무시는 다른 대뇌 피질의 위치에서 병변에 의해 발생될 수 있다. 가장 일반적인 위치는 오른쪽 이마엽 이지만, 많은 경우에 앞 (전무엽 피질)과 뒤쪽 (관자엽, 마루와 뒤통수 엽의 피질 병변들)에 존재한다 (Optom, 2010). 인간과 원숭이에서, 지속적인 무시를 얻을 수 대뇌 피질의 병변 모두에서 다음 세 영역 중 하나에 설명되다 : (1) 등과 옆부분 뒤쪽 마루 피질, (2) 등과 옆부분 전 운동 이마엽 피질, 그리고 (3) 띠이랑 (Mesulam, 1990).

인간 뇌의 오른쪽은 개인 세계의 주의력을 지배적으로 분배한다. 결과적으로 오른쪽 반구의 병변 후 심각한 좌측 무시는 왼쪽 반구의 병변에 따라 심각한 우측 무시보다 훨씬 더 일반적이다.

무시 행동은 지각, 운동, 그리고 변연 구성요소들의 분열에 의해 가능한다. 감각 상황 내에서 발생하는 의미에서 지각 구성 요소로, 무시 반쪽공간에서 경쟁 감각 상황은 반대측에서 일어나는 공간에 발생하는데 특히, 인지 감소의 영향일 수 있다. 감각이상과 암암리 (내부적인)의 주의력 초점의 변화는 이런 요소에서 중요한 발현이

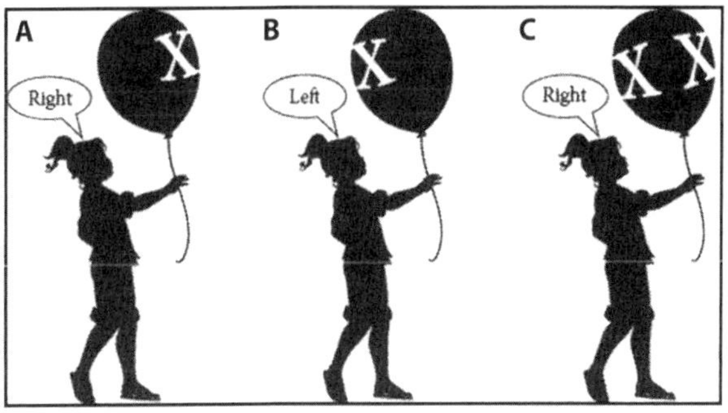

그림 8-2. 편측무시의 예

다. 무시 공간에서 머리, 눈, 사지 인식의 탐색 행동을 지시할 수 있는 것의 무시 행동이다. 환자가 중요한 공간의 측면에서 출현할 것을 예상할 수 없는 것처럼 동작하도록 방치된 반쪽 공간의 능력 저하는 변연계 역시 문제가 치는 요소이다 (Mesulam, 1990).

무시의의 흥미로운 예는 그림 8-2에 나타난다. 환자는 (A) 오른쪽 측면에서의 시각적 자극뿐만 아니라 (B) 손상받은 쪽의 왼쪽 측면 자극을 발견할 수 있다; 그러나 그와 그녀는 동시에 경쟁적으로 (C) 오른쪽에 자극이 발생하면 왼쪽의 자극을 놓칠 수 있다.

주의력, 뇌영역들, 그리고 외상성 뇌손상 (ATTENTION, BRAIN AREAS, AND TRAUMATIC BRAIN INJURY)

임상 연구는 성인과 아동의 외상성 뇌 손상의 주요 결과로 주의력 장애를 확인했다. 주의력 시스템은 효율적인 기능에 의존하지만 뇌 영역들과 상호작용하며 뇌에 존재한다. 이러한 영역 중 하나에서 손상이나 기능 장애는 총체적 방법에서 주의력 기술의 영향이나 주의력 처리의 특정 측면들에 다른 영향을 줄 수 있다.

이는 지속적으로 아동기 동안 발달되기 때문에 아동들은 주의력 문제에 특히 취약한 것으로 나타난다. 유아기 동안 성인 수준 의도 및 주의력의 계속적인 사춘기로 발전을 다른 측면과 함께 유년기를 지나 청소년기에 주의력 기술의 지속적인 성숙을 보여준다. 이러한 기술의 새로운 특성은 뇌손상으로 인해 발달이 어려운 경우 분열에 대한 증가된 위험을 제공한다. 이러한 인지 성숙과 뇌성숙은 유사하다. 특히 대뇌 영역이 같은 피질하와 앞 영역인 주의력 기술을 포함한다. 사고력이 초기 청소년기에 성숙하고 주의력의 다른 측면은 청소년기에 진행을 이어간다. 또한 이부위는 외상성 뇌 손상에 특히 민감하다. 유가기의 이러한 손상은 단순히 주의력 기술의 지속적인 개선을 방해할 뿐만 아니라 영구적인 손상을 줄 수 있다 (Anderson, Fenwick, Manly & Robertson, 1998)

이 부분은 외상성 뇌 손상의 주의력과 그것이 포함된 뇌 영역의 결과를 다룬다. 이 부분의 목적은 뇌손상 환자들의 증상을 잘 알게 하여 환자를 치료할 때 더 낳을 수 있도록 하는 것이다. 당신의 환자가 있다면, 당신은 발달된 교육 계획을 수립, 적절한 추천을 할 수 있으며, 일반적으로 환자 회복을 위한 더 좋은 기회를 줄 수 있다. 나는 다음과 같은 뇌 영역으로이 자료를 분리할 것이다.

- 마루
- 이마
- 소뇌

마루

공간 부주의력은 가장 흔히 뒤쪽 피질에 손상이 있는 환자에서 보고된다. 대부분의 자폐증 환자는 맥락관련 정보를 무시하면서 환경의 작은 요소에 강한 집착이 나타난다. 이 부주의력은 뒤쪽 피질과 마루 병변 환자에서 관찰 되는 것과 유사하게 나타난다. 중요한 것은, 마루의 이상발달을 하는 자폐증 환자는 공간 작업에 마루부 손상 환자처럼 수행한다.

마루 피질은 시각주의력 그리고 부주의력 (또는 주의 감소)의 양쪽 분배를 포함한다. 편측 마루부 손상의 경우 반대측에 감각적 영향을 줄 것이다. 공간주의의 마루 피질의 역할에 관한 현재의 가설의 가장 눈에 띄는 가운데 손상된 피질은 분리된 주의력에 어려울 수 있다는 것이다 (Posner, Walker, Friedrich, & Rafal, 1984).

또한, 마루 피질 감각 공간의 내부 표현을 유지하고 그 공간에서 주의력 자원의 배분에 중요한 역할을 할 수 있다. 손상된 피질은 공간 주의력에서 좁아진 부분의 결과로 압축한 감각지도를 가질 것이다 (Tbwnsend, 1994). 사실, 뒤쪽 마루부 병변은 특히 주의력이 대측성 이동해야 한다. 동 (동일)측 자극에서 해체할 수 있는 능력에 영향을 미칠 것으로 보인다. 또한 마루부 위쪽 피질이 있지만 비대칭 두 반쪽 영역에 대한 시야 좌표에 주목하고 한쪽변화를 제어 할 수 있다고 지적한다. 오른쪽 주의력 영역은 왼쪽 정수리와 별개도 오른쪽 정수리 영역에 따라 더 많이 조절되는 동안 왼쪽 주의력 영역은 주로, 오른쪽 정수리 피질에서 한 영역에 의해 조절된다. 오른쪽 마루 피질은 대측성과 동일쪽 주의력을 유도하는 신경 하드웨어를 포함 할 수 있다 (Corbetta, Miezin, Shulman, & Petersen, 1993).

공간 작업 마루 영역에서 매우 중요할뿐 아니라 작업 기억의 구두 정보 저장에도 관여하고 있다. 왼쪽 뒤쪽 마루부 병변은 구두 단기 기억을 손상시키고, 왼쪽 마루 피질는 작업 기억의 음성학상 신경망의 참여를 가진다는 증거가 있다. 그것은 따라서, 오른쪽 마루 앞부위 네트워크가 지속적이고 선택적인 주의력 능력에 관여하는 것 같다 (Coull, Frith, Frackowiak, & Grasby; 1996).

요약에서는 의식상태를 유지하는 데 필요한 주의력에 대부분을 조절하는 것은 오른쪽 뇌이다. 마루 피질에 대한 모든 병변, 특히 오른쪽 마루 피질, 환자에서 주의력에 영향을 미칠 것이며, 오른쪽 마루 손상을 오른쪽 입력란에 비해 왼쪽 영역에서 효과를 더해야 한다. 마루엽은 외부 위치에 대한 공간 주의의 핵심이다. 의식 상태, 시각 이미지, 경계 작업의 기능, 공간 작업 기억, 주의력의 분리, 그리고 의식의 통합, 특히 공간 정보의 최고 수준에 대한 정보를 선택하는 능력 유지가 중요하다.

이마 (전두)

이마엽 앞 피질

이마엽 앞은 이마엽의 앞에 위치하는 뇌의 운동영역이다. 이마엽 돌출부가 시간이 임시 기간에 대한 정보의 많은 부분을 저장하는 능력이 있다는 사실을 가지고, 그것들은 최선의 조치 과정을 결정하기 전에 모든 관련 정보를 (과거의 경험 포함) 고려할 수 있다. 충동적인 결정에서 관념운동적인 센터를 방지하기 위해 이마엽은 일반적으로 작업의 적절한 과정이 결정될 때까지 센터 억압 관념운동성을 (생각이나 생각의 각성) 유지한다. 자신의 이마엽을 분실한 사람의 특징 중 하나는 그 또는 그녀가 생각의 순서에서 주의가 산만할 수 있다. 따라서 이마엽이 없는 사람은 대뇌 피질의 기본 지적 활동에서 여전히 이마엽없이 그대로임을 보여준다. 짧은 질문에 대한 답변, 간단한 산술 계산을 수행하고, 많은 지적 작업을 수행할 수 있다. 아직, 뇌 기능의 공동 순서는 사람의 요구하는 경우 그 또는 그녀가 완전히 무질서가 된다. 따라서 이마엽은 목표를 향한 정신적 기능 유지에 중요한 것 같다(Optom, 2010). 앞 이마엽은 복잡한 수학 및 / 또는 논리적인 문제를 해결하고, 미래를 위한 계획들이 수행도 하기 전에 운동행동의 결과를 예측하고, 도덕적 법에 따라 하나의 활동을 제어와 함께 고려한다 (Guyton, 1963). 앞 이마엽 수술은 확실한 성격 변화로 연결된다 (Optom, 2010).

인지신경과학은 이마엽 더 구체적으로 이마엽 피질 주의력의 측면은 언어, 기억 및 문제 해결 등의 인지 기능, 다양한 영향을 준다는 것을 알게 된다. 앞 이마엽 영역은 인간의 대뇌 피질의 덮개의 약 28%를 포함하고, 여러 신피질 뿐만 아니라 피질하영역에서 복잡하게 연결되어 있다. 이마엽의 병변이있는 환자는 자극이 제시되는 시간적 순서 기억에 손상을 보인다. 뇌의 이 영역은 작업 기억 또는 집행 관리에도 중요하다 (Sohlberg, 1993). 이마엽의 병변은 출입할 수 있는 기능에 영향을 미치거나 무관한 자극 정보에 억제를 보인다 (Shimamura, 1995).

반구형의 차이

기본 감각과 운동 처리 그리고 높은 이상 정신 기능의 차이는 신경으로의 반구형 좌우의 기능분화에 관한 것이다. 언어와 시공간 처리의 뇌성 상관 관계는 많은 언어 과정의 왼쪽 반구로 잘 알려진 것이고 다양한 공간 처리는 주로 오른쪽 뇌로 비대칭적이다. 반면, 감각운동 시스템 신경 조직의 각 반구는 주로 개인과 개인외의 공간의 맞은 편에 관심이 될 수 있도록, 대측성의 구성을 갖추고 있다. 이 상태는 임상 신경학의 영역에 의미가 있다. 특히 각각의 뇌 반구의 손상들은 좌우 비대칭적 관계없이 체성감각, 시각, 그리고 운동 손상, 병변에 대측성을 나타낸다 (Rowland, 1995).

그러나,한쪽 병변과 관련된 감각과 운동손상에 대한 이러한 비대칭의 일부 증거도 있다. 지역 사회 기반의 역학 조사는 체성감각 시각 반쪽 시야를 보이며, 운동손상은 왼쪽 뇌 손상에 비해 오른쪽 뇌 병변 후 더 자주발생하는 것으로 나타났다 (Sterzi et al., 1993). 154명 왼쪽, 144명 오른쪽 뇌 손상 뇌졸중 환자의 연구에서, 대측성 체성감각손상 (감각 영역)의 발병률은 왼쪽 반구손상 후 37%를 차지했다. 통증 감각 손실의 발병률은 오른쪽 57%과 왼쪽 뇌 손상 환자가 45%이다. 마찬가지로 대측성의 반쪽 시야 손상의 발병률은 왼쪽 뇌 손상 환자의 18 % 오른쪽 뇌 손상 7%이다. 마지막으로, 오른쪽 뇌 손상 환자의 95 %는 왼쪽 뇌 손상 환자의 단지 85%에서 발견된 운동 손상을 나타냈다 (Burgess, 1999).

소뇌

인간의 소뇌는 결합 뇌의 나머지 부분보다 더 많은 뉴런이 있다. 그것은 생리학적 뇌, 기저 신경절, 사이뇌, 변연계, 뇌줄기, 그리고 척수 등 중추 신경계 (CNS)의 주요 구획 모두와 하나의 시냅스 또는 여러 시냅스 경로에 의해 연결되어 있다. 그러므로, 그것은 인간의 뇌에서 가장 바쁜 교차로 중 하나이다. 그럼에도 불구하고, 1세기 이상, 신경학자와 신경과학자들은 인간 소뇌는 협응 움직임을 돕는 한 가지 기능을 보는 것에 묶여 있다. 새로운 연구들은 소뇌가 감각 구별, 주의력, 작업 기억, 의미적 연관성, 언어학습 그리고 복잡한 문제해결을 포함하여 다양한 비운동적 기능을 보여준다 (Schmahmann, 1997). 이러한 중요한 입증 요소들에도 불구하고 소뇌는 여전히 누구의 운동 조절기능 장치이다. 우리는 지금 소뇌의 영역 사이의 구조와 기능에 고전적인 분배의 분리증거를 발견했다. 운동 기능이 완전히 다른 위치에서 활성화하는 반면, 시각주의력는 소뇌 피질 내 한 해부학 위치를 활성화한다. 더욱이, 주의력의 활성화가 독립적으로 운동발달의 문제를 발생시킬 수 있다 (Allen, Buxton, Wong, & Courchesne, 1997).

신소뇌는 빠른 속도로 감각 양상사이의 선택적 주의력의 정신 초점을 이동 할 필요가 있다. 소뇌가 손상된 환자에서 상당히 빠르게 대응하고 다른 시각, 청각과 같은 하나의 감각 범위에서 주의를 이동하는 능력이 손상된다. 이 신소뇌가 다른 하나의 운동 또는 인지 상태에서 계속 진행하기 위해 빠른 순서 변경 및 신경 활동의 조정을 필요로하는 작업의 모든 종류에서 관여할 수 있는 것 같다 (Akohoolnoff & Courchesne, 1992).

소뇌는 균형과 자세 제어를 유지하고 자발적 움직임 조절에 중요한 역할을 한다. 바닥핵과 마찬가지로, 소뇌는 척수와 직접 연결되지 않는다. 오히려, 피질하영역과 이마엽 피질에서 계획을 포함한 정교한 상호연결은 가능한 복잡 단일 행동에 별도의 운동행위를 만들고, 동작의 적절한 타이밍과 정확성을 보장할 수 있다. 또한 운동과 인지 학습에 관련된, 소뇌는 이마엽 피질을 포함하고 빠른 반응과 집중, 또는 조건과 매개 변수의 변경을 포함해 그가 필요하고 익숙하거나 어려운 활동을 할 때 활성화 조율을 한다. 소뇌 손상은 일반적으로 원치않는 움직임 (운동 실조증), 빠른 교체 움직임 장애, 물체에 도달할 때 지나침 (운동측정장애), 안구 진탕, 또는 어색한 자세와 보행에서 떨림과 협응의 어려움 등에서 관련이 있다 (Hunter 2007).

회복의 메커니즘
(MECHANISMS OF RECOVERY)

회복의 가장 흔한 중추신경계 메커니즘은 다음과 같다 :

- 교차해리 ㅡ 원래 기본 손상의 인접 영역에서 기능의 일시적 중단 후 회복을 설명하기 위해 초기 연구에서 사용되는 용어이다. 뇌 손상은 부종, 신진 대사 변화, 두개 내의 압력 변화 및 혈액 흐름의 변경 등의 요소가 발생할 수 있다, 그렇지 않으면 그대로 뇌 영역이 일시적으로 역기능이 될 수 있다. "쇼크" 효과에 따라 감소는 영향을 받지만, 문제의 기능들에 손상 받지 않은 뇌조직은 천천히 재출현 된다. 교차해리가 손상되지 않은 신경 시스템의 회복을 의미한다는 사실에 의해 복구의 다른 메커니즘을 구분할 수 있다.
- 축색돌기의 성장 ㅡ 손상의 일부 양식은 반드시 뉴런이 완전히 손상되지 않으며, 부상에 따라 신경 요소의 재생이 있을 수 있다. 손상된 축색돌기의 성장뿐만 아니라, 돋아나는 축색돌기, 흔히 회복하는 메커니즘이다.
- 신경제거의 과민 ㅡ 주변 신경 시스템에서, 이 후 시냅스 수용체 부분이 세포 분열 등에 의해 번식될 뿐만 아니라, 탈신경 뉴런의 신경 전달 물질에 더 민감하게 나타난다. 그것은 일반적으로 부분적인 병변에 의해 탈신경되는 뇌의 영역을 따라 기능의

보다 빠르게 하고, 나머지 입력에 지나치게 될 것이다.

- 대체 — 이 기존 그대로의 뇌 구조는 이전 손상영역에서 새로운 기능을 가정할 수있는 개념을 말한다. 여기에는 언어, 시공간 기술, 및 해당 뇌 영역의 중복이 있을 수 있는 추상적 사고와 같은 기능의 회복에 대한 책임일 수 있다 (Sohlberg & Mateer, 1989).

재활
(REHABILITATION)

뇌 손상과 개인에 더 지속적인 결과들 중 반응 시간이 감소되며, 정보 처리의 감소 속도, 집중력, 주의산만, 망각 문제, 그리고 한 번에 하나 이상의 일을 할 수 있는 능력에서 감소를 보인다 (Sohlberg, 2001). 이러한 관찰은 시간이 지남에 따라 주의력을 유지하고 (지속적인 관심), 내적 작업 정보 (작업 기억)와 협력, 주의력의 이동, 분리주의력에서 설명하는 주의력의 다른 모델과 일치하고, 정보 목표없는 훑어보기 (선택적 주의력)이다. 이러한 프로그램은 모두 주의력을 형성하는 데 사용할 수 있는 프로그램의 일부이다. 주의력 훈련 뿐만 아니라, 주의력 문제들을 관리할 수 있는 다른 것들이 있다. 이는 다음과 같다 :

- 환경 수정 — 이는 산만을 줄이기 위해 사용된다. 주의력 문제의 일반적인 예는 산만한 환경속에서 참여의 어려움이다. 임상의와 환자는 “어려운”것과 “도움” 환경의 목록을 만들 수 있을 것이다. 레스토랑 목록에 “시끄러운” 또는 “바쁜” 것과 “조용한” 것이 있을 수 있다. 다른 전략은 TV나 컴퓨터를 사용하지 않도록 설정하여 산만을 줄이거나 제거할 수 있다.
- 자기 규제 전략들 — 예를 들어, 간격이다. 주의력 문제가 있는 환자들은 종종 오랜 기간 동안 피로 또는 집중의 유지에 어려움을 경험을 할 수 있다. 그것은 그들에게 간격 전략을 가르치기 위해 도움이 될 수 있습니다 (Sohlberg, 2001).
- 외부 도움들 — 목록, 달력, 그리고 주최자의 사용 개발을 위해 환자를 가르친다.
- 정신적 지원 — 이 작업은 휴식 훈련 심리 치료, 또는 바이오 피드백에 의해 수행할 수 있다.
- 주의력 훈련 — 이 책에 나와있는 것과 같은 주의력의 특정 수준을 양성하는 특정 연습의 사용 : 집중적 주의력, 지속적 주의력, 선택적 주의력, 변화적 주의력, 분리적 주의력이다.

주의력 훈련
(ATTENTION TRAINING)

주의력 교육 프로그램에 대한 중요한 주의력의 첫 두 영역은 주위와 지속적 주의력이다.

또는 촉각 자극, 집중적 주의력은 특정 시각, 청각에 몰래 응답 할 수있는 능력이다. 거의 모든 환자가 주의력 수준을 회복했지만, 종종 혼수상태 출현 초기 단계에서 중단된다. 환자는 초기에 내부 자극에 반응할 수 있다. (통증, 온도) (Sohlberg, 2001). 이 책에서 나는 신속하게 환경을 검색하여 시각적 대상을 찾을 수 있는 능력을 포함하는데 집중적 주의력을 사용한다.

경계 지속적이고 반복적인 활동을 하는 동안 일관된 행동 반응을 유지할 수있는 능력으로 불려진다. 주의력의 이런영역의 혼란은 더 짧은 기간 동안 성능을 크게 변동해 잠시(즉, 초 분) 또는 작업에 집중할 수 있는 환자에서 관찰된다. 또한 정신적 조절의 개념 또는 정보를 조작하고 마음에 들면서 작업과 작업 기억을 포함시킨다 (Sohlberg, 2001). 지속적인 관심의 조절은 왼쪽 반구에 비해 오른쪽에서 강하게 나타나는 것으로 알려져 있다. 편측 무시뿐만 아니라, 지속적인 관심을 개선하기 위한 구체적인 활동의 지속적 주의력의 개선을 위해 표시되었다 (Robertson, Tegnér, Tham, Lo, & Nimmo — Smith, 1995).

작업 기억은 짧은 시간 동안 정보를 보유할 수있는 능력이다. 이마엽과 마루엽 피질 영역은 작업 기억에 중요하다. 연구에서 작업 기억이 교육을 통해 개선될 수 있는 것으로 나타났다. 연구는 교육, 두뇌 활동 후 그 중간 이마 이랑과 위나 아래 마루 피질의 증가되는 것으로 확인되었다. 이 작업기억은 기초 신경 시스템의 훈련 유발 가소성의 증거를 보여준다 (Cicerone, 2002; Olesen, Westerberg, & Klingberg, 2004).

집중하고 지속적 주의력을 훈련 후에 3가지 주요 주의력 분야는 선택적, 변화적 (이동), 그리고 분리적 주의력이다.

선택적 주의력은 자극을 방해하거나 경쟁에서 행동 또는 인지 집합을 유지할 수 있는 능력을 의미한다. 아동이 백그라운드에서 놀이하거나 TV를 켜고 공부하는 것 그리고 놀면서 식사를 준비하는 것이 이 기능의 예이다.

주의력을 이동하는 것은 개인이 관심의 초점을 이동하고 다른 인지 요구 사항을 갖는 작업 사이를 이동, 따라서 선택적으로 처리될 정보를 제어할 수 있는 정신적 유연성의 용량을 나타낸다. 이 예는 지속적으로, 전화를 받아 입력하고, 질문에 대응하는 이 사이를 이동해야 하는 비서가 될 것이다 (Sohlberg, 2001).

마지막 영역은 분리적 주의력이다. 이는 여러 작업 또는 여러 작업 요구에 동시에 응답할 수 있는 능력을 포함한다. 예를 들어, 라디오를 들으며 차를 운전할 수 있는 것이다.

2011년 3월 *Discover Magazine*에서 심각한 외상성 뇌 손상 사고가 있었던 일부 환자는 지금 현대 과학 자체를 복구할 수 있는 뇌의 능력으로 인해 놀라운 회복 방법을 보여준다.

몇몇 주제들은 믿을 수 없는 Rip Van Winkle 이야기이다. 이름이 Jerry Walles인 아칸소 사람이 자동차 사고 후 최소한 의식 상태에서 19년을 보낸 후, 갑자기 2003년에 깨어 났는데 그 후 '엄마' 와 '펩시' 라고 말했다. 몇 일 내에, 그는 유창하게 말을 하였다, 과학자들은 신경 이미지 전문가에게 Walles를 데려왔다. 숙색돌기 섬유를 묘사할 수 있는 확산 텐서 영상을 사용하여, 그들은 환자의 뇌의 뒤쪽에 돋아 새로운 축색돌기가 어떻게 생겼는지의 두꺼운 연결을 발견했다. 그것이 두뇌 손상 수십 년 후 스스로 다시 연결할 수 있다는 것을 보여주었다는 것으로 연구는 매우 중요했다.

그것은 우리가 외상성 뇌 손상 환자가 성공을 제공하는 인간 두뇌의 가소성이다. 다음 장에서 당신이 환자 자신의 삶에 도움이 된다. 주의력 기술을 개발하는 데 사용할 수 있는 교육 활동을 논의할 것이다. 외상성 뇌 손상 환자가 될 필요가 없다. 모든 당신의 환자들은 그들의 장애와 상관없이 주의력을 증진시킴으로써 그들에게 도움이 된다.

요약과 주의력의 요점
(SUMMARY AND ATTENTION TIPS)

1. ABI 흔한 손상들는 주의력, 기억 그리고 정보처리의 속도 저하를 포함한다.
2. 뇌의 이마 손상은 작업기억에 영향을 준다.
3. 전반적인 기간에 모든 뇌손상 그룹들에서 IQ가 향상되었지만, 과민 그리고 주의산만과 같은 행동적 어려움은 여전해 보인다.
4. 눈운동 기능장애는 수렴, 전경배경 그리고 시각 기억을 어렵게 한다. 그러므로 안구운동 기술을 처음 평가할 때까지 지각적 기술들은 검사되지 못한다.
5. 주변 시야 처리의 기능장애의 사람들은 그들의 말초 시각에 압도적인 움직임을 확인할 것이다.
6. 뒤통수 피질은 정보를 자세하게 보기 전, 첫 공간을 조직화 할 것이다.
7. 뇌손상으로 인해 나타나는 시각 시스템의 일반적인 특징들은 외사시, 수렴 부족, 조절적인 기능장애, 그리고 안구운동 기능장애이다.
8. 시각 중심선의 이동은 그와 그녀의 신경학적 손상 방향으로 이동된 중심선의 개념을 가질 것이다. 이렇게 하는 것은 한쪽으로 체중을 지지하면 좀 더 기능적일 것이다.
9. 공간 부주의력은 뒤 피질의 손상 환자들에서 가장 흔히 보고 된다.
10. 두정 피질은 주의하든 주의하지 않든 모두 시각주의력의 분배를 포함한다.
11. 두정 피질은 주의력 이탈이 포함되어 있다.
12. 주의력의 좌측 시야영역은 주로 오른쪽 두정피질에 의해 조절되고, 반면 오른쪽 주의력은 오른쪽과 왼쪽 두정피질 모두에 의해 조절된다.
13. 이마엽에 손상을 받은 환자는 생각의 순서에서 쉽게 문제를 발생시킨다. 뇌의 이 영역은 목표하는 방향의 정신 기능 유지에 중요하다.
14. 앞이마엽의 수술은 성격을 변화 시킬 수 있다.
15. 이마병변은 실행 조절이나 작업기억 관자의 명령에서의 기억손상의 원인이 될 수 있다. 이마병변들은 부적절한 자극 정보 억제에서 역시 중요하다.
16. 좌반구는 언어를 포함한다. 우반구는 공간처리를 보함한다.

(계속)

요약과 주의력의 요점 (계속)
(SUMMARY AND ATTENTION TIPS)

17. 감각운동 시스템의 신경학적 조직은 각 측면이 일차적으로 몸의 반대 측으로의 대측성 구조를 가진다.
18. 소뇌 손상 환자들은 그와 그녀의 주위력에서 시각에서 청각 또 다른 것과 같이 하나의 감각 범위에서 급속한 변화를 가질 수 있다.
19. 소뇌 손상은 전형적으로 의지적인 움직임동안 떨림 그리고 협응의 약화와 관련이 있다.
20. 뇌손상을 가진 개인들에서는 좀 더 지속적인 것을 다음과 같이 찾을 수 있다.
    a. 반응시간의 감소
    b. 정보처리의 감소
    c. 주의력의 문제
    d, 주의 산만
    e. 건망증
    f. 한번에 하나 이상의 능력

참고문헌 (REFERENCES)

Akshoomoff, N. A. & Courchesne, E. (1992). A new role for the cerebellum in cognitive operations. *Behavioral Neuroscience, 106*(5), 731-736.

Allen, G., Buxton, R. B., Wong, E. C., & Courchesne, E. (1997). Attentional activation of the cerebellum independent of motor involvement. *Science, 275,* 1940-1943.

Anderson, V., Fenwick, T., Manly, T., & Robertson, I. (1998). Attentional skills following traumatic brain injury in childhood: a componential analysis. *Brain Injury, 12*(11), 937-949.

Boll, T. & Barth, J. (1981). Neuropsychology of brain damage in children. In S. B. Filskov & T. J. Boll (Eds.), *Handbook of clinical neuropsychology,* New York, NY: Wiley, 418-452.

Brown, G., Chadwick, O., Shaffer, D., Rutter, M., & Traub, M. (1981). A prospective study of children with head injuries: Psychiatric sequelae. *Psychological Medicine, 11*(1), 63-78.

Burgess, N. (1999). *The hippocampal and parietal foundations of spatial cognition.* New York, NY: Oxford University Press.

Cabeza, R. & Nyberg, L. (2000). Imaging cognition ii: an empirical review of 275 PET and fMRI studies. *Journal of Cognitive Neuroscience, 12*(1), 1-47.

Cicerone, K. D. (2002). Remediation of "working attention" in mild traumatic brain injury. *Brain Injury, 16*(3), 185-195.

Corbetta, M., Miezin, F. M., Shulman, G. L., & Petersen, S. E. (1993). A PET study of visuospatial attention. *The Journal of Neuroscience, 13*(3), 1202-1226.

Coull, J. T., Frith, C. D., Frackowiak, R. S., & Grasby, P. M. (1996). A fronto-parietal network for rapid visual information processing: a PET study of sustained attention and working memory. *Neuropsychologia, 34*(11), 1085-1095.

Donders, J. (2007). *Pediatric neuropsychological intervention.* Cambridge, UK: Cambridge University Press.

Gazzaniga, M. (2004). *The cognitive neurosciences iii.* Cambridge, MA: MIT Press.

Guyton, A. (1963). *Textbook of medical physiology, 2nd ed.* Philadelphia, PA: W.B. Saunders Co.

Hunter, S. (2007). *Pediatric neuropsychological intervention.* Cambridge, UK: Cambridge University Press.

Kapoor, N., Ciuffreda, K. J., & Han, Y. (2004). Oculomotor rehabilitation in acquired brain injury: a case series. *Archives of Physical Medicine and Rehabilitation, 85*(10), 1667-1678.

Knights, R., Ivan, L. P., Ventureyra, E. C., Bentivoglio, C., Stoddart, C., Winogron, W., & Bawden, H. N. (1991). The effects of head injury in children on neuropsychological and behavioural functioning. *Brain Injury, 5*(4), 339-351.

Mateer, C. A., Kerns, K. A., & Eso, K. L. (1996). Management of attention and memory disorders following traumatic brain injury. *Journal of Learning Disabilities, 29*(6), 618-632.

Mesulam, M. M. (1990). Large-scale neurocognitive networks and distributed processing for attention, language and memory. *Annals of Neurology, 28*(5), 597-612.

Olesen, P. J., Westerberg, H., & Klingberg, T. (2004). Increased prefrontal and parietal activity after training working memory. *Nature Neuroscience, 7*(1), 75-79.

Optom, S. (2010.) *Interdisciplinary perspectives and clinical applications.* Optometric Extension Program.

Padula, W. V. & Argyris, S. (1996). Post trauma vision syndrome and visual midline shift syndrome. *Neurorehabilitation, 6*(3), 165-171.

Padula, W. V., Argyris, S., & Ray, J. (1994). Visual evoked potentials (VEP) evaluating treatment for post-trauma vision syndrome (PTVS) in patients with traumatic brain injuries (TBI). *Brain Injury, 8*(2), 125-133.

Posner, M. I., Walker, J. A., Friedrich, F. J., & Rafal, R. D. (1984). Effects of parietal injury on covert orienting of attention. *The Journal of Neuroscience, 4*(7), 1863-1874.

Posner, M. I. & Petersen, S. E. (1990). The attention system of the human brain. *Annual Review of Neuroscience, 13,* 25-42.

Robertson, I. H., Tegnér, R., Tham, K., Lo, A., & Nimmo-Smith, I. (1995). Sustained attention training for unilateral neglect: the theoretical and rehabilitation implications. *Journal of Clinical and Experimental Neuropsychology, 17*(3), 416-430.

Rowland, L. (1995). *Merritt's textbook of neurology. 9th edition.* Baltimore, MD: Williams and Wilkins.

Schmahmann, J. (1997). *The cerebellum and cognition.* Philadelphia, PA: Elsevier.

Shimamura, A. (1995). Susceptibility to memory interference effects following frontal lobe damage: findings from tests of paired-associate learning. *Journal of Cognitive Neuroscience, 7*(2), 144-152.

Sohlberg, M., & Mateer, C. (1989). *Introduction to cognitive rehabilitation: theory and practice.* New York, NY: The Guilford Press, 3–17.

Sohlberg, M. (1993). Contemporary approaches to the management of executive control dysfunction. *The Journal of Head Trauma Rehabilitation, 8*(1), 45-58.

Sohlberg, M. (2001). *Cognitive rehabilitation. An integrative neuropsychological approach.* New York, NY: The Guilford Press.

Sterzi, R., Bottini, G., Celani, M. G., Righetti, E., Lamassa, M., Ricci, S., & Vallar, G. (1993). Hemianopsia, hemianaesthesia, and hemiplegia after left and right hemisphere damage: a hemispheric difference. *Journal of Neurology, Neurosurgery*

& Psychiatry, 56(10), 308-310.

Taylor, J. B. (2009). *My stroke of insight: A brain scientist's personal journey.* New York, NY: Penguin Group (USA), Inc.

Townsend, J. (1994). Parietal damage and narrow "spotlight" spatial attention. *Journal of Cognitive Neuroscience, 6*(3), 220-232.

van't Hooft, I., Andersson, K., Sejersen, T., Bartfai, A., von Wendt, L. (2003). Attention and memory training in children with acquired brain injuries. *ACTA Paediatr, 92*(8), 935-940.

추천도서 (SUGGESTED READING)

Sohlberg, M., McLaughlin, K. A., Pavese, A., Heidrich, A., & Posner, M. I. (2000). Evaluation of attention training and brain injury education in persons with acquired brain injury. *Journal of Clinical and Experimental Neuropsychology, 22*(5), 656-676.

9

훈련 프로그램
(The Training Program)

다음은 우리가 훈련 할 주의 분야들의 목록이다. 가장 기본적인 것에서 가장 복잡한것으로 나열되어 있다, 그리고 이런 점을 염두에 두고 재조정해야 한다. 항상 훈련은 가장 기본적인 것에서 시작하고 가장 복잡한 것으로 가야한다. 예를 들어, 당신은 더 많은 기본 영역인 집중적 주의력과 지속적 주의력 같은 것에 시간을 쓰기 전에 분리적 주의력 활동을 수행하여 훈련 프로그램을 시작하지는 않는다. 염두에 두고, 다음은 실행 할 주의력의 영역이다.

집중적 주의력
(FOCUSED ATTENTION)

이는 명확한 시각, 청각에 따로 따로 응답할 수 있는 능력이다. 또는 촉각 자극, 집중 훈련의 가장 기본적인 형태는 환자가 빠르게 시각적 또는 청각 자극에 자신의 고개를 돌리는 것이다. 집중 훈련은 또한 환자가 신속하게 이러한 이 책의 시각적인 검색 활동 등의 혼잡한 배경에서 시각적인 대상을 식별하는 훈련을 하는 것이다. 이러한 집중적 주의력의 다른 분야에 따라 활동이 집중 활동으로 변경할 수 있다. 예를 들어, 아동이 Marsden 공을 따라가면 추구 활동이며, 지속적 주의력 영역으로 간주되지만, 아동이 추구하는 운동에서 특정 시각적 목표를 식별하면 초점을 맞춘 활동으로 보이게 될 것이다. 일부 자폐증 아동과 같이 심각한 주의력 문제가 있는 어린 환자 또는 환자들에서, 초점을 맞춘 활동은 아이가 신속하게 빛이나 소리에 반응함으로써 조심성 있는 종류의 훈련을 더 많이 구성해야 한다. 목표는 자극 반응의 속도를 증가하려고 하는 것이다.

지속적 주의력
(SUSTAINED ATTENTION)

이 시간에 관련된 수행의 두 측면을 언급한다. 첫 번째는 성능 지정된 수준이 유지될 수 있는 동안 시간의 기간을 포함하고, 두 번째는 그 기간 동안 수행의 일관성을 포함한다. 정상 또는 거의 정상적인 수행을 번갈아 가며 수행이 떨어지는 기간은 주의력의 실수를 암시할 수 있다 (Sohlberg & Mateer, 1989).

추적 안구 운동의 발달 변화는 주로 지속적 주의력의 발달과 함께 발생한다 (Richalds & Holley, 1999). 그것은 어른이 할 수 있는 지속 훈련 활동을 수행하는 매우 낮은 주의력을 가진 아동 또는 아동을 기대하는 것은 비현실적이다. 부드러운 추적 훈련은 아동에 지속적 주의

Lane, K. A. Visual Attention in Children: Theories and Activities (pp. 159-164).

력 훈련에 아주 좋은 방법이다. 아동의 부드러운 추적 안구 운동을 관찰하면 아동의 지속적 주의력 문제가 있을 경우 볼 수 있는 좋은 방법이 될 것이다. 한눈으로 부드러운 추구와 수평면의 방향으로하는 것이 가장 좋은 훈련과 평가이다. 자극을 추적하는 동안 주의가 수직 안구 운동보다 훨씬 더 큰 정도 수평 안구 운동에 영향을 미친다 (Richards & Holley, 1999).

어려움을 지속한 환자는 작업에 초점 또는 잠쉬 동안 (몇초에서 몇분) 응답을 유지하거나 잠시 동안 수행을 드라마틱하게 바꿀 수 있다. 또한 정신적인 조절의 개념 또는 정보를 조작하고 마음에 들면서 작업에 대한 작업 기억을 포함한다 (Sohlberg, 1989). 지속적인 활동은 집중 활동에 변경될 수 있으므로 활동들은 작업 기억의 추가 통합에 의해 유지하기 위해 변경 된다. 예를 들어, "환자가 역순으로 번호 목록을 회상하면 운동에 작업 기억 구성 요소를 추가한다.

변화적 주의력
(SHIFTING ATTENTION)

이는 빠르게 하나의 대상에서 또다른 곳으로 시각주의력을 이동하는 능력이다. 이는 또한 도약 고정이라 불린다, 이는 문서나 보드에서 읽기나 복사하기와 같은 기술에 중요하다. 이 영역의 주의력은 읽기에 문제가 있는 가난한 어린이에서 종종 있다. 사람들이 읽기 또는 읽기로 자신의 위치를 잃지 않기 위해 손가락을 사용해야 할 때 그들은 종종 자신의 위치를 잃게된다. 유아는 종종 이 영역이 어렵다. 유아를 훈련하기 위해, 당신은 그나 그녀의에게 단서를 주고 당신이 원할 때 그나 그녀의 눈은 신속하게 움직일 것이다: "준비 되었니?" 당신은 아마 "두 곳에 너의 눈을 조정해라"라고 당신은 말해야 하거나 아니면 메트로놈을 이용하거나 메트로놈의 각박자에 아동은 그나 그녀의 눈을 다음 타겟에 옮길 것이다. 이 책에서 주의력의 이동은 번갈아 가는 주의로부터 다른 주의력 프로그램들을 찾을 것이다. 주의력 유형의 다른 인지를 요구하는 작업들 사이에서 주의력과 움직임 초점이 이동되는 정신적 유연성의 능력을 나타낸다. 이것의 예는 지속적으로, 전화를 받아 입력과 문의에 응답하는 사이에 이동해야하는 비서일 것이다.

주의력 영역들 — 초점을 맞추고, 유지, 그리고 이동 — 처음 훈련된 몇몇 주의력 훈련 프로그램은 다음 두 영역들을 하기전에 해야한다. — 선택적 주의력과 분리적 주의력 — 이는 훨씬 높은 수준

선택적 주의력
(SELECTIVE ATTENTION)

이 주의력 수준은 방해나 경쟁 자극을 무시하고 행동이나 인지를 유지할 수 있는 능력을 의미한다. 이 때문에 주의산만에서 자유의 개념을 포함한다. 이 수준의 손상를 가진 사람들은 쉽게 관계없는, 무관한 자극에 의해 작업을 하지 못한다. 이러한 외부 풍경, 소리, 또는 활동 뿐만 아니라 내부 산만 (등을 걱정)도 포함될 수 있다. 이 수준에서 문제의 예는 자극적 환경에서 치료 작업을 수행하거나 아동들이 노는 배경에서 식사를 준비하는데 어려움을 보인다 (Sohlberg, 2001).

분리적 주의력
(DIVIDED ATTENTION)

이 단계에서는 여러 작업 또는 여러 작업 요구에 동시에 응할 수 있는 능력을 포함한다. 두 개 이상의 행동 응답해야 할 수 있다, 또는 자극의 두 종류 이상의 모니터링을 해야 할 수 있다. 동시에 여러 개의 요구를 관리해야한다 때마다 주의력 용량의 수준이 필요하다. 이러한 조건 하에서 수행(즉, 라디오를 듣거나 대화하면서 운전한다) 실제로 작업 중 하나 이상에 대한 더 많은 의식이 자동 처리에 어느 신속하고 지속적인 교류주의를 끌거나 의존도가 반영 될 수 있다 (Sohlberg & Mateer, 1989).

더 요구되는 작업의 하나는 동일한 양상에 두 가지 순서이다. 예로, 당신 앞에 종이 두 장이 있다. 종이의 왼쪽 부분에서 오름차순으로 숫자 번호로 줄을 긋고, 오른쪽에 내림차순으로 숫자 번호에 줄을 긋는다. 환자는 줄을 긋던 종이에서 다른 종이로 변경할 것이다.

운동과 오른쪽 뇌 훈련
(MOTOR AND RIGHT HEMISPHERE TRAINING)

이것은 주위력의 영역은 아니지만, 오른쪽 반구가 주의력에 중요하기 때문에 이 프로그램 섹션에 추가되었

다. 또한, 소뇌의 운동 조절 역할은 잘 알려져 있다. 주의력 이동과 분포 (주의력의 지향, 분포, 그리고 이동)의 직접적인 협응으로 알려져 있지 않은 것은 소뇌의 조절하에서 적응된 예상 기능과 정상적으로 많은 예상 수단들 중 하나가 될 수 있다. 활동은 운동 및 오른쪽 반구형의 조절 모두의 중요성 때문에 주의력 분야에 추가로 도입되었다.

훈련프로그램의 시작
(STARTING THE TRAINING PROGRAM)

어떤 훈련 프로그램의 성공은 운동이나 특수 장비가 아닌 치료사이다. 내가 이 책을 쓰고 한 목표 중 하나는 치료사와 검안가가 개발하고 성공적으로 주의력 교육 프로그램을 해야 모든 정보를 제공하는 것이었다. 이 프로그램은 지금 환자로 수행하는 활동을 대체할 수 있지만, 귀하가 현재 프로그램에 이러한 활동을 통합할 수 있도록 하기 위한 것은 아니다. 이러한 활동은 현재의 감각 통합 활동과 함께 사용되어야 한다. 예를 들어, 간단한 도보 레일 절차에서도 개선된 주의력을 설정할 수 있다. 주의력의 5가지 영역을 보면, 그들이 당신의 도보 레일 활동에 추가 할 수있는 방법을 보자 :

- 집중적 주의력 : 아동이 벽에 차트를 훑어보고 특정 문자 또는 숫자를 식별 한다.
- 지속적 주의력 : 아동은 발끝으로 균형을 잡고 흔들리는 Marsden 공을 따라갈 수 있다. 이 추적 훈련을 하고 지속적 주의력을 발달시키고 있다.
- 변화적 주의력 : 벽에 편지 차트를 읽고나서 아동이 모든 편지를 왼쪽에서 오른쪽 방향으로 정확한 순서로 말한다. 비약 고정과 주의력 이동 훈련.
- 선택적 주의력 : 위의 활동 중 하나를 수행하고 또한 자녀가 듣고 이해에 대한 기억이 있다는 이야기를 연주 CD 플레이어를 갖추고 있다.
- 분리적 주의력 : 도보 레일에 아동은 걷고, 그나 그녀에게 작업기억에 대해 자극을 줄 수 있다 (예를 들어, 수학 질문 또는 역순으로 짧은 숫자 순서를 반복).

상담자가 첫 번째로 해야할 것은 환자의 필요에 따라에 관심 초점 영역을 결정하는 것이다.

과거의 연구와 경험은 다른 조건에서 관심의 특정 영역을 식별할 수 있게 되었다. 이는 다음과 같다.

- 학습 장애는 일반적으로 읽기 또는 수학 분야 중 하나에 떨어짐이 있다. 독서에 문제가 있는 아동들은 그들이 읽은 그들의 위치를 잃지 않게 돕는 주의력 이동 활동으로부터 큰 효과를 볼 수 있다. 또한 지속적 주의력 활동에 도움이 될 것이다. 수학장애는 일반적으로 작업 기억을 포함하고 작업 기억 절차를 높일 수 있다. 아동은 또한 지속적이고 집중적 주의력 교육의 효과를 볼 것이다.
- 주의력 결핍 과잉행동장애 아동들은 선택적 주의력과 함께 지속적 주의력을 받을 수 있다.
- 뇌줄기의 손상은 지속적 주의력과 함께 경계나 집중적 주의력 훈련에 효과적일 것이다.
- 오른쪽 뇌 손상은 지속적 주의력 훈련이 도움된다.
- 왼쪽 뇌 손상은 선택적 주의력에 의해 도움이 된다.
- 오른쪽 뇌 손상도 경계나 주의력 훈련이 역시 도움된다.
- 그것은 일반적으로 오른쪽 뇌 손상의 결과이기 때문에 무시 환자는 지속적인 교육을 받아야한다.

주의력에 훈련을 기초로 이전 테스트는 어떻게 결정할 것인가

환자의 대부분은 이전 테스트 특히, Wechsler 성인 지능 척도 (WAIS-III) 또는 주의 변수 (TOVA)의 테스트를 한다. 이 테스트는 환자의 결함 영역을 표시할 수 있다. 다음은 주의력 영역의 목록과 문제 영역을 식별하는 데 사용할 수 있는 테스트이다

- 집중적 주의력 : WAIS-III 길 만들기 검사는 상징 찾기의 하위 테스트이다.
- 지속적 주의력 : WAIS-III, TOVA의 숫자와 기호 쓰기.
- 주의력의 이동 : 눈의 움직임 발달 (DEM) 버넬 조합에 의한 단속적 운동 주시 훈련
- 선택적 주의력 : Stroop 검사는 개인이 상충되는 색상의 문자에 인쇄된 색 이름의 집합을 읽을 수 있는 속도를 측정(예로, 파란색으로 인쇄된 "빨간" 글자) (Sohlberg, 1989).

• 분리적 주의력 : WAIS-III의 편지 숫자 순서 하위 테스트

이 작업을 수행하는 또 다른 방법은 책의 각 카테고리에서 연습 중 하나를 취한다, 환자가 그것을 어떻게 수행할 것인가, 그리고 기초로서 이를 사용하는가이다. 당신은 어떤 통계가 없지만, 환자의 기능은 당신에게 그 사람이 있거나 자신이 범주의 각 작업을 수행하는 방법에 어려운의 아이디어를 제공할 것이다.

당신은 먼저 어떤 분야를 훈련합니까? 아니면 당신은 동시에 모든 훈련을 하나요?

신속한 답변은 아니요. 당신은 같은 시간에 모든 영역을 훈련하지 않습니다. 이렇게 하면 당신은 실제로 문제를 더 심각하게 할 수 있다.

간단한 순서의 모든 관심 영역을 나열한다 :

- 집중적인
- 지속적인
- 이동하는
- 선택적인
- 분리되는

연구는 (Sturm, 1997) 특이 현상 훈련 (같은 시간의 훈련) 중 상당히 기능 또는 심지어 악화에 중요한 변경 사항을 표시하지 않은 환자가 많다고 보여 주었다. 이 연구는 주의력 기능의 계층 구조 조직의 가설을 지원한다. 이는 이전에 초점을 맞춘 첫 번째와 마지막 분할로 지정되었다. 낮은 수준은 높은 수준의 기능을 위해 꼭 필요하다. 주어진 수준에서 손상자는 동일하거나 하위 수준의 교육으로 접근 할 수 있다. 즉, 동시에 모든 수준의 훈련을 하는 경우, 높은 수준의 교육은 낮은 수준의 '교육에 영향을 줄 수 있다. 그러나 먼저 낮은 수준의 훈련을 하는 경우에는 다음 그들은 높은 수준에 도움이 되는 것이 전제 조건이다.

따라서 주의력 교육 프로그램을 시작한다 :

1. 훈련할 장소를 확인한다.
2. 기본점수를 얻기 위한 노력, 예를 들어, 지속적 주의력을 위한 다양한 주의력 테스트를 한다.
3. 계획과 목표를 설정한다.

훈련 프로그램
(THE TRAINING PROGRAM)

다음 섹션의 활동들은 스스로 설계했거나 세 가지 책을 통한 다양한 저널 기사들, 연구자료이다 (Dehn, 2008; Pickering, 2006; Sohlberg, 2001).

활동의 가능성은 무한하며, 좋은 상담자가 자신을 개발할 수 있어야 한다. 예를 들어, 활동들을 계속하느냐 중지하느냐는 아동이 그와 그녀가 조절된 충동으로 모든 훈련 프로그램의 부분이 도움이 되느냐이다. 활동 유형의 가장 좋은 예는 1960년대의 연구였던 마쉬메로우 연구 이다. 이는 조사자가 배고픈 4살 아동 앞에 마쉬메로우를 놓고 그나 그녀에게 마쉬메로우를 먹을 수 있다고 말한다. 바로 그때이거나 아니면 조사자가 돌아올 때까지 기다리는 두 가지 경우이다. 아이들의 삼분의 일 정도는 스스로 혼란을 기다릴 수 있다. 몇 년 후에, 높은 훈련의 아동들은 마쉬메로우를 바로 그들의 입에 넣은 아동에 비해 더 낳은 학교 결과 그리고 SAT에서 200점이 더 높은 점수를 가질 것이다. 아이들은 오늘 이런 유형의 훈련이 필요하다. 계속하느냐 중지하느냐 하는 이런 활동의 형태의 수정을 제안한다.

프로그램의 이 유형은 매우 효과적일 수 있다. 조사 연구들에서는 훈련하지 않은 조절 그룹에 비해, 이런 종류의 훈련을 하루에 20분 받은 아동은 작업 기억과 연관된 앞이마와 두정부에서 증가를 나타내는 것을 보여 주었다 (Olesen, Wosterberg, & Klingberg, 2004).

요약과 주의력의 요점 (SUMMARY AND ATTENTION TIPS)

1. 분리된 프로그램으로써 이런 활동들은 이용하지 않는다. 당신의 현재 프로그램에 추가된다.
2. 훈련이 필요한 영역 확인
3. 특정교육, 분리된 주의력과 같이 낮은 수준에서 시작하고 작업이 좀더 향상되는 부위들. "닥치는 데로" 사용해서는 안된다. 동시에 모든 영역들에서 접근하고 훈련한다.
4. 이전의 테스트에서 기초 점수를 얻기 위해 노력한다.
5. 목표를 정하고 목표에 도달하기 위해 당신의 프로그램을 개발한다.

참고문헌 (REFERENCES)

Dehn, M. J. (2008.) *Working memory and academic learning*. New York, NY: John Wiley and Sons.

Olesen, P. J., Westerberg, H., & Klingberg, T. (2004). Increased prefrontal and parietal activity after training working memory. *Nature Neuroscience, 7*(1), 75-79.

Pickering, S. J. (2006). *Working memory and education*. Philadelphia, PA: Elsevier.

Richards, J. E. & Holley, F. B. (1999). Infant attention and the development of smooth pursuit tracking. *Developmental Psychology, 35*(3), 856-867.

Sohlberg, M., & Mateer, C. (1989). *Introduction to cognitive rehabilitation: theory and practice*. New York, NY: The Guilford Press.

Sohlberg, M. (2001). *Cognitive rehabilitation: an integrative neuropsychological approach*. New York, NY: The Guilford Press.

Sturm, W. (1997). Do specific attention deficits need specific training? *Neuropsychological Rehabilitation, 7*(2), 81-103.

주의력 훈련활동
(Attention Training Activities)

마스크를 사용하는 방법
(HOW TO USE THE MASKS)

다음 두 페이지는 마스크 타겟을 보여준다. 마스크의 목적은 활동에 대한 아이의 반응을 지연시키는 것이다. 아이가 대답하기 전에 마스크를 몇 초간 보여주고, 그 다음 아이들에게 구체적인 활동에 대한 답변을 하도록 한다.

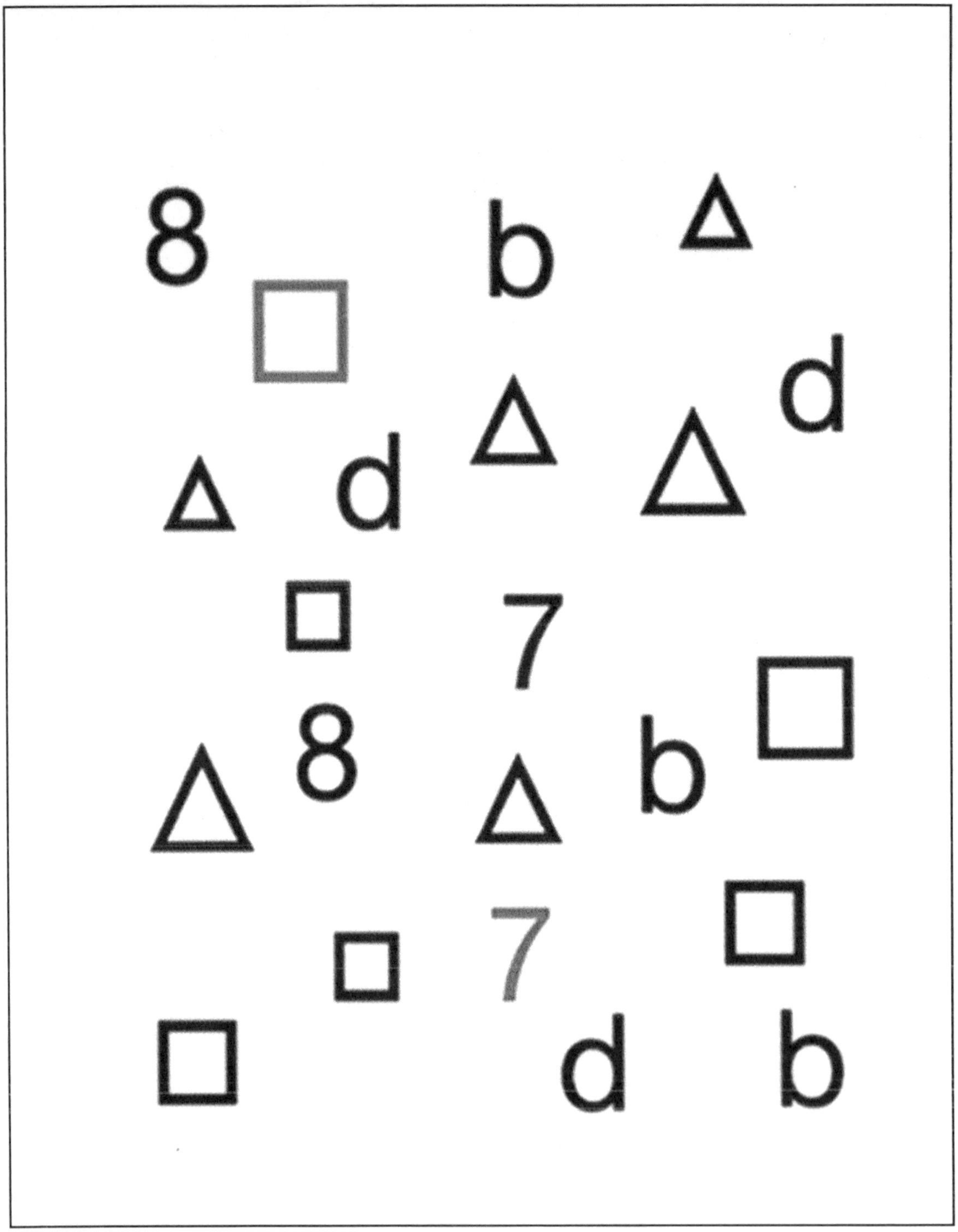

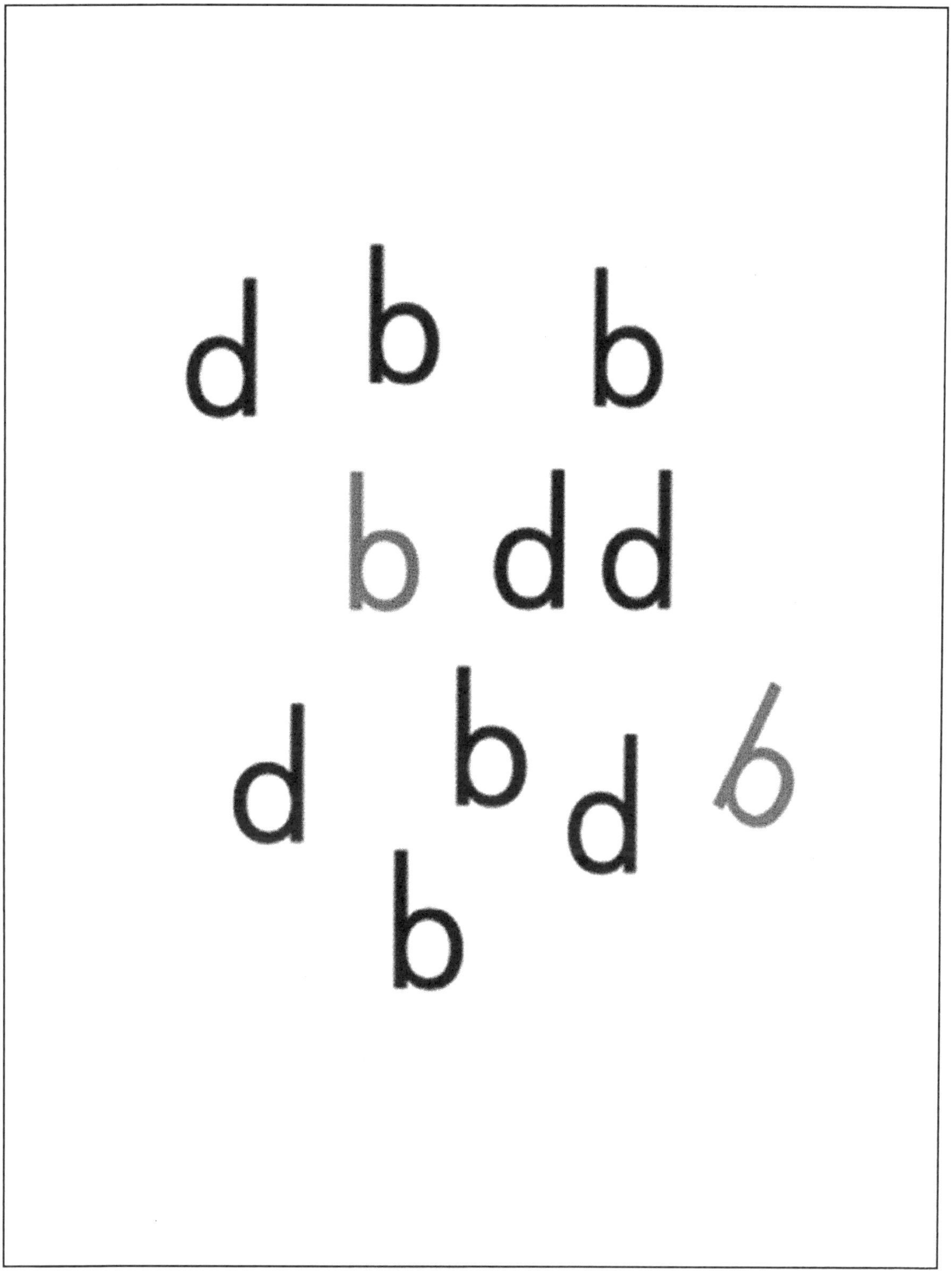

From Lane, K. A. (2012). *Visual Attention in Children: Theories and Activities*. Thorofare, NJ: SLACK Incorporated. © 2012 SLACK Incorporated.

집중적 주의력
(FOCUSED ATTENTION)

추적

다음 네 가지 활동은 추적에 관한 것이다. 당신은 이 책에서 해당 페이지들을 발췌하여 평평한 판에 부착하거나, 한 손으로 들고 있는다. 아이를 맞은편에 앉게 하고 아이 앞 3피트 떨어진 곳에서 보게 한다. 아이는 이 활동을 할 때 한쪽 눈은 가리고 시작한다. 아이가 한쪽 눈으로 성공적으로 시행하면, 다른 쪽 눈으로 바꾸어 시행하고, 마지막에는 양쪽 눈을 동시에 보게 하여 시행한다. 아이는 고개를 움직이지 말고 오직 눈만 움직이게 한다. 타겟을 수평 혹은 작은 원을 그리는 방향으로 움직인다. 빨리 움직이면 안 된다. 활동에 사용된 것과 같은 질문을 한다.

마스크는 아이가 답을 말하기 전에 바로 사용하도록 한다.

연필/마스던 볼 추적

주의력 영역: 집중적

도구: 마스던 볼, 연필, 눈가리개. 이 활동은 다른 추적활동을 시행하기 전에 해야 한다.

순서 1: 아이 앞에 앉는다. 아이에게 눈가리개를 착용시키고 시작한다. 아이를 3피트 떨어져 앉게 하고 눈앞에서 연필을 왼쪽에서 오른쪽 방향으로 움직인다. 아이 시야 주변에서 2피트 이상 가지 않게 한다. 아이는 머리나 몸을 움직이지 말고 눈을 사용하여 연필의 움직임을 따라가야 한다. 아이가 어떤 어려움 없이 수행한다면 다른 쪽 눈에 눈가리개를 하고 같은 절차로 반복하게 한다.

순서 2: 당신이 가지고 있는 공 아래에 아이가 누워있게 한다. 아이의 머리에서 3피트 떨어진 곳에서 공을 들고 있는다. 공을 천천히 왼쪽에서 오른쪽 방향으로 움직인다.

전환과 추적

주의력 영역: 집중적

도구: 색이 다른 네 줄의 글자와 뒤집어진 숫자

순서: 아이의 눈을 가리고 당신 앞에 앉게 한다. 3피트 떨어진 곳에서 타겟을 잡고 아이 앞에 앉아 수평으로 왼쪽에서 오른쪽 방향으로 천천히 움직인다. 아이는 고개를 움직이면 안되고, 오직 눈만을 사용한다. 타겟을 움직이면서 아이에게 다음과 같은 질문을 한다:

1. 왼쪽에서 오른쪽 방향으로 모든 단어를 말하세요. 가장 윗줄에 있는 단어부터 시작하세요.
2. 빨간색 글자와 빨간색 숫자를 모두 말하세요.
3. 파란색 글자를 모두 말하세요.

수정된 방법: 전경배경 타겟(마스크)을 사용하여 타겟 위에 덮는다.

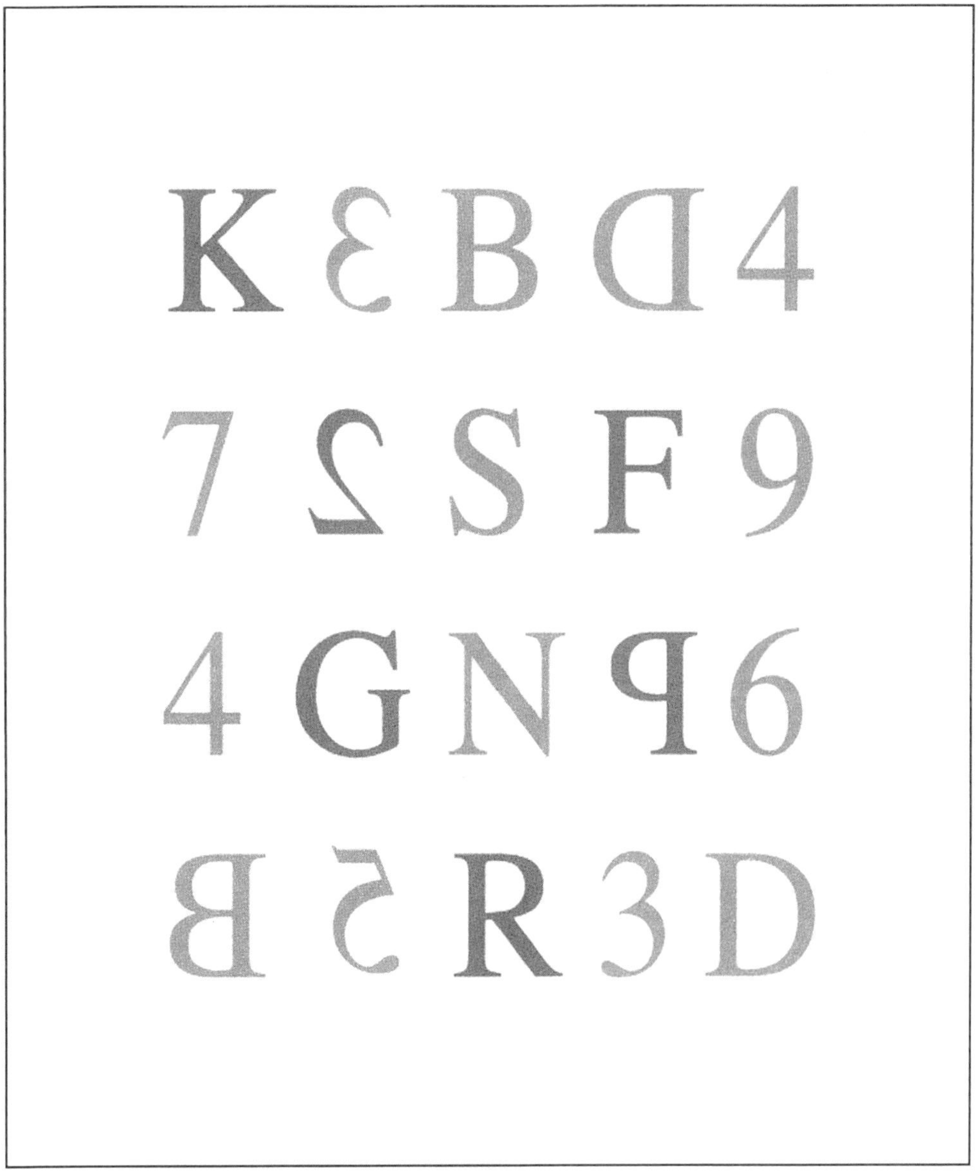

색상이 있는 이미지를 보고싶으면 CA-1를 보시오.

추적 타겟

주의력 영역: 집중적

도구: 추적 타겟, 눈가리개, 마스크 타겟. 이 활동에는 세 가지의 타겟이 있다.

1. P와 Q 글자들 중에서 R을 찾으세요.
2. 여러 다른 선들 중에서 수직선을 찾으세요.
3. 선이 있는 동그라미들 중에서 선이 없는 동그라미를 찾으세요.

순서: 추적 훈련을 하기 위한 순서를 따르시오. 아이가 머리나 몸을 움직이면 안되고 오직 눈만을 사용해야 한다는 것을 기억하시오.

수정된 방법: 전경배경 타겟(마스크)을 사용하여 타겟 위를 덮거나 타겟을 위아래가 거꾸로 되게 뒤집어 놓는다.

P Q R P P Q Q R P Q P R Q P

R R P P Q P Q P R P Q P P Q

Q Q Q P R P R P Q P R P Q P

P Q P Q P P Q P R P Q P R P

P Q P P Q P R P Q R P P Q P

R R P P Q Q Q R P P P Q P Q

P Q P P P Q P R P P Q P Q P

추적 타겟 *(계속)*

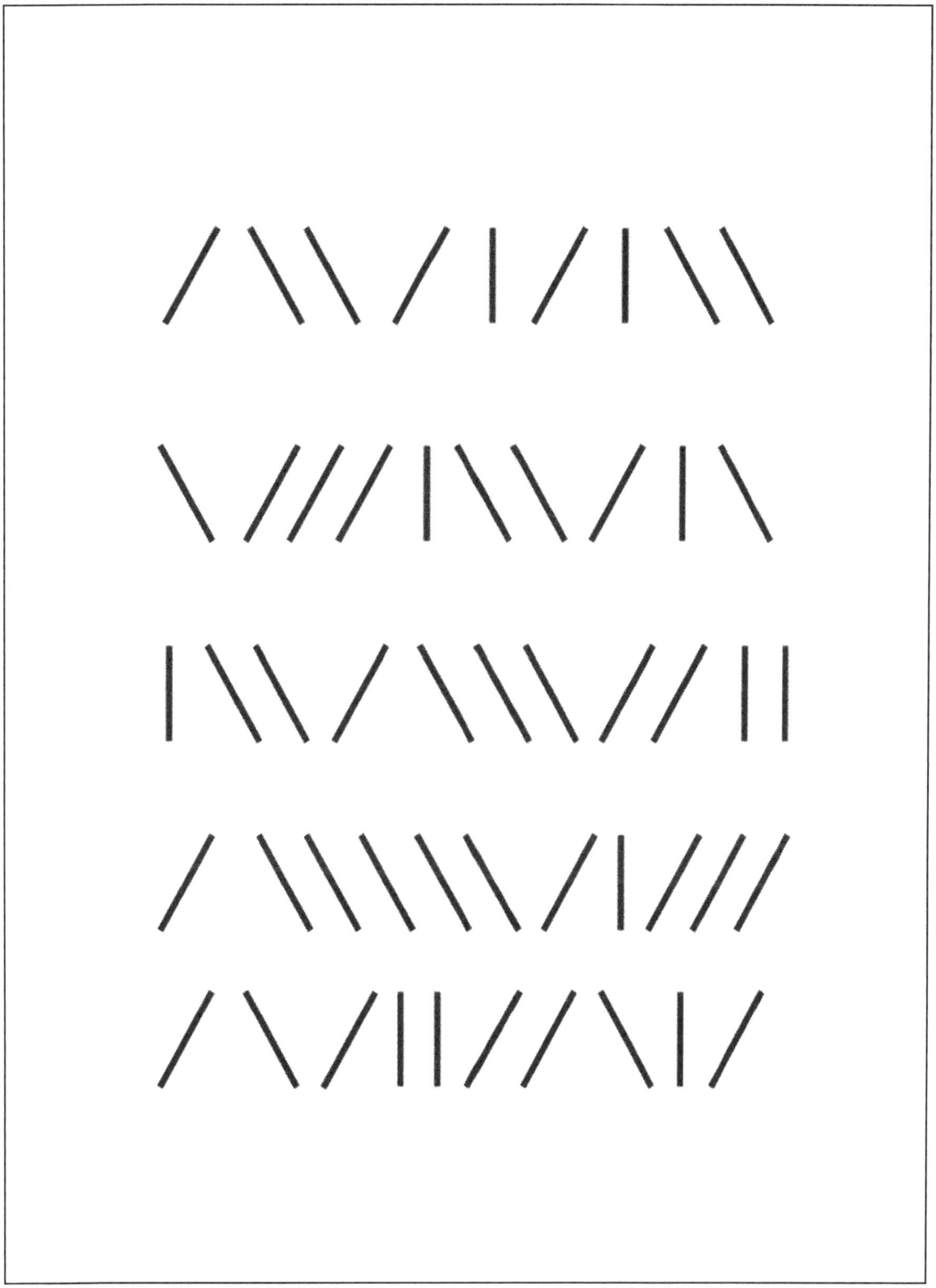

추적 타겟 (계속)

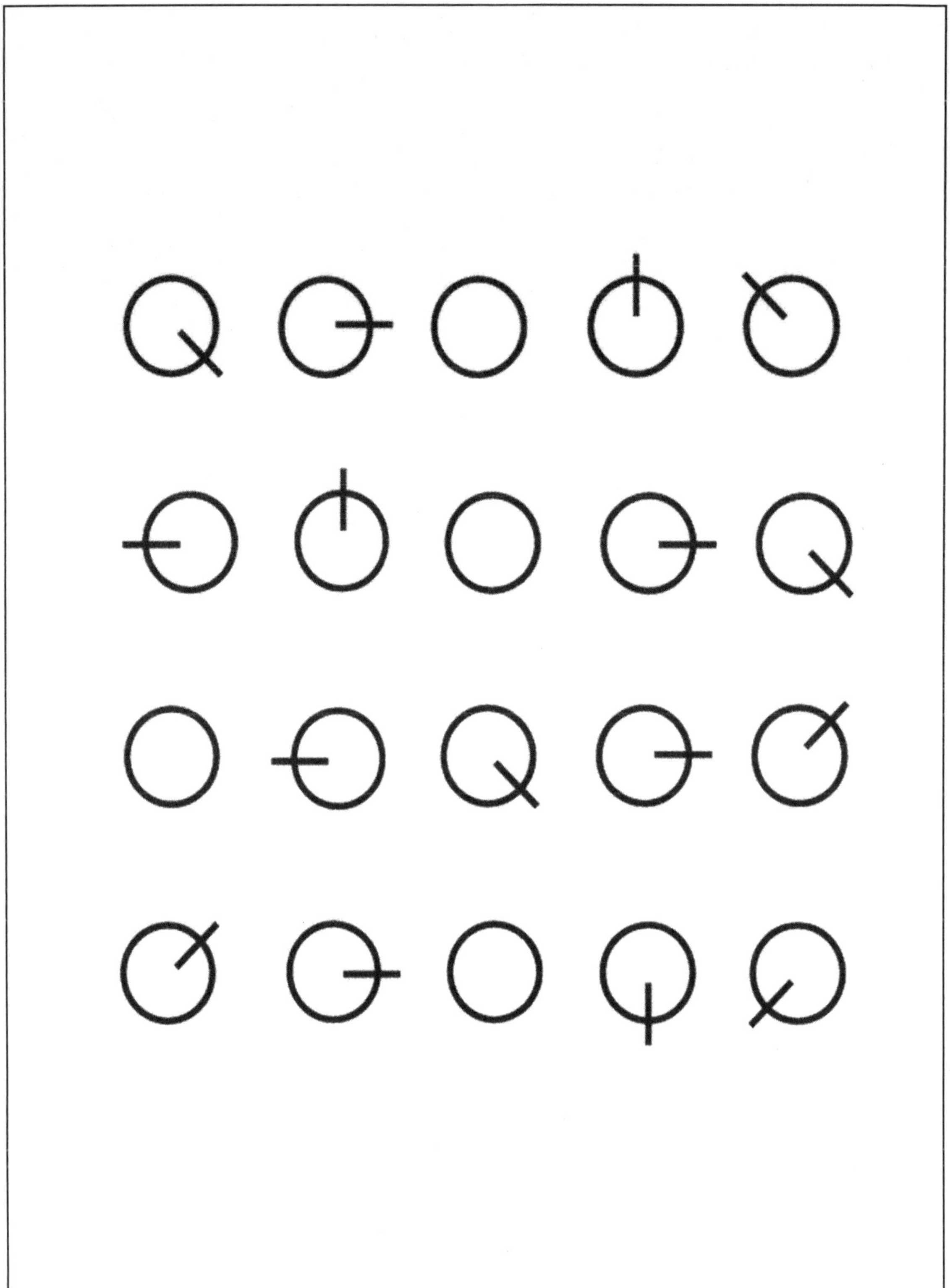

추적

주의력 영역: 집중적

도구: 색깔이 있는 모양의 추적 타겟

순서: 타겟을 너무 빨리 움직이거나, 아이에게서 너무 멀리 떨어뜨려 놓으면 안 된다는 것을 기억해야 한다. 아이 앞에서 3피트 떨어진 곳에 놓아야 하며, 주변 시야에서 2피트보다 더 떨어지면 안된다. 아이에게 다음과 같이 질문한다.

1. 빨간색 네모 몇 개가 보입니까?
2. 파란색 세모, 그 외의 도형들이 몇 개 있습니까?

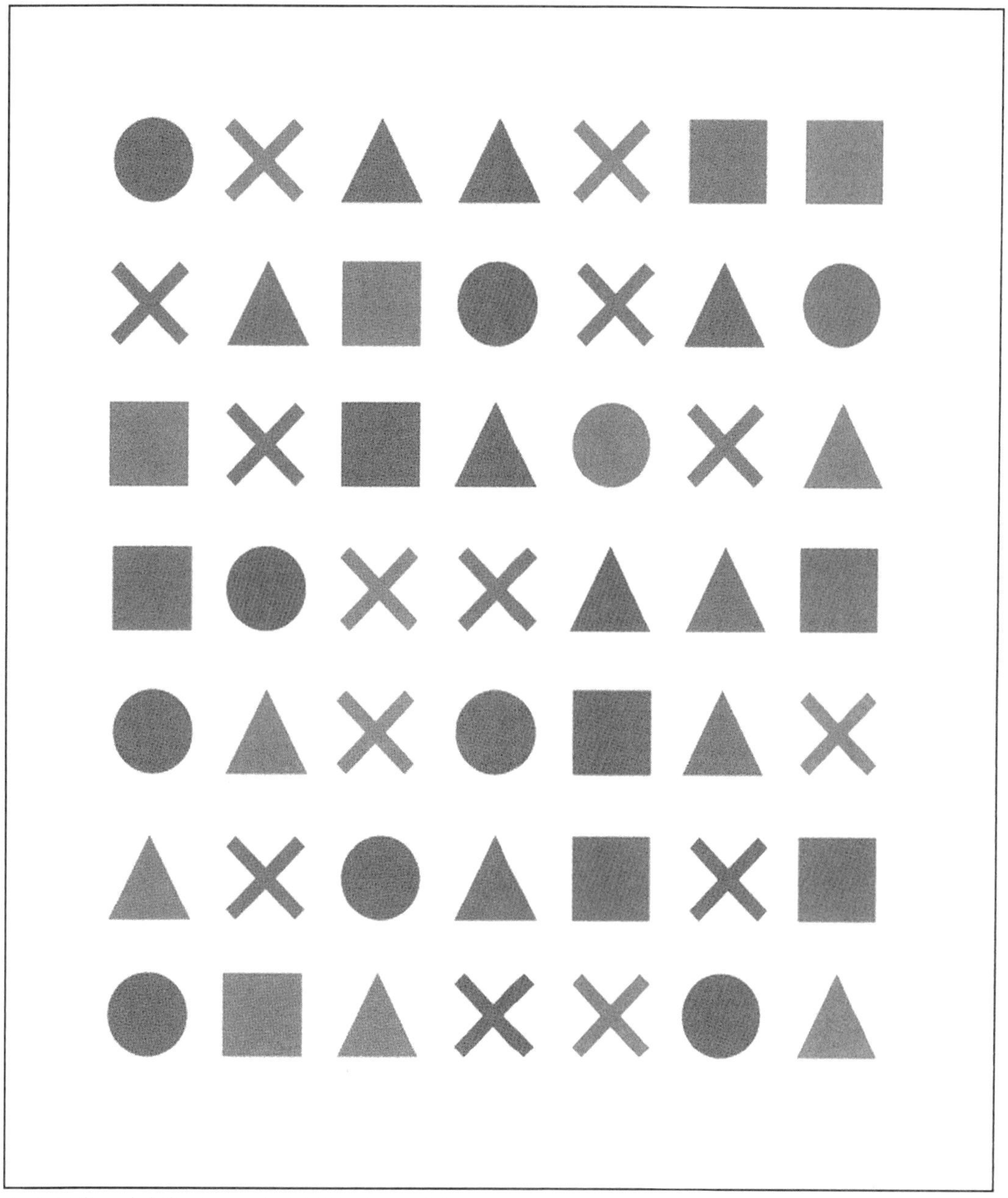

색상이 있는 이미지를 보고 싶으면 CA-1를 보시오.

두 가지 색의 글자

주의력 영역: 집중적

도구: 색이 있는 글자 타겟, 마스크

순서: 색이 있는 글자 타겟 카드를 아이에게 짧게 보여준 다음 마스크(the H)를 보여준다.

1. 오른쪽 위에 있는 글자의 색은 무엇이었습니까?
2. 카드에 어떤 글자들이 있었습니까?
3. 두 가지 글자의 색을 말해보세요.

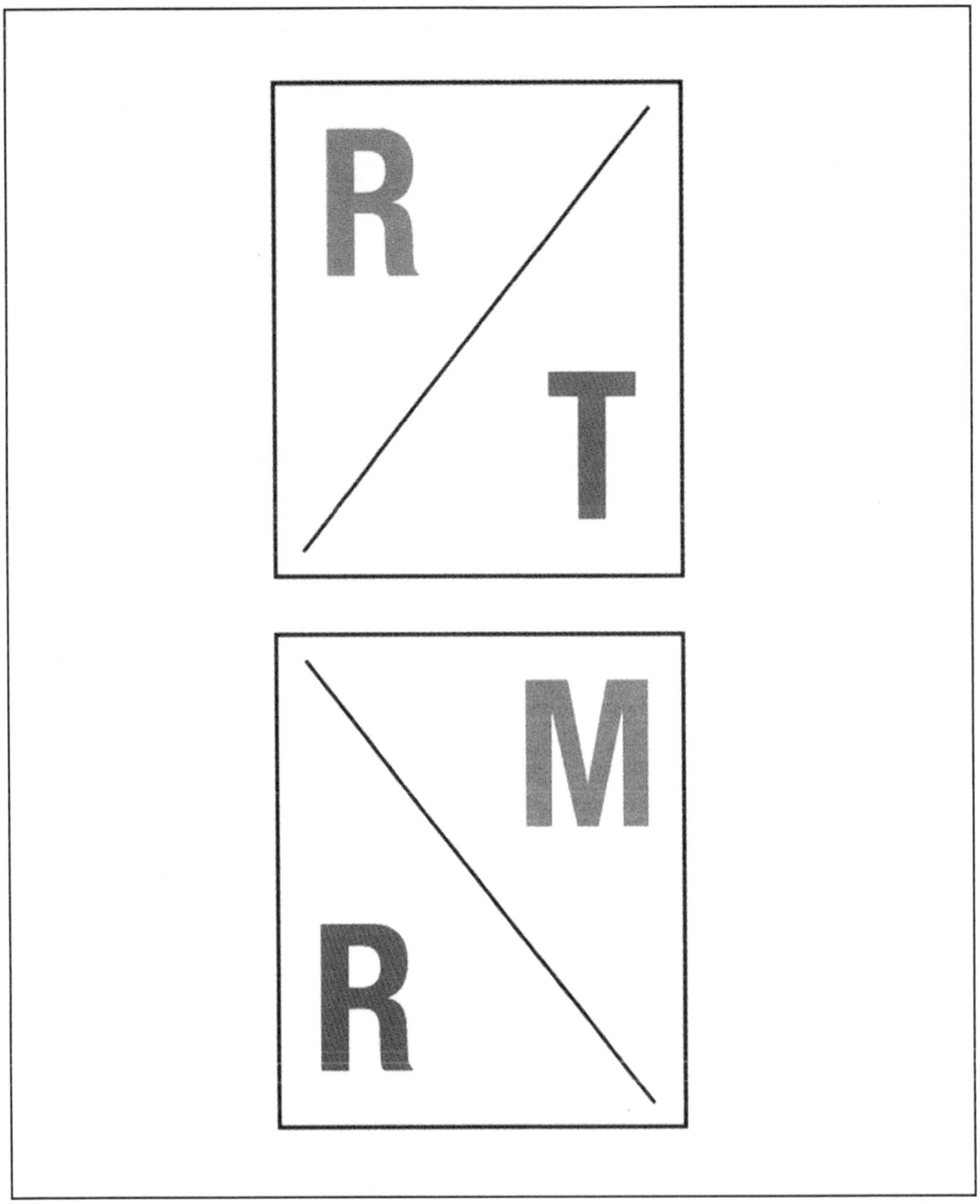

색상이 있는 이미지를 보고 싶으면 CA-2를 보시오.

두 가지 색의 글자 (계속)

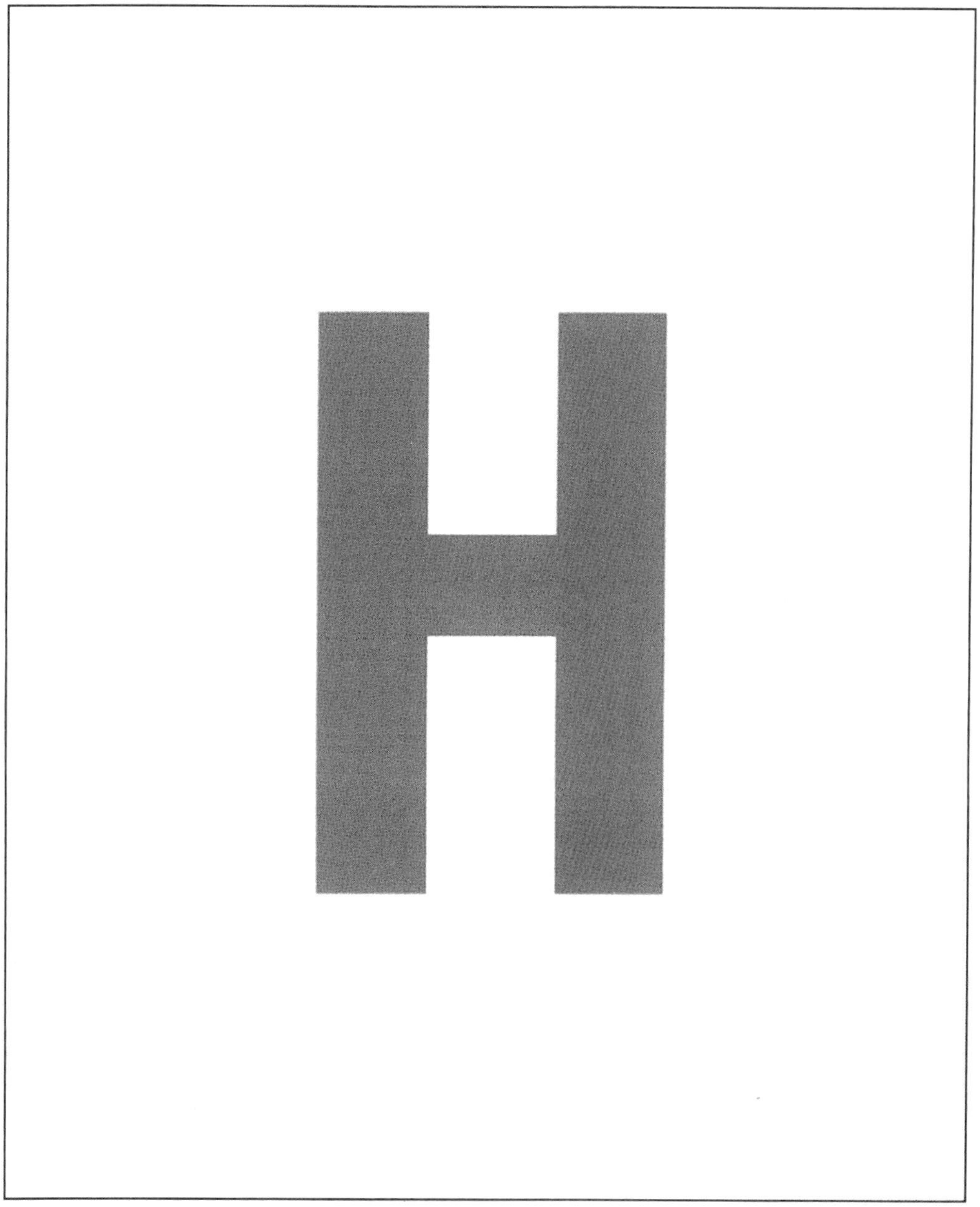

색상이 있는 이미지를 보고 싶으면 CA-2를 보시오.

지연된 일치

주의력 영역: 집중적

도구: 복잡한 타겟, 다양한 숫자와 글자가 있는 타겟

순서: 아이를 당신 바로 앞에 앉게 한다. 아이에게 타겟 중 하나를 보여준다. 아이에게 타겟을 3초 정도 보여주고 제거한다. 그 다음, 복잡한 타겟을 잡고 있는다. 아이는 원래의 타겟에 있는 글자와 숫자의 위치를 가리킨다.

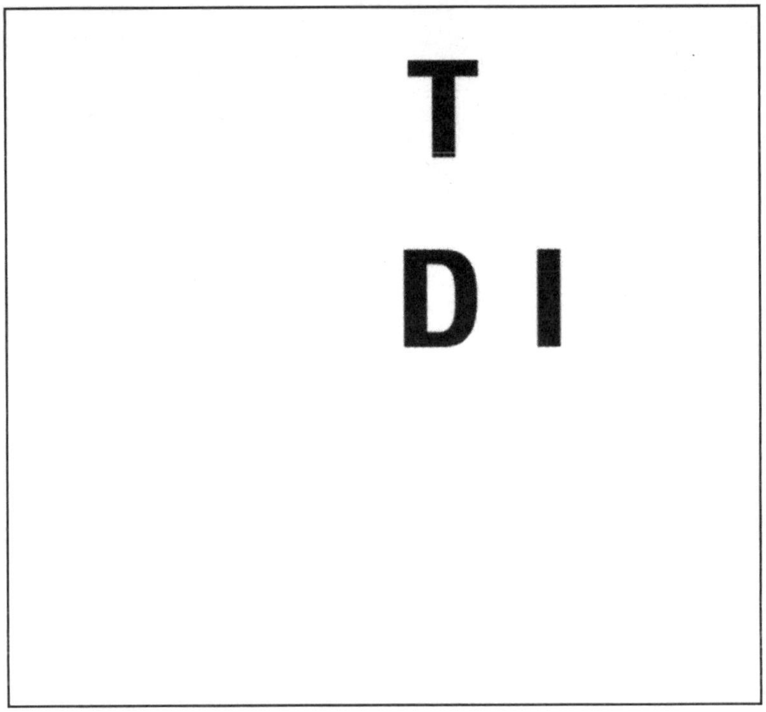

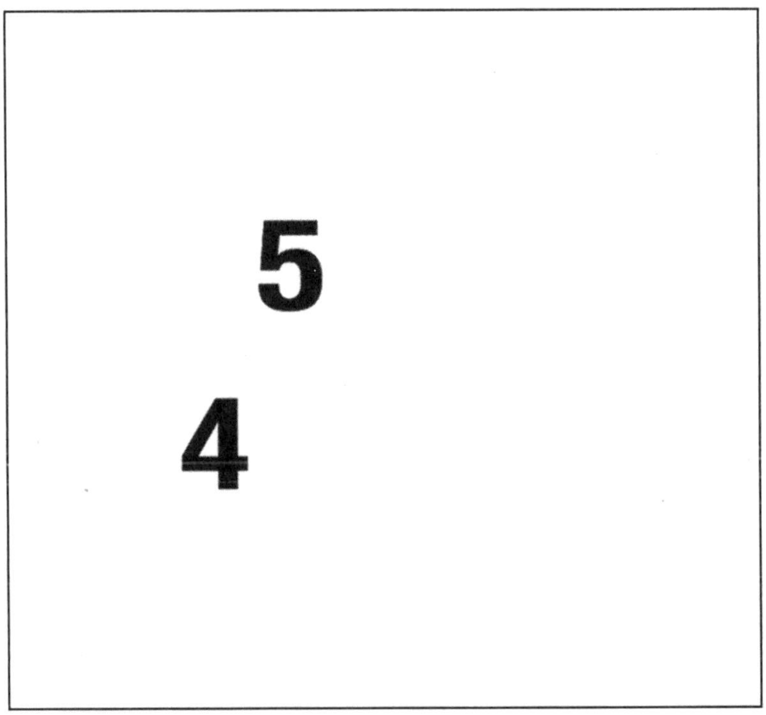

H

D 8

R 3 K T 6 P

J D 5 D I M

W 4 7 H J I

L E 9 D 8 C

모양과 색

주의력 영역: 집중적

도구: 모양과 색 워크시트

순서: 아이를 당신 앞 3피트 떨어진 곳에 앉게 한다. 아이에게 타겟을 짧게(약 5초 정도) 보여주고, 다음과 같은 질문을 한다.

1. 빨간색 C 글자가 있는 줄은 어디입니까?
2. 거꾸로 된 검은색 T 글자가 있는 위치는 어디입니까?
3. F뒤의 줄은 어디 입니까?
4. 얼마나 많은 수의 빨간색 글자를 보았습니까?
5. 얼마나 많은 T 글자들을 보았습니까?

수정된 방법: 마스크를 사용할 수 있다. 아이가 더 이상 어떤 대답도 정확하게 하지 못할 경우 반복해서 5초 정도 보여준다.

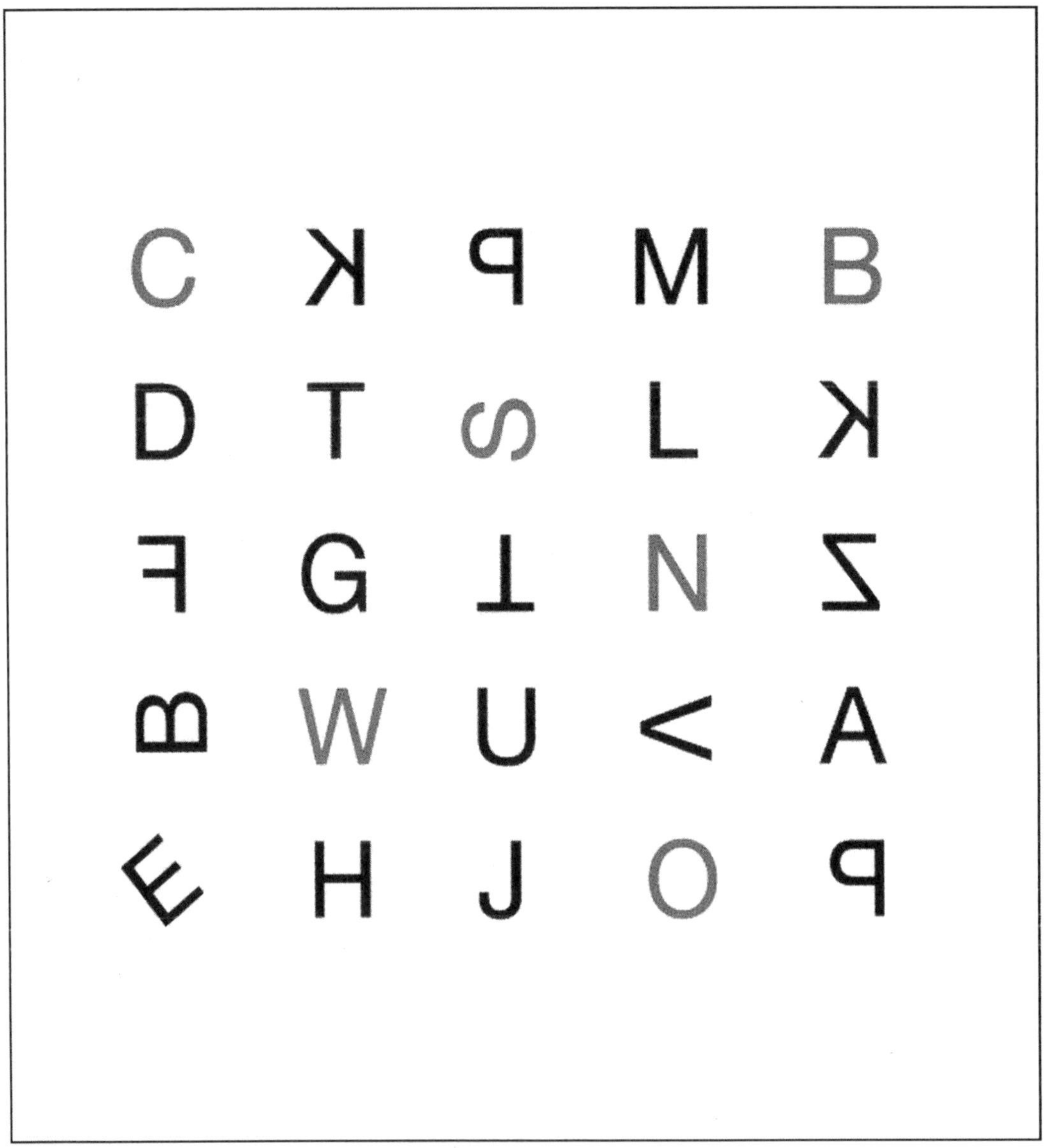

색상이 있는 이미지를 보고싶으면 CA-2를 보시오.

Go-No-Go

주의력 영역: 집중적

도구: 펜 라이트, 스톱워치

순서: 이 활동의 목적은 아이의 반응을 억제하는 것을 가르치기 위한 것이다. 아이를 당신과 마주보게 앉게 한다. 당신은 펜라이트를 가지고 여러 번 불빛을 비춘다. 아이는 왼쪽 손을 불빛의 수에 맞추어 두드린다. 하지만 당신이 펜라이트의 불빛을 비춘후 아이가 반응하기 전까지 몇 초 동안 기다리게 한다. 예를 들어, 당신이 펜라이트의 불빛을 다섯 번 비추고 손가락 다섯 개를 든다. 아이는 왼손으로 다섯 번 치기 전 5초 동안 기다려야 한다.

수정된 방법: 아이는 왼손으로 첫 번째로 두드리기 전에 기다리는 것 뿐만 아니라, 각각 두드림 사이의 시간도 기다려야 한다.

아래와 위

주의력 영역: 집중적

도구: 숫자들이 일렬로 쓰여져 있는 화이트 보드 혹은 종이

순서: 아이에게 짝수가 나올 때마다 위로 선을 그리고, 홀수가 나올 때는 아래로 선을 그리라고 말한다. 아이는 각각 숫자에 선을 대지 않게 노력한다.

수정된 방법: 글자와 숫자를 사용해서 숫자에는 선을 위로 그리고, 글자에는 선을 아래로 그리게 한다.

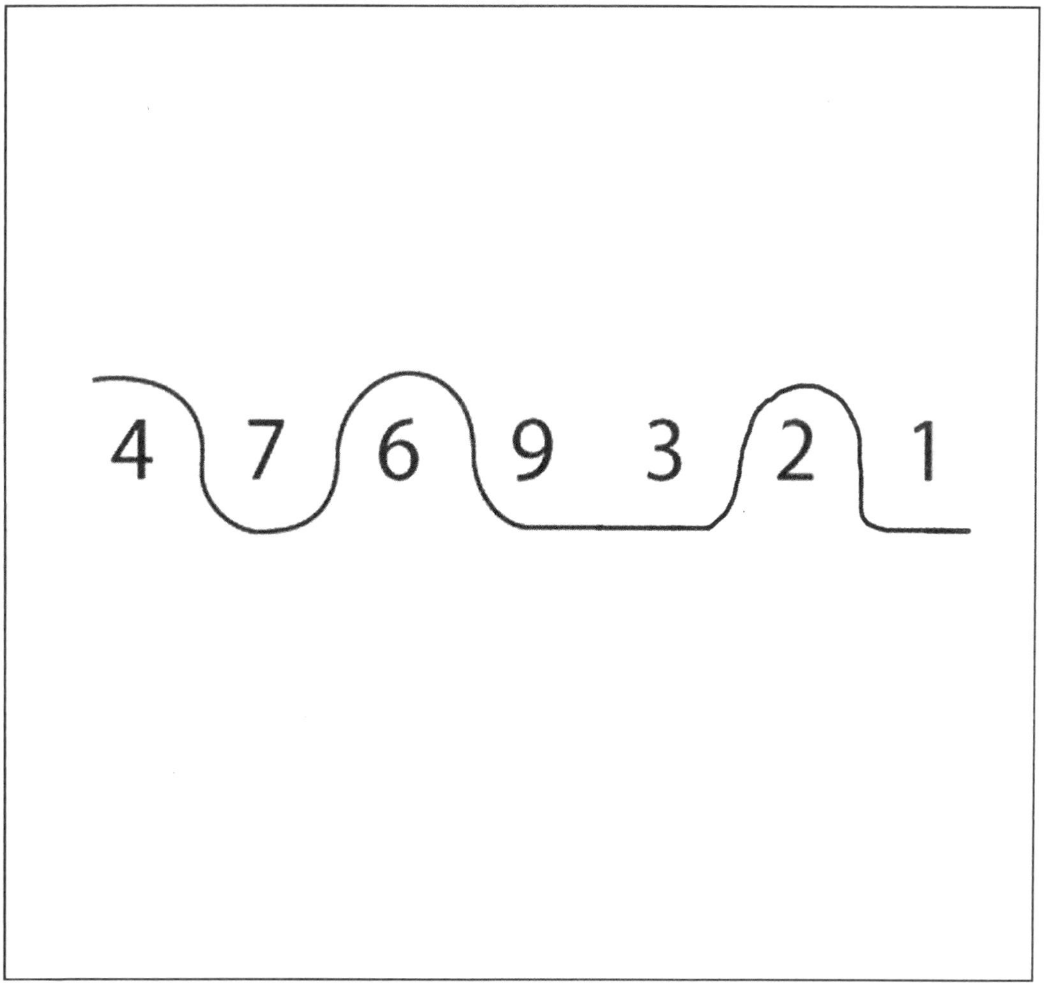

From Lane, K. A. (2012). *Visual Attention in Children: Theories and Activities*. Thorofare, NJ: SLACK Incorporated.

결합

주의력 영역: 집중적

도구: 색이 칠해져 있는 도형이 결합되어 있는 다이아몬드

순서: 아이에게 타겟을 빨리 보여주고(약 2초 정도), 제거한다. 아이는 타겟과 관련된 질문에 대답해야 한다. 예를 들어:

1. 얼마나 많은 빨간색 도형이 있었습니까?
2. 얼마나 많은 네모들이 있었습니까?
3. 파란색 도형과 빨간색 도형 중 어느 것이 더 많았습니까?
4. 가장 꼭대기에 있는 도형은 어떤 모양과 색이었습니까?

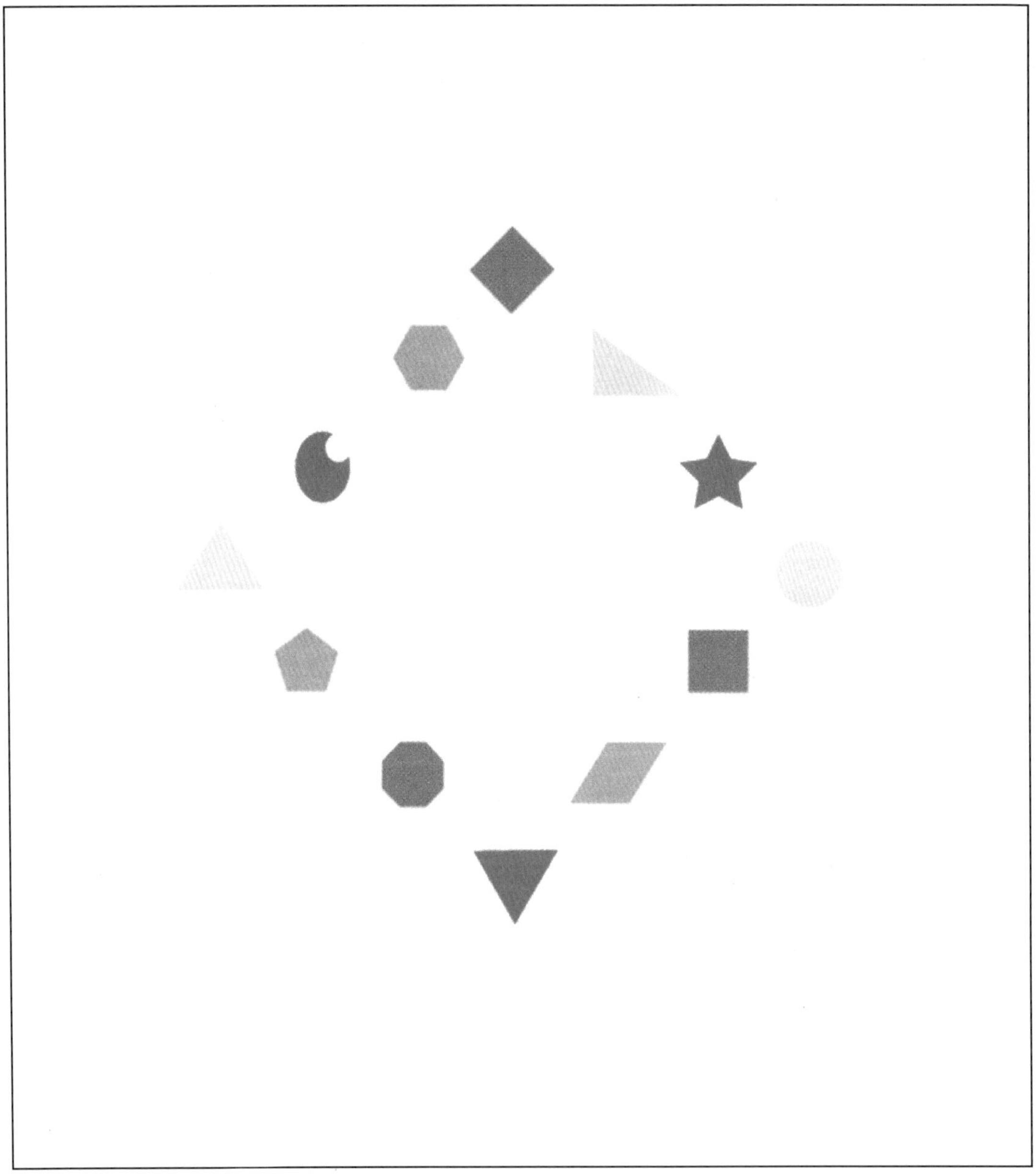

색상이 있는 이미지를 보고싶으면 CA-2를 보시오.

반대 순서 혹은 아님

주의력 영역: 집중적

도구: 색인카드에 일렬로 쓰여진 숫자, 4에서 6인치 정도의 길이

예를 들어: 7 6 9 2 1

순서: 아이에게 숫자를 보여준다. 그다음, 아이에게 순서를 기억하게 한다. 이 활동의 다른 점은 아이가 순서를 모르더라도(앞에서부터 혹은 그 반대로) 당신이 카드를 제거할 때까지 반복해서 말하게 하는 것이다. 왜냐하면, 이 활동은 어렵기 때문에 아이들에게 숫자를 보여줄 시간을 좀 더 주어야 한다. 세 개의 숫자에서부터 다섯 개의 숫자까지 시작한다.

수정된 방법: 숫자의 조합 대신에 글자와 숫자를 합해서 사용해도 된다.

글자 위 혹은 아래?

주의력 영역: 집중적

도구: 하나의 숫자가 적혀있는 플래시 카드

순서: 아이의 반응시간과 얼마나 빨리 이것을 10번 할 수 있는지 본다. 아이의 점수를 기입한다. 아이에게 하나의 글자를 보여주고, 그것이 위에 있는지 아래에 있는지 말하게 한다. '위' 의 의미는 그 알파벳 다음글자를 의미하는 것이다. '아래' 의미는 그 알파벳 앞의 글자를 의미하는 것이다. 예를 들어, "K" 아래는 "J" 가 될 것이다.

수정된 방법: 두 단계 위, 혹은 두 단계 아래를 말하게 한다. '위' 는 그 알파벳 두 단계 다음 글자를 말하는 것이고 '아래' 는 그 알파벳 두 단계 앞의 글자를 말하는 것이다.

시간에 맞는 검색

주의력 영역: 집중적

도구: 무작위의 글자와 숫자, 메트로놈

순서: 아이 앞에서 타겟을 잡고 있는다. 아이가 메트로놈의 박자를 들으면서 각각의 박자에 맞추어 글자와 숫자를 말하게 한다. 아이는 반복하지 말아야 한다. 당신은 아이의 반응을 듣고 기록한다. 아이가 반복하게 되면 처음부터 다시 시작한다.

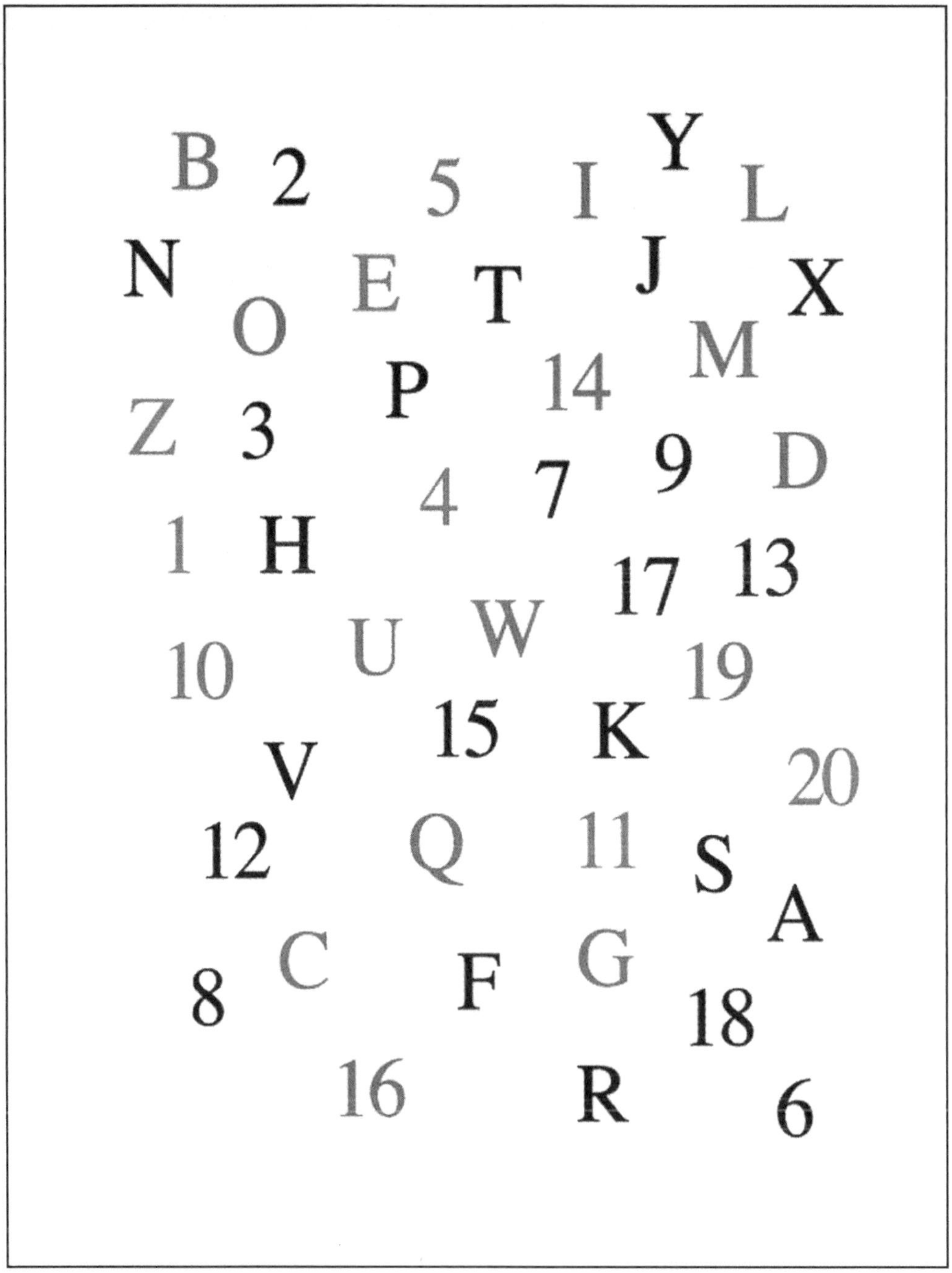

색상이 있는 이미지를 보고싶으면 CA-3을 보시오.

팔의 각도

주의력 영역: 집중적

도구: 아이는 각도가 그려진 종이를 갖고 있는다.

순서: 치료사는 자신의 오른쪽 팔을 사용하여 다양한 팔의 움직임을 보여준다. 치료사가 자신의 움직임을 보여준 후에, 아이는 그것을 기억하고, 치료사 앞에서 종이위에 그려진 정확한 동작을 찾도록 한다. 세 번에서 일곱 번까지 시행한다. 동그라미는 당신의 주먹이다. 선 끝에 있는 동그라미는 당신이 팔을 쭉 뻗고 있는 것을 의미한다.

수정된 방법: 당신은 두 팔을 사용해서 두 팔이 동시에 움직이는 것을 아이가 기억해서 찾도록 하게 한다.

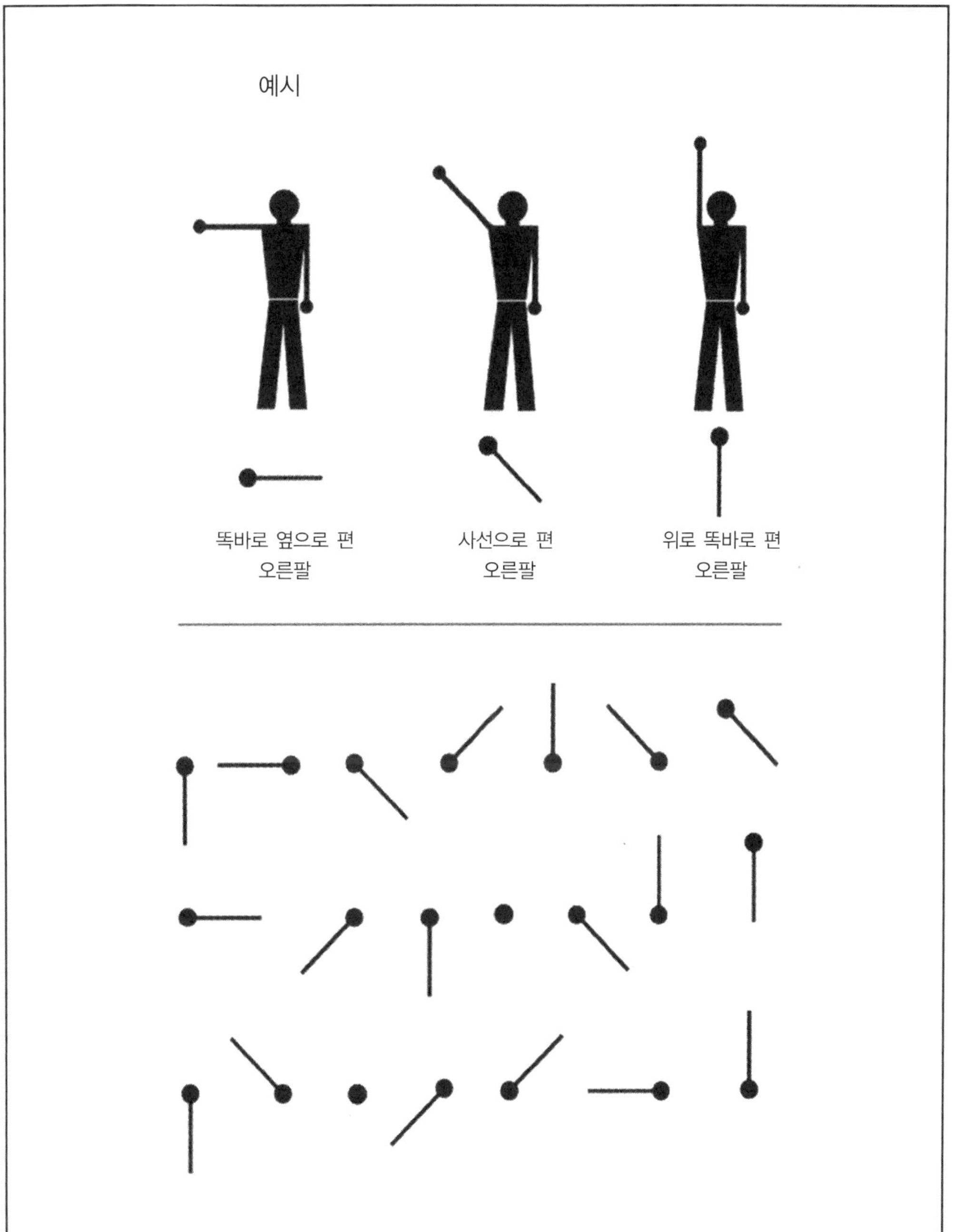

From Lane, K. A. (2012). *Visual Attention in Children: Theories and Activities*. Thorofare, NJ: SLACK Incorporated.

잡지 그림

주의력 영역: 집중적

도구: 잡지에 있는 전체 그림

순서: 아이에게 그림을 충분한 시간동안 보여주고, 제거한다. 10가지의 질문을 하고 아이들이 얼마나 정확한 정답을 하는지 살펴본다. 예를 들어, "그 그림에서 몇 명의 사람이 있었습니까? 차의 색은 무엇이었습니까?"

수정된 방법: 당신이 그림을 제거하기 전에 아이들에게 적도록 한다. 아이들이 자기가 쓴 글을 보고 도움을 받도록 한다.

B 찾기

주의력 영역: 집중적

도구: 하나의 "b"와 하나의 빨간색 "d"를 제외하고 모두 "d"가 쓰여져 있는 색인카드

순서: 아이에게 카드를 보여주고, 그들이 "b"를 얼마나 빨리 찾는지 본다. 먼저 빨간색 "d"를 찾는 기회도 준다. 다양한 활동을 위해 여러 장의 카드를 만든다.

수정된 방법: 좀 더 난이도를 높이기 위해 마스크를 사용할 수도 있다.

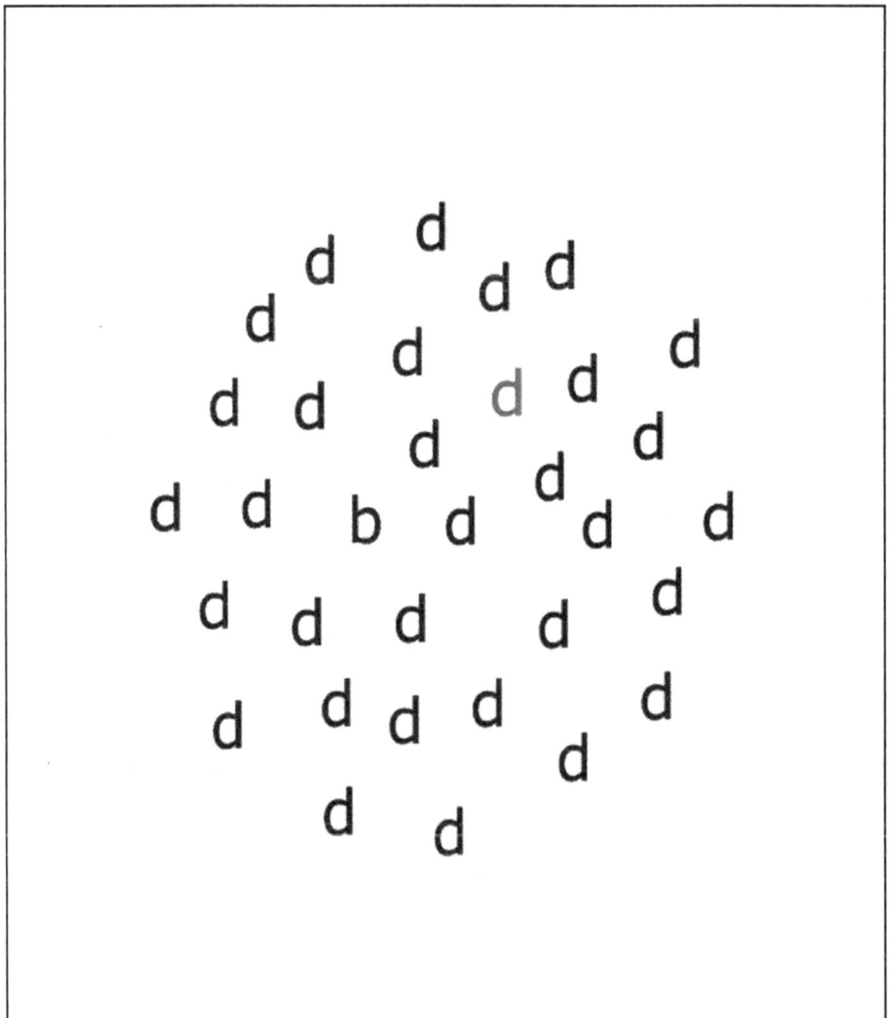

색상이 있는 이미지를 보고싶으면 CA-3을 보시오.

크기, 위치, 지남력, 색

주의력 영역: 집중적

도구: 크기, 위치 차트. 이 차트는 많은 어려운 모양과 어려운 색의 형태, 그리고 지남력으로 이루어져 있다.

순서: 아이를 마주보게 앉히고, 아이 앞에 워크시트를 놓는다. 구체적인 타겟을 말한다. 예를 들어, "작은 녹색 사각형," 그리고 아이가 그것을 찾는데 얼마나 오래 걸리는지 본다. 다른 선택을 하게도 하는데, 예를 들어, "빨간색 삼각형의 왼쪽에 있는 것은 어떤 모양입니까?"

수정된 방법: 좀 더 어렵게 하기 위해 마스크를 사용할 수도 있다 (덮어 씌우기)

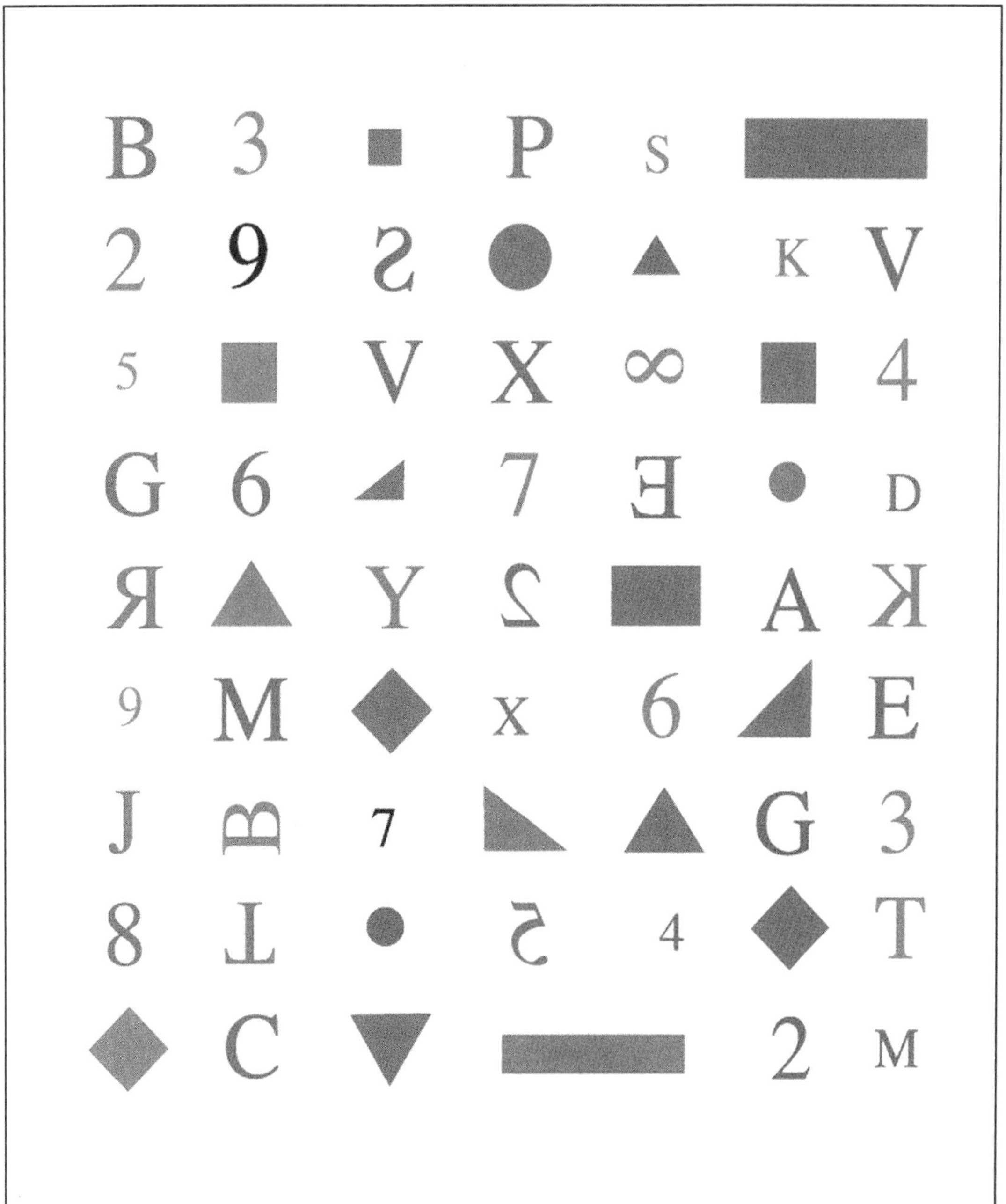

색상이 있는 이미지를 보고싶으면 CA-4를 보시오.

어둠 회전

주의력 영역: 집중적

도구: 회전되는 의자, 펜 라이트, 레이저 포인터 혹은 플래시라이트

순서: 아이에게 레이저 포인트를 똑바로 잡게 하고 의자에 앉힌다. 불을 켠다. 램프와 같은 타겟을 지적하도록 하고, 포인터가 그곳을 맞출 때 까지 아이를 회전시킨다. 이제, 아이의 눈을 감게 하고, 의자를 돌린다. 아이는 자신의 팔을 유지하고 포인터를 똑바로 든다. 아이가 얼마나 많이 의자를 회전 시켰는지 기억하고 있는지 본다. 아이는 자신이 레이저 포인터가 타겟을 비추고 있다는 것을 느낄 때 까지 천천히 자신의 눈을 감고 회전한다. 그 다음 아이는 자신의 눈을 뜨고, 자신이 맞았는지 확인한다.

수정된 방법: 당신은 의자를 한번보다 더 많이 회전시킬 수 있다.

화살표 단서

주의력 영역: 집중적

도구: 화살표와 단서가 있는 색인카드. 카드마다 하나의 화살표와 두 개의 단서가 있음

순서: 아이를 당신 바로 앞에 앉히고 카드를 짧게 보여준다. 아이는 화살표가 가리키는 글자의 이름을 말한다. 화살표가 위를 가리키거나 모양을 가리킨다면, 아이는 어떤 대답도 하지 못할 것이다. 신선한 자극을 주기 위하여 여러 카드를 보여주도록 한다.

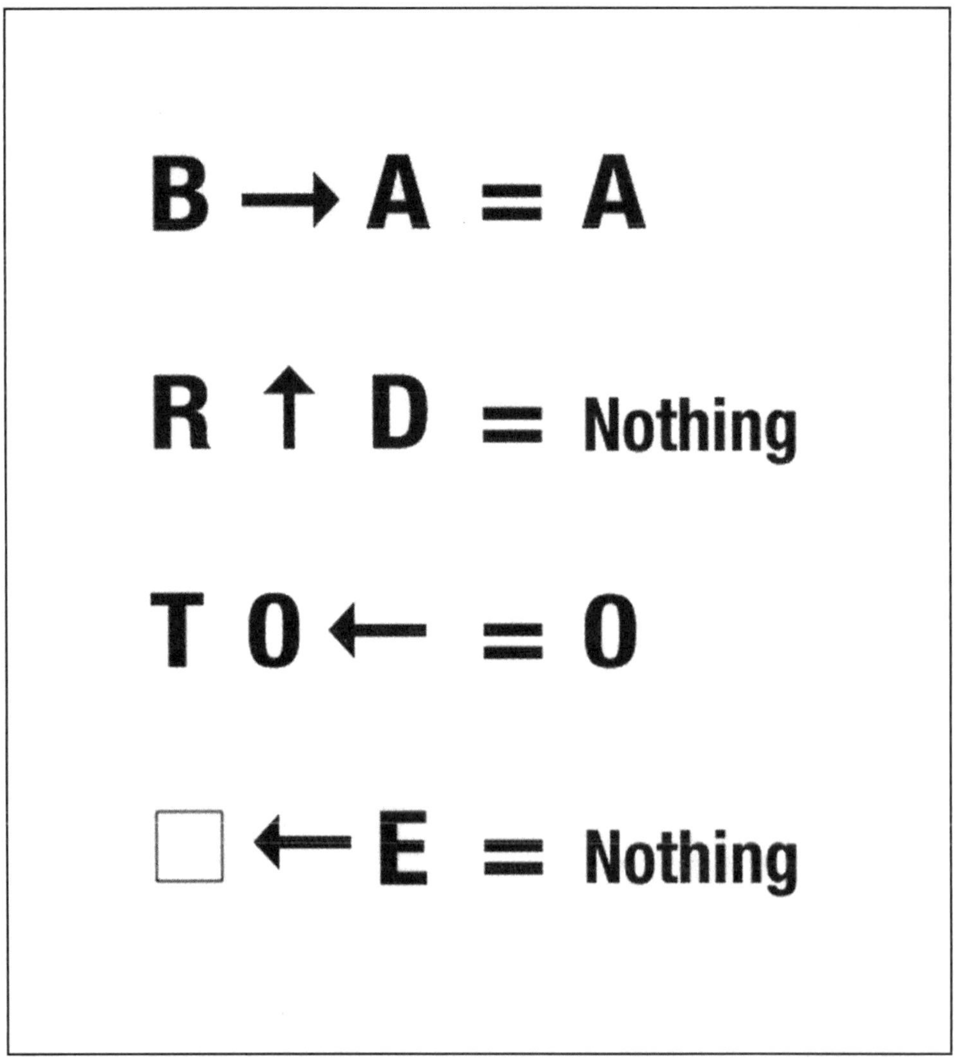

From Lane, K. A. (2012). *Visual Attention in Children: Theories and Activities*. Thorofare, NJ: SLACK Incorporated. © 2012 SLACK Incorporated.

색과 모양 1

주의력 영역: 집중적

도구: 색칠된 모양이 그려진 종이

순서: 색칠된 모양이 그려진 종이를 아이 앞에 놓는다. 아이는 최대한 빨리 왼쪽 선의 가장 위에서부터 시작하며, 자신의 손가락을 사용하지 않고 왼쪽에서 오른쪽으로 눈을 움직인다. 아이는 화살표가 지적하는 색과 방향을 말하고, 지적하는 모양과 색을 말한다. 화살표가 아래나 위를 지적하면, 아이는 화살표의 양쪽에 있는 두 가지 모양의 색과 형태를 말한다.

수정된 방법: 당신은 아이에게 두 개의 모양을 보여준 후에 마스크 타겟을 사용할 수 있다. 당신은 아이에게 모양을 보여주는 시간을 늘릴 수 있다.

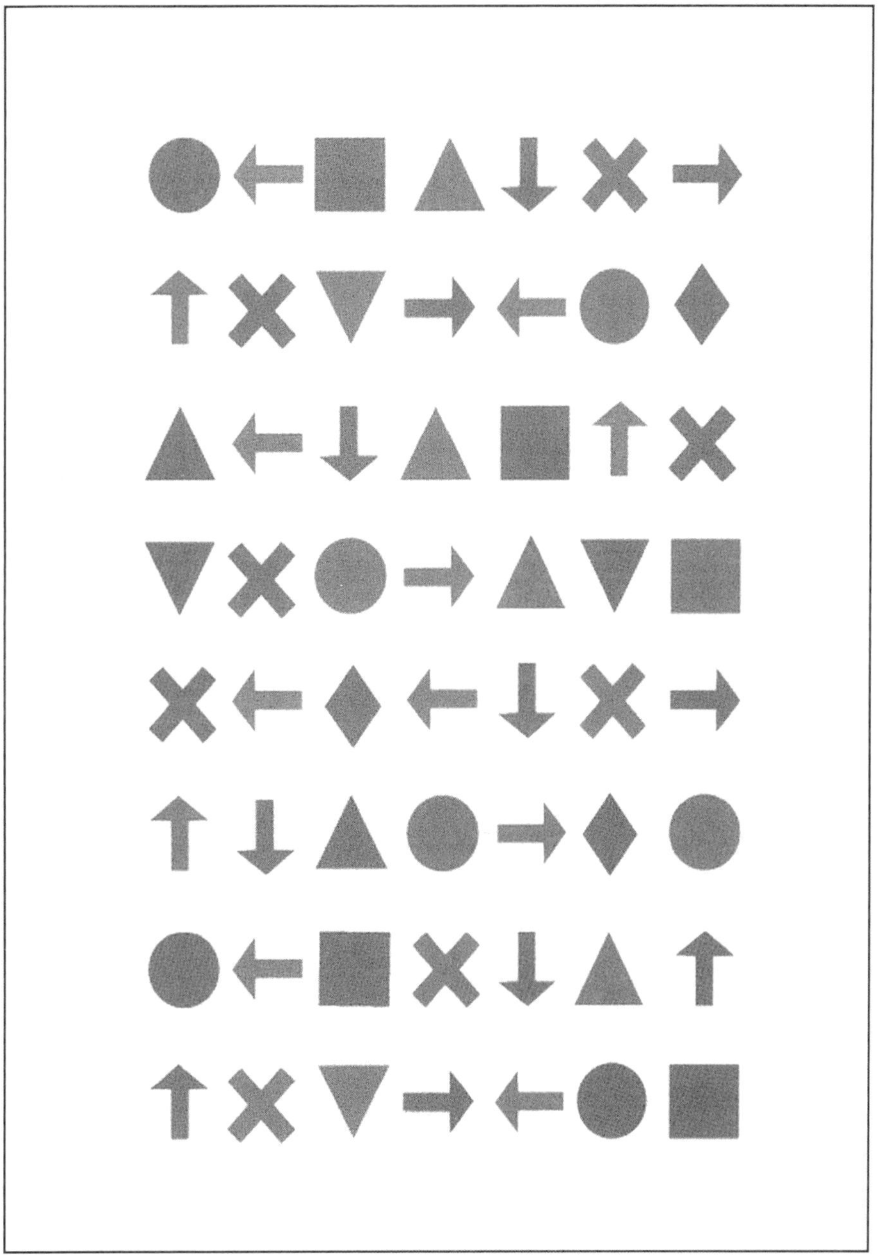

색상이 있는 이미지를 보고싶으면 CA-4를 보시오.

색과 모양 2

주의력 영역: 집중적

도구: "X" 라는 글자 주위에 색칠된 글자가 있는 타겟

순서: 아이가 "X" 를 보도록 말한다. 아이는 "X" 로부터 눈을 떼지 않는다. 아이가 "X" 를 보고 있을 때 다음과 같은 질문을 한다.

1. 얼마나 많은 수의 빨간색 글자가 있습니까?
2. 파란색 모양의 이름을 말하세요.
3. 2시방향의 모양은 어떤 것 입니까?

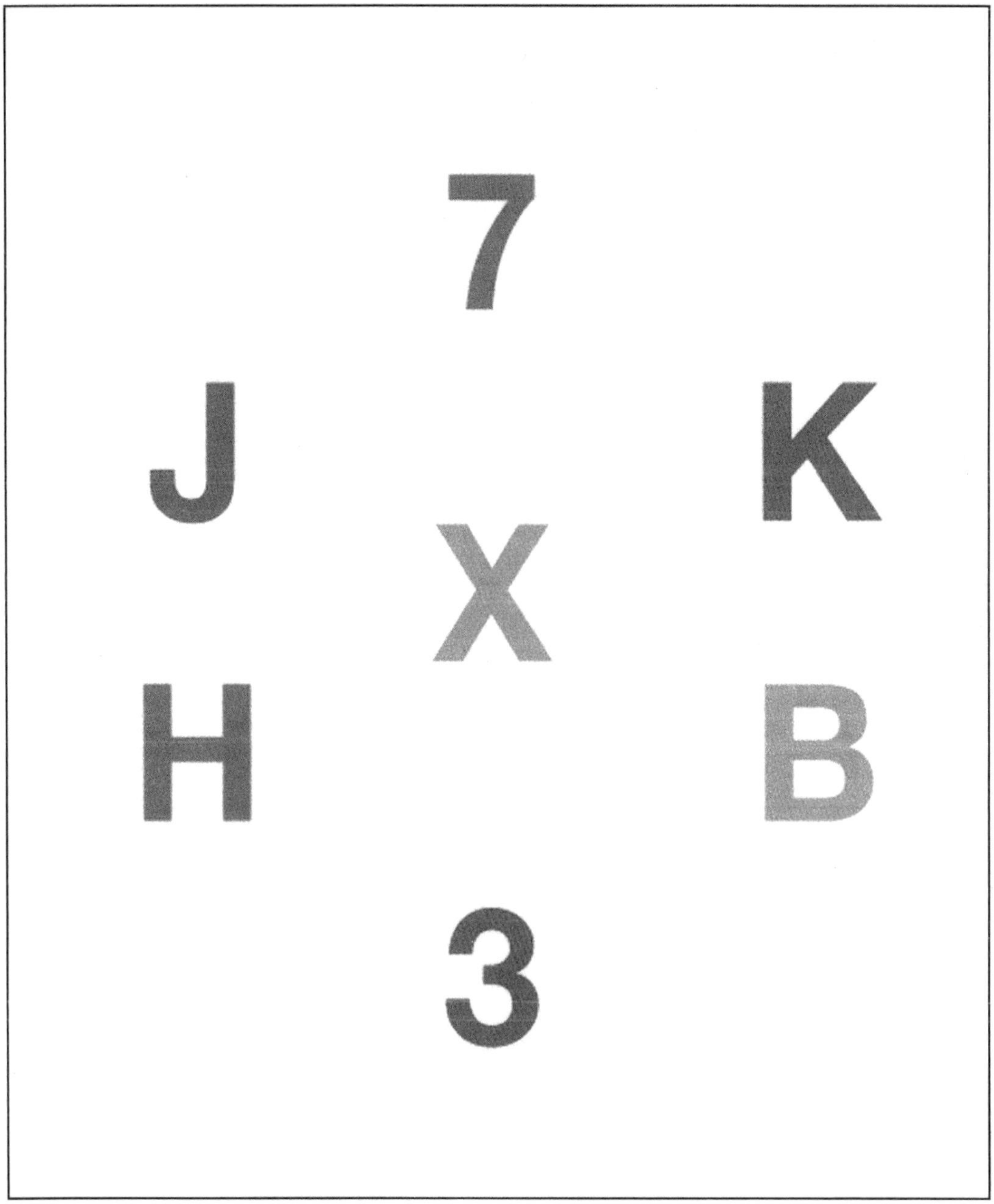

색상이 있는 이미지를 보고싶으면 CA-4를 보시오.

자극 나누기

주의력 영역: 집중적

도구: 자극과 마스크 타겟. 이것을 색인카드에 작성한다

순서: 짧게(약 2초) 세 가지의 모양이 있는 타겟을 아이에게 보여준 다음, 2초 정도 가린다. 마스크를 보여준 다음, 아이에게 다음과 같이 질문한다.

1. "왼쪽 모양에서의 타이틀 선은 어느 방향이었습니까?" (열린 곳 쪽인지 아니면 멀리 떨어져 있는지)
2. "중앙이 있는 모양에서의 타이틀 선은 열린 곳과 가까이 있었습니까?"

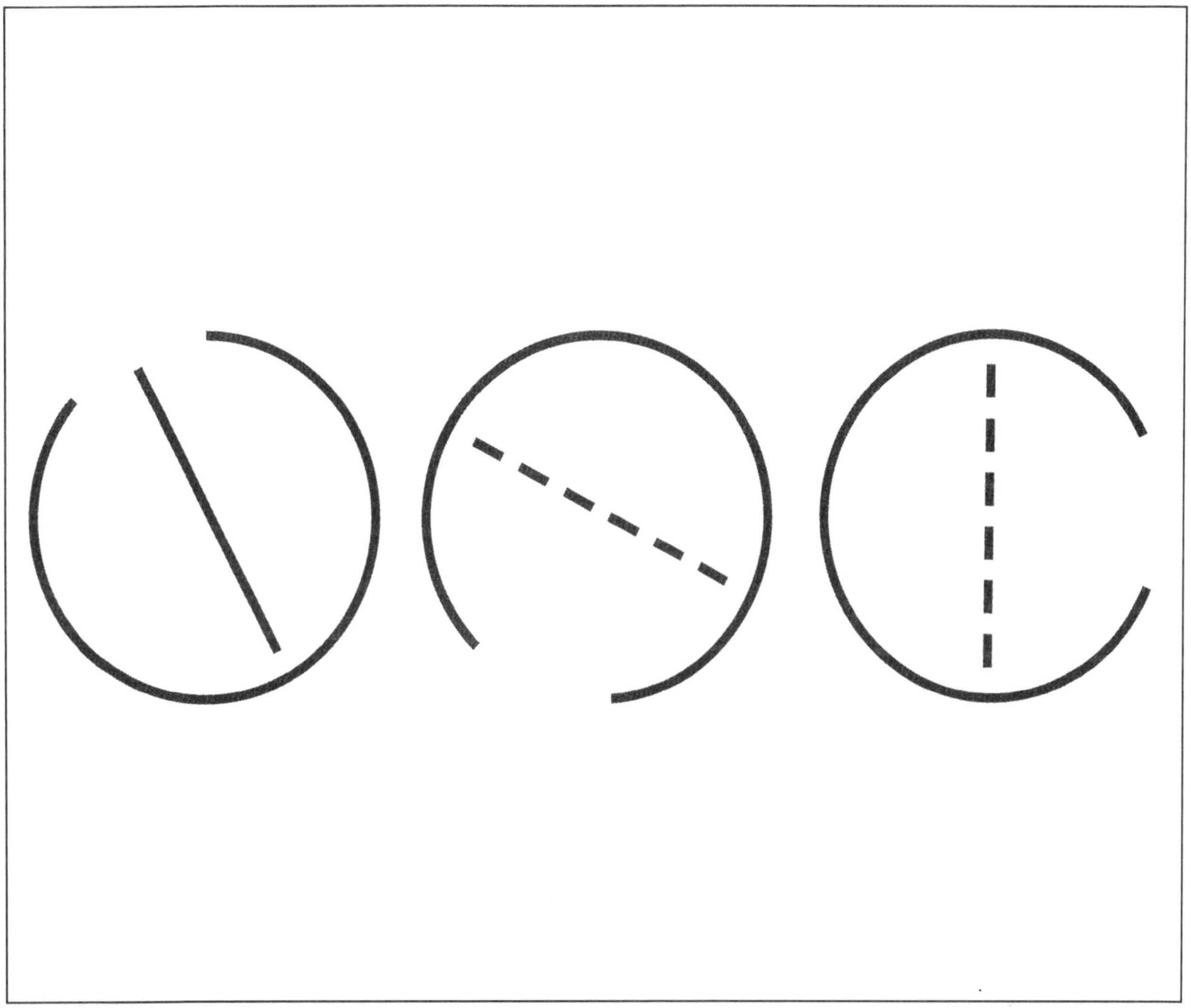

잡지 그림과 구멍

주의력 영역: 집중적

도구: 잡지책의 한 페이지, 한 장의 종이 중간에 1/2 인치의 구멍을 낸다. 종이는 잡지의 그림보다는 커야 한다.

순서: 당신이 잡지 그림위에 종이를 덮을 때까지 아이의 눈을 감게 한다. 구멍이 그림의 중간 위를 덮도록 종이를 고정한다. 천천히 그림위의 구멍을 움직이고, 아이가 그 그림이 무엇인지 말하도록 한다. 중요한 것은 구멍이 천천히 움직여야 하며, 구멍을 통한 그림 이외의 어떤 것도 보지 말아야 한다.

수정된 방법: 당신은 좀 더 큰 구멍 혹은 두 개의 구멍을 내어 사용할 수 있다. 각 구멍은 1/2인치 이다.

화살표

주의력 영역: 집중적

도구: 다섯 그룹으로 되어 있는 화살표가 그려진 색인-어떤 것은 꼬리가 있고, 어떤 것은 꼬리가 없음

순서: 아이를 당신과 마주보게 하여 테이블 앞에 앉게 한다. 아이에게 2초 정도(필요하다면 좀 더 오래) 일렬로 늘어선 줄 중에 하나를 보게 한다. 당신이 카드를 제거했을 때 꼬리가 있는 다섯 개 중에서 세 개를 찾는다면 아이는 자신의 오른쪽 손을 들 것이다. 꼬리가 없는 다섯 개 중에서 세 개를 찾는다면 아이는 자신의 왼손을 들 것이다.
아이가 꼬리가 없는 것을 보았다면 손을 들지 않을 것이다.

수정된 방법: 주의력을 끌기 위해 하나의 화살표에 색을 입힌다. 손을 들기 어려운 아이에게는 말로 하게 한다.

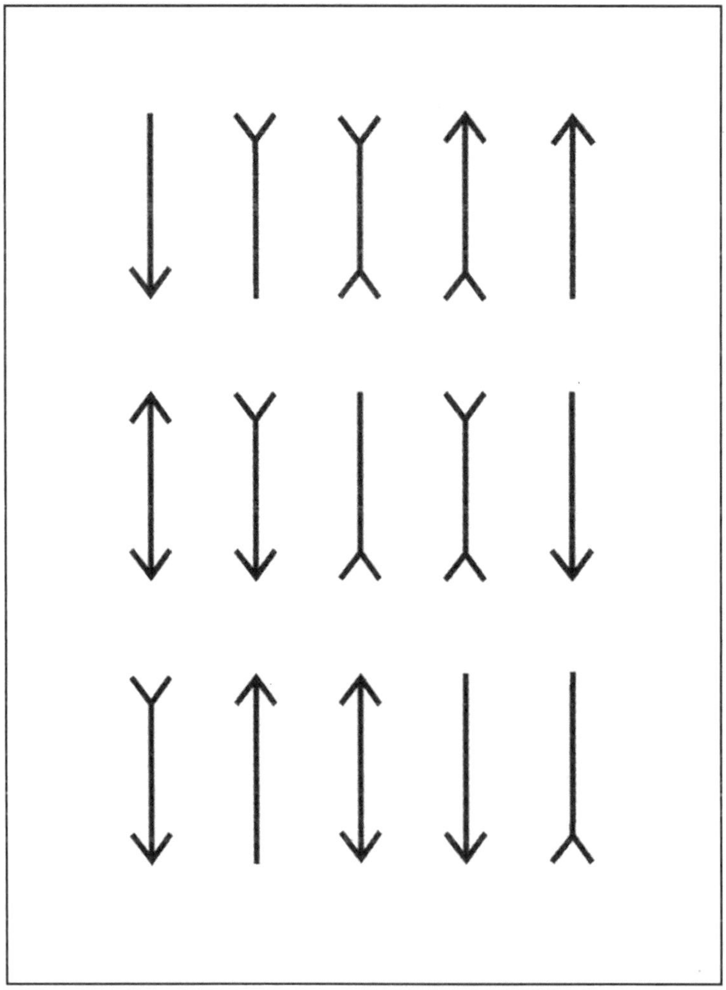

From Lane, K. A. (2012). *Visual Attention in Children: Theories and Activities*. Thorofare, NJ: SLACK Incorporated.

지속적 주의력
(SUSTAINED ATTENTION)

High Card One Back

주의력 영역: 지속적

도구: 두 묶음의 카드

순서: 아이를 당신과 마주보게 하여 테이블 앞에 앉게 한다. 카드묶음을 앞면이 얼굴 위로 보이게 한다. 각각의 카드를 뒤집어 엎는다. 이 활동을 두 번째 카드에도 적용한다. 아이가 당신의 카드보다 높지 않은 카드를 뒤집어 엎으면, 아이는 당신에게 당신의 이전카드가 무엇이었는지 묻는다. 예를 들어, 당신이 10과 잭을 보여주면, 잭은 아이의 카드보다는 높은 것이다. 아이는 10을 말하게 된다. 두 가지 카드가 같거나 아이의 카드가 당신 것 보다 높으면, 아이는 아무것도 말하지 않고 이 활동을 계속 한다. 당신의 카드가 아이의 카드보다 높을 때에만 아이는 당신에게 당신의 이전의 카드를 물어볼 수 있다.

단어 찾기

주의력 영역: 지속적

도구: 책장, 5~7개의 단어가 적힌 색인카드

순서: 아이를 테이블 앞에 앉히고 아이 앞에 책을 놓아둔다. 당신은 아이에게 1~7개의 단어가 적혀있는 카드를 보여준다. 아이는 5초에서 10초간 단어를 암기한다. 이제, 단어 목록을 제거하고 책에서 봤던 단어들을 찾게 한다. 아이는 손가락을 사용할 수 없다. 아이가 단어 몇 개를 잊어버리면 다른 페이지를 사용하여 반복하게 한다.

수정된 방법: 주변에 소음이 들리게 하고 음악을 추가하여 찾도록 한다.

알파벳 순으로 배열함

주의력 영역: 지속적

도구: 책장

순서: 첫 문장에서 시작하며, 아이가 단어를 알파벳 순으로 배열하게 한다. 아이가 첫 문장을 끝마치면
다음 문장을 이어서 하게 한다.

수정된 방법: 아이가 이 활동을 하는 동안 CD 이야기를 들려주고 선별하게 한다.

순간적으로 단어 말하기

주의력 영역: 지속적

도구: 글자가 적혀있는 카드

순서: 글자가 적혀있는 카드를 아이에게 보여준다. 아이는 가능한 빨리 많은 수의 동물이나 물체이름을 말한다. 이 활동은 5분에서 10분 동안 시행한다. 아이가 최소한 5개의 동물이나 물체 이름을 말하기 전까지는 다음 카드를 보여주지 않는다. 아이의 대답을 기입해 놓는다. 아이는 같은 단어를 두 번 말하면 안된다.

N만큼 뒤로 가기

주의력 영역: 지속적

도구: 카드 묶음

순서: N은 2에서 다른 숫자가 될 수 있다. 아이는 카드 뭉치에서 가장 위에 있는 카드를 그림 면이 아래로 가도록 놓는다. 당신이 N을 2로 고안한다면, 이것은 아이가 얼굴그림이 있는 카드를 뒤집었을 때 아이는 얼굴 그림 카드 두 번째 앞의 카드 숫자가 무엇인지 말해야 한다. 예를 들어, 아이가 7 다음 10, 그다음 잭 카드를 뒤집었다면 N은 7이라고 말할 수 있을 것이다. 매우 어린 아이에게는 N을 1로 한다. 그리고 얼굴 그림 카드 이전에 보았던 마지막 숫자 카드가 무엇인지 기억해야 한다.

빨간색/녹색 추적

주의력 영역: 지속적

도구: 빨간색/녹색 안경, p-d-p-d 타겟

순서: 아이를 당신 앞에 앉게 한다. 아이는 빨간색/녹색 안경을 쓴다. 당신은 아이 앞에서 카드를 잡고 있으며, 아이는 왼쪽 눈을 가린다. 당신은 천천히 카드를 수평방향으로 움직이고, 아이는 가장 위쪽 줄에 있는 단어부터 순서대로 말한다 (아이는 빨간색/녹색 안경을 쓰고 다른 글자를 볼 수 있을 것이다). 이 활동을 몇 번 한 후에 다른 눈을 가리고 똑같은 절차대로 반복한다. 아이는 처음 시도에서는 볼 수 없었던 글자를 지금 볼 수 있을 것이다. 몇 번 시도한 후, 아이가 양쪽 눈을 다 뜨도록 한다. 아이는 모든 글자들을 볼 수 있을 것이다. 어떤 것들은 흐릿하게 보일 수도 있겠지만 모두 다 볼 수 있을 것이다. 아이가 몇몇 단어들을 보지 못한다면, 이는 아이가 자신의 눈을 잘 사용하지 못한다는 것을 의미하며 눈의 연습이 필요하다.

아이는 그들의 머리나 몸을 움직이면 안 되며, 오직 눈만 사용해야 한다. 아이는 왼쪽 편 가장 윗줄부터 글자 이름을 정확하게 이야기 하며 왼쪽에서 오른쪽 방향으로 진행한다.

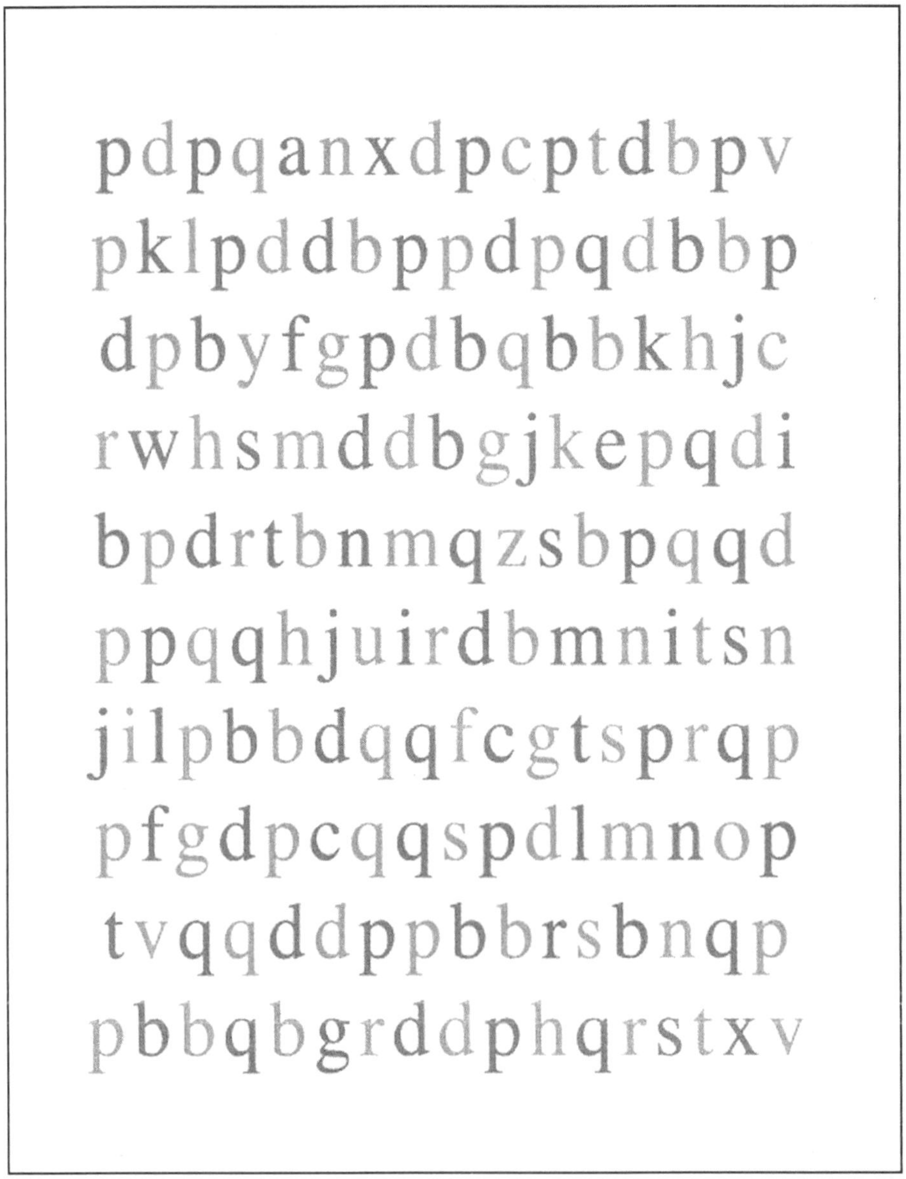

색상이 있는 이미지를 보고싶으면 CA-5를 보시오.

From Lane, K. A. (2012). *Visual Attention in Children: Theories and Activities*. Thorofare, NJ: SLACK Incorporated.

벽

주의력 영역: 지속적

도구: 안에 구멍이 뚫린 사각형의 나무판. 구멍은 열개가 뚫려 있어야 한다. 치료사들은 적절한 순서를 알기 위해 치료사와 마주한 쪽에는 구멍 아래에 숫자를 기입해 놓는다. 아이 쪽에는 숫자가 없다.

순서: 치료사는 자신의 손가락을 순서대로 구멍 안으로 넣는다. 세 번에서 일곱 번까지 시행한다. 아이는 구멍을 기억해야 하며, 치료사가 그에게 말했을 때 아이는 구멍에 같은 순서로 손가락을 집어넣는다. 아이는 이 활동에서 왼손을 사용한다.

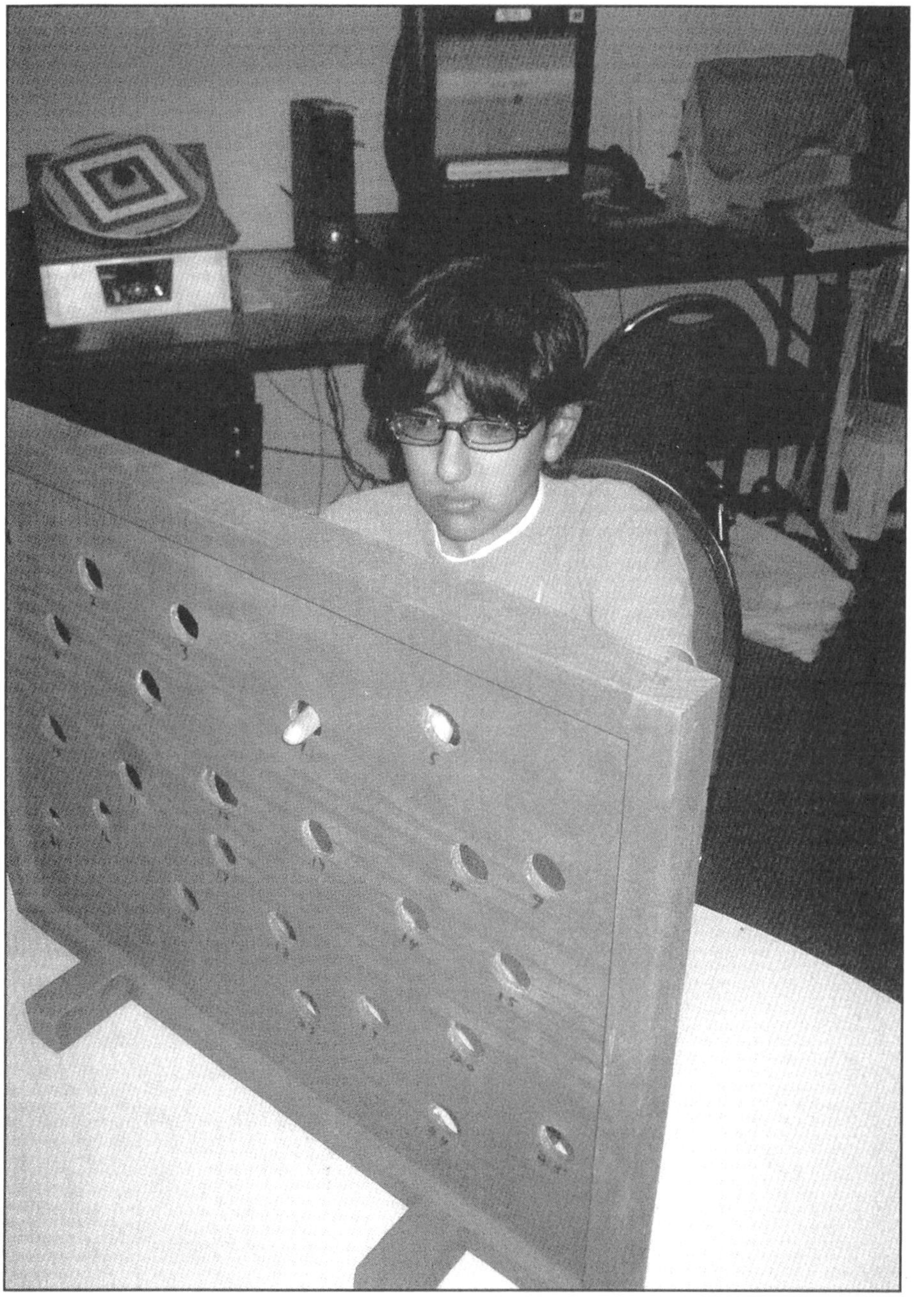

From Lane, K. A. (2012). *Visual Attention in Children: Theories and Activities*. Thorofare, NJ: SLACK Incorporated.

모양 그리기

주의력 영역: 지속적

도구: 종이와 연필

순서: 아이는 가능한 한 주어진 시간 안에 많은 모양을 그린다. 낙서하듯 그리면 안된다. 모양이 뚜렷이 있어야 하고, 모두 다른 모양이어야 한다. 이 활동은 생각보다 어렵다. 처음 3분 동안 먼저 시작하고, 시간을 10분에서 15분 정도로 늘인다.

카드놀이와 순서

주의력 영역: 지속적

도구: 카드놀이, 두 묶음

순서: 10개의 카드를 위가 보이게 하여 일렬로 놓는다. 아이가 적당한 시간동안 카드를 보고나서 뒤집어 일렬로 놓는다. 두 번째 묶음의 카드도 앞과 같이 시행한다. 순서가 있는 카드 한 장을 보고, 아이는 그 카드가 있는 곳의 위치를 기억한다. 아이가 맞으면 카드를 열에서 제거하여 묶음 뒤로 놓는다. 아이가 잘못된 카드를 집으면 카드가 위로 보이게 하여 놓고 계속 한다. 아이가 모든 카드를 정확하게 찾아내면 활동은 끝난다.

도미노-카드

주의력 영역: 지속적

도구: 도미노, 카드놀이

순서: 이 활동은 카드 묶음 대신에 도미노가 사용되었다는 것을 제외하고 "카드놀이와 순서"와 비슷하다. 아이에게 도미노에 있는 점을 보여주고, 그 안에 있는 숫자를 어떻게 해석하는지 본다. 예를 들어, 네 개의 점은 숫자 4와 같다. 도미노는 숫자와 두 개의 끝을 가지고 있기 때문에 도미노에 있는 점의 합계는 사용된 숫자이다. 예를 들어, 각각의 반에 있는 두 개의 점을 가진 도미노는 숫자 4와 같다. 아이 앞에 10개의 도미노를 무작위로 놓는다. 아이에게 이것을 일정한 시간동안 보게 하고, 도미노를 뒤집는다. 이제, 카드뭉치를 가지고 아이가 카드를 뒤집게 한다. 카드에 있는 숫자가 도미노에 있는 것과 같으면 아이는 도미노의 위치를 기억하고 뒤집는다. 아이가 틀리면 도미노는 아래로 집어넣는다. 아이가 맞으면 도미노는 제거한다.

조직화되지 않은 글자와 숫자

주의력 영역: 지속적

도구: 무작위로 배열된 글자와 숫자가 있는 차트, 메트로놈

순서: 아이는 글자와 숫자를 번갈아 본다. 아이는 순서대로 진행할 수 없다. 메트로놈의 박자에 맞추어 아이는 글자를 말하고, 다음 숫자를 말하며 이 활동을 계속 한다. 핵심은 아이가 다시 반복하지 않는 데에 있다. 아이는 같은 단어나 숫자를 두 번 반복하지 말아야 한다.

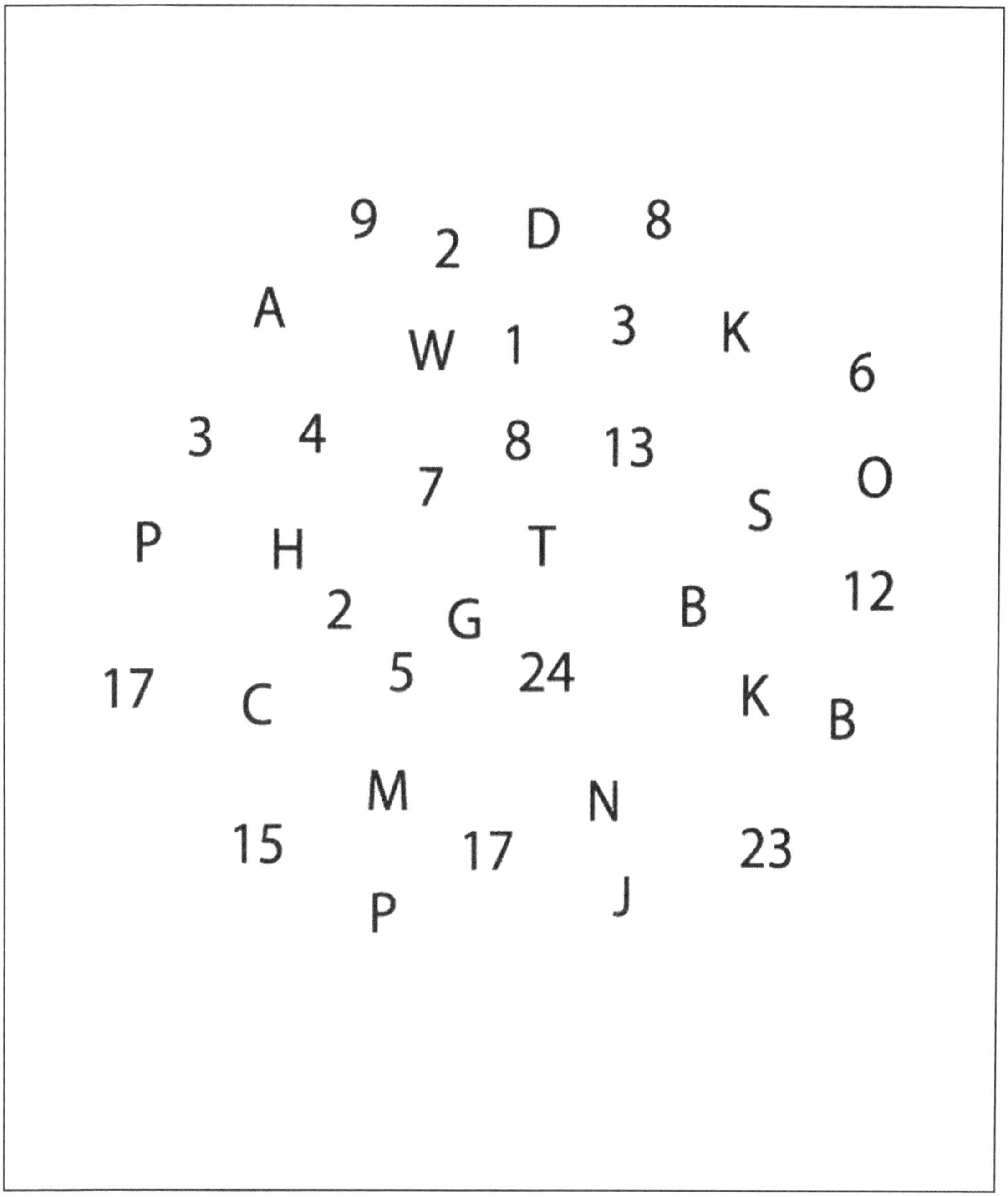

숫자 만들기

주의력 영역: 지속적

도구: 도미노

순서: 아이를 당신과 마주보게 하여 테이블 앞에 앉힌다. 아이에게 자신이 원하는 도미노를 어떤 숫자가 되게 합한다. 아이는 어떤 패턴이든 사용할 수 있고, 자신이 원하는 도미노를 선택할 수 있다. 만진 도미노는 당신이 말한 숫자가 되게 합한다. 이 활동의 핵심은 아이가 사용하는 도미노의 숫자를 제한하는 것이다. 예를 들어, "나는 당신이 네 개의 도미노를 합하여 숫자 15가 되게 했으면 좋겠습니다."

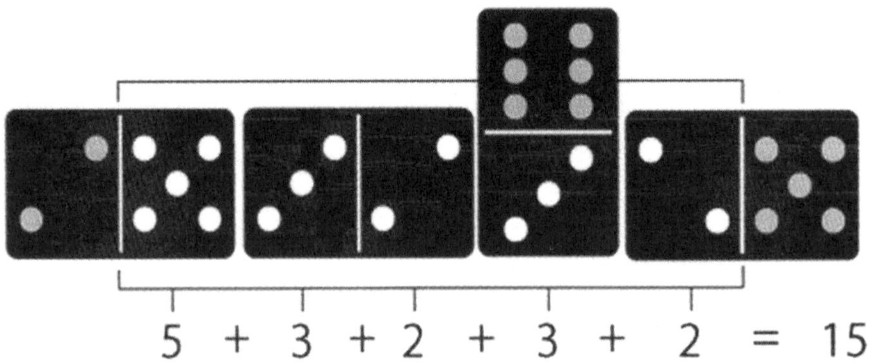

오름차순/내림차순 글자와 숫자

주의력 영역: 지속적

도구: C_2 K_1 M_4 P_3와 같은 글자와 숫자

순서: 어떤 숫자가 글자 다음에 올 것인지 아이는 오름차순 대로 정확한 글자를 말한다. 당신은 또한 내림차순으로 할 수도 있다. 예를 들어: 글자 C의 오름차순은 순서대로 있는 두 번째 글자일 것이고 K는 첫 번째일 것이다.

C_2 K_1 M_4 P_3

A_2 T_4 L_1 R_3

E_4 F_3 H_2 D_1

B_1 G_2 M_3 O_4

X 세기

주의력 영역: 지속적

도구: X 글자들이 열을 지어 쓰여 있는 종이. 모든 X에는 + 혹은 – 사인이 있다. 예를 들어:

XXXX +XXX −XX +XXXX – XXXX = 5

당신은 여러 열의 X를 사용하여 좀 더 길고 어렵게 만들 수 있다. 사실 이 모든 페이지들은 지속적 주의력의 테스트이다.

순서: 아이가 가장 위쪽 열에서 시작하여 X를 세도록 한다. 당신은 먼저 정답을 알 수 있을 것이다. 한 줄에서 시작하여 전체 페이지로 가도록 한다.

수정된 방법: 아이가 글자를 세는 동안 이야기가 있는 CD 플레이어를 사용한다.

XXXX+XXX-XX+XXX-XXXX=4

타겟 카드

주의력 영역: 지속적

도구: 두 묶음의 카드 놀이

순서: 당신은 당신이 가지고 있는 카드 묶음 중에서 여러 가지 카드를 아이에게 보여주고 아이의 타겟이 되도록 한다 (예를 들어, 다이아몬드 2, 클로버 4, 스페이드 킹) 그리고 그것들을 당신 카드 묶음 뒤로 놓는다. 아이는 목록을 기억하고 자신의 카드를 하나씩 뒤집는다. 아이가 타겟들 중 하나를 본다면 그것을 위를 보게 하여 올려놓고, 모든 타겟 카드를 찾을 때 까지 계속 한다.

시간 추정하기

주의력 영역: 지속적

도구: 스톱워치

순서: 이것은 아이에게 시간을 예측할 수 있도록 가르치는 것이다. 아이를 당신과 마주보게 앉히고 당신은 스톱워치를 든다. 5초를 보여준 다음, 10초를 보여준다. 이제, 당신은 아이들이 시간의 정도를 예측할 수 있도록 이야기 한다. 예를 들어, "오른손을 들고, 15초 동안 유지하세요." 아이가 손을 내리면 아이에게 스톱워치를 보여주고 얼마나 정확한 시간에 가까웠는지 보여준다.

반응 억누르기

주의력 영역: 지속적

도구: 책에서 프린트한 페이지

순서: 아이는 왼쪽에서 오른쪽 순서로 글자의 단어를 말해야 한다. 시작하기 전에 아이가 모르는 단어 세 가지를 말해주어야 한다. 예를 들어, e, w, n. 아이가 이 단어들 중 어떤 단어를 이야기 하면 다시 시작하도록 한다. 만약 단어가 너무 어려우면 한 단어씩 시작하도록 한다.

저항성 단속성 안구운동

영역: 집행기능

도구: 펜 라이트 두개

순서: 두 개의 펜라이트를 쥐고 아이 앞에 서 있는다. 아이는 옆에 서서 당신의 코를 응시한다. 당신이 하나의 펜라이트의 불빛을 비출 때 아이에게 말하고, 아이는 자신의 눈을 펜라이트를 향해 빠르게 움직인 다음 당신의 코를 본다. 당신이 한번에 펜라이트를 두 번 비추면 아이는 눈을 재빨리 다른 펜라이트를 향해 움직인 다음 당신의 코를 본다.

변화적 주의력
(SHIFTING ATTENTION)

가까운/먼 순서

주의력 영역: 변화적

도구: 무작위의 글자와 숫자가 순서대로 있는 타겟. 둘 다 같은 순서로 되어 있어야 한다. 예를 들어, 두 가지 타겟은 : K B 2 3 P O 1 Q C T

순서: 당신은 아이 앞에 6피트 떨어진 곳에서 타겟을 잡고, 아이는 자신 바로 앞에 다른 타겟을 잡고 있는다. 당신의 말대로, 아이는 자신의 눈을 교대로 자신과 당신의 타겟을 보고 적절한 순서로 글자와 숫자를 말한다. 아이가 얼마나 빨리 할 수 있는지 시간을 본다. 각각 세션에서 다양한 타겟을 사용한다.

글자가 있는 큐브

주의력 영역: 변화적

도구: 글자 혹은 숫자가 적힌 작은 큐브를 구매한다.

순서: 아이 앞의 테이블에 큐브를 떨어뜨린다. 아이는 알파벳 첫 글자에서 마지막 글자 혹은 가장 낮은 숫자에서 가장 높은 숫자의 순서로 그의 눈을 움직이며 말한다. 이 게임을 할 때 얼마나 빨리 눈을 움직이는지 본다. 아이의 점수를 기록하고 향상되는지 본다.

지연된 빠른 눈의 움직임

주의력 영역: 변화적

도구: "X" 주위에 글자가 새겨진 카드 혹은 화이트보드

순서: 카드를 잡거나, 화이트보드 앞에 아이를 세운다. 아이에게 보드판을 3~5초간 응시하게 하고 보드판을 덮거나 카드를 치운다. 아이는 "X"의 위치를 보고 움직이라고 말하기 전까지 눈을 움직이지 않는다. 그다음, 글자를 말하고 아이는 재빨리 그 글자가 어디에 위치해 있는지 말한다. 아이가 이 활동을 할 때, 아이는 자신의 눈을 "X"로 되돌리고 지시가 있을 때 까지 기다린다.

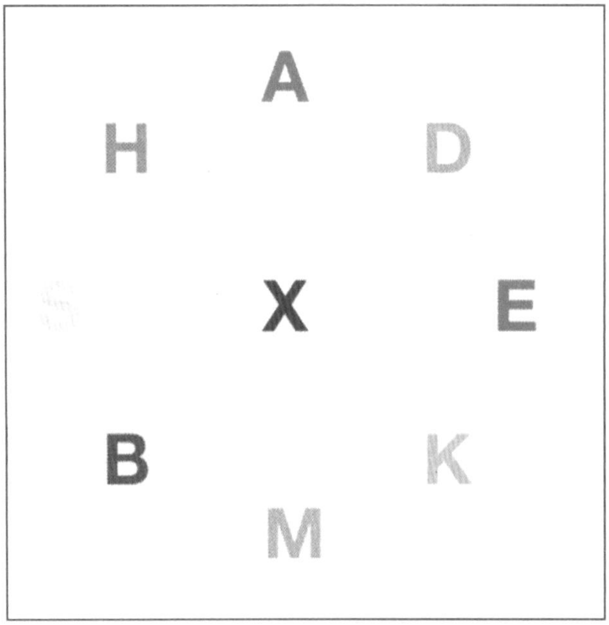

색상이 있는 이미지를 보고싶으면 CA-5를 보시오.

From Lane, K. A. (2012). *Visual Attention in Children: Theories and Activities*. Thorofare, NJ: SLACK Incorporated.

Trail Making

주의력 영역: 변화적

도구: 화이트보드 혹은 책에 있는 차트, 빨간색/초록색 유리

순서: 아이는 빨간색/초록색 안경을 쓴다. 아이는 자신의 손가락을 사용하여 되도록 빨리 글자와 숫자를 정확한 순서로 연결한다. 순서는 처음에 숫자 그 다음 글자, 예를 들어, 1-A, 2-B, 3-C, 등으로 한다. 위치를 잊어버리지 않고 마칠 때 까지 수행한다. 당신은 아이가 얼마나 빨리 수행하는지 시간을 체크한다. 화이트보드를 사용하여 글자와 숫자의 위치를 다양하게 변경한다.

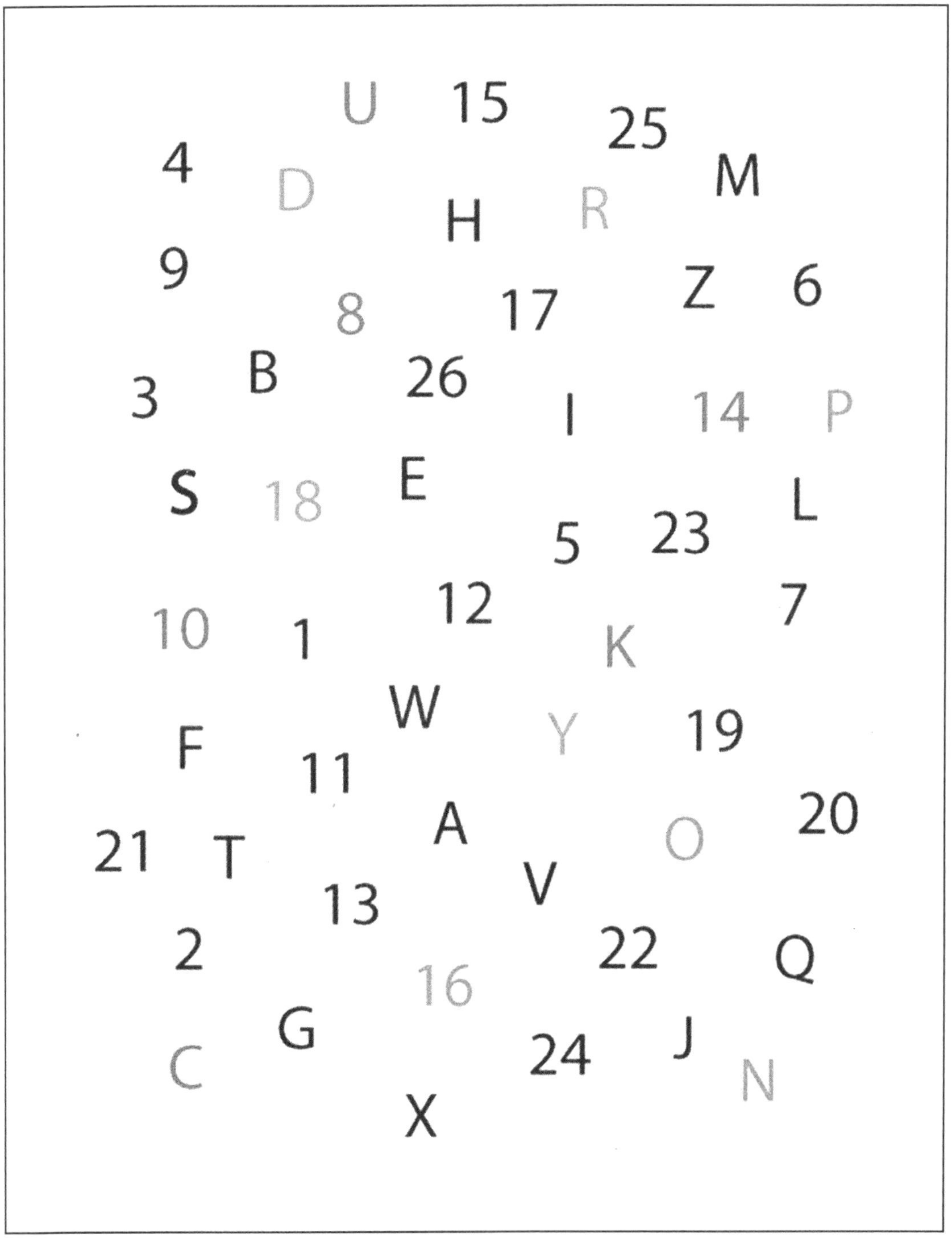

색상이 있는 이미지를 보고싶으면 CA-6을 보시오.

From Lane, K. A. (2012). *Visual Attention in Children: Theories and Activities*. Thorofare, NJ: SLACK Incorporated.

시각운동 조절 배트

주의력 영역: 변화적

도구: 시각운동조절 배트(색이 나눠져 있는 배트), 마스던 볼, 균형훈련기(예시를 할 때는 색을 나누지 않는다. 색이 있는 테입을 배트에 붙인다. 예를 들어, 파란색을 끝에 붙이고, 그다음 노란색, 빨간색, 그리고 하얀색은 가운데 붙인다)

순서: 아래와 같은 그림처럼 아이가 양손으로 배트를 잡게 한다. 당신은 순서대로 색을 말하고, 아이는 배트로 공을 밀어내어 당신이 말한 색의 부분으로 공을 친다. 아이가 이 활동을 하는 동안 균형훈련기 위에 서있게 한다. 당신이 빨간색, 파란색, 하얀색, 빨간색, 이렇게 순서대로 색을 말하면 아이는 그 색의 순서대로 공을 밀어낸다.

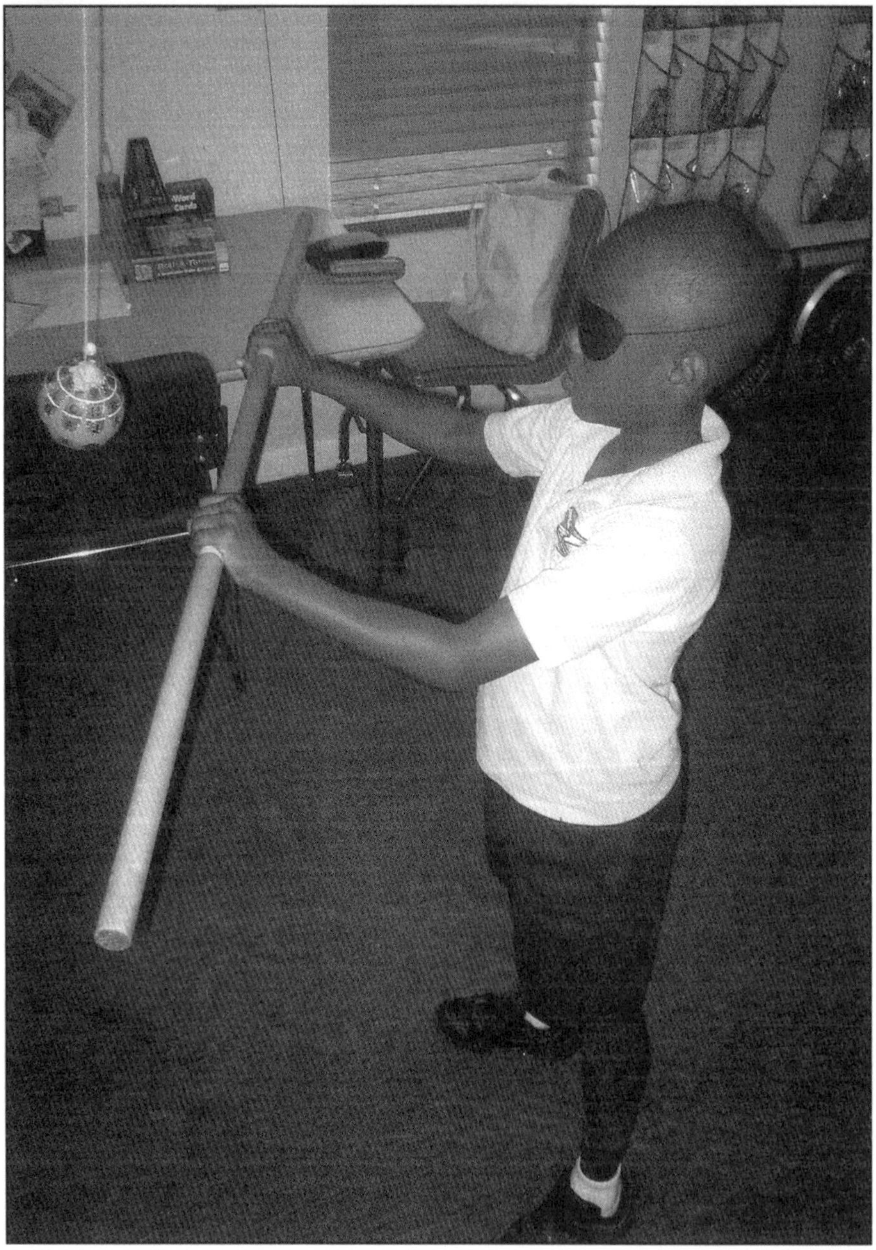

알파벳 연필

주의력 영역: 변화적

도구: 알파벳 연필(펜 위에 수직으로 알파벳이 적혀있음)

순서: 아이를 당신과 마주보게 앉게 한다. 아이는 두 눈을 사용한다. 아이 눈앞에 1피트 정도 떨어진 곳에서 펜을 잡고 있는다. 아이는 왼쪽 펜의 가장 윗 부분부터 시작하여 글자를 읽어나간다. 그 다음 고개를 움직이지 말고 재빨리 눈만을 사용하여 오른쪽 펜의 글자도 읽어나간다. 아이는 교대로 펜을 바꿔가며 글자 이름을 위에서부터 아래로 말한다. 당신은 아이가 활동하는 동안 다양하게 변경할 수 있다. 예를 들어, 연필을 다른 연필과 3피트 정도 떨어지게 움직인다.

수정된 방법: 메트로놈을 사용하여 아이가 박자에 맞추어 글자를 읽게 한다. 이 역시 양쪽 눈을 동시에 사용한다. 아이가 머리를 움직이지 말고 오직 눈만을 움직여야 함을 기억해야 한다.

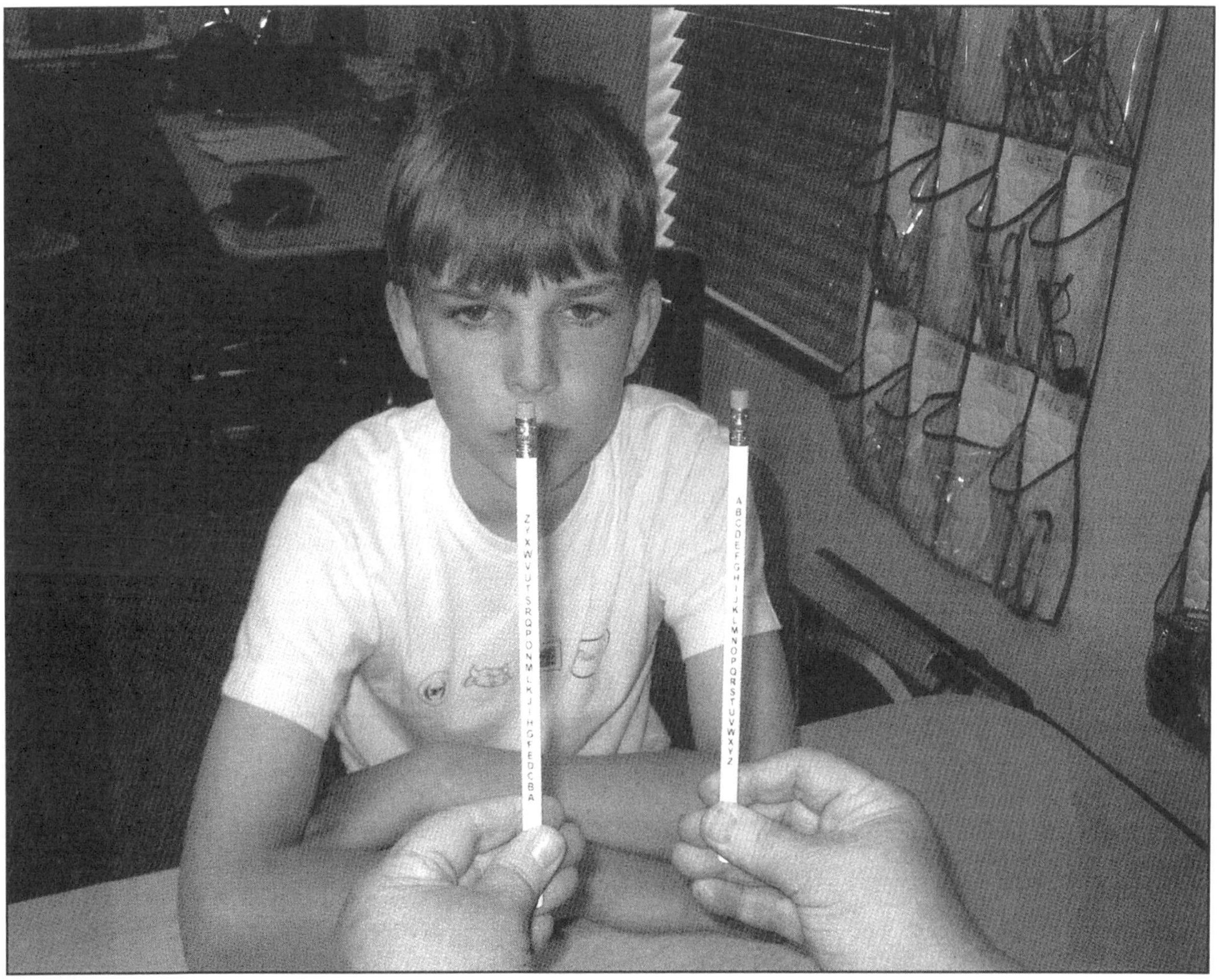

숫자 가리기

주의력 영역: 변화적

도구: 한 글자 혹은 숫자가 쓰여진 색인카드. 글자나 숫자의 위쪽이 보이도록 하여 글자와 숫자의 일부분을 가린다. 항상 아래쪽 반을 가린다. 왜냐하면 뇌는 항상 위쪽 반의 모습을 보고 정보를 얻기 때문이다.

순서: 당신과 아이 둘 다 한 글자 혹은 숫자가 쓰여진 카드를 가지고 있는다. 오직 당신의 카드만이 아래쪽 반이 가려져 있다. 아이의 카드는 아이 앞에 두고 얼굴 위쪽이 보이도록 들게 한다. 당신의 카드를 약 2초 정도 아이에게 보여주고 자신이 갖고 있는 카드 중 똑같은 카드를 찾게 한다. 아이의 카드는 가려져 있지 않다.

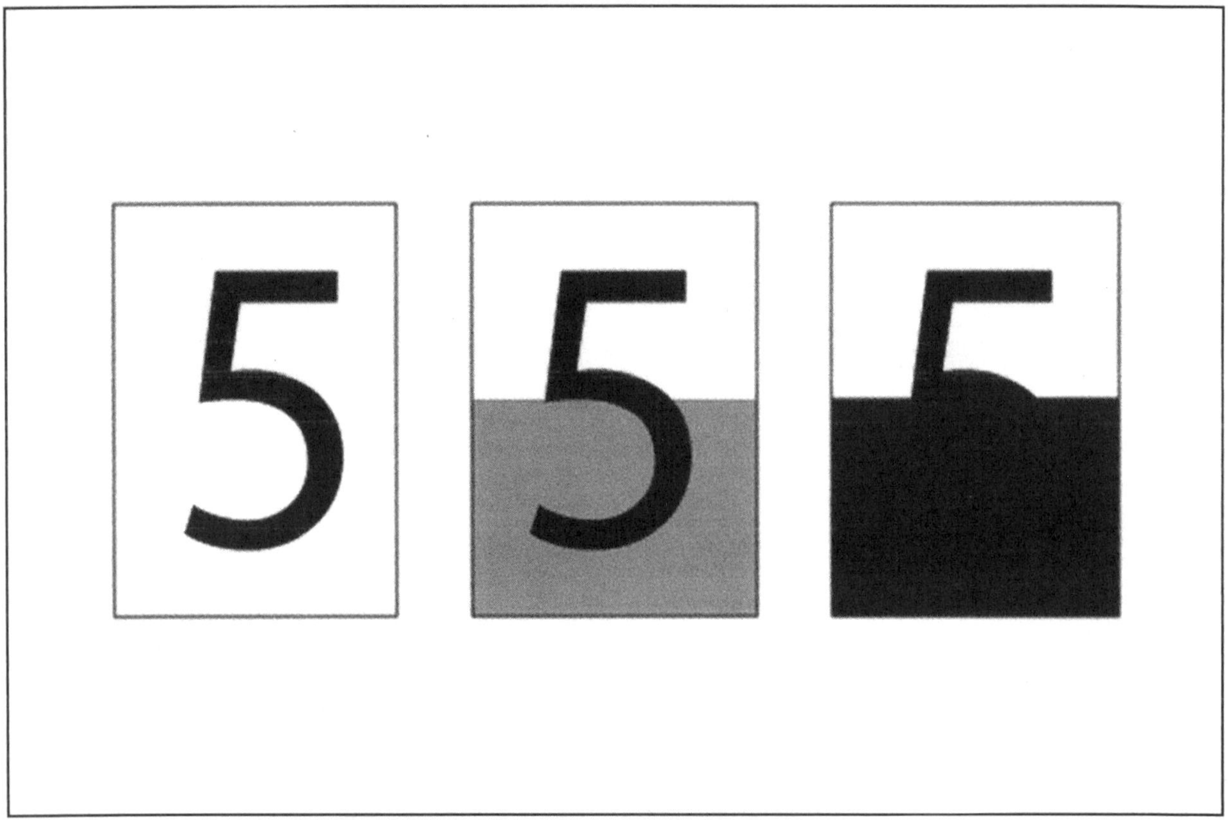

색 도해
(Color Atlas)

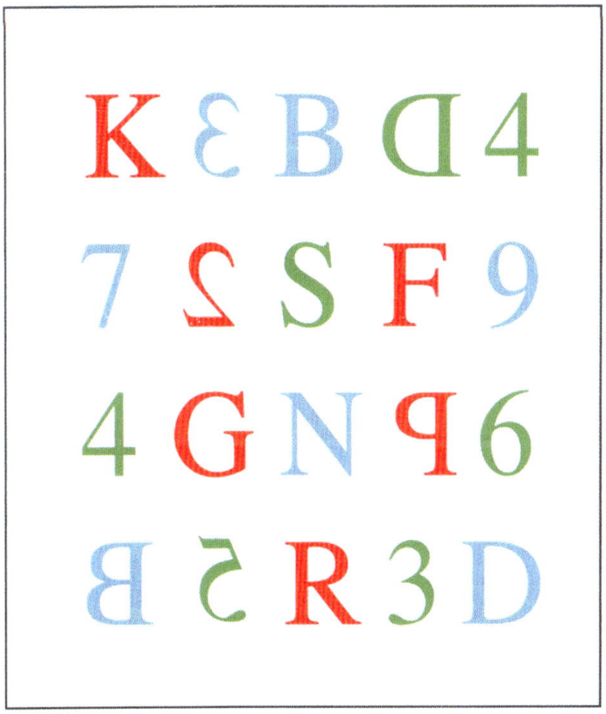 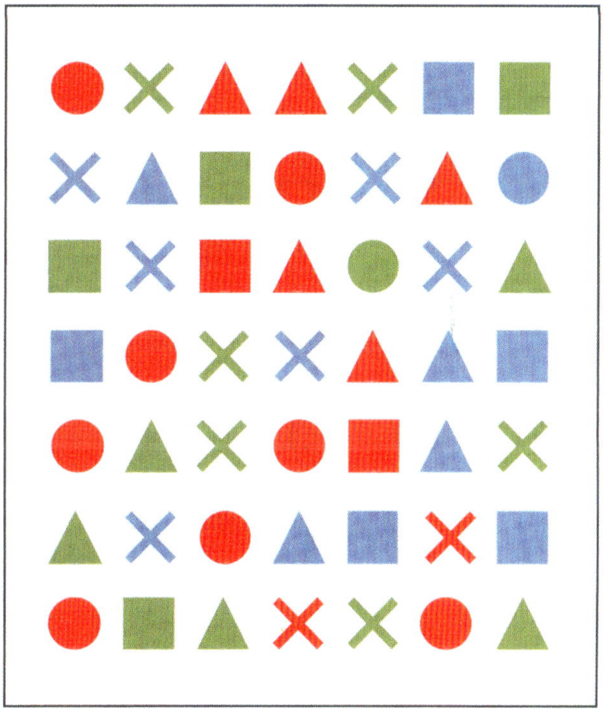

From Lane, K. A. (2012). *Visual Attention in Children: Theories and Activities*. Thorofare, NJ: SLACK Incorporated.

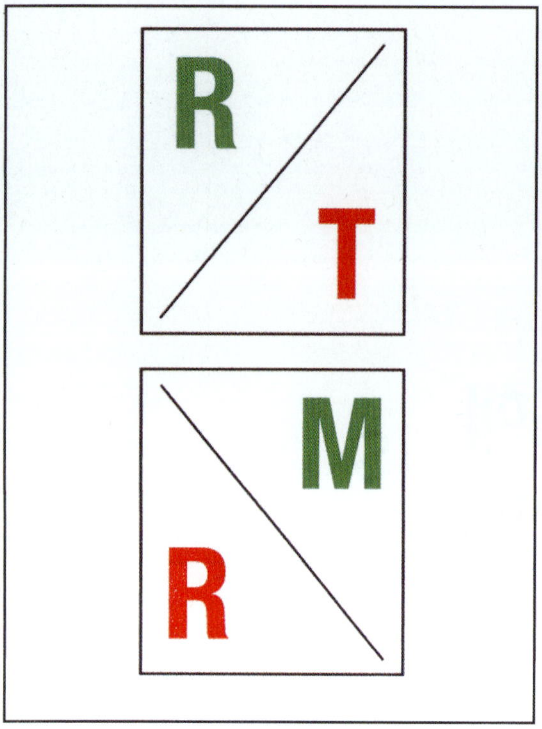
R
T
M
R

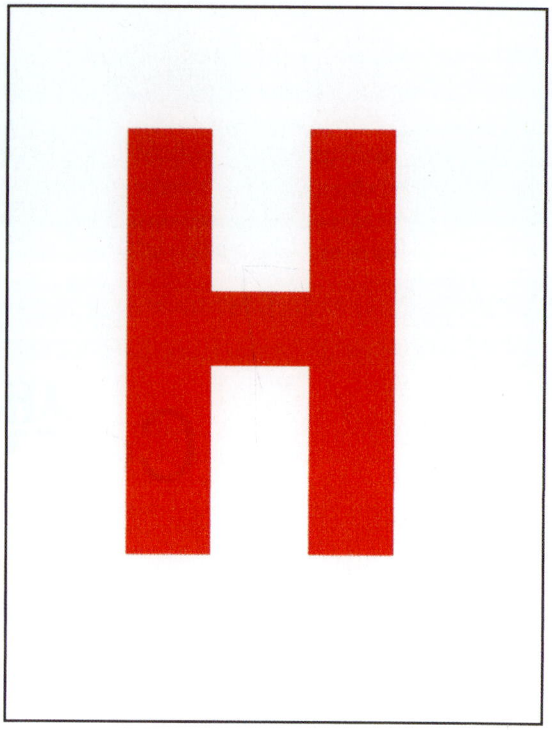
H

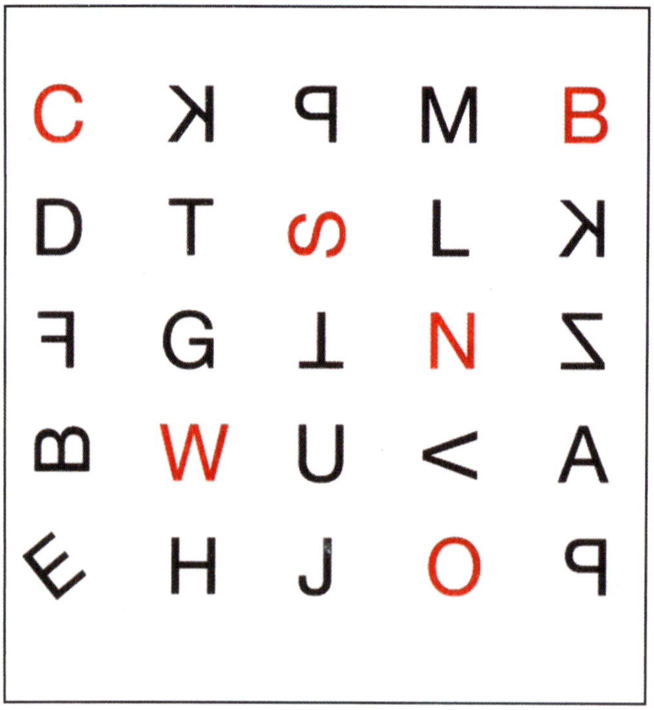

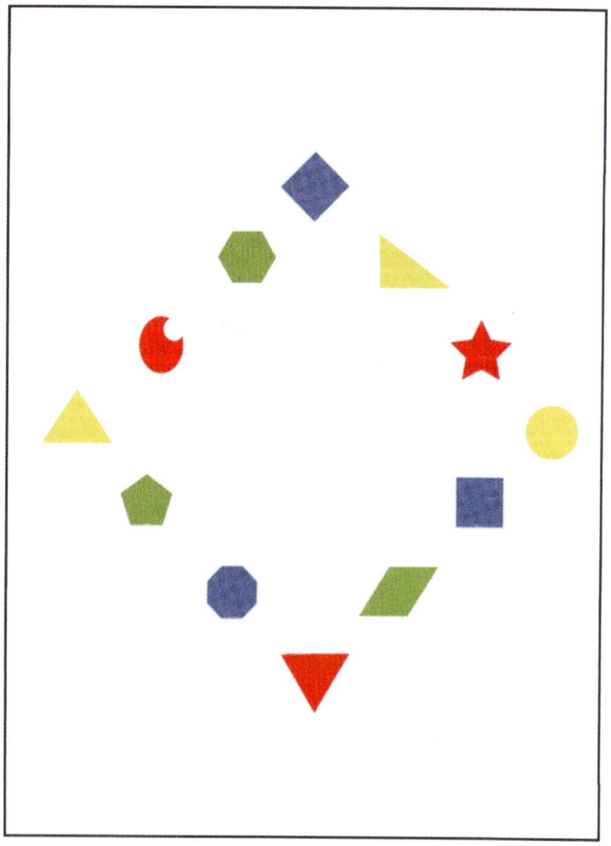

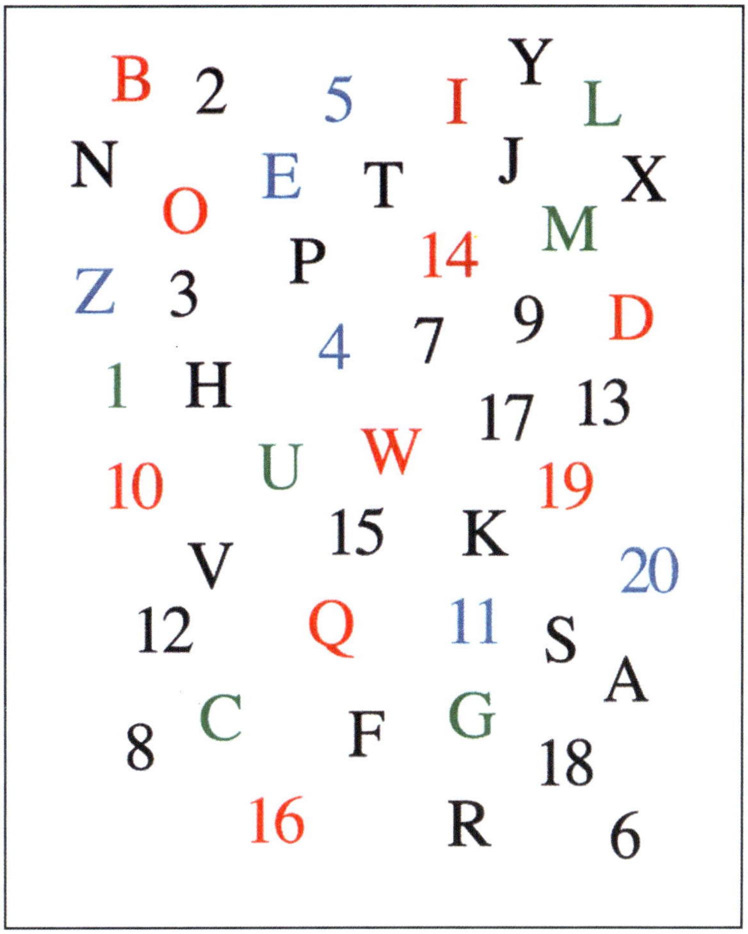

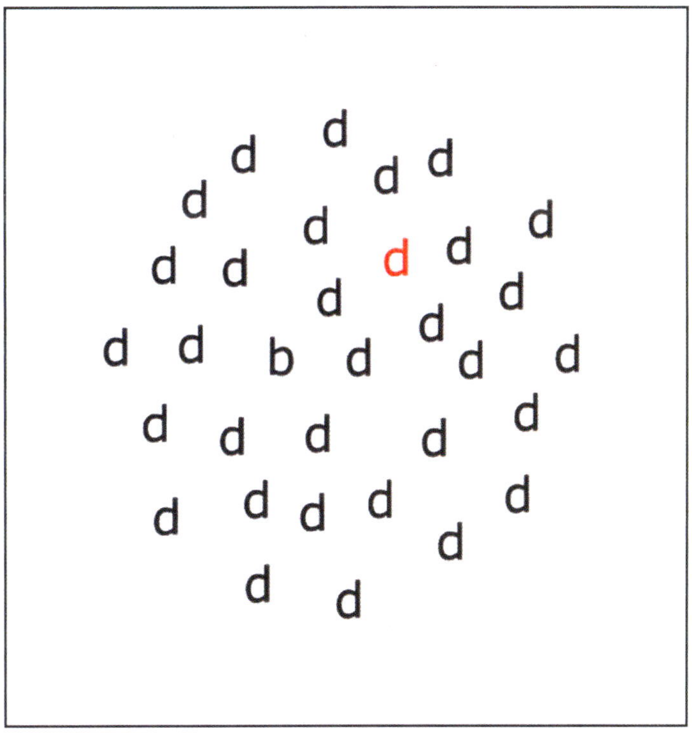

From Lane, K. A. (2012). *Visual Attention in Children: Theories and Activities*. Thorofare, NJ: SLACK Incorporated.

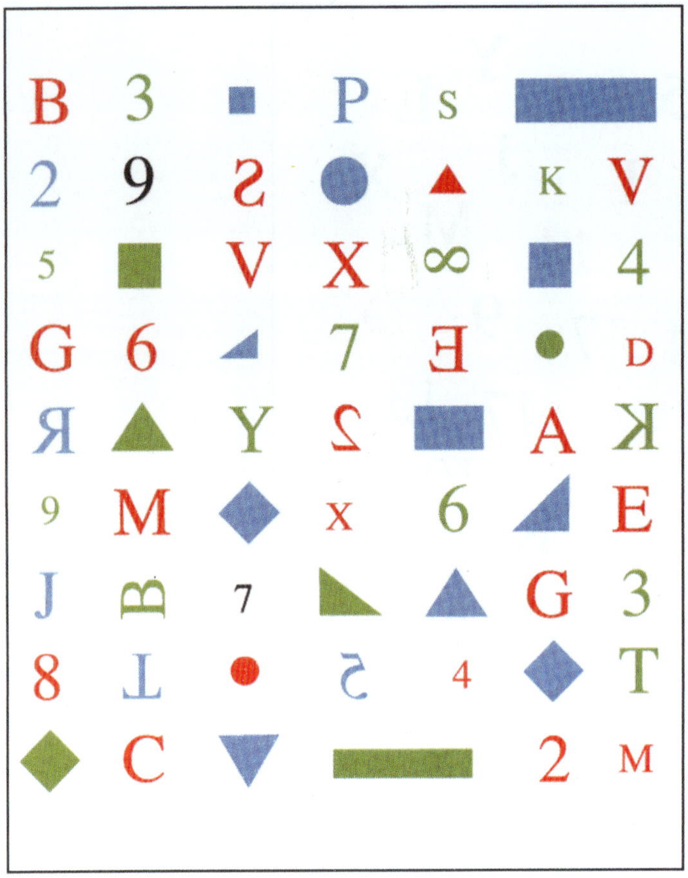

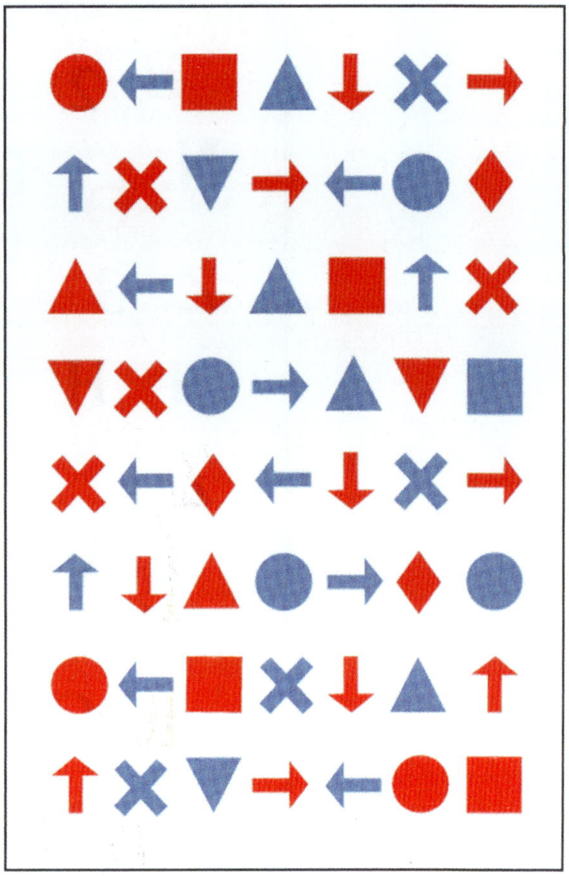

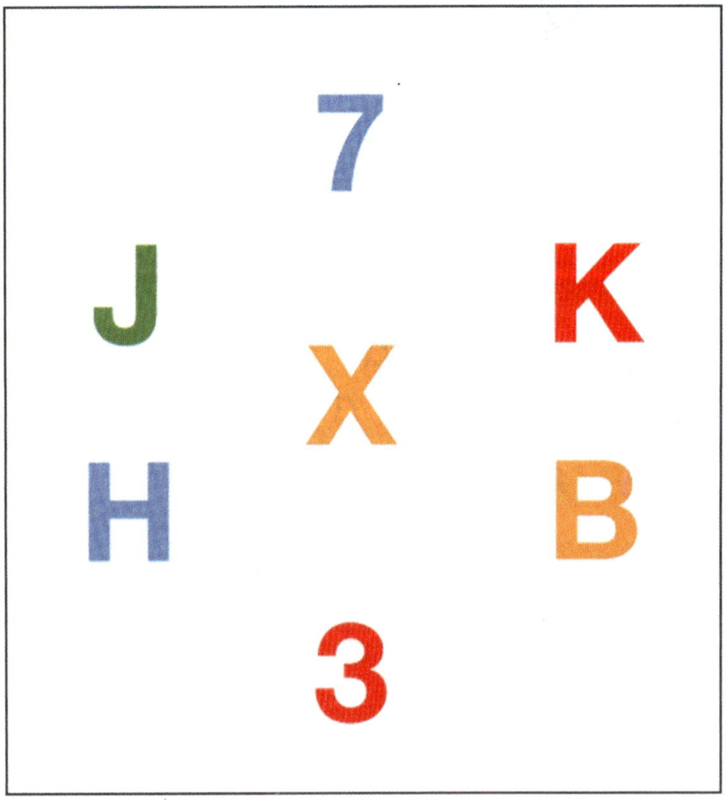
7
J
K
X
H
B
3

pdpqanxdpcptdbpv
pklpddbppdpqdbbp
dpbyfgpdbqbbkhjc
rwhsmddbgjkepqdi
bpdrtbnmqzsbpqqd
ppqqhjuirdbmnitsn
jilpbbdqqfcgtsprqp
pfgdpcqqspdlmnop
tvqqddppbbrsbnqp
pbbqbgrddphqrstxv

A

H D

S X E

B K

M

U 15 25
4 D H R M
9 8 17 Z 6
3 B 26 I 14 P
S 18 E 5 23 L
10 1 12 K 7
F 11 W Y 19
21 T A V O 20
2 13 22 Q
C G 16 24 J N
X

Blue
White

Green
Yellow

Red
Black

RO K	7-6 T
BC X	4 5

RED | BLUE
DOG | RED

MAN | RED
RED | DOG

K
B
C
X
T
M
D

Blue
Red
Green

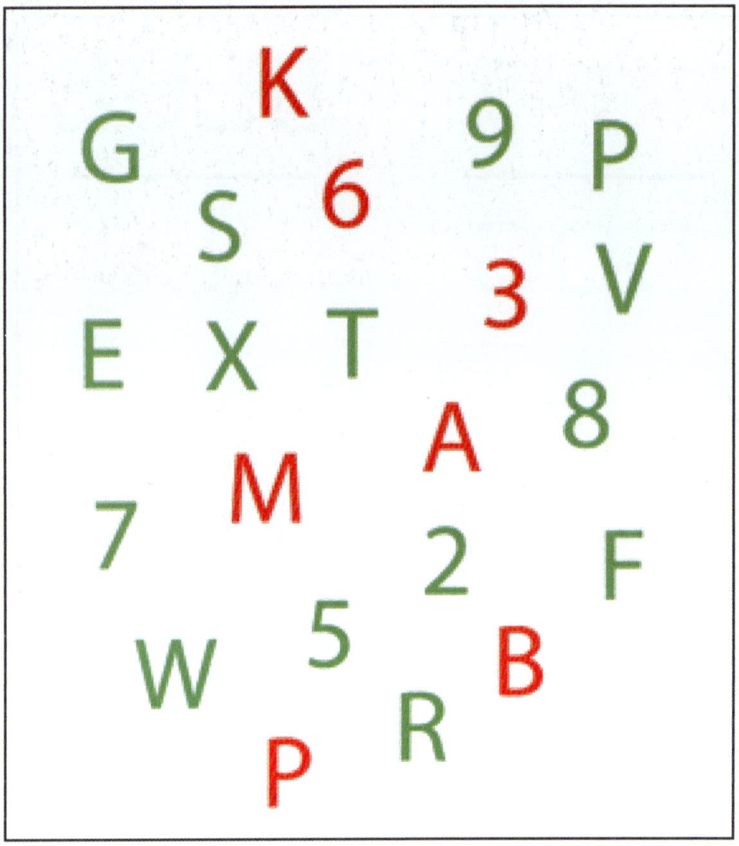
K
G
9
P
6
S
3
V
E
X
T
A
8
M
7
2
F
5
B
W
R
P

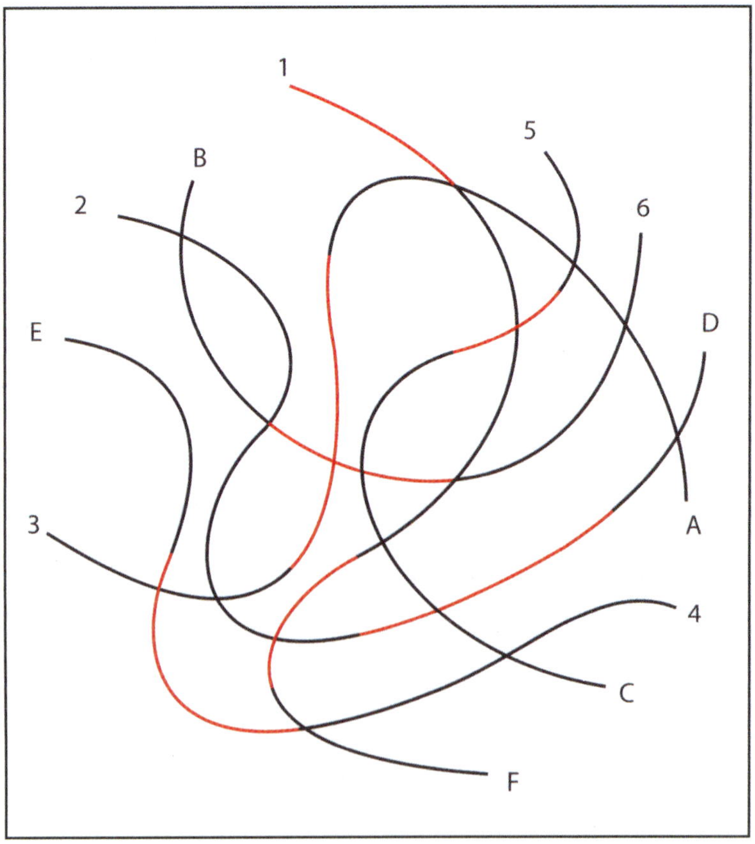
1
5
B
2
6
E
D
3
A
4
C
F

저항성 단속성 안구운동

주의력 영역: 변화적

도구: 화이트보드, 레이저 포인터, 중간에 X가 있는 타겟

X

X X

X X X

X X

X

순서: 아이는 X가 있는 중앙을 본다. 아이는 자신의 눈을 중앙에서 벗어나지 않게 한다. 당신은 주변에 있는 X들 중에서 하나를 선택하여 레이저포인터를 비춘다. 아이는 자신의 고개를 움직이지 않고 되도록 빨리 눈을 움직여 포인터가 비추고 있는 X의 반대편에 있는 X를 본다. 예를 들어, 2시 방향의 X를 비추면, 아이는 8시 방향의 X를 본다. 그 다음 아이는 다시 눈을 움직여 다른 지시가 있기 전까지 중앙에 있는 X를 응시한다.

펜라이트

주의력 영역: 변화적

도구: 펜라이트 혹은 레이저포인터

순서: 아이를 앉히거나 서서 바로 앞을 응시하게 한다. 당신은 다른 장소에서 펜라이트를 쥐고 깜빡인다. 당신이 한번 깜빡이면 아이는 재빨리 빛 쪽으로 눈을 움직이고 난 다음 고개를 곧게 유지한다. 아이는 고개를 움직이면 안 된다. 두 번 깜빡이면 아이는 눈을 움직이지 않는다. 당신은 지시를 바꿀 수도 있는데, 예를 들어, 두 번 깜빡이면 움직이고, 한번 깜빡이면 눈을 움직이지 않는다는 식으로 지시를 바꾼다.

종과 위치

주의력 영역: 변화적

도구: 작은 종

순서: 아이는 눈을 감고 있는다. 아이를 의자에 앉히거나 당신과 6피트 떨어진 곳에 서게 한다. 작은 종 혹은 부드러운 소리가 나는 어떤 물건을 가지고 아이 앞 혹은 옆에 선다(뒤에 서지 않는다). 물건을 아이 시야 안에 두고, 물건이 소리를 내는 방향으로 재빨리 눈을 움직이게 한다. 아이는 고개를 똑바로 들고 유지하며, 소리가 나는 쪽으로만 눈을 움직이게 한다. 이 활동을 여러 번 반복한다.

Brockstring

주의력 영역: 변화적

도구: Brockstring (다양한 위치에 구슬이 달려있는 2피트 길이의 줄 혹은 금속 막대), 메트로놈

순서: 아이는 자신의 코에다 줄의 끝을 대고 잡고, 다른 쪽은 팔 길이 정도 되게 자신의 앞에 놓는다. 구슬은 다양한 위치에 놓지만 첫 구슬이 아이의 코에서 4인치보다 가까운 곳에 있으면 안된다. 메트로놈의 박자에 맞추어 아이는 재빨리 자신의 눈을 구슬에서 구슬로 움직인다. 아이의 눈이 줄 끝에 닿으면 다시 자기의 코를 향하여 눈을 움직인다. 아이는 당신이 그만하라고 할 때 까지 눈을 계속 움직인다. 당신은 아이의 팔을 다른 위치로 옮겨가며 변화시킬 수 있다.

수정된 방법: 아이에게 R-B-W-B-R 과 같이 순서대로 종이에 적인 색깔 구슬을 보여준다. 아이는 메트로놈 소리를 들으며 눈을 움직일 것이다.

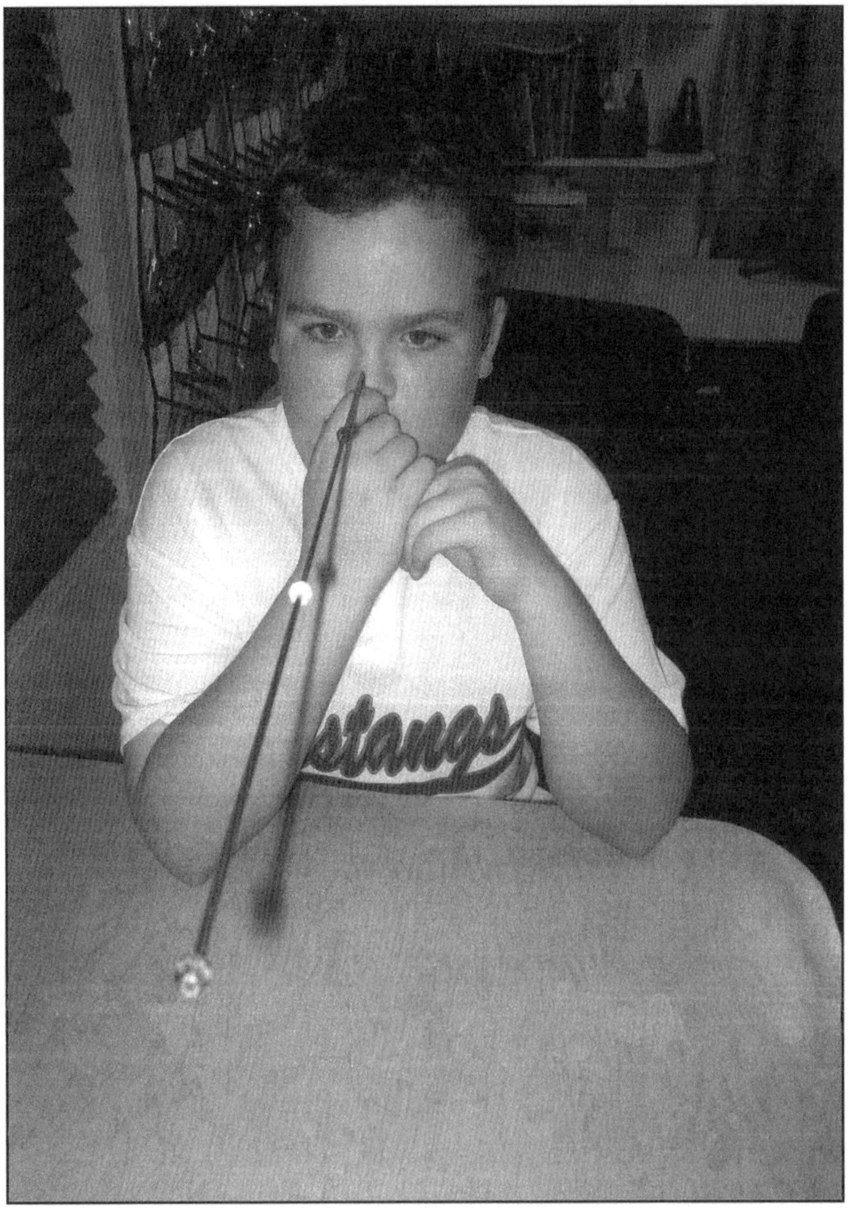

From Lane, K. A. (2012). *Visual Attention in Children: Theories and Activities*. Thorofare, NJ: SLACK Incorporated.

선택적 주의력
(SELECTIVE ATTENTION)

도미노 기억

주의력 영역: 선택적

도구: CD 플레이어, 도미노

순서: 모든 도미노를 아이 앞 테이블에 놓는다. 다섯 개의 도미노를 집어 아이에게 보여준다. 아이의 눈을 감게 하고 다른 도미노랑 같이 섞는다. 아이는 이 활동을 하면서 CD 플레이어의 음악을 듣는다. 당신은 아이에게 CD 속의 이야기에 대한 질문을 한다. 당신은 도미노를 섞은 후에, 아이의 눈을 뜨게 해서 아이가 얼마나 도미노를 빨리 찾는지 본다. 이 활동에는 시간 제한을 두어야 한다. 예를 들어, 도미노 다섯 개를 모두 찾는 데에 30초의 시간이 필요하다.

공간기억

주의력 영역: 선택적

도구: CD 플레이어, 바둑판의 눈금(빈것), 타겟이 있는 바둑판의 눈금-여러개의 바둑판의 눈금을 만든다.

순서: 아이 앞 테이블에 빈 바둑판의 눈금종이를 놓아둔다. 당신은 타겟이 있는 바둑판의 눈금 종이를 들고 3초간 보여준 다음, 제거한다. 타겟을 없앤 다음 아이에게 타겟이 있었던 자리를 기억해 내라고 말을 한다. 아이는 타겟에 있었던 모양을 기억하여 빈 바둑판의 눈금 종이에 위치를 가리킨다. 예를 들어, 당신은 아이에게 아래에 있는 타겟을 보여주고 아이에게 "X가 어디 있었는지 가리켜보세요." 라고 말한다. 아이는 자신의 바둑판위에 포인팅을 한다.

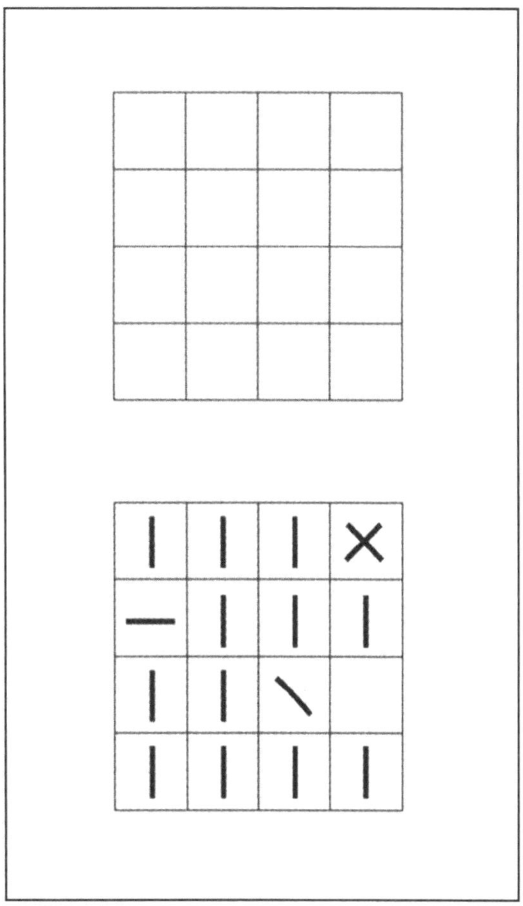

From Lane, K. A. (2012). *Visual Attention in Children: Theories and Activities*. Thorofare, NJ: SLACK Incorporated.

스트룹 단어

주의력 영역: 선택적

도구: 색이 있는 단어 카드

순서: 아이를 당신 앞에 앉힌다. 당신은 색이 있는 단어카드를 잡고 아이에게 단어의 이름이 아니라, 잉크의 색을 빨리 말하게 한다. 아이는 빨리 대답을 하거나 카드를 제거한다.

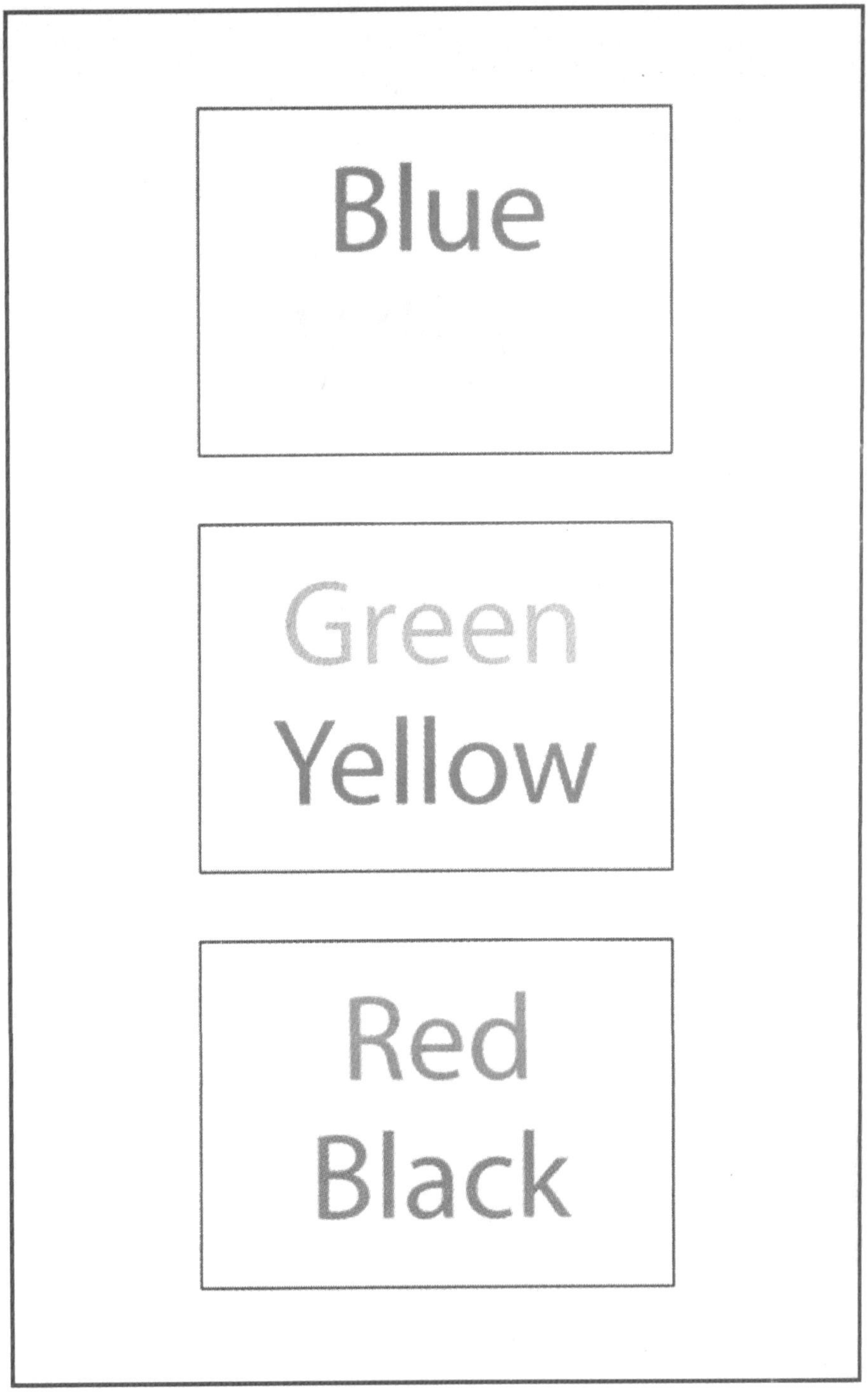

색상이 있는 이미지를 보고싶으면 CA-6을 보시오.

분류하기

주의력 영역: 선택적

도구: CD 플레이어, 타겟 카드– 아래와 같이 빨간색과 파란색 단어 몇 자와 숫자가 쓰여 있는 카드 여러 장

순서: 아이가 CD를 듣고 있는 동안 네 가지 경우의 카드를 보여준다. 아이에게 카드를 볼 시간 10초를 준다. 카드를 없앤 후, 아이에게 다음과 같이 분류하도록 말한다.

1. 빨간 글씨를 모두 말하세요.
2. 제일 위 오른쪽에 있는 글자모양을 말하세요.

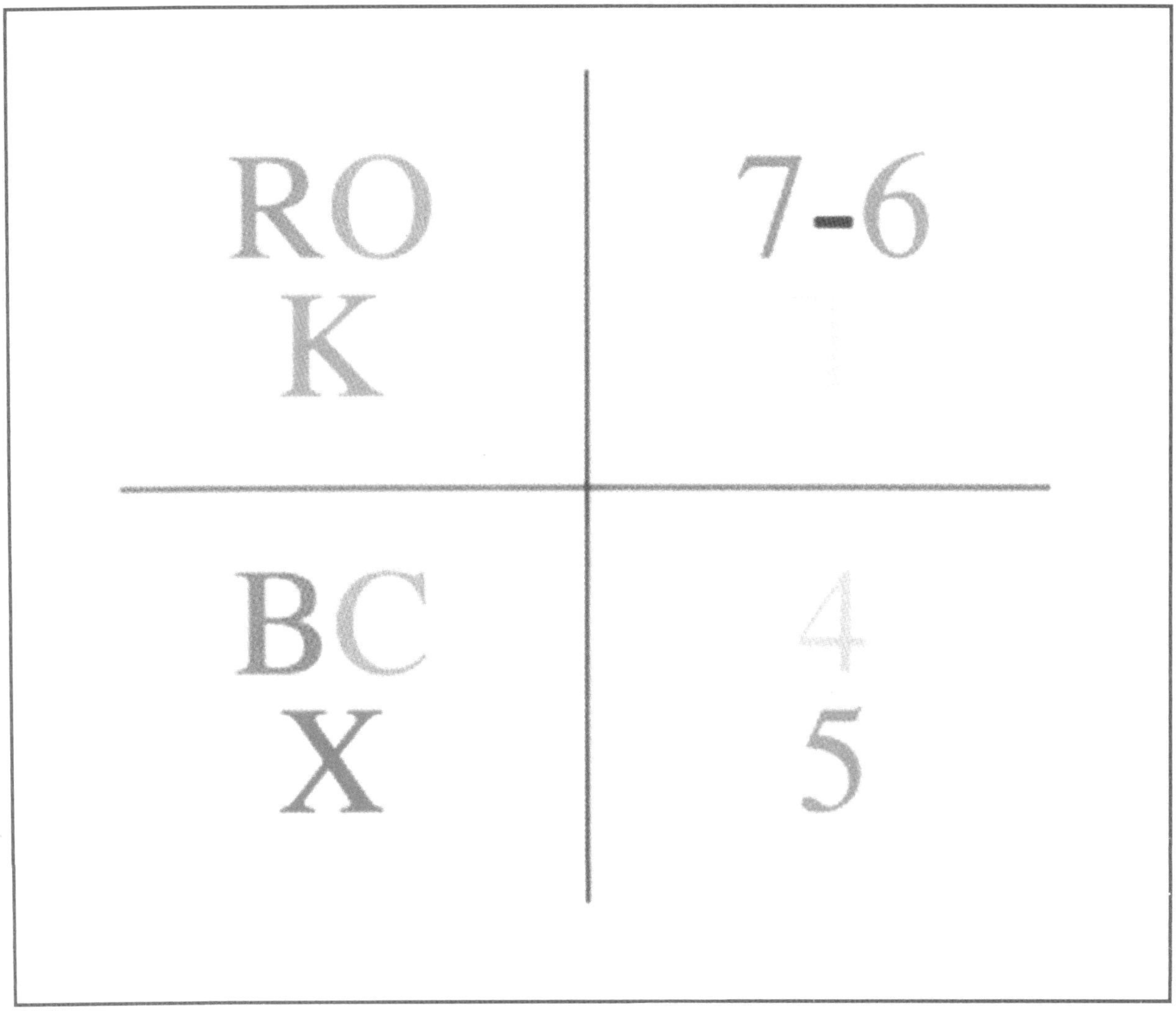

색상이 있는 이미지를 보고싶으면 CA–6을 보시오.

거울 그림

주의력 영역: 선택적

도구: 거울, 군데 군데 점이 그려져 있는 하얀 종이

순서: 두 점에서부터 활동을 시작한다. 당신이 생각하기에 아이가 감당할 수 있을 만큼의 점으로 시작하여 점차적으로 나아간다. 테이블 위에 거울을 세우고 거울 바로 앞에 종이를 놓는다. 다른 종이를 가지고 종이를 덮고 아이가 오직 거울을 통해서만 종이를 볼 수 있게 한다. 아이는 오직 거울을 통해서만 볼 수 있고, 연필을 사용하여 테이블 위의 종이에 있는 점을 연결한다. 아이가 종이 위에서 연필을 뗄 수 있도록 허락하지만 되도록 아이가 종이에서 연필을 떼지 않고 그리도록 하게 한다.

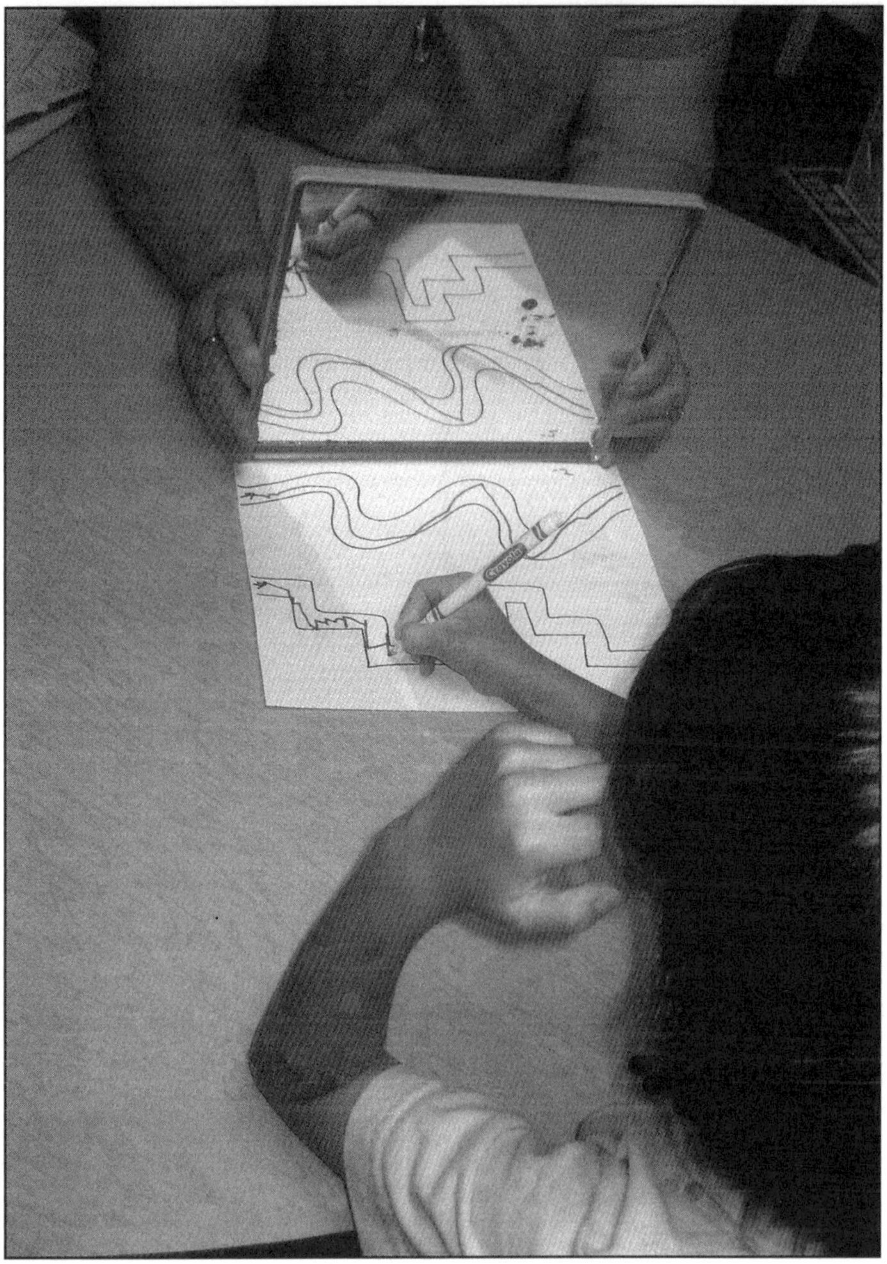

다양한 자극

주의력 영역: 선택적

도구: 마스크 카드, 아래와 같이 위와 아래에 단어가 쓰여져 있는 카드. 마스크 카드는 아래와 위쪽에 있는 다른 타겟 중 하나.

순서: 아이를 테이블 앞에 앉도록 한다. 간단하게 아이에게 카드를 보여주고(약 2초), 2초간 가린다. 아이에게 다음과 같은 질문을 한다.

1. 줄의 위쪽에 있는 단어는 무엇이었습니까?
2. 줄의 아래쪽에 있는 단어 색깔은 무엇이었습니까?
3. 두 가지 단어와 그 단어의 색은 무엇이었습니까?
4. 당신은 이 차트를 네 개의 타겟으로 나눌 수 있습니다.

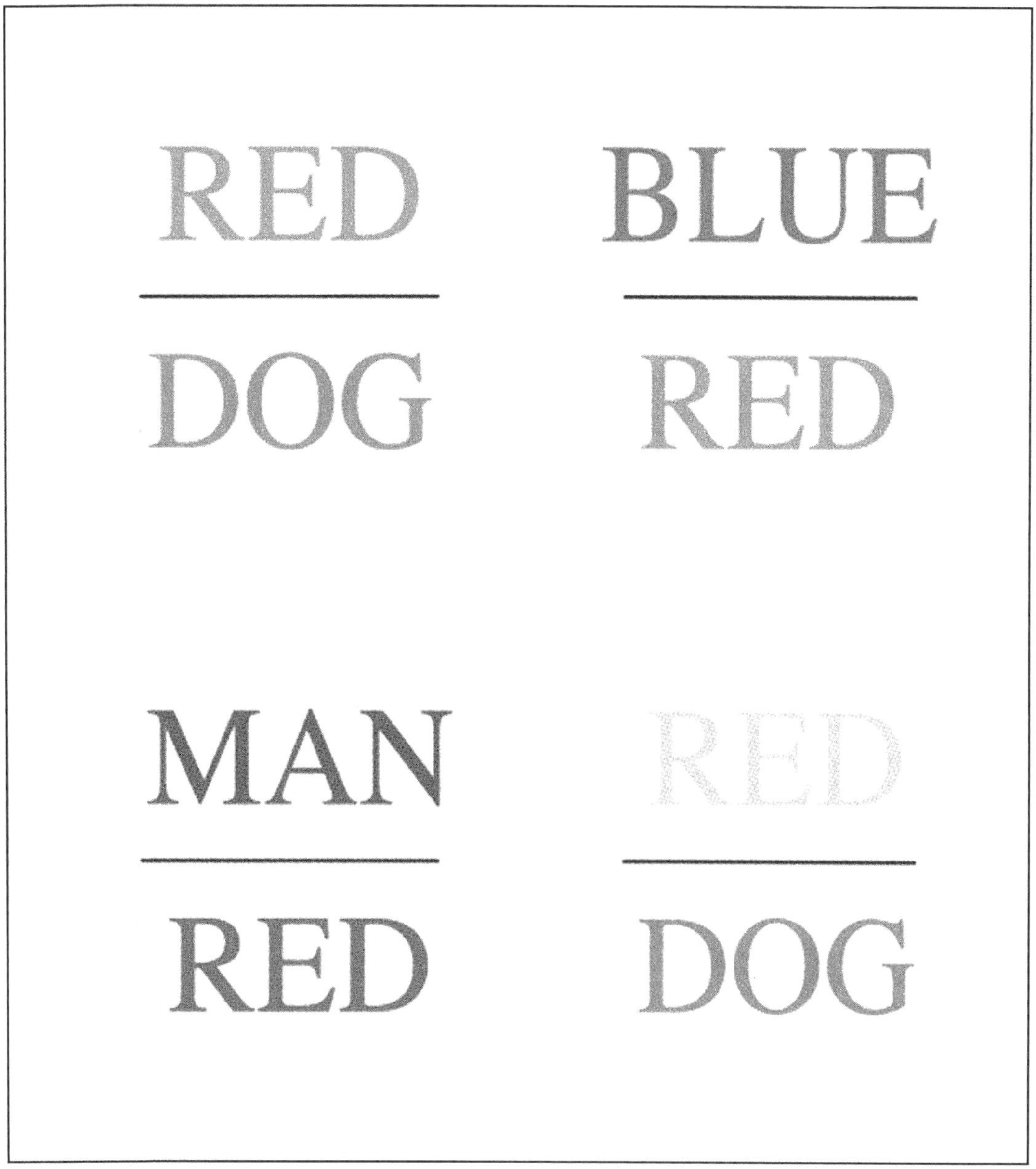

색상이 있는 이미지를 보고싶으면 CA-7을 보시오.

얼굴

주의력 영역: 선택적

도구: 얼굴과 숫자, 글자가 그려진 종이 한장

순서: 타겟을 잡고 아이에게 3초간 보여준다. 아이가 가능한 한 많이 타겟의 수를 기억해야 한다고 말한다. 그 다음, 아이에게 다음과 같은 질문을 한다.

1. 당신이 할 수 있을 만큼 많은 단어들을 말하세요.
2. 숫자를 숫자들을 말하세요.

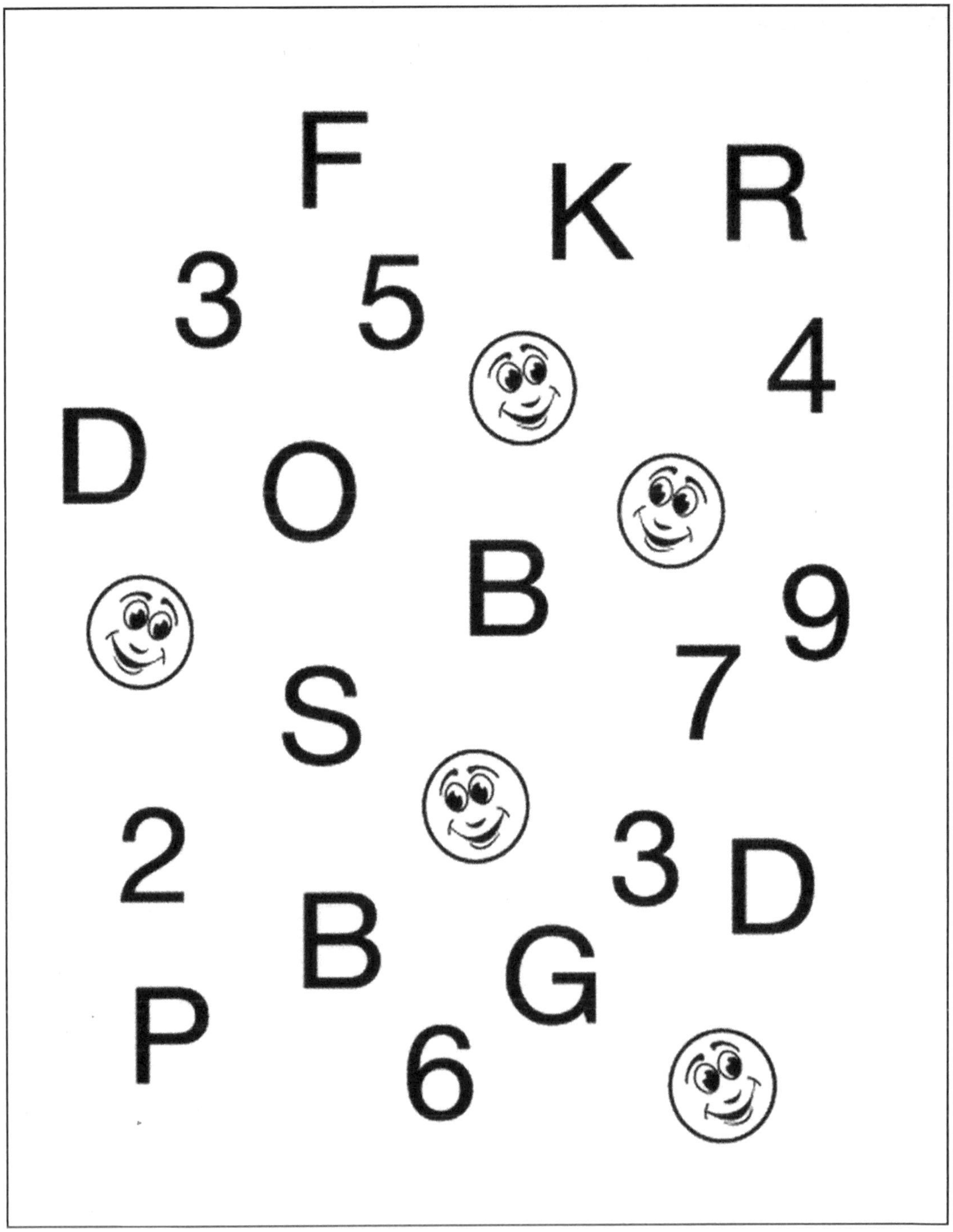

선 추적

주의력 영역: 선택적

도구: 하얀색 마커보드 혹은 하얀색 종이

순서: 보드 혹은 종이위에 다음 예시와 같이 선을 그린다. 아이는 A에서 시작해서 손가락을 사용하지 않고 오직 눈으로 정확한 숫자가 연결된 선을 따라간다. 아이가 이것을 할 수 없으면, 선에서 손가락을 약간 들어서 선을 따라가도록 한다. 여전히 아이가 할 수 없으면 보드나 종이 위에 손가락을 직접 대고 수행하도록 한다.

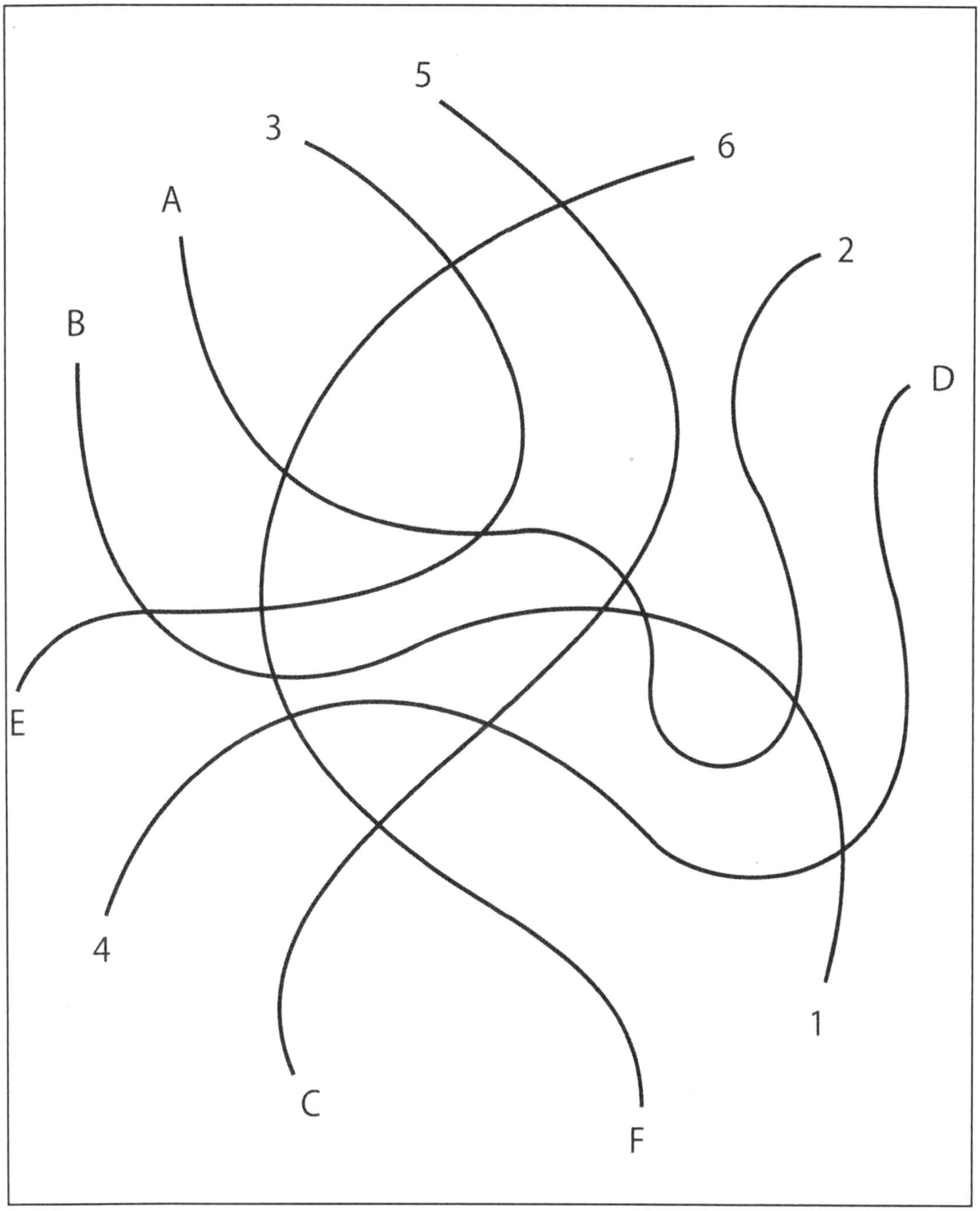

전체에서 소규모로

주의력 영역: 선택적

도구: 전체에서 소규모로 알파벳이 적혀진 종이들

순서: 아이 앞에 종이를 들고, 아이에게 가능한 한 빨리 다음과 같이 질문한다.

1. 단어를 읽으세요.
2. 단어를 구성하고 있는 작은 글자들을 말하세요.
3. 큰 글자를 읽고 작은 글자는 무시하세요.
4. 작은 글자를 말하는 것과 큰 글자를 말하는 것을 바꿔서 하세요.

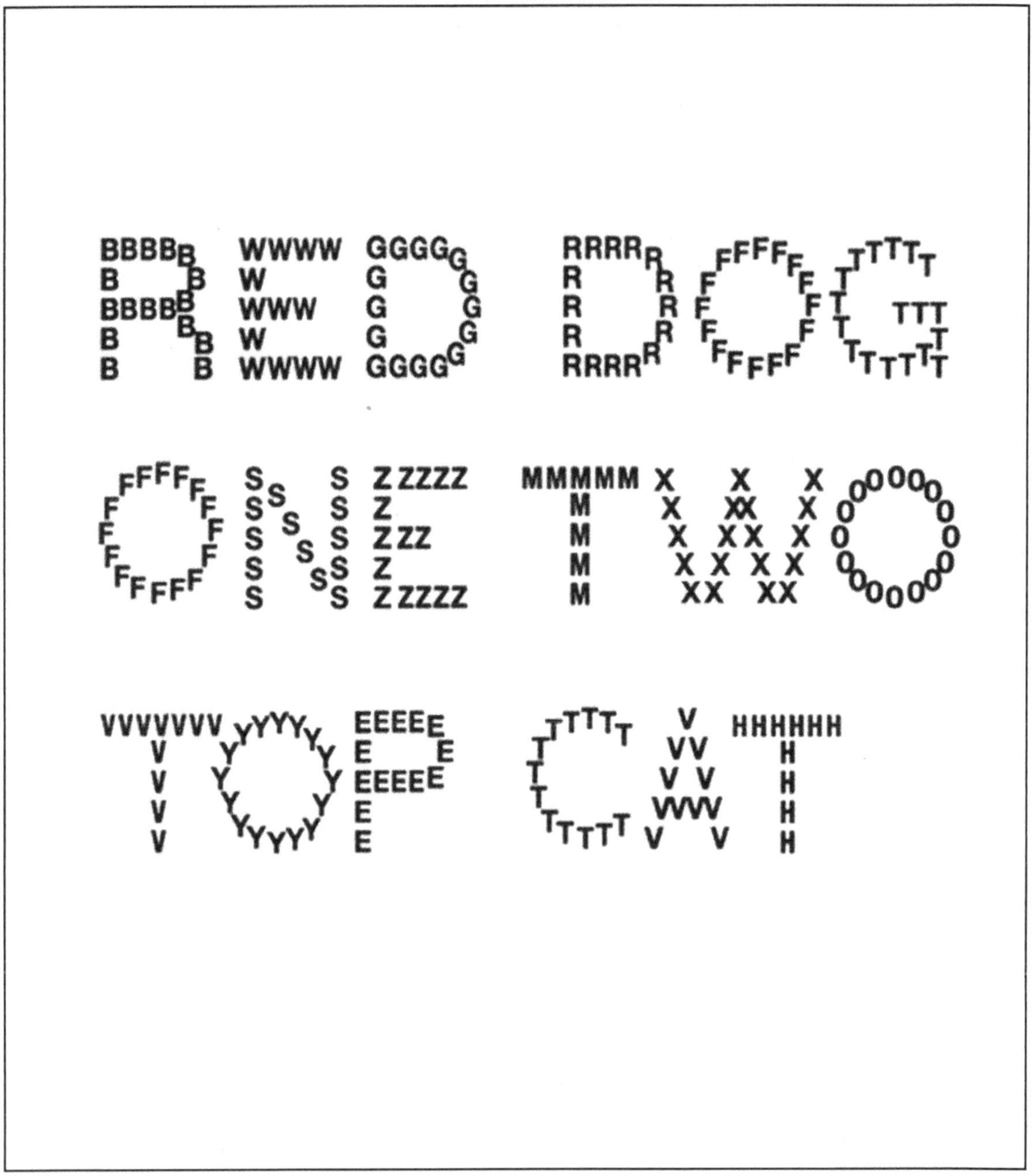

From Lane, K. A. (2012). *Visual Attention in Children: Theories and Activities*. Thorofare, NJ: SLACK Incorporated.

수직 단어

주의력 영역: 선택적

도구: 수직으로 배열된 단어와 옆에 X 라고 쓰여진 카드 색인

순서: 잠시 동안(약 2초) 아이에게 카드를 보여준다. 아이는 가능한 많이 단어들을 기억한다.

그 카드는 가장 먼저 X에 주의를 끌도록 디자인 되어 있다. 아이는 X를 무시해야 하는 것을 배워야 한다.

수정된 방법: X 글자 대신에 색이 있는 단어나 사람 얼굴 등과 같이 다른 것으로 대체한다.

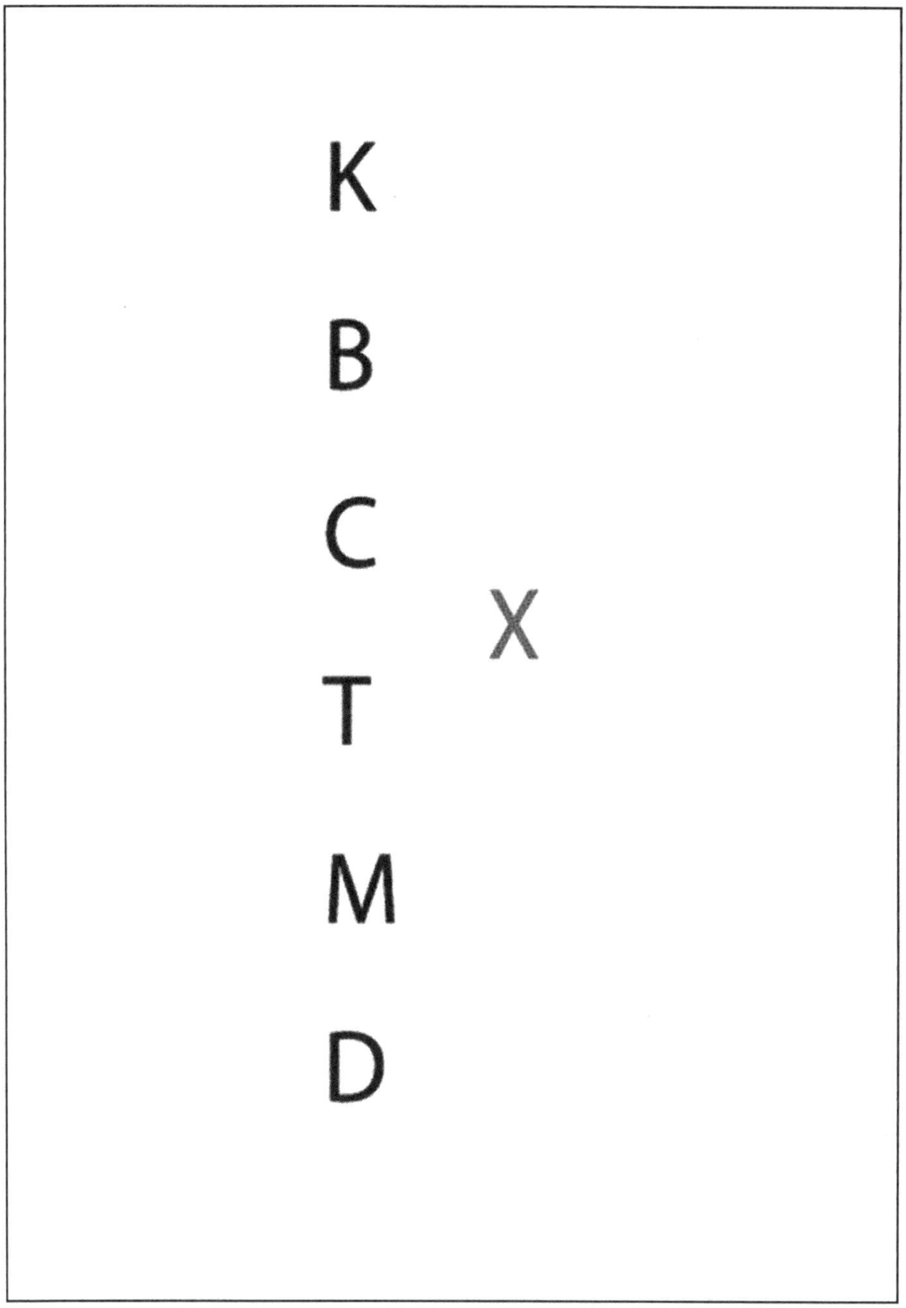

색상이 있는 이미지를 보고싶으면 CA-7을 보시오.

지연된 발 구르기와 치기

주의력 영역: 선택적

도구: 마스던 볼, 스톱워치, 아이패치

순서: 아이는 마스던 볼 앞에 선다. 당신의 지시에 따라 아이는 오른발을 사용하여 발을 구르고 오른손을 사용하여 공을 친다. 손을 교대로 바꾼다. 중점은 아이가 먼저 발을 구른 다음 공을 쳐야 한다는 것이다. 오른쪽 눈을 가리고 시작한다.

스톱워치를 사용하여 3초 혹은 5초마다 아이에게 보여주고 시간을 예측하게 한다. 아이가 시간에 대한 좋은 인지력을 갖고 있으면 아이에게 말해주고 아이가 발을 구른 다음, 아이가 공을 치기 전까지의 시간동안 기다리게 한다. 시간은 10초에서 15초 사이로 다양하게 한다.

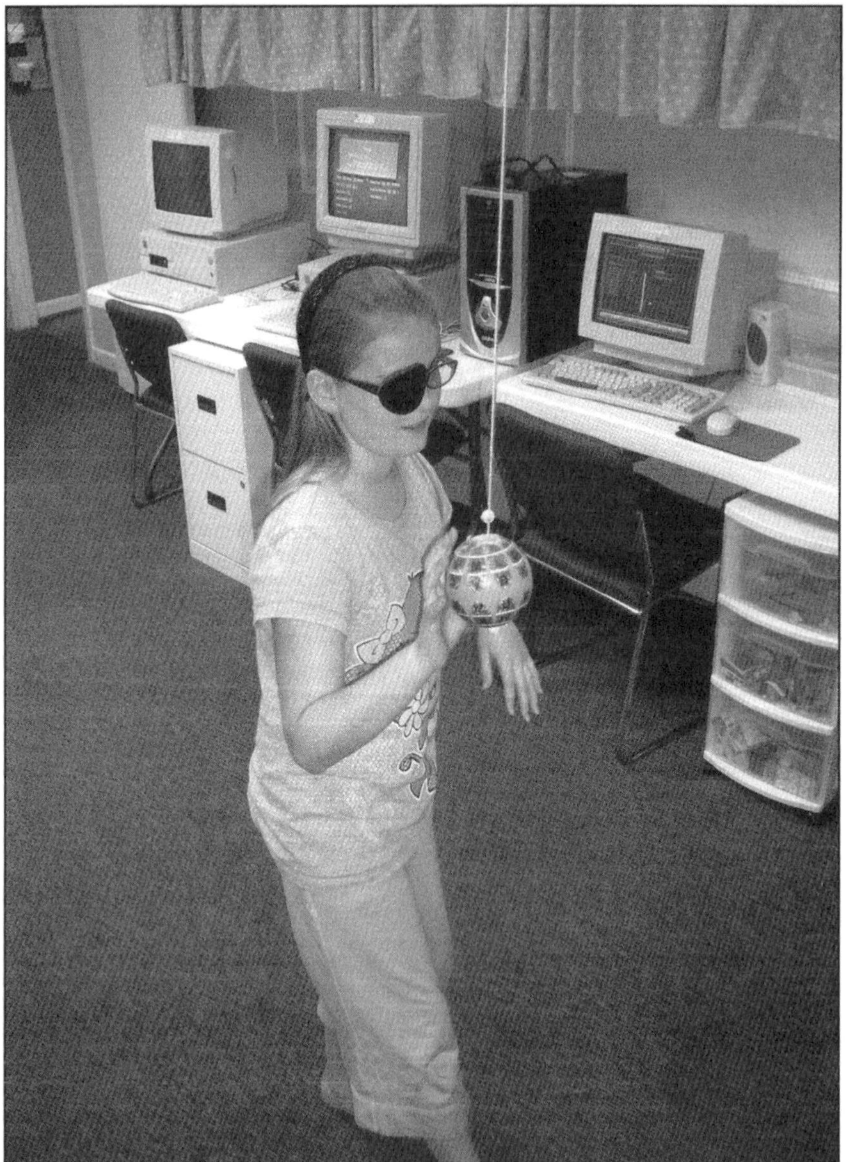

자취

주의력 영역: 선택적

도구: 하얀색 보드 혹은 하얀색 종이. 무작위로 글자와 숫자들을 쓴다.

순서: 아이를 보드나 종이 앞에 세워놓고 처음 정확한 순서대로 지적하게 하고 다음 올바르게 연결하도록 한다. 순서는 1-A, 2-B, 3-C, 4-D, 5-D 등이며, 숫자와 글자는 교대로 바꿀 수 있다.

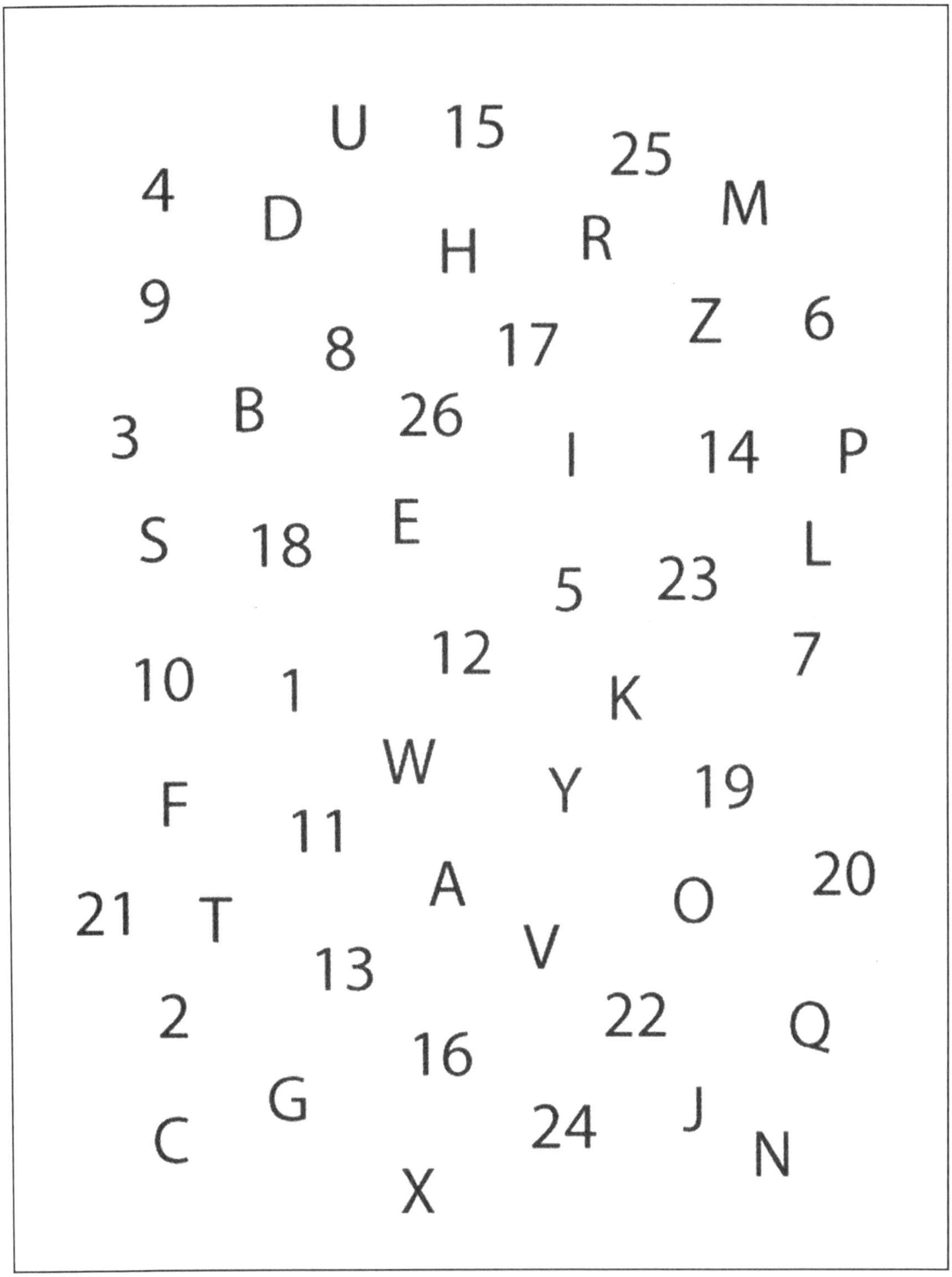

스트룹의 변화

주의력 영역: 선택적

도구: 펜라이트. 색이 있는 네모 모양과 네모 모양과 다른 색을 가진 단어로 구성된 타겟을 만든다.

순서: 타겟을 비춘다. 아이는 당신에게 네모의 색을 말한다. 당신은 약 1초 정도로 속도를 높일 필요가 있을 것이다.

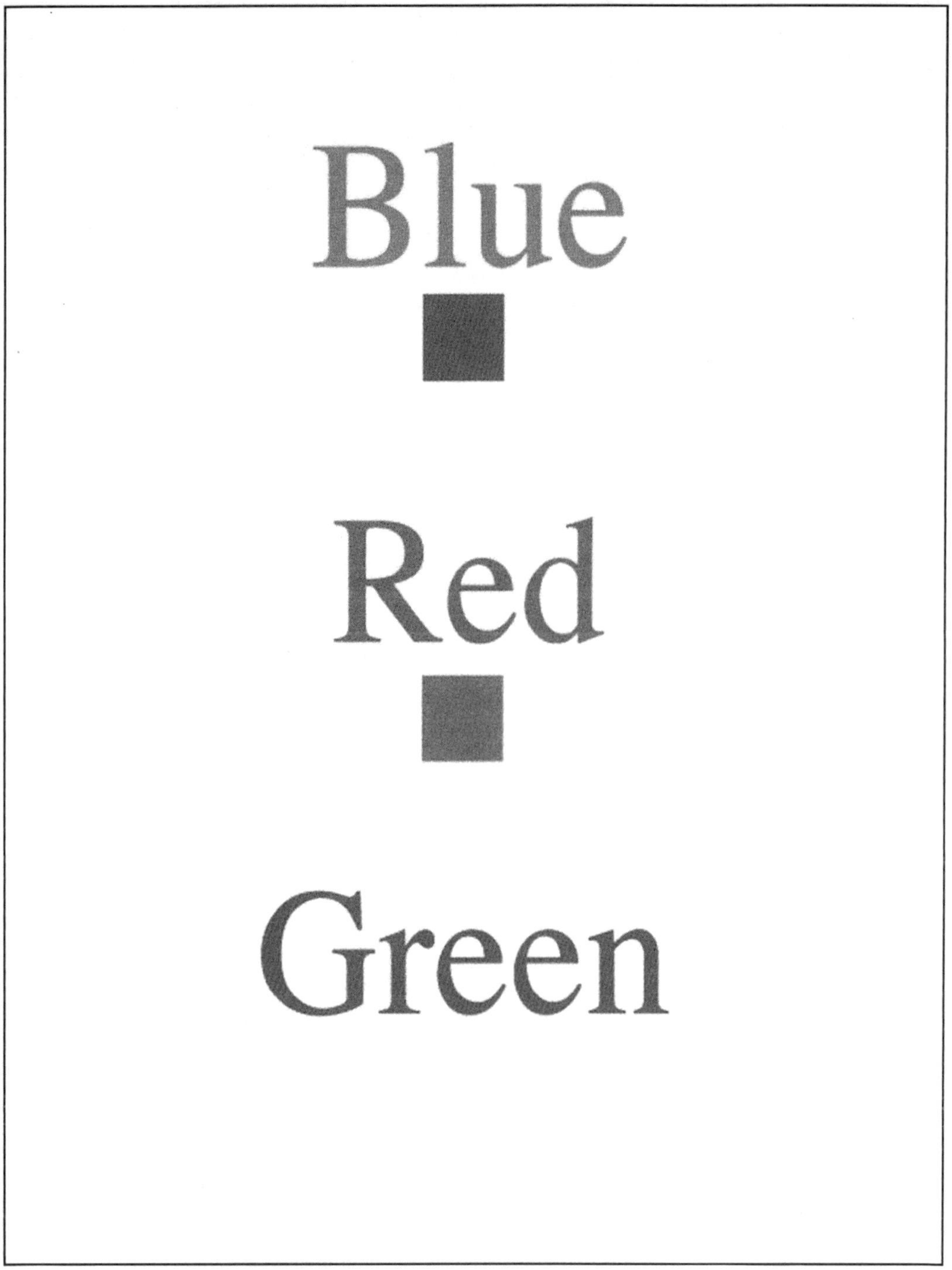

색상이 있는 이미지를 보고싶으면 CA-7을 보시오.

단어 세기

주의력 영역: 선택적
도구: 이야기가 있는 CD 플레이어, 리딩북
순서:

1. 아이는 단락을 소리 내어 읽는다. 그리고 마지막에 당신은 아이에게 "그리고"라는 단어가 이 단락안에 몇 번이 나왔는지 묻는다. 당신은 아이에게 아이가 단락을 읽기 전에 미리 말해둔다. 이야기가 있는 CD 플레이어를 들으면서 하면 좀 더 어렵게 만들 수 있다.
2. 아이가 단락을 읽은 후에 아이에게 문장 끝에 있는 단어 이름을 말하게 한다.
3. 아이가 단락을 읽은 후에 아이에게 가능한 한 많은 단어를 기억하라고 말한다.

단어 목록

주의력 영역: 선택적
도구: 이야기가 있는 CD 플레이어, 편지글로 된 단어 목록
순서: CD 플레이어를 작동한다. 아이는 단어를 순서대로 크게 읽는다. 아이가 순서대로 다 읽으면 아이에게 가능한 한 많은 수의 단어를 말하라고 한다. 처음에 아이는 정확한 문장을 기억하지 못할 수 있다. 어려우면 아이에게 문장을 반복해서 읽으라고 말한다.

Boy - A, Dog - T, House - C, Car - X, Airplane - M, Cat - K, Girl - W

Ball - V, Ride - F, Bike - T, Work - C, Train - S, Seat - M, Shirt - Q

Bus - G, Talk - J, Stop - N, Hard - O, Bake - E, Pool - W, Party - T

Plant - R, Light - O, Chair - F, Bug - P, Ride - A, Pole - Y, Sofa - K

Blue - Y, Talk - E, Hard - S, Buy- Z, Soup - U, Fast - L, Draw - M

Hair - S, Arm - D, Neck - L, Eye - G, Drive - P, Art - U, Picture - F

Door- T, Rug - X, Knob - O, Seat - J, Run - A, Draw - L, Post - U

Soft - Z, Build - P, Work - B, Walk - J, Window - E, Eye - W, Red - H

Frame - R, Swim - D, Red - A, Huge - L, Call - J, Bath - Y, Easy - Y

Road - H, Face - J, Chip - S, Deer - J, Have - K, Good - P, Sense - E

빨간색/녹색 자취

주의력 영역: 선택적

도구: 빨간색/녹색 안경, 하얀색 종이. 당신은 빨간색으로 몇 개의 패턴을 그린다.

순서: 아이는 빨간색/녹색 렌즈를 착용하는데 빨간색 렌즈를 착용하면 모든 물체가 빨간색으로 보이고, 녹색 렌즈를 착용하면 모든 물건이 녹색으로 보인다. 아이가 녹색/빨간색 안경을 쓰기 전에 아이에게 차트를 몇 초 동안 보게 한다. 그 다음 아이는 안경을 쓰고 글자를 교대로 읽고 숫자를 순서대로 읽는다. 예를 들어, 모든 글자는 알파벳 순으로, 숫자는 순서대로 이다. 이 예에서, 글자는 E, F, G, K 등이 될 것이고, 숫자는 2, 3, 5 등이 될 것이다.

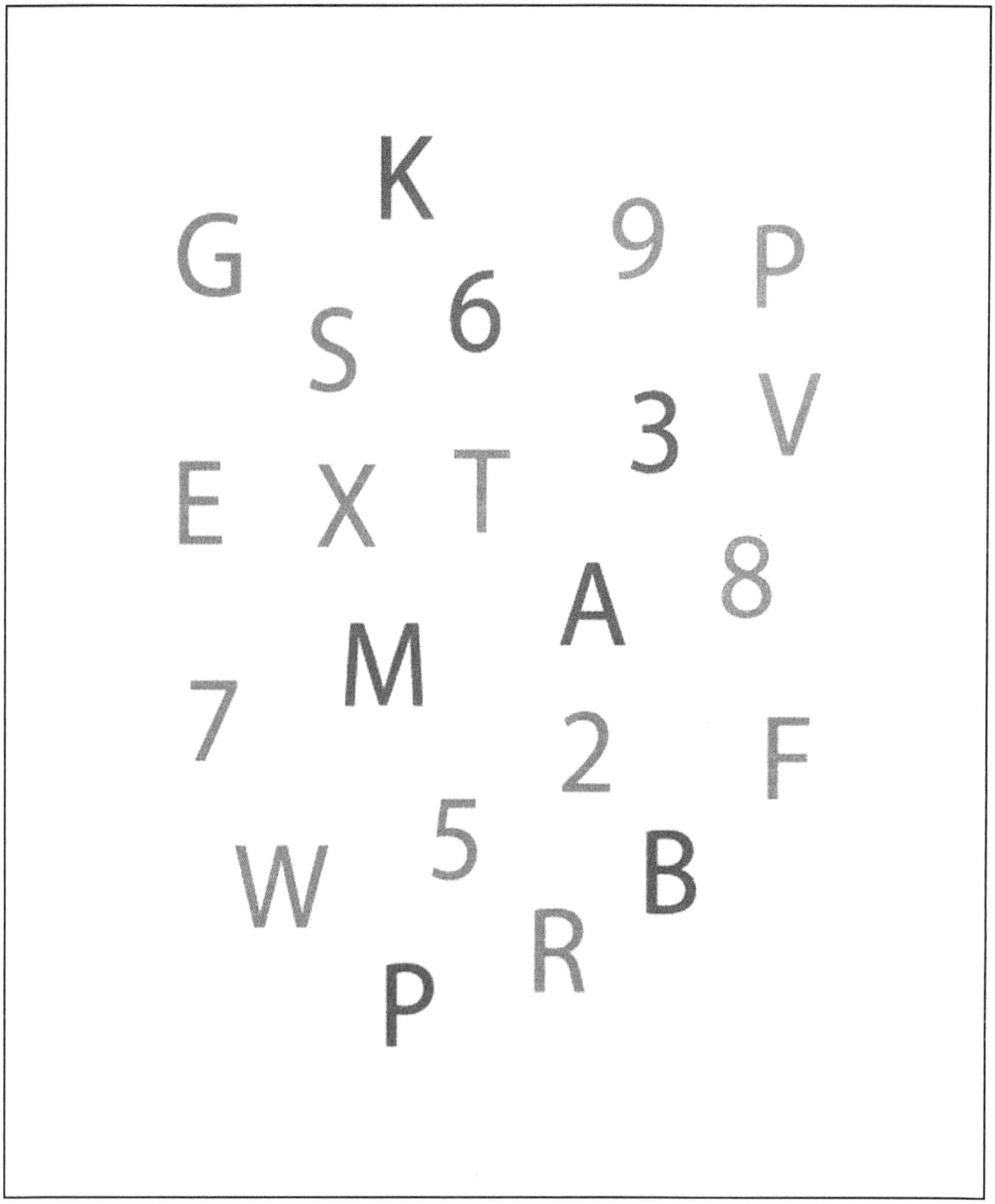

색상이 있는 이미지를 보고싶으면 CA-8을 보시오.

빨간색/녹색 렌즈와 미로

주의력 영역: 선택적

도구: 빨간색/녹색 안경, 하얀 종이. 당신은 아래와 같이 빨간색 선과 녹색 선이 있는 미로를 그린다. 이 선은 당신이 빨간색/녹색 렌즈를 쓰면 잘 보이지 않는다.

순서: 아이는 먼저 미로를 본다. 그 다음, 빨간색/녹색 안경을 쓰고 손가락을 사용하지 않고 정확한 선의 위치를 따라가도록 노력한다.

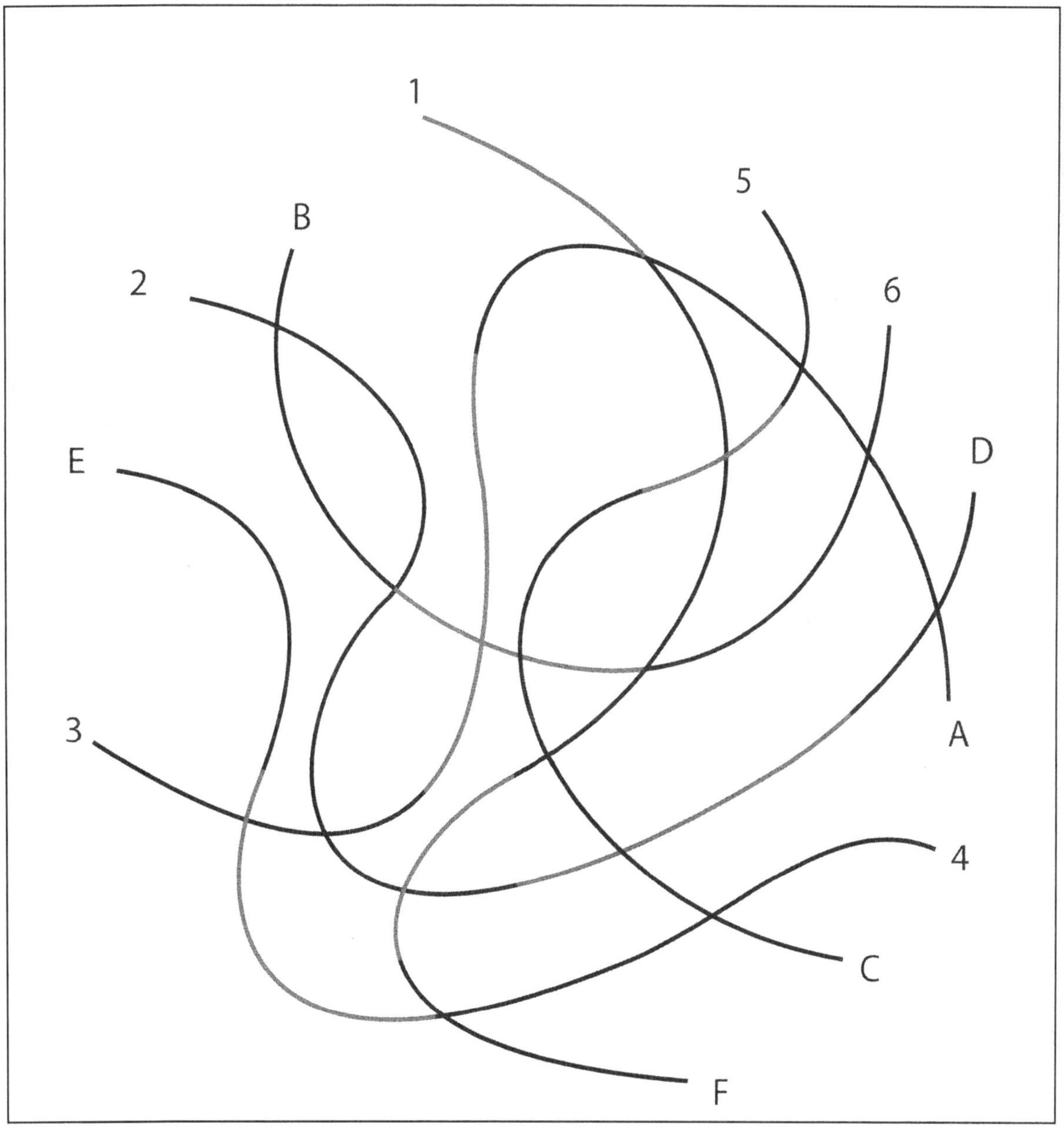

색상이 있는 이미지를 보고싶으면 CA-8을 보시오.

분리적 주의력
(DIVIDED ATTENTION)

기찻길 걸으며 셈하기

주의력 영역: 분리적

도구: 기찻길 걷기, 각 열에 숫자와 글자가 쓰여진 고정된 차트. 이것은 화이트보드나 종이로 만들 수 있다.

순서: 아이에게 신발을 신기지 않고 발꿈치에서 발끝으로 기찻길 위를 걷게 한다. 아이는 기찻길 위를 걸으며 왼쪽에서 오른쪽 방향으로 차트에 있는 글자를 말한다. 아이가 이것을 하는 동안 당신은 아이에게 수학문제를 물어본다. 예를 들어, "55에서 20을 빼면 얼마입니까?" 아이는 기찻길 위를 계속 걸으면서 차트에 있는 글자를 말하면서 대답을 한다.

마스던 볼과 철자

주의력 영역: 분리적

도구: 메트로놈과 마스던 볼

순서: 아이는 이 활동을 왼손으로 한다. 아이는 마스던 볼 앞에 서서 자신의 왼손으로 공을 민다. 메트로놈이 움직일 때 마다 아이는 당신이 요구했던 단어의 철자를 말한다. 아이는 메트로놈 소리를 듣지 않으면 철자를 말하지 않는다. 어린 아이들에게 적용할 때, 그가 철자를 말해야 할 단어를 보여준다. 중요한 점은 꼭 왼손을 사용해야 한다는 것이며, 메트로놈이 움직이지 않으면 단어를 말하지 말아야 한다는 것이다. 아이는 마스던 볼 미는 것을 멈추지 않는다.

도미노와 수세기

주의력 영역: 분리적

도구: 도미노 두 세트

순서: 당신은 아이를 테이블 앞에 앉혀놓고 모든 도미노를 테이블 위에 놓아둔다. 그리고 아이에게 3개에서 7개 도미노로 만든 패턴을 보여준다. 아이는 같은 도미노를 찾아서 패턴에 맞추어야 하는데, 이 활동을 하면서 50부터 거꾸로 수를 세어야 한다. 당신은 아이의 나이를 고려하여 거꾸로 세는 수를 다양하게 수정할 수 있다.

마스던 볼과 펜라이트

주의력 영역: 분리적

도구: 마스던 볼과 펜라이트

순서: 아이는 마스던 볼 바로 앞에 서서 오른손으로 공을 민다. 당신은 아이의 주변에 서서 펜라이트를 쥐고 있는다. 당신이 불빛을 한번 비추면 아이는 오른손으로 공을 민다. 두 번 불빛을 비추면 아이는 손을 바꾸어 그의 왼손으로 공을 민다. 아이는 자신이 두 번 비추는 불빛을 볼 때까지 이 손으로 계속 한다. 한번 비추는 불빛은 같은 손으로 계속 하라는 의미이다.

수정된 방법: 당신은 불빛을 세 번 혹은 네 번 비출 수 있으며, 아이는 이것을 무시하고 같은 손으로 계속 시행해야 한다.

일련의 숫자와 글자

주의력 영역: 분리적

도구: 다음과 같은 일련의 글자와 숫자

A 4 T 5 O 3 C 4 K 5

순서: 아이에게 일련의 숫자와 글자를 보여준다. 아이에게 다음 알파벳 글자와 더해진 숫자를 말하도록 한다. 예를 들어, 아이는 다음과 같이 말할 것이다.

B 4 U 9 P 12 D 16 L 21

수정된 방법: 좀 더 짧은 (약 3개에서 5개) 일련의 글자와 숫자를 보여준다. 아이는 이것을 5초 동안 본 다음 당신이 시키는 대로 단어를 말하거나 더해진 숫자를 말한다.

타겟 글자

주의력 영역: 분리적

도구: 카드놀이

순서: 아이는 카드 뭉치를 안보이게 뒤집어놓고 테이블 앞에 앉는다. 아이는 첫 번째로 카드를 뒤집고, 그 카드에 'e' 라는 철자가 있으면 카드를 위로 보이게 새로운 곳에 놓는다. 'e' 라는 철자가 없으면 카드를 뒤집은 채로 새로운 곳에 놓는다. 'e' 라는 철자는 3, 5, 7, 8, 9, 10, 여왕 그리고 에이스 카드에 있을 것이다. 아이가 실수를 하면 다시 시작한다. 목적은 실수 없이 모든 카드를 놓는 것이다.

셈하며 기찻길 걷기

주의력 영역: 분리적

도구: 기찻길, 하얀 불빛, 빨간 불빛

순서: 아이는 발꿈치에서 발가락 순서로 걷는다. 그리고 당신은 기찻길 끝 쪽에 서 있는다. 아이는 당신이 하얀색 불빛을 비추면 두 번 수를 셈하며 시작한다. 아이는 불빛이 빨간색으로 바뀔 때 까지 계속 한다. 그 다음, 아이는 당신이 하얀색 불빛을 비출 때 까지 두 번 거꾸로 셈하고, 두 번 앞에서부터 다시 셈한다.

손가락 대기

주의력 영역: 분리적

도구: 일련의 글자가 쓰여 있는 타겟, 화이트보드 혹은 색인카드

순서: 아이는 자신의 왼쪽 손을 테이블 위에 얹어놓고 당신의 앞쪽에 앉는다. 당신은 아이에게 일련의 글자가 쓰여 있는 카드나 화이트 보드를 보여준다. 아이는 왼쪽에서 오른쪽으로 글자를 말한다. 아이가 이것을 할 때, 당신은 순서대로 아이의 왼쪽 손에 손가락을 댄다. 3에서 7까지 보여준다. 아이가 색인카드 혹은 보드에 있는 일련의 글자들을 다 말하면, 아이는 당신이 순서대로 댄 손가락을 보여주어야 한다. 아이는 당신이 그의 손을 만질 때까지 글자 말하는 것을 멈추면 안된다.

3 더하기

주의력 영역: 분리적

도구: 보드나 종이에 순서대로 쓰여진 숫자, 메트로놈

순서: 아이는 길게 쓰여진 숫자 앞에 선다. 메트로놈의 박자에 맞추어 아이는 순서대로 숫자를 말한다.
이 활동이 시행되는 동안 때때로 당신은 어떤 숫자를 말하고, 아이는 박자의 실수 없이 당신이 말한 숫자에 3을 더한 숫자를 말한다. 시작할 때는 메트로놈의 박자를 느리게 맞추어 놓는다.

순서 기억하기

주의력 영역: 분리적

도구: 단어 목록, 순서대로 쓰여진 숫자

순서: 아이를 단어 목록 앞에 앉게 한다. 이제 아이에게 순서대로 쓰여진 숫자를 보여준다. 3에서 7까지 보여준다. 아이는 알파벳 순서대로 단어를 놓으면서 숫자의 순서를 기억해야 한다. 그다음 당신에게 숫자를 순서대로 말한다. 예를 들어, 당신은 아이에게 5763이라는 순서의 숫자를 보여주고, 카드를 없앤 다음 아이에게 DOG BOY MOM의 단어를 보여준다. 아이는 단어를 알파벳순서로 배열하고 BOY DOG MOM) 난 다음 처음 봤던 숫자들을 순서대로 말한다.

분리적 주의력

주의력 영역: 분리적

도구: 타겟카드

K	*	2
W	*	3
M	*	4
L	*	1
O	*	7
C	*	8
D	*	4
R	*	3

순서: 아이 앞에서 타겟을 잡고 있는다. 아이의 눈은 중간에 있는 점에 초점을 맞추고, 왼쪽의 단어와 오른쪽의 숫자를 말하는데 이때 중앙의 점에 초점을 둔 눈이 움직이지 않아야 한다. 연필을 점 위에 올려놓으면 집중을 유지하는데 도움이 될 수 있다. 아이의 눈을 관찰한다. 아이의 눈이 움직이면 처음부터 다시 한다.

읽고 기억하기

주의력 영역: 분리적

도구: 짧은 이야기

순서: 아이에게 스스로 5분 정도의 짧은 이야기를 읽게 한다. 아이가 이야기를 말할 때 당신은 다음과 같은 간단한 질문을 한다:

"당신은 몇 살 입니까?"

"당신의 생일은 언제입니까?"

"당신은 어디에 삽니까?"

간단한 질문은 매 30초 마다 한다. 5분이 지난 후에, 아이에게 자신이 방금 읽었던 이야기와 관련된 질문을 한다.

운동과 오른쪽 반구 훈련
(MOTOR AND RIGHT HEMISPHERE TRAINING)

도미노 위치

주의력 영역: 운동과 오른쪽 반구

도구: 도미노

순서: 아이는 눈을 감는다. 당신은 아이 앞에 다른 순서의 도미노를 일렬로 놓는다. 아이는 눈을 뜨고 약 10초간 도미노를 바라본다. 당신은 그다음 도미노를 감추고, 아이는 자기가 보았던 도미노와 똑같은 정확한 순서와 위치대로 놓여져 있는 도미노를 찾아야 한다.

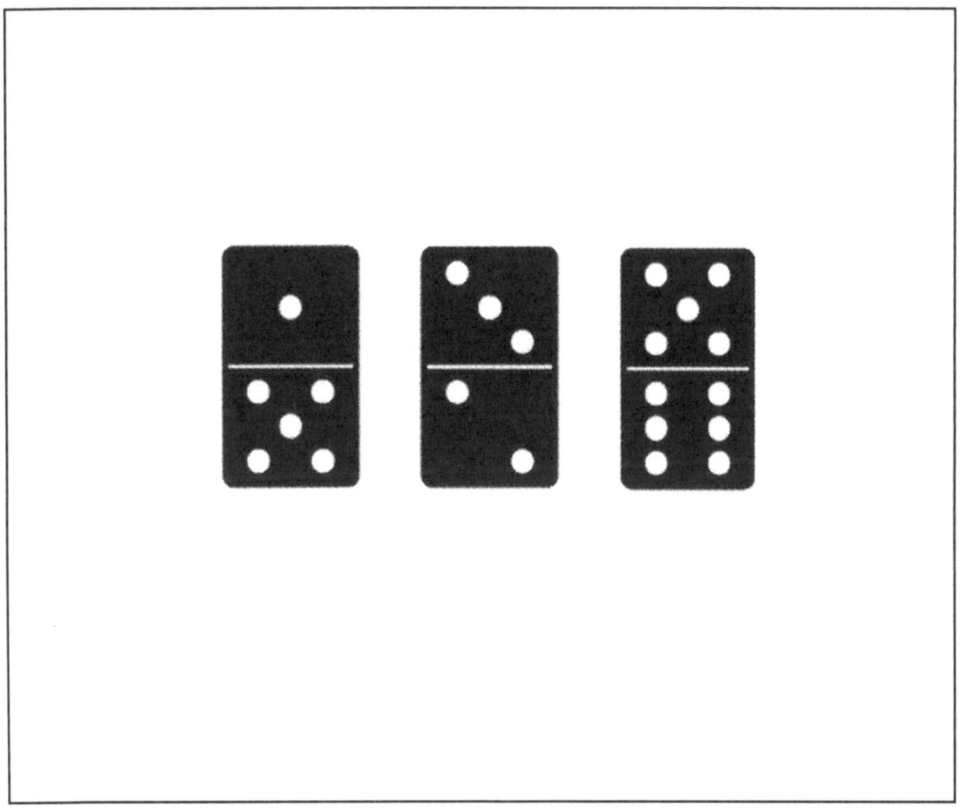

손으로 치기

주의력 영역: 운동과 오른쪽 반구

도구: 없음

순서: 이것은 치료를 시작하기 전에 할 수 있는 재미있는 활동이다. 아이가 자신의 왼쪽 손바닥을 펴고 당신의 오른쪽 손바닥 위에 올려놓는다. 아이는 당신이 당신의 손을 빼기 전에 당신 손의 끝부분을 재빨리 친다. 몇 번의 시도 후에, 순서를 바꾸어서 하는데, 아이는 자신의 오른손 위에 왼손바닥을 올려놓고, 당신이 아이의 손 끝을 친다.

한발 균형 잡기

주의력 영역: 운동과 오른쪽 반구

도구: 한쪽 면이 열려져 있는 상자

순서: 아이가 한 발로 규형을 잡고 있을 때 아이 쪽으로 천천히 공을 굴린다. 아이는 한발로 균형을 잡으며, 다른 한발로 공을 차서 상자 안으로 넣는다.

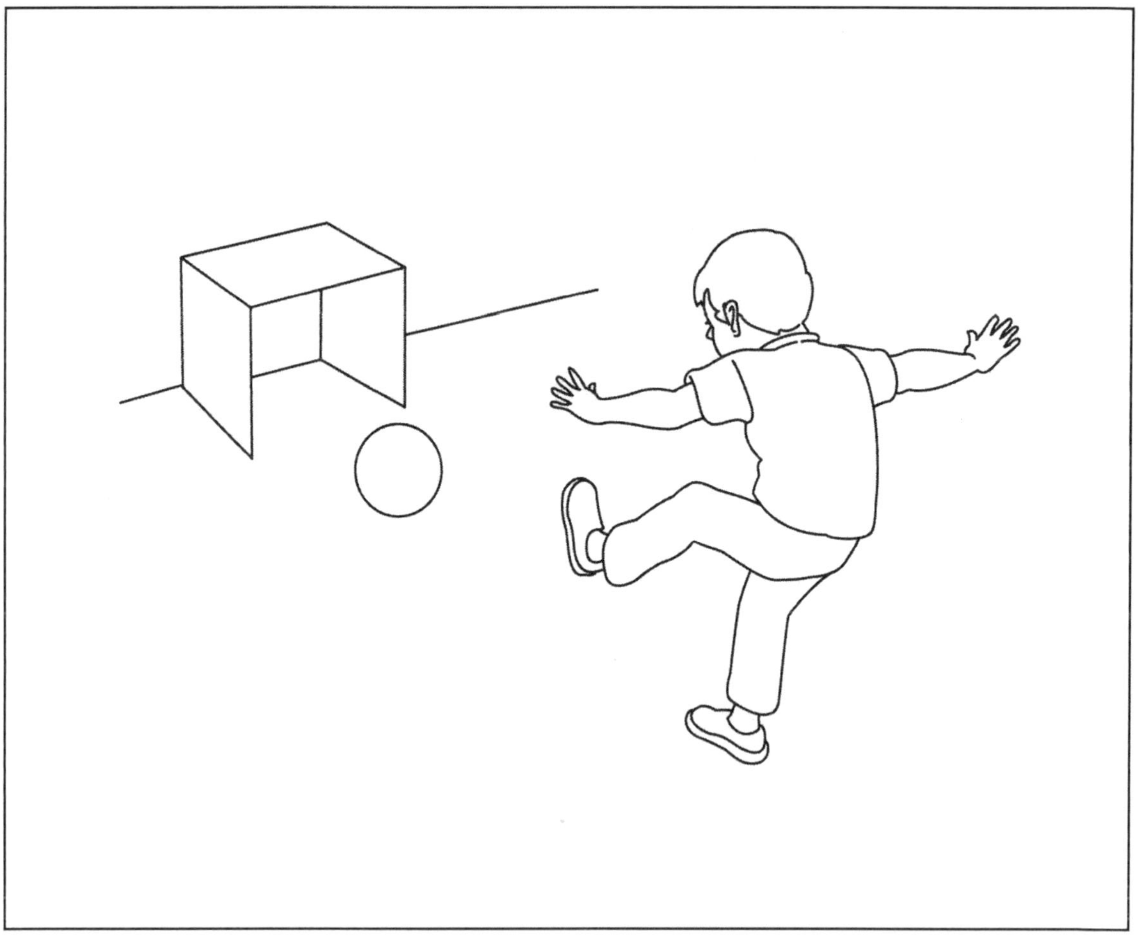

오른쪽 반구 훈련

주의력 영역: 운동과 오른쪽 반구

도구: 오른쪽 반구 안경, 킥볼, 작은 공 혹은 빈백

순서:

1. 당신이 오른쪽 반구를 자극시키기 위해 할 수 있는 활동을 많이 한다. 모든 활동들은 아이의 왼쪽 손 혹은 왼쪽발로 해야 한다. 이 활동에는 잡고, 차는 것도 포함한다.
2. 아이에게 오른쪽 반구 안경을 쓰게 하고, 당신이 1번에서 했던 것과 똑같은 활동을 하게 한다. 안경을 쓰고, 아이는 양손 혹은 양발을 쓸 수 있다. 집에서 치료 시 오른쪽 반구 안경을 쓸 때는 일상적인 활동을 할 때 하루에 두 시간 정도 쓰고 한다.

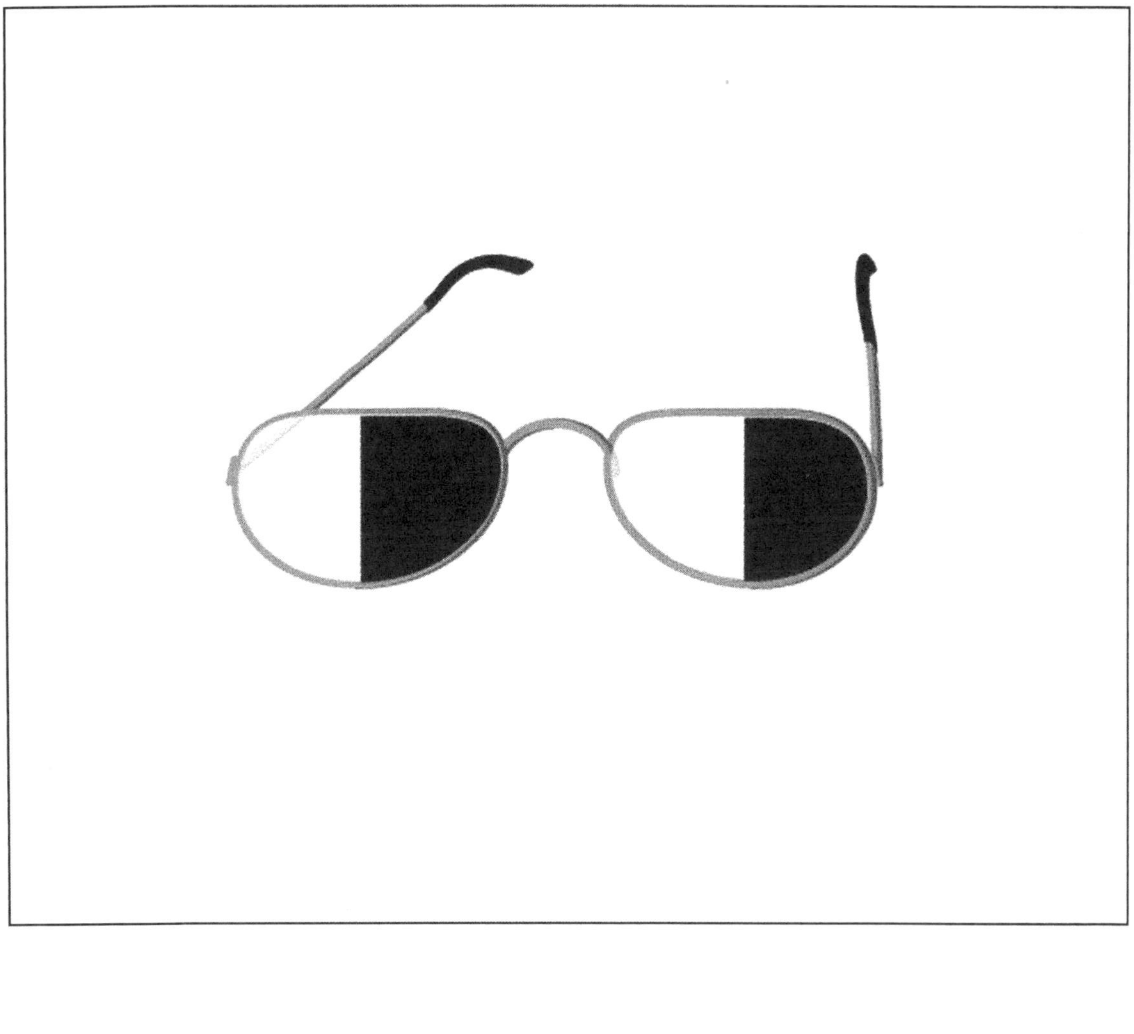

혼합된 글씨체

주의력 영역: 운동과 오른쪽 반구

도구: 아래와 같이 혼합된 글씨체로 되어 있는 글자 10줄

순서: 아이 앞에 혼합된 글씨체를 놓고, 왼쪽에서 오른쪽 순서로 글자를 읽게 한다. 몇 번 반복한다. 아이는 손가락을 사용하면 안된다.

수정된 방법: 글자의 크기를 다양하게 한다. 좀 더 어린 아이에게는 큰 글자를 사용한다.

a B m G K d L s O I

i t Y P e N K Z a r F

T p R b N m S l j o C

n F S r l k e M C H u

v g J w P t G L m F J

D l s M f w P z h A N r

M x T y Q V r p E b

H t Z L q F J g l t o A

R e G E S i M B W C

V H n U K l d l f w t

From Lane, K. A. (2012). *Visual Attention in Children: Theories and Activities*. Thorofare, NJ: SLACK Incorporated.

긴장성 목반사

주의력 영역: 운동과 오른쪽 반구

도구: 스케이트보드 보드

순서: 아이는 손과 어깨, 그리고 팔을 들고, 다리는 곧게 펴고, 힙은 과신전 시킨 자세로 스케이트보드 위에 엎드려 올라탄다. 30을 세면서 아이가 이 자세를 30초 동안 유지할 수 있는지 본다. 아이에게 30을 세게 하는 것은 호흡하며 이 자세를 유지시키는데 도움이 될 것이다. "6세 이상의 정상적인 아이들은 이 자세를 20초에서 30초 동안 유지할 수 있다(Ayres, 1973)."

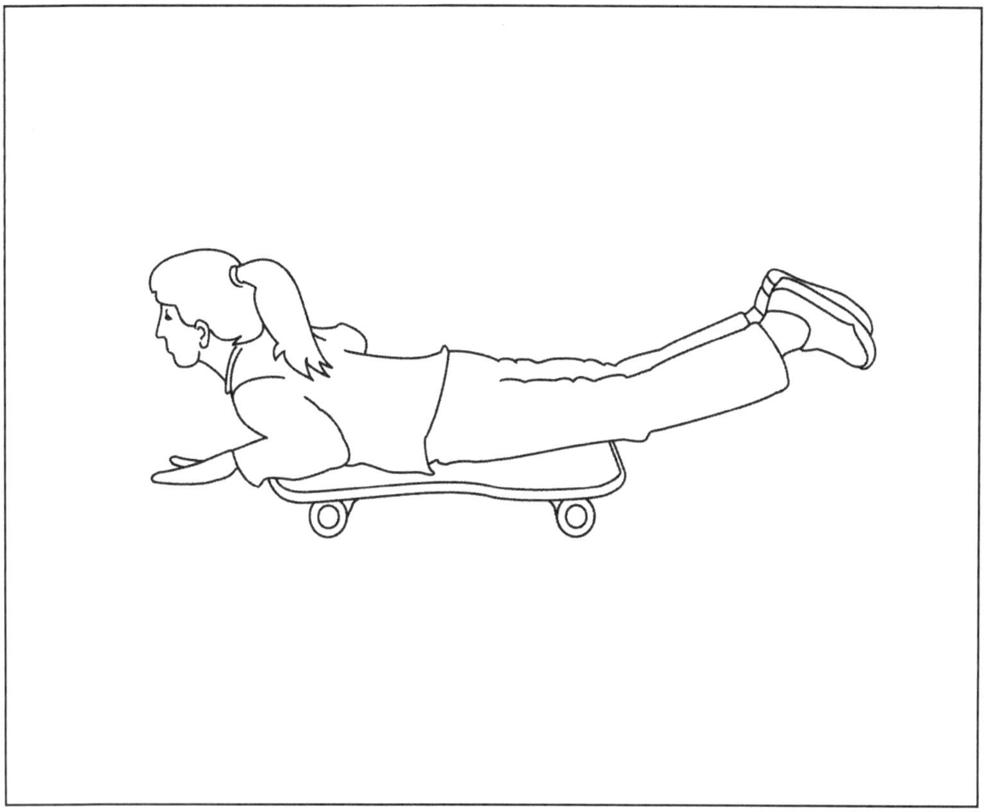

참고문헌 (REFERENCES)

Ayers, J. (1973). *Sensory integration and learning disorders.* Western Psychological Services.

모로반사

주의력 영역: 운동과 오른쪽 반구

도구: 일직선 의자, 빈백 (bean-bag) 의자 (비닐 또는 모조 가죽 주머니에 폴리스티렌제 구슬을 넣은 말랑한 의자)

순서:

1. 아이를 등 뒤에 베개를 받쳐놓은 빈백 의자 혹은 일직선 의자에 바로 앉히고, 45° 정도로 기울인다.
2. 아이를 양 팔과 다리를 완전 폄 자세로 벌리게 하고, 사지를 움직일 때 심호흡을 하게 한다. 사지를 움직일 때, 머리는 뒤로 젖히게 한다. 5초 동안 유지한다.
3. 심호흡 하는 동안, 팔과 다리를 가슴 쪽으로 모으는 태아 자세를 한 후 사지를 완전 펴게 하고 팔 다리를 벌린다. 사지는 안쪽으로, 머리는 앞으로 움직인다. 5초 동안 유지한다.
4. 천천히 아이를 1번의 시작 자세로 움직이게 한다. 5초 동안 유지한다. 반대 팔과 반대 다리로 3번을 반복한다.
5. 세 가지의 사이클 순서를 반복한다.

긴장성 미로반사

주의력 영역: 운동과 오른쪽 반구

도구: 없음

순서: 아이는 마루위에 누워 자신의 다리를 곧게 뻗고, 팔은 구부리고, 엄지손가락으로 얼굴을 가리킨다.

1. 아이는 하지가 완전하게 이완하는 동안 자신의 손, 머리, 상지를 가능한 한 높이 든다. 아이는 자신의 등에서의 긴장을 느껴야 한다. 아이는 자신의 엄지에 눈 초점을 맞춘다.
2. 자신의 왼쪽 엄지를 여전이 앞에 들고, 아이는 오른쪽 엄지를 최대한 오른쪽 방향으로 크게 호를 그리며 움직인다. 이때 아이의 시선을 엄지손가락의 움직임을 따라간다.
3. 아이의 오른쪽 팔을 제자리로 가져오고 시작 자세로 고개를 바로 한다.
4. 왼쪽으로 같은 절차를 반복한다. 각각 30초 정도 되게 수행한다.
5. 천천히 아이의 엄지, 머리, 상지를 휴식 자세로 아래로 내리고 5초에서 10초 정도 유지하게 한다.
6. 세 번 주기로 반복한다.

하얀색 마스던 볼

주의력 영역: 운동과 오른쪽 반구

도구: 하얀색 마스던 볼, 빨간색/녹색 안경

순서: 이 활동은 M 경로를 훈련시키며, 시지각 훈련에 도움이 된다. 아이는 빨간색/녹색 안경을 쓰고 마스던 볼 앞에 선다. 아이는 자신의 손으로 공을 교대로 민다. 아이가 이것을 얼마나 오래 하는지 본다.

수정된 방법: 아이는 공을 밀 때 마다 왼쪽 발을 구르고 손을 교대로 바꾼다.

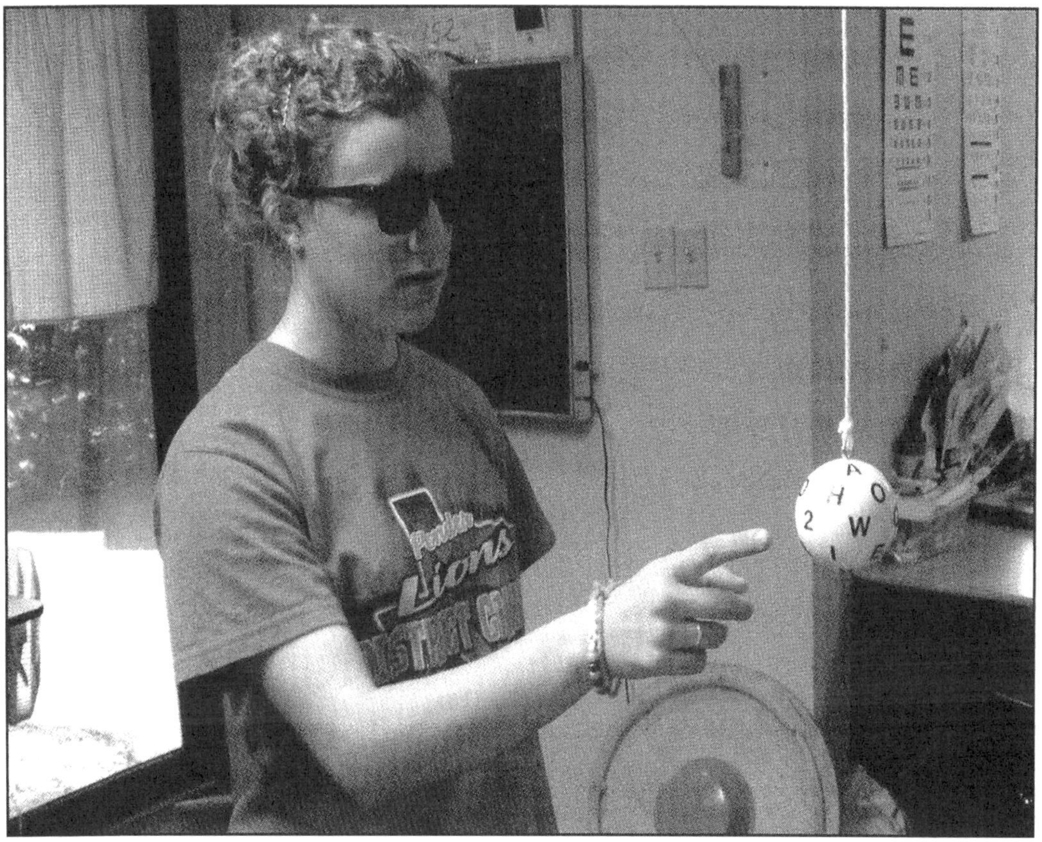

균형 훈련기

주의력 영역: 운동과 오른쪽 반구

도구: 균형 훈련기, 웨인 새카드 고정자

순서: 아이를 균형 훈련기 앞에 서게 한다. 아이는 훈련기 위에서 균형을 잡으며 정확한 순서대로 불빛을 누른다. 아이가 얼마나 빨리 하는지 보고 시간을 기록한다.

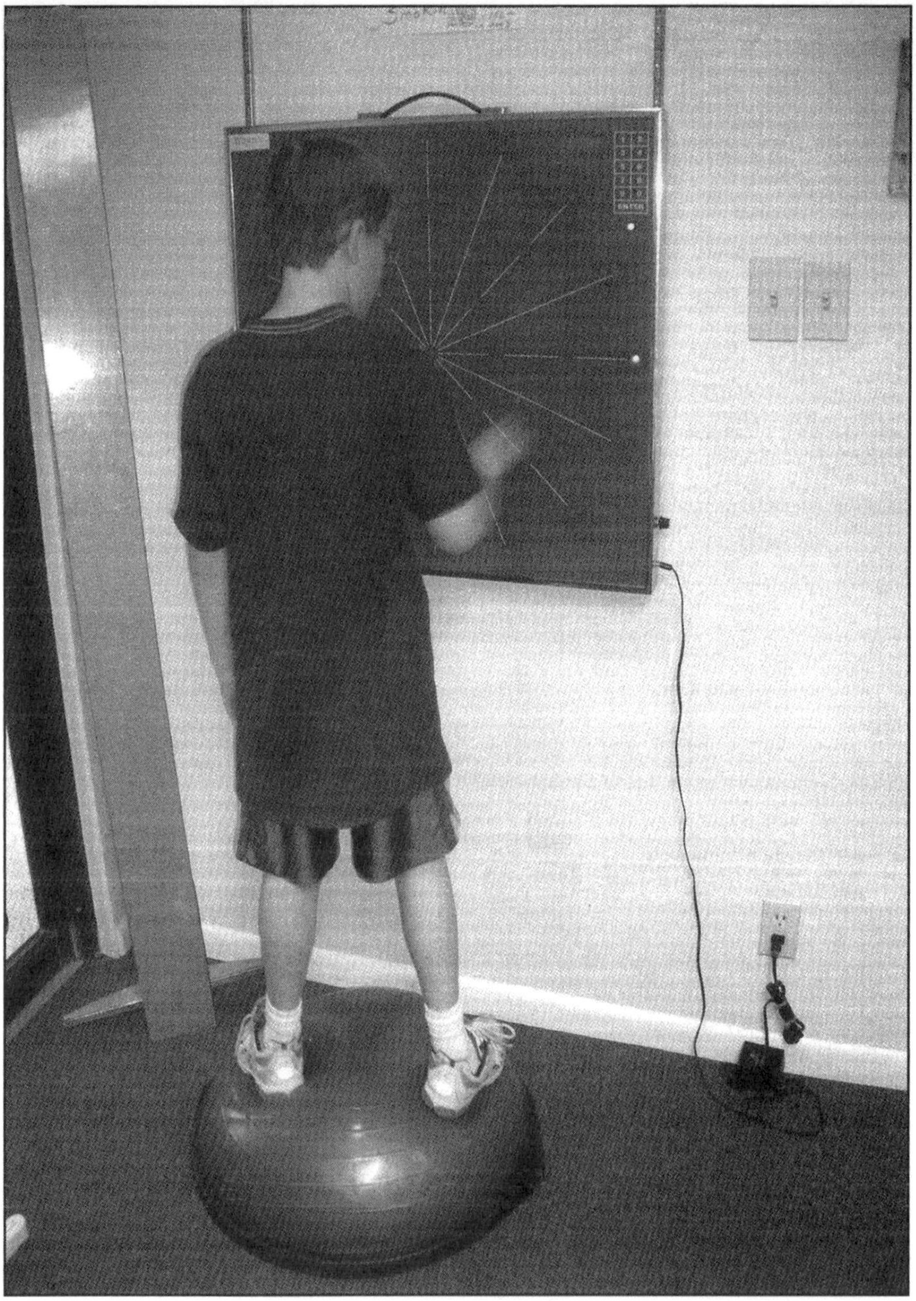

입체시 훈련

주의력 영역: 운동과 오른쪽 반구

도구: 무작위 점 E 테스트 (Bernell, Mishawaka, IN), 균형훈련기

순서: 아이는 편광렌즈를 착용하고 균형훈련기 위에서 균형을 잡는다. 당신은 아이 앞에서 3피트 떨어진 곳에서고, 아이에게 E가 3D로 보이는지 물어본다. 아이가 균형을 잡으며 원 패턴으로 타겟을 천천히 움직이게 하고 여전히 3D E가 보이는지 물어본다. 이것을 몇 분 정도 시행하고 수평 방향으로 왼쪽에서 오른쪽 패턴으로 하게 한다. 그리고 여전히 3D E가 보이는지 물어본다.

수정된 방법: 당신은 카드를 위 아래를 거꾸로 잡고 아이에게 테스트 할 수 있다. 이것은 E가 3D 대신에 카드 안에 있는 숫자로 보이게 한다. 아이에게 무엇이 다른지 물어본다.

도미노 패턴

주의력 영역: 운동과 오른쪽 반구

도구: 도미노

순서: 도미노를 몇 가지의 패턴으로 만들고 아이에게 똑같은 패턴으로 만들어 보게 한다. 당신은 또한 이 패턴을 위 아래 거꾸로 보이게 해 놓고 똑같이 만들게 할 수 있다.

수정된 방법: 이 활동에 시간제한을 두고, 일정한 시간 안에 패턴을 완성하게 한다.

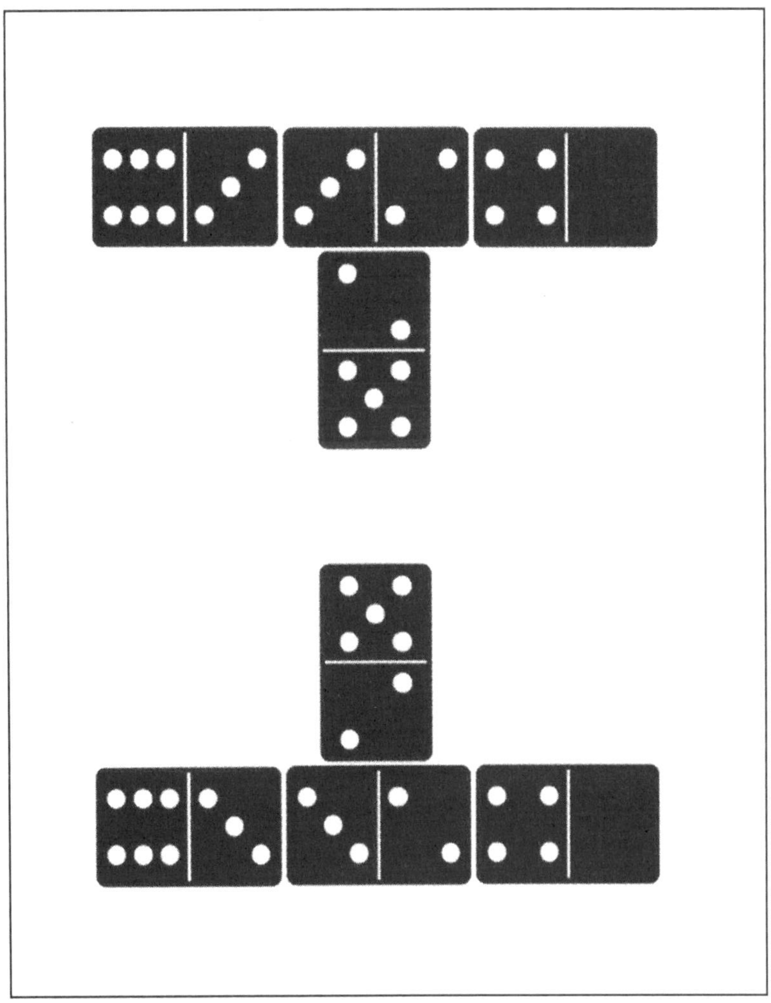

From Lane, K. A. (2012). *Visual Attention in Children: Theories and Activities*. Thorofare, NJ: SLACK Incorporated.

주변부의 차트

주의력 영역: 운동과 오른쪽 반구

도구: 주변부의 차트

순서: 차트를 아이 앞 14인치 떨어진 곳에 둔다. 아이는 중앙의 X에 초점을 맞추고 눈을 X로부터 움직이지 않는다. 아이가 이것을 하는 동안, 당신은 연필로 글자중 하나를 가리키고 아이에게 그것이 무엇인지 물어본다. 아이는 눈을 움직이지 않는다.

수정된 방법: 아이에게 일련의 글자들을 준다. 아이는 눈의 움직임 없이 글자들을 가리키거나 가리키면서 단어의 철자를 말한다.

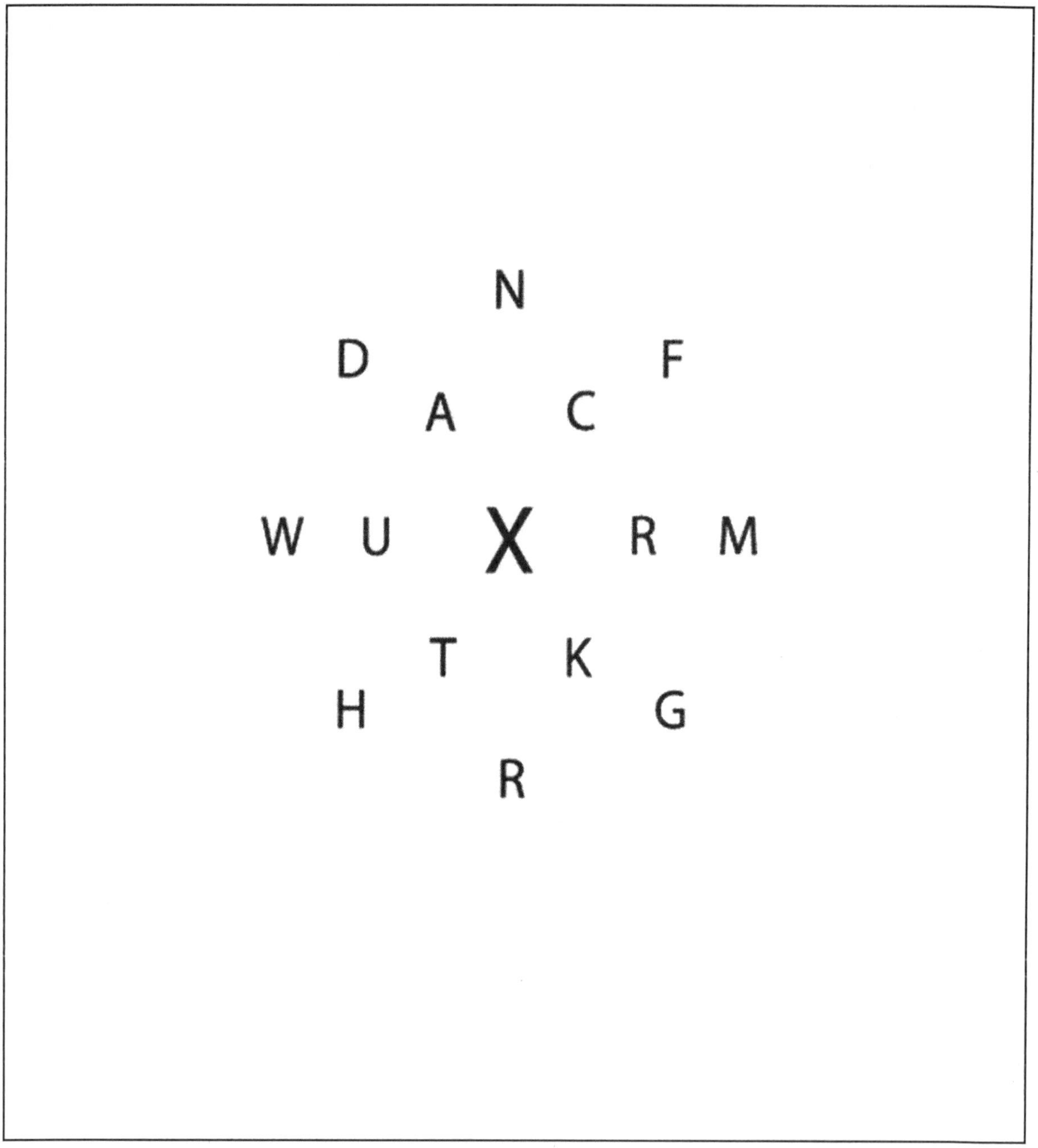

From Lane, K. A. (2012). *Visual Attention in Children: Theories and Activities*. Thorofare, NJ: SLACK Incorporated. © 2012 SLACK Incorporated.

주변부의 점

주의력 영역: 운동과 오른쪽 반구

도구: 화이트보드, 네 줄에 일렬로 찍혀진 7개의 점 (약 12인치씩 떨어져 있음)

순서: 아이는 무릎 위에 화이트보드를 올려놓는다. 아이는 각각의 점을 따라서 왼손을 사용하여 수직선을 그린다. 왼쪽 점부터 각각의 열로 이어간다. 아이는 왼쪽에서 오른쪽 혹은 오른쪽에서 왼쪽으로 진행할 수 있다. 보드가 움직이지 않는다면 서서 할 수도 있다. 실수를 하면 처음부터 다시 시작한다.

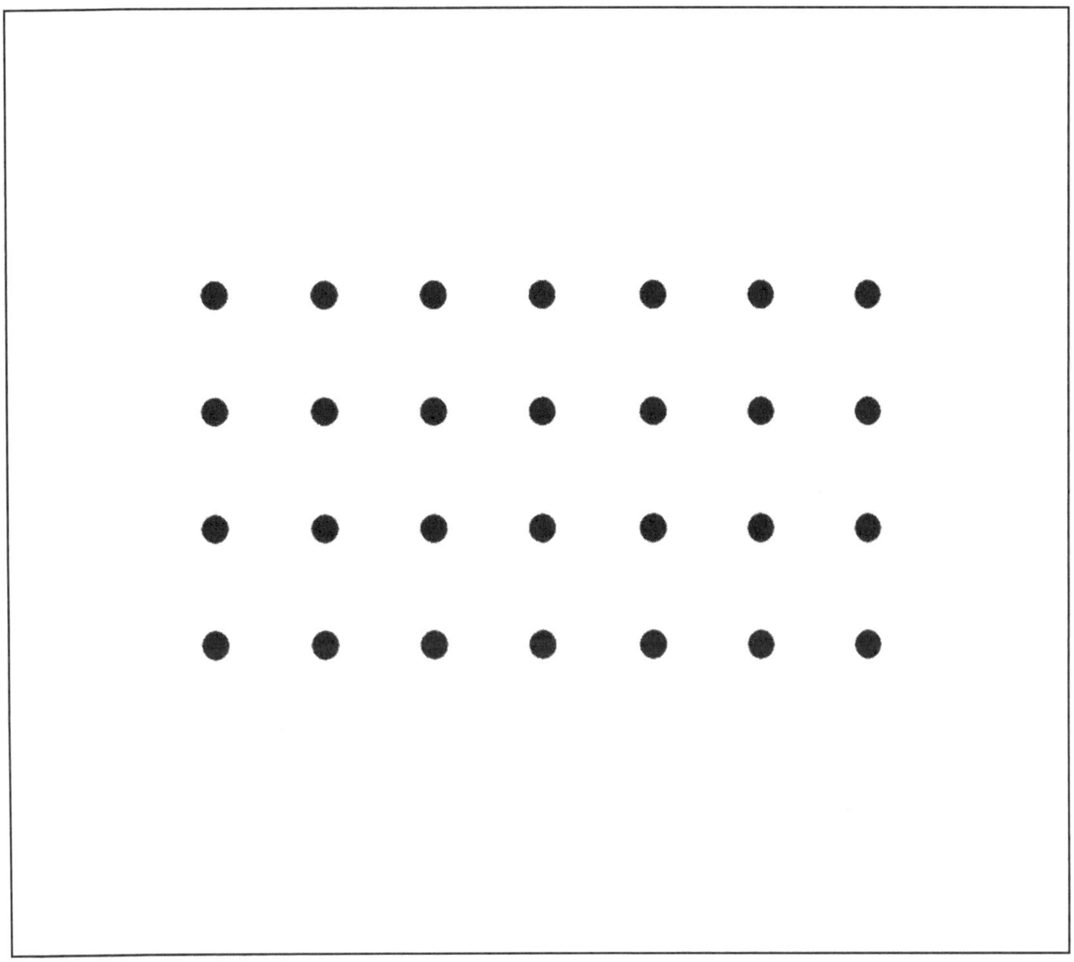

가정훈련
(HOME TRAINING)

하루의 마지막 활동

주의력 영역: 가정치료

도구: 다양함

순서: 치료 회기 마지막에 아이에게 어떤 것을 기억해야 하고, 다음 회기 때 해야 할 것을 보여준다. 이것은 연속적인 숫자 혹은 도미노패턴, 혹은 다른 어떤 것이 될 수도 있다. 아이가 다음 회기 때 올 때, 당신에게 자신이 기억했던 것을 보여줄 것이다. 아이가 필기를 해도 괜찮다. 목록을 작성하거나 필기를 하는 것은 기억하는데 좋은 도움이 될 수 있다.

날짜 기억하기

주의력 영역: 아이의 환경에 주의를 기울이기위한 가정 활동

도구: 없음

순서: 부모는 아이가 하루 동안 알아야 할 것들에 대해서 여러 가지(10가지 정도) 활동들을 기록해 둔다. 예를 들어, 차의 색, 아이 친구의 개, 혹은 아이의 가장 친한 친구가 입고 있는 것 등이다. 하루의 마지막에 부모는 아이가 얼마나 기억하고 있는지 10가지에 대한 질문을 한다.

오른쪽 반구

주의력 영역: 아이의 오른쪽 반구를 자극시키기 위한 가정 치료

도구: 오른쪽 반구 안경

순서: 오른쪽 반구 안경을 아이에게 주고, 하루에 1시간 쓰게 한다. 중앙 가리개는 다른 날에 쓰도록 한다 (같은 날에 두 가지 안경을 쓰지 않도록 한다). 당신은 15분에서부터 1시간까지 계획을 세울 수 있다. 시야의 일부분이 막혀 있으므로 사고가 나지 않게 아이를 잘 관찰한다. 아이는 그대로 일상생활을 진행한다.

중앙 가리개

주의력 영역: 주변 시야 훈련을 위한 가정 치료

도구: 중앙 부분이 가려져 있는 안경

순서: 아이를 하루에 30분 정도 안경을 쓰게 한다. 이 안경은 중앙의 시야를 가리며 주변의 시야에 집중하게 해 준다. 당신은 15분에서부터 1시간 까지 계획을 세울 수 있다. 아이가 어리면 부모는 아이가 주변 시야에서 어떤 것들을 인식하고 있는지에 대해서 물어본다. 중앙 시야가 가려져 있으므로 집안에서 사고가 나지 않게 주의한다.

주변 훈련

주의력 영역: 아이의 주변 시야를 인지하게 하기 위한 가정 훈련

도구: 없음

순서: 아이가 가게에 들어가거나 걸을 동안, 아이는 부모에게 그의 주변에 보이는 것들에 대해서 말한다.
아이는 고개를 돌리지 말고 곧장 앞만 보며 걸어가야 한다. 예를 들어, 잡화 매장 혹은 복도를 걸을 때,
부모는 아이에게 주변에 어떤 것들이 있는지 물어본다.

출처 (Resources)

Guided reader
Taylor Associates
1.800.READPLUS

DEM Saccadic Fixation Test
Bernell Corp.
www.bernell.com

Eye tracking and perceptual workbooks
Dr. Kenneth Lane, OD, FCOVD
www.lanelearningcenter.com

Oculomotor equipment
Bernell, Inc.
www.bernell.com

- Brockstrings
- Marsden ball
- DEM saccadic fixation test
- Eye port
- Peg board rotators
- Eye patches
- Alphabet pencils
- Fixation charts
- Red/green glasses
- Wayne saccadic fixator

Optometric Extension Program (OEP) also has oculomotor training equipment.
1-800-424-8070

College of Optometrists in Vision in Vision Development (COVD)
www.covd.org
A good source for a list of developmental optometrists in your area.

Workshops by Dr. Kenneth A. Lane, OD, FCOVD
E-mail: bookspublishing@slackinc.com

Lane, K. A. *Visual Attention in Children: Theories and Activities* (pp. 237-238).

용어설명 (Glossary)

one degree of print : 대체적으로 유인물 정상페이지의 4문자의 위치.

TBI : 외상성 뇌 손상

TIA : 일과성 허혈발작

결합 : 방향이나 색깔과 같은 두 개 혹은 이상의 특징들

결합 : 주의력은 지각처리 과정을 받아들이기 위해 항목의 부분집합을 선발하는데 필요하다. 결합문제는 주의영역에서는 단지 결합 특징을 의미하고, 대상을 재건하기 위해 맞춰질 것이다. 주의력은 마치 접합제처럼 대상의 특징을 형성하는 기능을 수행한다.

관심공유 : 아동이 활동이나 경험을 다른 사람과 공유하는 것으로 보통은 엄마와 장난감을 가지고 노는 것이다. 아동과 엄마는 함께 장난감을 가지고 놀이를 한다.

군집 : 인식을 위해 기능 (다음의 문자와 같은)이 충돌하는 상태. 예를 들면, 너무 많은 문자들이 가까이 붙어있다면, 뇌는 순간적으로 문자를 알아보고 구분하는 것에 충분하게 기능하지 못한다. 다른 문자식별을 위한 경쟁이다.

기능해리 : 손상되지 않은 신경시스템의 재구축을 의미한다.

눈모음 : 두눈이 코방향으로 돌아간 상태.

눈모음 부족 (CI) : 아이의 눈이 가까운 물체를 볼 때 "바깥"으로 이동하는 상태. 정상의 양안시력은 먼 거리의 물체를 볼 때 눈이 약간 바깥으로 이동한다. 눈모음 부족을 갖고 있는 경우, 지금 시점보다 더 가까운 시점에서 눈이 바깥으로 향한다.

대체 : 남은 온전한 뇌 구조물은 손상된 영역이 이전에 수행했던 기능을 감당할 수 있다.

동향운동 (공동운동) : 이향운동이 두눈이 반대방향으로 움직이는 것을 의미하는 반면, 동향운동은 두눈이 왼쪽을 보는 것과 같이, 같은 방향으로 움직이는 것을 의미한다.

마루엽 : 우리가 흥미있는 대상을 주시하거나 추적할' 때 반응하는 뇌의 영역. 기작주의와 직접적으로 연관있고 급속, 추적눈운동과 연관이 있다. 또한 도달가능한 공간내에서의 조작을 위한 손-눈 협응을 요구하는 과제와도 연관이 있다. 마루엽은 또한 시각전달로의 종착점이다.

레트 증후군 : 이들의 증상은 정상발달의 기간후에 발병이 되는 것을 포함한다 1) 5~48개월 사이 연령의 머리성장이 둔화 2) 5~36개월 사이에 이전에 습득한 목적있는 손기술을 잃게되고 이후 고정된

Lane, K. A. *Visual Attention in Children: Theories and Activities* (pp. 239-242).

손운동의 발달을 보인다.(예, 손비틀기나 손 씻기) 3) 초기과정에서 사회참여에 손실 4) 미숙하게 협응조절되는 보행이나 체간의 움직임, 그리고 5) 표현언어와 수용언어 발달이 정신운동과 함께 지연된다.

마스공 : 이것은 3인치 직경의 작은 공으로 보통 천장에 매달아 놓는다. 보통은 추척 움직임과 같은 안구 활동에 이용된다.

망막중심오목 : 작은 오목, 직경 1도 정도 (1.5mm), 황반의 중앙 (직경 6mm)의 얇고 원뿔로 확장된 것. 시각이 선명하게 보이는 영역으로, 이곳 망막의 여러층은 각각 확장되어 빛이 원뿔로 바로 들어오게끔 해준다.

무시 : 시공간주의장애는 공간내의 한쪽부분에 대한 지각의 결손과 자극에 대한 반응을 약화시키는데 왼쪽편이 두드러진다.

배측 전달로 : 이것은 하측두피질에 투사되는 외측슬상핵이 지나는 작은세포 전달로이다. 개체를 인지하는데 사용.

분할주의 : 다중과제 혹은 다중과제 요구에 동시에 반응하는 능력.

비약눈운동 : 정지된 개체를 향해 신속한 안구움직임. 우리의 진화에서 발달된 첫 번째 안구움직임이다.

사시 : 각각의 눈이 "안"(내사시)이나 "밖"(외사시)으로 움직여 야기되는 양안의 문제점이다. 가장 흔한 사시는 2~3세 아동의 내사시가 교정되지 않은 원시의 교정이 원인이다.

상향처리 : 이들 처리는 지각, 운동이나 외부적으로 반응을 요구하는 신호가 주어지거나 발상되는 경우에 나타난다. 이것은 또한 무의식적이고 상위 인지기능이 관여하지 않는다.

선택적 주의 : 이것은 혼란스러운 경쟁적인 자극을 맞이하기 시작할 때, 행동이나 인지를 유지하는 능력이다.

시각-공간 : 시공간을 구조화 하는 것으로, 미숙한 시공간 기술의 아동은 미숙한 시운동 능력을 보인다.

시각엽 : 보기의 유용한 영역이다. 이것은 각 주시로 처리된 정보들 내에서 시선의 중심으로부터 둘러싼 영역을 말한다. 이것은 보통 망막오목과 관련된 4도 각도보다 일반적으로 크다.

시각추적 : 이것은 비약주시와 같은 것이다. 이 영억의 문제는 읽기를 놓치거나 보드나 문서에 옮길 때 실수를 한다.

시력 : 특정 거리에서 사람이 볼 수 있고, 구분할 수 있는 평균의 측정값. 예를 들어, 20/20은 20피트에서 평균의 사람들이 볼수 있는 것을 당신도 볼 수 있다는 의미; 20/100은 평균의 사람들이 100피트에서 볼수 있는 것을 당신은 20피트에서 본다는 의미이다. 그러므로, 20/20 시력은 오직 평균시력이다. 완벽한 시력이 아니다.

시야 : 망막의 영역에 의해 처리되는 공간의 영역. 예를 들어, 오른쪽 시야는 왼쪽 눈망막의 코부분과 오늘쪽 눈망막의 측두까지이다.

실독증 : 심각한 읽기 장애. 실독증 진단의 요건으로는, 아동은 2년이상 학년 수준보다 낮아야 하고 독서 인구의 낮은 4% 해당되어야 한다.

실행성 기능 : 작업기억의 한 부분이다. 그것은 장기 기억과 단기 기억사이의 인터페이스를 형성한다. 실행성 기능은 시작, 계획화, 순서화, 구조화 그리고 행동의 규제를 관련한 지각능력을 나타낸다. 그들은 자기성찰 행동과 작업수행 시 효율성과 적합성을 통제하는 상위 시스템을 구성하고 있다.

약시 : 약시(amblyopia)를 참조.

약시 : 약시는 아동이 안경을 착용하고 20/20 시력으로 교정되지 않는 경우를 의미한다. 약시는 보통 하나의 눈이 "안"이나 "바깥"으로 (사시) 이동되거나 한쪽 눈이 극심한 원시이거나 다른 한쪽 눈에 난시를 동반한 경우가 원인이 된다. 이것은 건강한 눈을 가리고 약한눈을 계속 쓰게하여 강화시킴으로써 교정될 수 있다. 가림치료는 보통 10세 까지 매우 유용하다.

양비측 폐색 : 이것은 아동의 안경의 렌즈의 양쪽 코등의 부분을 가려서 아동이 주변시를 사용하게 한다.

양안시 : 이것은 두눈을 함께 사용하여 각각의 눈의 망막 중심오목에 빛을 초점을 두는 능력이다. 양안의 문제는 사시와 눈모음 문제를 포함한다.

어의학 : 단어의 의미의 해석을 다룬다.

외측유출 : 이것은 외측슬상체핵에서 마루엽에 이르는 대세포성 경로이다.

외피 외투막 : 감싸는 덮개나 층.

원근조절 : 망막중심오목에 상이 선명하도록 수정체를 구부려 눈의 초점을 맞추는 것. 많은 아이들은 원근조절 (초점맞추기)에 문제를 가지고 있다. 증상은 흐릿한 상, 두통, 그리고 눈의 긴장이다. 원근조절은 수정체를 자극하고 이완하는 초점맞추기를 이용한 시각치료를 통해 호전될 수 있다.

의식운동 : 아이디어나 생각에 의해 각성되어 무의식적으로 일어나는 것.

이향운동 : 개체의 중심과 구체의 움직임이 반대 방향으로 향하는것과 같은, 눈의 분리성 회전 움직임을 말한다. 눈모음은 두눈이 "안"쪽으로 모두 향하는 것을 의미한다. 눈벌림은 두 눈이 모두 "밖"으로 향하는 것을 의미한다.

작업 기억 : 우리가 저장된 정보에 쉽게 도달할 수 있도록 유지하기위해 사용하거나 부호화 할 때까지 정보를 보유하는 것을 허용하는 처리 과정을 말한다. 예를 들어, 작업기억은 우리가 그것을 적어내려가기 충분히 긴 정보를 보유하고도 일시적으로 새로운 과제에 우리의 주의를 나눌수 있다.

작은세포 시각전달로 : 시신경에서 큰세포 전달로와 마찬가지로 두 가지 시간전달로 중 하나이다. 작은세포 시각전달로는 상세히 분석하고 개체를 식별한다. 큰세포 시간전달로는 개체에 집중하고 작은세포 시각전달로에 의해 식별된다.

전이 : 직접적으로 다른 활동을 증진시킬 수 있는 하나의 활동을 수행하는 것. 예를 들어, 어떤 사람들은 컴퓨터 게임의 몇 가지 유형이 학업능력에 도움을 준다고 느낀다; 그러나, 이것은 일반적인 상황은 아니다.

주변시 : 우리가 밤에 사용하는 말초시력과 관련이 있고, 우리의 일상시력은 주로 원뿔체로 이루어진 반면, 주변시는 대부분 막대체로 이루어져있다.

주시 : 개체를 확인하고 식별하기 위해 눈을 조절하는 과정. 개체의 상은 망막오목의 중심에 위치할 것이다. 읽는 중에는 우리가 정보를 처리하는 동안에는 주시는 중지된다.

지속적 주의 : 지속적이고 반복된 활동중에도 일관된 행동반응을 유지하는 능력을 말한다.

집중력 : 우리의 주의을 이동할 수 있는 정신적 유연성의 능력을 말한다. 이 책에서는 이또한 우리가 개체간에 주의를 이동할 때 우리의 눈도 움직이는 능력을 의미한다.

철자법 : 단어의 철자의 패턴을 다루는 것.

초점 주의 : 초점주의는 시각 청각 또는 촉각 자극에 개별적으로 대응하는 능력이다.

추적 눈 운동 : 움직이는 개체를 따라가는 눈의 운동. 이것은 우리의 진화에서 발달된 급속눈운동 후에 두 번째 눈움직임이다.

큰세포 시각전달로 : 시신경에서 외측슬상체핵으로 그리고 마루엽에 이르는 시각전달로. 이것은 동작인식과 깊이지각 그리고 우리의 환경시에 역할을 하고 있다.

탈신경민감도 : 손상에 의해 부분적으로 탈신경된 뇌의 부분은 나머지 입력에 과민하게 되는 것.

팝 아웃 : 이런 유형의 개체는 다르게, 예를 들어, 모든 검정 사각형의 한가운데 있는 하얀 사각형처럼 자동적으로 당신의 주의를 끈다.

하향처리 : 이들 처리는 상위의 뇌제어부에서, 예를들면 이마엽, 선택된 추가처리할 감각정보를 선택하는 역할을 한다.

학습장애 : 읽기를 할 때, 읽기장애와 비슷한 증상을 보이지만 심하지 않은 경우이다. 보통 이들 아이들은 학령기 아동의 20% 이내이다.

황반 : 망막의 직경 3~5mm되는 타원형 영역으로, 보통은 측두골에서 눈의 후방극까지 그리고 시신경유두의 약간 아래에 위치한다. 황반은 내부층을 분산 투과하는 노란색 색소가 존재하는 것이 특징이다. 이것은 방막중심오목의 가운데에 들어있고 최상의 사진-광학 시력을 제공한다.

후유증 : 이전의 질병의 결과로 야기된 상태.

찾아보기(Index)